作者简介

伏云发 | 2012年博士毕业于中国科学院研究生院、中国科学院沈阳自动化研究所机器人学国家重点实验室，获工学博士学位。现为昆明理工大学脑认知与脑机智能融合创新团队负责人，担任中国康复医学会脑机接口与康复专业委员会第一届常务委员、中国人工智能学会脑机融合与生物机器智能专业委员会第三届委员、中国认知科学学会计算神经工程专业委员会委员、脑机接口产业联盟专家委员会资深专家、脑机接口产业联盟科普与科技伦理工作组副主席，从事脑机接口研究17余年，主要研究兴趣为脑机接口与神经反馈及其应用。

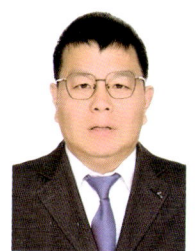

杨帮华 | 2006年获上海交通大学工学博士学位，现为上海大学机电工程与自动化学院、医学院双聘教授，博士生导师，脑机工程研究中心负责人。获上海市浦江人才计划、上海市五一劳动奖章、上海市三八红旗手称号，担任中国康复医学会脑机接口与康复专业委员会副主任委员、全国信息技术标准化技术委员会脑机接口分技术委员会委员、脑机接口产业联盟专家委员会资深专家，深耕脑机接口领域20余年，主要研究领域包括运动想象脑机接口编解码技术及其结合VR应用，相关研究成果多次被中央电视台报道。

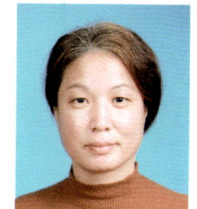

陈树耿 | 2021年获复旦大学医学博士学位，澳大利亚昆士兰大学访问学者，现为华山医院康复医学科主管物理治疗师，担任中国康复医学会脑机接口与康复专业委员会委员、中国研究型医院学会神经再生与修复专业委员会脑机接口学组委员，从事脑机接口及其临床应用和脑机制研究10余年，主持国家级和省部级脑机接口相关项目3项，获得中国产学研合作创新与促进奖、上海康复医学科技奖一等奖。

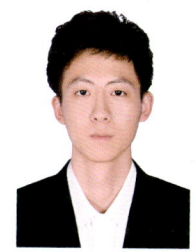

吴小培 | 2002年获中国科学技术大学工学博士学位，现为安徽大学计算机科学与技术学院教授，博士生导师，安徽省学术和技术带头人后备人选，安徽大学"生物信息感知与人机交互"科研团队负责人。2003—2006年在中国科学技术大学信号与信息处理博士后流动站从事博士后研究工作。曾作为国家留学基金委公派访问学者赴美国加州大学圣地亚哥分校学习。长期从事信号处理领域的教学与科研工作，在多模态生物医学信号处理方法及其在脑-机接口实用化技术方面取得了多项有价值的科研成果。

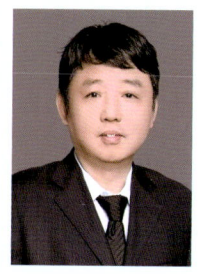

脑科学与人工智能丛书

基于想象的脑机交互原理与实践

Principles and Practice of
Brain-Computer Interaction Based on Imagination

伏云发　杨帮华　陈树耿　吴小培　著

电子工业出版社
Publishing House of Electronics Industry
北京·BEIJING

内 容 简 介

人类个体具有丰富多样的心理想象活动，不仅有运动想象，还有言语想象、视觉想象、听觉想象和触觉想象等。想象力比知识更重要，是创造力的重要源泉之一。心理想象有望成为脑机交互（BCI）范式创新设计可选的心理活动。基于想象的脑机交互是一类重要的BCI，通过心理想象诱发的脑信号可以实现大脑与外设的直接通信及对外设的控制。

本书强调理论与实践相结合，认为成功的BCI系统研发不是一个单纯的工程实现方法或算法问题，更重要的是理论与原理。本书注重基础，包含了BCI的一些共性基础内容，包括BCI相关术语、BCI范式与神经编码、BCI金标准（在线BCI系统转化为实际应用的综合评价方法——用户可用性、满意度和使用情况）。在此基础上，本书聚焦基于想象的BCI基本概念、理论、原理和方法，以及运动想象BCI实践和应用。

本书不仅可供从事BCI研发的人员参考，也可供受认知与神经科学启发的人工智能（包括类脑计算、脑机智能融合等）方向的研发人员参考，还可作为高年级本科生、硕士和博士研究生的教材。

未经许可，不得以任何方式复制或抄袭本书之部分或全部内容。
版权所有，侵权必究。

图书在版编目（CIP）数据

基于想象的脑机交互原理与实践 / 伏云发等著.
北京：电子工业出版社，2025.8. -- （脑科学与人工智能丛书）. -- ISBN 978-7-121-50953-7
Ⅰ. R338.2；R318.04
中国国家版本馆CIP数据核字第2025M1P193号

责任编辑：李 敏（limin@phei.com.cn）
印　　刷：河北迅捷佳彩印刷有限公司
装　　订：河北迅捷佳彩印刷有限公司
出版发行：电子工业出版社
　　　　　北京市海淀区万寿路173信箱　邮编：100036
开　　本：787×1092　1/16　印张：28.5　字数：730千字　彩插：4
版　　次：2025年8月第1版
印　　次：2025年8月第1次印刷
定　　价：149.00元

凡所购买电子工业出版社图书有缺损问题，请向购买书店调换。若书店售缺，请与本社发行部联系，联系及邮购电话：(010) 88254888，88258888。
质量投诉请发邮件至 zlts@phei.com.cn，盗版侵权举报请发邮件至 dbqq@phei.com.cn。
本书咨询联系方式：(010) 88254753（limin@phei.com.cn）。

前 言

在2011年之前的几十年里,从大脑记录的信号已经可以用于通信和控制,这引起了科学家们的兴趣。1996—2011年,脑机接口(Brain-Computer Interface,BCI)的研究和开发开始兴起。2000年左右,BCI研究仅限于几个孤立的实验室;截至2011年,全世界已有数百个研究组在对BCI展开研究,并且新的研究组不断出现。2006—2011年,BCI领域的发展突飞猛进,许多重要的BCI原创研究发表,该阶段是BCI研究的一个黄金时期。自2012年至今,BCI研究界在著名国际学术期刊上发表的BCI相关文章急剧增加。特别是自2015年BCI研究界制定欧盟路线图以来,BCI研究进展显著加快,一些大公司(如Neuralink等)投资研发BCI,进一步推动了BCI研究的热潮。目前,BCI已经成为一个非常活跃和迅速发展的科技领域。

在众多BCI范式(Paradigm),如基于稳态视觉诱发电位(SSVEP)的BCI、基于P300的BCI等中,基于想象(Imagery)的脑机交互是一类重要的BCI,是典型的可以不依赖外部刺激的内源性BCI,它通过心理想象诱发的脑信号实现与外设的通信和控制。人类个体的心理想象是一类重要的心理活动,不仅有运动想象,还有言语想象、视觉想象、听觉想象和触觉想象等丰富多样的想象活动。这些心理想象有望成为BCI范式创新设计中可选的心理活动,这是撰写本书的一个主要动力,也是本书结构和内容编排的一个主要原则。

本书主要聚焦于基于想象的脑机交互原理与实践,分为3篇:第1篇为脑机交互(BCI)的一些共性内容,是第2篇和第3篇的基础;第2篇为基于想象的脑机交互(BCI)的基本概念、理论、原理和方法;第3篇是基于运动想象的脑机交互(MI-BCI)实践与应用。

第1篇包括3章内容,提供了BCI研发和转化的一些重要内容。

第1章为BCI重要内容:BCI相关术语,旨在为BCI初学者、中级研发者和高级研发者查阅或精准理解BCI相关术语提供支撑。

第2章明确给出了BCI范式与神经编码的定义和设计原则。在BCI技术系统中,BCI范式与神经编码是BCI研发的关键和重要内容之一。

第3章为BCI金标准:在线BCI系统转化为实际应用的综合评价方法——可用性、用户满意度和使用情况,强调评价在线BCI系统的实用性和重要价值,而不仅对离线数据进行分析。

第2篇包括4章内容,在第1篇的基础上,聚焦于基于想象的脑机交互的基本概念、原理和方法,是研究和开发基于想象的BCI系统的重要内容。

第4章介绍了人类的心理想象及神经影像研究，是基于想象的脑机交互研发的重要基础。心理想象（Mental Imagery，MI）可以作为BCI的一类范式，本章给出心理想象的定义、执行方法、能力评价和提高方法。心理想象的神经科学（Neuroscience）原理或脑认知（Cognitive Neuroscience）机制，是基于想象的BCI的基石。

在第4章的基础上，第5章、第6章和第7章分别聚焦于基于言语想象的BCI关键技术、基于视觉想象的BCI范式和神经编码与解码、基于运动想象的BCI神经科学原理。

第3篇包括5章内容，在第2篇的基础上，着重介绍基于运动想象的脑机交互（MI-BCI）实践与应用。

第8章详细论述BCI中运动想象（Motor Imagery，MI）的执行及能力的评估和提高方法，强调MI活动的正确执行，以及能力的评估和提高对MI-BCI系统性能的提升及应用具有重要的甚至关键性的作用。基于此，研发客观的、定量可视化的MI能力评估方法，以及有效的、训练时间短的MI能力提高方法，并且在一定程度上解决个体之间和内部MI的差异性、共性及MI-BCI低效问题具有一定的必要性。

第9章阐述了运动想象相关脑信号分类方法，这是BCI系统研发中受关注程度最高的内容之一。

在第9章的基础上，第10章、第11章分别介绍了运动想象BCI实验研究，以及其与虚拟现实相结合用于康复的研究。这些内容有利于促进基于运动想象的BCI转化为实际应用。

在基于运动想象的BCI系统转化为临床实际应用时，其功效评价方法极为重要。基于此，第12章以双向闭环运动想象BCI主动康复训练系统为例，论述了该类系统的康复训练周期和康复功效评价方法。

本书内容既有初次接触BCI的读者所需要理解的BCI基础，又有适合BCI初级研发人员和中高级研究人员深入探索所需要掌握的一些BCI的共性原理和方法。本书论述深入浅出、循序渐进，可读性较强。BCI是一个涉及较多学科的方向，本书可为神经科学、认知科学与心理科学，以及受认知与神经科学启发的新型人工智能、生物医学工程、神经与康复工程、智能机器人控制、模式识别与现代信号处理等专业的高年级本科生、硕士研究生、博士研究生及高级研究人员提供可借鉴的信息资源。本书也适合所有对BCI技术及其应用感兴趣的读者阅读，具有一定的科普作用。

由于作者水平有限，本书难免存在错误或不妥之处，恳请读者指正。

伏云发、杨帮华、陈树耿、吴小培
2024年7月5日

致 谢

脑机交互（Brain-Computer Interaction，BCI）的研究与开发是一项团队协作活动，正如本书的完成也是团队协作的结果。首先感谢昆明理工大学伏云发教授负责的脑认知与脑机智能融合创新团队的支持，感谢上海大学机电工程与自动化学院杨帮华教授负责的脑机工程研究中心、复旦大学附属华山医院陈树耿博士所在贾杰教授课题组脑机接口团队、安徽大学计算机科学与技术学院吴小培教授负责的智能信息处理与人机交互（IIP-HCI）团队的支持。

本书每章最后都提供了参考文献，这些参考文献来自国内外 BCI 研究界同行的工作，感谢这些同行所做的贡献。特别感谢清华大学医学院生物医学工程系高上凯、高小榕和洪波教授，中国科学院半导体研究所王毅军研究员，国防科技大学机电工程与自动化学院自动控制系胡德文教授，华南理工大学脑机接口与脑信息处理研究中心李远清教授，天津大学精密仪器与光电子工程学院生物医学工程系明东教授，华东理工大学数学学院金晶教授，北京师范大学认知神经科学与学习国家重点实验室李小俚教授，中国科学院沈阳自动化研究所机器人学国家重点实验室刘连庆研究员对 BCI 研究的支持。

本书获得国家科学技术学术著作出版基金支持。本书相关研究得到了国家自然科学基金（资助号：82172058、62376112、81771926、61763022、62366026 和 62006246）及第 73 批中国博士后科学基金（2023M734315）的支持。

特别感谢电子工业出版社负责本书的责任编辑李敏，她在负责出版伏云发等人的译著《神经反馈原理与实践》（2021 年）之后，继续支持本书的出版，并将本书纳入"脑科学与人工智能丛书"。非常感谢本书初稿编辑团队曹育育、王帆、薛雨航和杨恒源，特别感谢进入出版流程后电子工业出版社出版团队将本书打造成精美的著作。

希望本书可以为从事或以其他任何方式参与 BCI 研究和开发的读者提供可借鉴的基础、框架和资源。

本书贡献

第1章（BCI重要内容：BCI相关术语）的撰写者是伏云发、薛雨航、陈衍肖和陈树耿。

第2章（BCI范式与神经编码）的撰写者是伏云发、太鹏瑞、丁鹏、王帆、龚安民、李天文、赵磊和苏磊。

第3章（BCI金标准：在线BCI系统转化为实际应用的综合评价方法——可用性、用户满意度和使用情况）的撰写者是伏云发、潘鹤、丁鹏、王帆、李天文、赵磊、南文雅和龚安民。

第4章（人类的心理想象及神经影像研究）的撰写者是伏云发、薛雨航和陈树耿。

第5章（基于言语想象的BCI关键技术）的撰写者是伏云发、刘艳鹏、龚安民、丁鹏、赵磊、钱谦、周建华、苏磊。

第6章（基于视觉想象的BCI范式和神经编码与解码）的撰写者是赵磊、刘耀、高京奥、丁鹏、王帆、龚安民、南文雅、李天文、伏云发。

第7章（基于运动想象的BCI神经科学原理）的撰写者是伏云发、曹育育、王帆、杨帮华和陈树耿。

第8章（BCI中运动想象的执行及能力的评估和提高方法）的撰写者是伏云发、田贵鑫、陈俊杰、丁鹏、龚安民、王帆、罗建功、董煜阳、赵磊、党彩萍。

第9章（运动想象相关脑信号分类方法）的撰写者是王帆、丁鹏、伏云发、杨帮华、陈树耿。

第10章（运动想象BCI实验研究）的撰写者是吴小培、周蚌艳、张磊、张超、吕钊、欧阳蕊、胡世昂、范存航、郭晓静、高湘萍。

第11章（运动想象BCI及其结合虚拟现实康复研究）的撰写者是杨帮华、王伟、胡晨潇、荣芬奇。

第12章（双向闭环运动想象BCI主动康复训练系统的功效评价方法）的撰写者是伏云发、潘鹤、丁鹏、王帆、李天文、赵磊、南文雅、龚安民。

目 录

第1篇 脑机交互（BCI）的一些共性内容

第1章 BCI重要内容：BCI相关术语 ···················· 3
1.1 BCI直接相关术语 ···················· 3
1.1.1 脑–机器接口（BMI） ···················· 4
1.1.2 脑–计算机交互（BCI） ···················· 4
1.1.3 脑机融合 ···················· 4
1.1.4 大脑（Brain）或中枢神经系统（CNS） ···················· 6
1.1.5 计算机 ···················· 6
1.1.6 BCI用户 ···················· 7
1.1.7 脑信号采集 ···················· 7
1.1.8 BCI范式 ···················· 7
1.1.9 BCI神经编码 ···················· 8
1.1.10 BCI神经解码 ···················· 8
1.1.11 神经反馈（NF） ···················· 8
1.1.12 感觉运动假说 ···················· 9
1.1.13 BCI跨学科性 ···················· 10
1.1.14 BCI系统中的两个自适应控制器（CNS和BCI） ···················· 10

1.2 BCI紧密相关术语 ···················· 11
1.2.1 感觉运动节律脑机接口（SMR-BCI）相关术语 ···················· 11
1.2.2 运动想象脑机接口（MI-BCI）相关术语 ···················· 12
1.2.3 基于认知的脑机接口相关术语 ···················· 17
1.2.4 P300脑机接口（P300-BCI）相关术语 ···················· 19
1.2.5 稳态视觉诱发电位脑机接口（SSVEP-BCI）相关术语 ···················· 22
1.2.6 稳态听觉诱发电位脑机接口（SSAEP-BCI）相关术语 ···················· 29
1.2.7 稳态触觉诱发电位脑机接口（SSTEP-BCI）相关术语 ···················· 31
1.2.8 依赖性BCI（Dependent BCI） ···················· 32
1.2.9 独立性BCI（Independent BCI） ···················· 32

     1.2.10　混合脑机接口（Hybrid BCI） ……………………………………… 32
     1.2.11　同步/异步脑机接口（Synchronous/Asynchronous BCI） ………… 33
     1.2.12　分布式脑机接口（Distributed BCI） …………………………… 35
1.3　BCI用户相关术语 ……………………………………………………………… 35
     1.3.1　BCI受试者（Subject） ……………………………………………… 36
     1.3.2　严重运动功能障碍（Severe Motor Impairments） ………………… 36
     1.3.3　BCI人因工程相关 …………………………………………………… 38
     1.3.4　BCI可用性（BCI Usability） ………………………………………… 38
     1.3.5　BCI用户评价 ………………………………………………………… 40
     1.3.6　BCI使用情况 ………………………………………………………… 41
     1.3.7　个性化BCI …………………………………………………………… 42
     1.3.8　BCI医学 ……………………………………………………………… 42
     1.3.9　BCI医学目标 ………………………………………………………… 43
     1.3.10　BCI伦理 ……………………………………………………………… 43
     1.3.11　BCI转化医学 ………………………………………………………… 47
1.4　实用BCI相关术语 ……………………………………………………………… 47
     1.4.1　BCI临床验证 ………………………………………………………… 48
     1.4.2　BCI临床评估 ………………………………………………………… 48
     1.4.3　BCI临床推广 ………………………………………………………… 48
     1.4.4　BCI替代功效 ………………………………………………………… 49
     1.4.5　BCI恢复功效 ………………………………………………………… 49
     1.4.6　BCI增强功效 ………………………………………………………… 49
     1.4.7　BCI补充功效 ………………………………………………………… 49
     1.4.8　BCI改善功效 ………………………………………………………… 50
     1.4.9　BCI系统稳定性 ……………………………………………………… 50
     1.4.10　BCI系统准确性 ……………………………………………………… 50
     1.4.11　BCI系统快速性 ……………………………………………………… 51
     1.4.12　BCI系统可靠性 ……………………………………………………… 52
     1.4.13　BCI系统安全性 ……………………………………………………… 53
     1.4.14　BCI系统易用性 ……………………………………………………… 54
     1.4.15　BCI标准化 …………………………………………………………… 54
     1.4.16　BCI产业转化 ………………………………………………………… 55
     1.4.17　假冒伪劣BCI产品 …………………………………………………… 56
1.5　用于BCI的脑神经电磁信号记录的相关术语 ………………………………… 56
     1.5.1　脑信号时间分辨率 …………………………………………………… 56
     1.5.2　脑信号空间分辨率 …………………………………………………… 57
     1.5.3　脑信号伪迹 …………………………………………………………… 57
     1.5.4　脑信号信噪比 ………………………………………………………… 57

目 录

  1.5.5　脑信号灵敏度 ·········· 58
  1.5.6　脑神经元电磁信号 ·········· 58
  1.5.7　头皮脑电（EEG） ·········· 60
  1.5.8　皮层脑电（ECoG） ·········· 60
  1.5.9　ECoG 网格 ·········· 61
  1.5.10　微电极阵列（MEA） ·········· 61
  1.5.11　神经元发放（NF） ·········· 61
  1.5.12　尖峰（Spikes） ·········· 62
  1.5.13　局部场电位（LFP） ·········· 62
  1.5.14　脑信号功率谱 ·········· 64
  1.5.15　脑磁（MEG） ·········· 64
1.6　用于 BCI 的脑组织血氧水平记录的相关术语 ·········· 65
  1.6.1　脑组织代谢血氧水平信号 ·········· 65
  1.6.2　神经血管耦合 ·········· 65
  1.6.3　功能磁共振成像（fMRI） ·········· 66
  1.6.4　功能性近红外光谱（fNIRS） ·········· 68
1.7　BCI 相关脑结构与功能术语 ·········· 70
  1.7.1　静息态（RS） ·········· 71
  1.7.2　任务态（TS） ·········· 71
  1.7.3　大脑共同的解剖参考框架（CARF） ·········· 71
  1.7.4　大脑分区表（Brain Atlas） ·········· 72
  1.7.5　脑结构连接性（SC） ·········· 72
  1.7.6　脑功能连接性（FC） ·········· 73
  1.7.7　脑图谱 ·········· 73
  1.7.8　脑结构图谱 ·········· 73
  1.7.9　脑功能图谱 ·········· 74
  1.7.10　运动皮层 ·········· 74
  1.7.11　脑干运动神经元 ·········· 74
  1.7.12　脊髓运动神经元 ·········· 74
  1.7.13　体感皮层 ·········· 75
  1.7.14　视觉皮层 ·········· 75
  1.7.15　听觉皮层 ·········· 75
  1.7.16　视觉反馈（VF） ·········· 76
  1.7.17　听觉反馈（AF） ·········· 76
  1.7.18　体感反馈（SF） ·········· 77
  1.7.19　触觉反馈（HF） ·········· 77
1.8　与 BCI 相关的其他术语 ·········· 78
  1.8.1　中枢神经系统（CNS）自然/正常的输入输出 ·········· 78

- 1.8.2 中枢神经系统（CNS）人工的输入输出 ······ 79
- 1.8.3 BCI 解决方案 ······ 79
- 1.8.4 非 BCI 解决方案 ······ 79
- 1.8.5 脑控技术 ······ 79
- 1.8.6 脑控机器人技术 ······ 80
- 1.8.7 共享控制策略 ······ 80
- 1.8.8 脑机协作策略 ······ 81
- 1.8.9 神经可塑性 ······ 81
- 1.8.10 自适应神经技术 ······ 82
- 1.8.11 神经调控 ······ 83
- 1.8.12 神经刺激 ······ 83
- 1.8.13 基于肌电的肌机接口相关术语 ······ 83
- 1.8.14 基于眼电或眼动跟踪的眼机接口相关术语 ······ 84
- 1.9 总结 ······ 84
- 参考文献 ······ 85

第 2 章 BCI 范式与神经编码 ······ 102

- 2.1 引言 ······ 102
- 2.2 BCI 范式的定义和设计原则 ······ 103
  - 2.2.1 BCI 范式的定义 ······ 103
  - 2.2.2 BCI 范式的设计原则 ······ 104
- 2.3 BCI 神经编码的定义和建模原则 ······ 105
  - 2.3.1 BCI 神经编码的定义 ······ 105
  - 2.3.2 BCI 神经编码的建模原则 ······ 106
  - 2.3.3 BCI 神经编码与 BCI 范式、BCI 神经解码的关系 ······ 106
  - 2.3.4 BCI 神经编码与脑神经编码及计算机信息编码的关系 ······ 106
  - 2.3.5 BCI 频率/速率编码 ······ 108
  - 2.3.6 BCI 时间编码 ······ 108
  - 2.3.7 BCI 相位编码 ······ 108
  - 2.3.8 BCI 神经元群编码 ······ 109
  - 2.3.9 BCI 相关性编码 ······ 109
  - 2.3.10 BCI 稀疏编码 ······ 109
  - 2.3.11 BCI 混合编码 ······ 110
- 2.4 现有主要的 BCI 范式与神经编码 ······ 110
  - 2.4.1 皮质内 LFP-BCI 范式与神经编码 ······ 111
  - 2.4.2 ECoG-BCI 范式与神经编码 ······ 112
  - 2.4.3 fMRI-BCI 范式与神经编码 ······ 114
  - 2.4.4 fNIRS-BCI 范式与神经编码 ······ 114

  2.4.5 MEG-BCI 范式与神经编码 ···················· 116
  2.4.6 EEG-BCI 范式与神经编码 ···················· 117
  2.4.7 混合 BCI（hBCI）范式与神经编码 ················ 121
 2.5 BCI 范式与神经编码面临的挑战及未来研究方向 ············· 122
  2.5.1 以用户为中心设计和评价 BCI 范式与神经编码 ··········· 122
  2.5.2 变革传统的 BCI 范式 ······················ 122
  2.5.3 突破现有的脑信号采集技术 ···················· 123
  2.5.4 BCI 技术与先进 AI 技术相结合提升脑信号解码性能 ········· 123
 2.6 总结 ·································· 123
 参考文献 ·································· 124

第 3 章 BCI 金标准：在线 BCI 系统转化为实际应用的综合评价方法——可用性、用户满意度和使用情况 ······························ 133

 3.1 引言 ································· 133
 3.2 从离线 BCI 数据分析建模到在线 BCI 系统构建和性能优化的飞跃 ······ 135
  3.2.1 离线 BCI 数据分析建模 ····················· 135
  3.2.2 在线 BCI 系统构建和性能优化 ·················· 136
 3.3 在线 BCI 系统转化为实际应用的综合评价方法 ·············· 138
  3.3.1 在线 BCI 系统可用性评价 ···················· 138
  3.3.2 在线 BCI 系统用户满意度评价 ·················· 140
  3.3.3 在线 BCI 系统使用情况评价 ··················· 143
 3.4 BCI 金标准发展趋势 ·························· 145
  3.4.1 在线 BCI 系统可用性和用户满意度评价面临的挑战 ········· 145
  3.4.2 在线 BCI 系统功效评价 ····················· 145
  3.4.3 提高在线 BCI 系统可用性和用户满意度的方法 ··········· 146
  3.4.4 不同采集方式和不同范式的 BCI 在转化为实际应用时面临的障碍 ····· 147
 3.5 总结 ································· 149
 参考文献 ································· 149

第 2 篇 基于想象的脑机交互（BCI）的基本概念、理论、原理和方法

第 4 章 人类的心理想象及神经影像研究 ···················· 157

 4.1 人类的心理想象活动 ·························· 157
  4.1.1 人类的感知与心理想象活动 ··················· 157
  4.1.2 人类心理想象活动的类型 ···················· 159
  4.1.3 人类心理想象活动的执行与能力评价及提高方法 ·········· 164
 4.2 心理想象的神经影像研究现状及发展趋势 ················ 179
  4.2.1 较低级心理想象的神经影像研究现状及发展趋势 ·········· 179

  4.2.2 较高级心理想象的神经影像研究现状及发展趋势 ……………………… 186
 4.3 总结 …………………………………………………………………………………… 194
 参考文献 …………………………………………………………………………………… 194

第5章 基于言语想象的 BCI 关键技术 …………………………………………… 214

 5.1 引言 …………………………………………………………………………………… 214
 5.2 言语想象的神经机制 ………………………………………………………………… 215
  5.2.1 言语想象的基础生理过程 ……………………………………………………… 215
  5.2.2 脑神经信号采集 ………………………………………………………………… 216
  5.2.3 基于言语想象的 BCI 系统的脑区选择 ………………………………………… 217
  5.2.4 基于言语想象的 BCI 系统在不同波段下的表现 ……………………………… 217
  5.2.5 言语想象任务中的 EEG 动态特征 ……………………………………………… 218
 5.3 基于言语想象的 BCI 系统的实验范式及想象材料 ………………………………… 218
  5.3.1 分类任务实验范式 ……………………………………………………………… 219
  5.3.2 解码任务实验范式 ……………………………………………………………… 220
  5.3.3 想象音位/音节 ………………………………………………………………… 221
  5.3.4 想象汉字/单词 ………………………………………………………………… 222
  5.3.5 想象句子 ………………………………………………………………………… 223
 5.4 数据处理的关键技术 ………………………………………………………………… 223
  5.4.1 特征提取 ………………………………………………………………………… 223
  5.4.2 分类与解码 ……………………………………………………………………… 224
  5.4.3 典型算法比较 …………………………………………………………………… 225
 5.5 存在的问题及发展趋势 ……………………………………………………………… 227
  5.5.1 在线系统 ………………………………………………………………………… 227
  5.5.2 实验范式 ………………………………………………………………………… 227
  5.5.3 言语想象数据 …………………………………………………………………… 228
  5.5.4 解码句子 ………………………………………………………………………… 228
  5.5.5 多种状态下脑神经信号分析 …………………………………………………… 229
  5.5.6 多模态信号对言语信息的解码 ………………………………………………… 229
  5.5.7 基于言语想象的 BCI 系统未来的发展及应用 ………………………………… 229
 5.6 总结 …………………………………………………………………………………… 231
 参考文献 …………………………………………………………………………………… 231

第6章 基于视觉想象的 BCI 范式和神经编码与解码 ………………………… 239

 6.1 引言 …………………………………………………………………………………… 239
 6.2 视觉想象的神经机制、VI-BCI 范式设计与神经编码 ……………………………… 240
  6.2.1 视觉想象的神经机制 …………………………………………………………… 240
  6.2.2 VI-BCI 范式设计 ……………………………………………………………… 242
  6.2.3 VI-BCI 神经编码 ……………………………………………………………… 246

6.3 视觉想象 BCI 神经解码方法 247
  6.3.1 视觉想象相关脑信号特征提取和选择 247
  6.3.2 视觉想象相关脑信号特征分类 249
6.4 基于视觉想象的 BCI 存在的问题及未来研究方向 253
  6.4.1 VI-BCI 存在的问题 253
  6.4.2 VI-BCI 未来研究方向 254
6.5 总结 257
参考文献 257

第7章 基于运动想象的 BCI 神经科学原理 265
7.1 事件相关去同步化/同步化（ERD/ERS）现象及其神经科学原理 265
  7.1.1 事件 265
  7.1.2 事件相关去同步化/同步化（ERD/ERS）现象 268
  7.1.3 ERD/ERS 现象潜在的神经科学原理或神经机制 269
7.2 运动想象相关 ERD/ERS 现象及其神经科学原理 270
  7.2.1 实际运动和运动想象涉及的脑结构与激活特征 270
  7.2.2 实际运动和运动想象 ERD/ERS 现象 277
  7.2.3 运动想象 ERD/ERS 现象的神经机制 280
7.3 运动相关电位（MRP）的神经科学原理 281
  7.3.1 运动相关皮层电位（MRCP） 281
  7.3.2 运动准备电位（RP） 282
  7.3.3 运动相关电位（MRP） 283
  7.3.4 运动准备电位和运动相关电位的神经机制 284
7.4 总结与展望 286
参考文献 286

第3篇 基于运动想象的脑机交互（MI-BCI）实践与应用

第8章 BCI 中运动想象的执行及能力的评估和提高方法 293
8.1 引言 293
8.2 实际运动、动觉运动想象与视觉运动想象 294
  8.2.1 实际运动的执行 294
  8.2.2 动觉运动想象的执行 296
  8.2.3 视觉运动想象的执行 296
  8.2.4 实际运动、动觉运动想象和视觉运动想象的比较 297
  8.2.5 特别值得注意的问题 299
8.3 动觉运动想象和视觉运动想象能力的评估方法 300
  8.3.1 国际量表 300

8.3.2 心理测时法和心理旋转法 302
8.3.3 脑功能成像 303
8.3.4 神经反馈（NF） 303
8.3.5 事件相关同步化/去同步化 304
8.4 动觉运动想象和视觉运动想象能力的提高方法 304
8.4.1 动觉运动想象能力的提高方法 304
8.4.2 视觉运动想象能力的提高方法 306
8.4.3 冥想训练 306
8.5 BCI中运动想象的执行、能力的评估和提高方法：未来趋势 306
8.5.1 运动想象的自动化执行、实时可视化客观评估和高效的神经反馈训练 306
8.5.2 个体之间和内部运动想象的差异性、共性及MI-BCI盲问题 307
8.6 总结 307
参考文献 308

第9章 运动想象相关脑信号分类方法 313

9.1 引言 313
9.2 传统机器学习算法 314
9.2.1 线性分类器 315
9.2.2 非线性贝叶斯分类器 317
9.2.3 最近邻分类器 318
9.2.4 神经网络分类器 319
9.2.5 集成分类器 320
9.2.6 总结 321
9.3 深度学习 322
9.3.1 原理 323
9.3.2 深度学习中输入形式的重要性 327
9.3.3 最新进展 327
9.3.4 利弊分析 329
9.4 自适应分类器 330
9.4.1 原理 330
9.4.2 最新进展 330
9.4.3 利弊分析 332
9.5 黎曼几何分类器 333
9.5.1 原理 333
9.5.2 最新进展 335
9.5.3 利弊分析 335

9.6 迁移学习 336
　9.6.1 原理 336
　9.6.2 最新进展 338
　9.6.3 利弊分析 339
9.7 其他类型神经活动测量技术的分类算法 340
　9.7.1 MI-MEG 的分类方法 340
　9.7.2 MI-fNIRS 的分类方法 341
　9.7.3 MI-ECoG 的分类方法 342
　9.7.4 MI-fMRI 的分类方法 343
　9.7.5 MI-Spike 的分类方法 345
　9.7.6 总结 346
9.8 总结与展望 346
参考文献 347

第10章 运动想象 BCI 实验研究 362

10.1 引言 362
10.2 基于 ICA 的运动想象脑机接口研究 363
　10.2.1 MI-EEG 开源数据库 363
　10.2.2 ICA 在 MI-BCI 中应用的背景知识 365
　10.2.3 ICA 在传统 MI-BCI 系统实现中的适用性研究 366
　10.2.4 ICA/CSP 方法的迁移学习性能和 ICA-MI-BCI 导联优化问题 378
　10.2.5 不同 ICA 算法在 ICA-MI-BCI 系统实现中的性能比较 384
10.3 DNN 在 MI-BCI 中的应用研究 385
　10.3.1 EhythmNet 及其性能仿真 386
　10.3.2 EhythmNet 在实测 MI-EEG 分析中的应用 390
10.4 总结 399
参考文献 399

第11章 运动想象 BCI 及其结合虚拟现实康复研究 403

11.1 引言 403
11.2 运动想象脑机接口基本知识 405
　11.2.1 运动想象脑机接口系统的分类 406
　11.2.2 运动想象脑电信号的特性 408
　11.2.3 运动想象脑机接口基本原理 411
　11.2.4 国内外脑机接口康复领域研究现状 412
　11.2.5 运动想象脑机接口特征提取方法的研究现状 414
11.3 运动想象脑机接口与虚拟现实技术的康复应用 415
　11.3.1 研究现状 415

  11.3.2 面临困难 ·· 415
 参考文献 ··· 416

第 12 章 双向闭环运动想象 BCI 主动康复训练系统的功效评价方法 ·············· 419
 12.1 引言 ··· 419
 12.2 双向闭环 MI-BCI 主动康复训练系统的康复理论/原理与方法、主要作用
    和临床研究案例 ··· 420
  12.2.1 双向闭环 MI-BCI 主动康复训练系统 ··· 420
  12.2.2 双向闭环 MI-BCI 主动康复训练系统的康复理论/原理与方法 ············ 422
  12.2.3 双向闭环 MI-BCI 主动康复训练系统的主要作用 ··························· 423
  12.2.4 双向闭环 MI-BCI 主动康复训练系统的临床研究案例 ····················· 423
 12.3 双向闭环 MI-BCI 主动康复训练系统的康复训练周期和康复功效评价方法 ··· 426
  12.3.1 双向闭环 MI-BCI 主动康复训练系统的康复训练周期 ····················· 426
  12.3.2 双向闭环 MI-BCI 主动康复训练系统的康复功效评价方法 ··············· 426
 12.4 双向闭环 MI-BCI 主动康复训练系统的可用性、用户满意度和使用情况
    评价方法 ··· 432
 12.5 发展趋势展望 ·· 433
  12.5.1 双向闭环 MI-BCI 主动康复训练系统运动功能障碍康复效果评价
       面临的挑战 ·· 433
  12.5.2 双向闭环 MI-BCI 主动康复训练系统与用户相关的挑战 ··················· 434
  12.5.3 双向闭环 MI-BCI 主动康复训练系统面临的临床应用挑战 ··············· 434
  12.5.4 双向闭环 MI-BCI 主动康复训练系统面临的技术挑战 ····················· 435
 12.6 总结 ··· 435
 参考文献 ··· 436

脑机交互（BCI）的一些共性内容

第 1 章

BCI 重要内容：BCI 相关术语

为了方便脑机交互（Brain-Computer Interaction，BCI）初学者、中级研发者和高级研发者查阅或精准理解 BCI 相关术语，本章整理总结了 BCI 相关术语。1.1 节列出了与 BCI 直接相关的术语，1.2 节列出了与 BCI 紧密相关的术语，1.3～1.8 节分别列出了在 BCI 文献中使用的若干术语，包括 BCI 用户相关术语、实用 BCI 相关术语、用于 BCI 的脑神经电磁信号和脑组织血氧水平记录的相关术语、BCI 相关脑结构与功能术语、与 BCI 相关的其他术语。这种列举方式基于整理 BCI 相关术语的方便性，不是绝对的，也不是标准，仅供参考，目的是方便读者查询或理解 BCI 相关术语。

1.1 BCI 直接相关术语

本节挑选出与 BCI 直接相关的术语，包括脑-计算机接口（Brain-Computer Interface，BCI）、脑-机器接口（Brain-Machine Interface，BMI）、脑-计算机交互（Brain-Computer Interaction，BCI）、脑机融合（Brain-Computer/Machine Fusion，BCF/BMF）、脑（Brain）或中枢神经系统（Central Nervous System，CNS）、计算机（Computer）、BCI 用户、脑信号采集、BCI 范式、BCI 神经编码、BCI 神经解码、神经反馈（Neuro-Feedback，NF）、感觉运动假说（Sensorimotor Hypothesis）、BCI 跨学科性（Interdisciplinary Nature of BCI）及 BCI 系统中的两个自适应控制器（CNS 和 BCI）。

脑-计算机接口（BCI）这一术语是 20 世纪 70 年代（1973 年）由 Jacques Vidal 首次使用的，他应用这个术语来描述任何能够产生关于脑功能详细信息的基于计算机的系统[1]。

在 1991 年发布的一份原始研究报告中，BCI 被定义为科学术语[2]。自 1990 年以来，BCI 被明确定义为大脑与计算机系统之间的直接通信与控制技术。

2012 年正式确定的 BCI 定义为：BCI 是一个记录中枢神经系统（CNS）活动，并将其转换为人工输出的系统。BCI 可以替代、恢复、增强、补充或改善 CNS 的自然输出，它改变了CNS与身体其他部位或外部世界的交互方式[3-10]。与CNS的自然输出（包括肌肉活动和激素）相比，BCI为CNS提供了既不是神经肌肉也不是激素的新颖输出[4]。

在上述BCI定义的基础上[3]，文献[11]给出如下更清晰的BCI定义和明确范畴。

当用户主动执行特定的心理任务或接收特定的外部刺激时，由特定的传感器技术获取中枢神经系统（用户的大脑）产生的信号，把表征或编码用户意图（特定的心理任务或外部刺激）的脑信号特征直接转化为与以计算机为核心的机器系统交互的通信和控制命令，并将交互结果在线反馈（包括神经反馈）给用户，以主动调节其心理活动策略，为用户提供新型的人机交互方式。

1.1.1 脑–机器接口（BMI）

脑–机器接口（BMI）和BCI本质上是同义词，但使用外部记录信号（如EEG和fNIRS等）的系统通常被称为BCI，而使用植入传感器记录信号的系统通常被称为BMI[4]。BMI系统的例子有在大脑运动皮层植入电极采集信号以控制机械臂[12]等，而BCI系统的例子有基于EEG控制轮椅[10]、基于想象和视觉的混合脑机系统[13]、基于EEG控制虚拟现实游戏[13]等。

此外，BMI也通常指利用脑信号直接控制机器（Machine），包括机械臂、电动轮椅甚至更复杂的装置，其中"Machine"通常与更广泛的应用相关。然而，在BMI系统中要求"Machine"能够有效地分析复杂的脑信号，通常"Machine"是一种具有计算机功能的机器系统，或者是一种以计算机为核心的机器。如果机器没有强大的计算机功能，则可能很难分析中枢神经系统产生的脑信号[11]。

在中文文献中，BMI与BCI通常均被简称为脑–机接口或脑机接口。

1.1.2 脑–计算机交互（BCI）

有学者偏向于采用脑–计算机交互（BCI）这个术语，通常简称为脑机交互，并指出它与脑–计算机接口（Brain-Computer Interface，BCI）这个术语之间的差别。前者强调双向的"Interaction"，而后者强调两者的"Interface"。但另一些学者认为，二者在本质上没有区别[11]。

1.1.3 脑机融合

脑机交互（BCI）的一个发展趋势是，从脑机协同发展到脑机智能，再发展到脑机融合。

1.1.3.1 脑机协同（BCCA/BMCA）

脑机协同（Brain-Computer/Machine Co-Adaptation，BCCA/BMCA）是指BCI/BMI系统中人脑与计算机/机器设备在交互过程中相互适应与优化的过程。BCCA/BMCA涉及用户的神经适应与BCI/BMI系统的算法优化，使系统能够逐渐学习用户的脑信号特征，同时使用户的神经活动逐渐适应系统的响应。这个过程旨在提高BCI的性能和用户体验。

BCCA/BMCA 中的关键概念如下。

（1）BCI 用户适应。用户通过反复使用，调整其脑信号以更好地控制 BCI 系统。

（2）BCI/BMI 系统适应。BCI/BMI 系统通过机器学习算法实时调整，以适应用户不断变化的脑信号。

（3）BCI 用户与 BCI/BMI 系统双向学习。强调用户与系统的共同适应或进化，使其配合更加流畅。

BCCA/BMCA 相关概念、原理和方法可参考文献［14, 15, 16］。

1.1.3.2 脑机智能（BCI/BMI）

脑机智能（Brain-Computer/Machine Intelligence，BCI/BMI）是通过脑机接口技术实现人脑与计算机/机器智能系统的深度融合和协同工作的过程。脑机智能（BCI/BMI）不仅包括传统的脑信号解码和控制，还涉及智能算法对脑信号的深层理解与反馈调整，这使得系统能够以更智能的方式回应或满足用户的需求。

脑机智能（BCI/BMI）中的关键概念如下。

（1）智能交互。系统通过理解用户的意图和状态，做出更智能的响应。

（2）机器学习与人工智能。在脑机智能（BCI/BMI）中，算法能够通过学习用户行为模式和脑信号特征，逐渐提高系统的效果和适应性。

（3）应用场景。脑机智能（BCI/BMI）技术在康复、增强现实、虚拟现实等领域具有潜在的重要应用，旨在提升人机交互的效率和效果。

脑机智能（BCI/BMI）相关概念、原理和方法可参考文献［17, 18］。

脑机接口智能或脑机交互智能，简称脑机智能。

1.1.3.3 脑机融合（BCF/BMF）

脑机融合（Brain-Computer/Machine Fusion，BCF/BMF）是通过脑机接口技术实现人脑与计算机/机器系统的深度融合，使两者在功能上相互依存、相互补充，以完成复杂任务的过程。BCF/BMF 不仅包括脑信号传递和解码，还涉及信息加工、决策和执行的整体协同，这使得人脑和计算机/机器系统能够共同执行超出单方面能力的任务。

BCF/BMF 中的关键概念如下。

（1）功能整合。人脑和计算机/机器系统在信息处理和任务执行上实现无缝协同。

（2）共生系统。通过深度融合，人脑和计算机/机器系统共同适应、共同学习、共同进化，形成一个具有智能特征的共生系统。

（3）应用领域。BCF/BMF 在医疗康复、智能控制、增强人类能力等领域具有潜在的重要应用，通过融合以增强系统的复杂性和效率。

BCF/BMF 相关概念、原理和方法可参考文献［19, 20］。此外，一些脑机接口研究组或研究者采用"智能脑机接口/交互"（Intelligent Brain-Computer Interface/Interaction，IBCI）这个术语。

1.1.4 大脑（Brain）或中枢神经系统（CNS）

中枢神经系统（Central Nervous System，CNS）包括大脑（Brain）和脊髓（Spinal Cord）。BCI 定义中的 CNS 通常是指大脑，而不包括脊髓[11]。BCI 利用中枢神经系统产生的脑信号作为实现通信和控制的主要信号源。BCI 研发主要涉及从负责计划、控制和执行自愿运动的运动皮层（Motor Cortex）、与感知相关的躯体感觉皮层（Somatic Sensory Cortex）、与视觉处理相关的视觉皮层（Visual Cortex）、与认知功能和决策相关的前额叶皮层（Prefrontal Cortex）、与听觉和语言处理相关的颞叶（Temporal Lobe）等脑区记录并解码脑信号。特别值得注意的是，运动皮层包括初级运动皮层（Primary Motor Cortex）、辅助运动区（Supplementary Motor Area，SMA）、前运动皮层（Pre-Motor Cortex）和后顶叶皮层（Posterior Parietal Cortex）[21-24]。

人脑的功能区域如图 1.1 所示，包括躯体感觉联合区（Somatic Sensory Association Area）、初级感觉皮层（Primary Sensory Cortex）/中央后回（Postcentral Gyrus）、初级运动皮层（Primary Motor Cortex）/中央前回（Precentral Gyrus）、躯体运动联合区（Somatic Motor Association Area）/前运动皮层（Pre-Motor Cortex）、前额叶皮层（Prefrontal Cortex）、布洛卡区（Broca's Area，产生语言）、听觉联合区（Auditory Association Area）、听觉皮层（Auditory Cortex）、韦尼克区（Wernicke's Area，理解语言）、视觉皮层（Visual Cortex）和视觉联合区（Visual Association Area）。

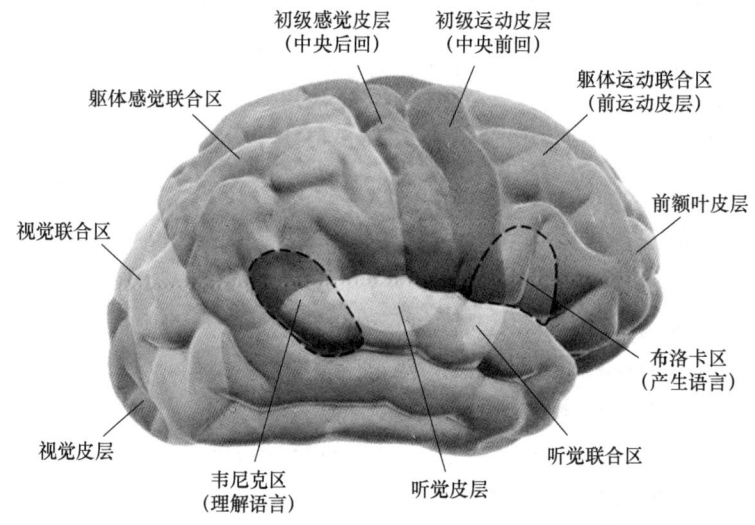

图 1.1 人脑的功能区域（右半球视图），其中，虚线显示的区域通常左半球占优

注：本图彩色版见本书最后彩插。

1.1.5 计算机

BCI 这一术语中的计算机（Computer）已获得 BCI 研发界的广泛认可，BCI 系统包含

以计算机为核心的机器系统[11]。计算机具有强大的计算能力（处理速度快、多任务处理和精确度高）和存储能力（大容量存储、快速存取和数据保存持久性），能够完成解析复杂脑信号等任务[11]。

现代计算机是一种电子设备，它通过硬件（如中央处理器、内存、存储设备和输入/输出设备等）和软件组件（如操作系统、应用软件和实用程序等）组合来实现数据存储、处理、传输，并根据预设指令完成任务。具有学习和适应能力的计算机算法是人工智能和机器学习（包括深度学习）的核心。现代计算机种类繁多，小到便携式个人计算机和智能手机等微型计算机，大到用于特殊任务的超级计算机。现代计算机在各种应用（如数据处理、通信和娱乐等）中不可或缺，特别是在 BCI 中处理复杂的脑信号时。

1.1.6　BCI 用户

BCI 用户是 BCI 的使用者，包括 BCI 研发时的受试者/被试者（Subject），以及 BCI 产品的最终使用者等。业界已明确将潜在需要 BCI 的患者作为该技术的最终用户（BCI 一级用户）[25, 26]。为了提高 BCI 技术在临床上的可用性，BCI 研发应采用以用户为中心的设计，把 BCI 最终用户作为开发过程的一部分，了解 BCI 二级用户［包括非专业用户和专业用户；非专业用户如家庭、护理人员、与最终用户互动的人员，专业用户如辅助技术（Assistive Technology，AT）专业人士、研究人员和制造商、治疗师、医生］和三级用户（其他参与方或权益相关者，如保险公司、公共卫生系统、中小企业）的需求[26, 27]，确保最终用户的需求得到倾听、理解、回应和满足。

BCI 用户的大脑是 BCI 系统的核心组件，它产生的脑信号是 BCI 实现人工输出，与外部设备通信并对其进行控制的主要信号源。因此，BCI 用户是 BCI 系统的一部分，成功的在线 BCI 系统操作需要两个自适应控制器或系统进行有效交互。其中，一个自适应控制器或系统是用户的大脑（中枢神经系统），另一个自适应控制器或系统是 BCI 算法（脑信号处理和解码算法）[4, 6, 11, 28-31, 26]。

1.1.7　脑信号采集

BCI 可以从不同的大脑功能区域采集脑信号，例如，从运动皮层、感觉皮层、视觉皮层、前额叶皮层、颞叶等采集记录。BCI 可以采用不同的方式采集大脑活动产生的电磁生理信号（Electromagnetic Physiological Signal）和血液动力学响应（Hemodynamic Response），如表 1.1 所示。通常，业界研发的 BCI 系统采用表 1.1 中一种特定的脑信号采集方式。所采用的脑信号采集方式不同，BCI 系统的性能也有所不同。

1.1.8　BCI 范式

BCI 范式是指在特定的脑信号采集方式下，由 BCI 研发者精心选择/设计的一组特定的心理任务或外部刺激，用于表示用户的意图[32, 33]。用户要想成功操控 BCI 系统，必须按照

BCI 范式主动执行指定的心理任务或有选择性地接收指定的外部刺激，以实现人机交互；否则难以成功操控 BCI 系统，即 BCI 系统不能识别用户的任意意图[11, 34]。

表 1.1 不同的脑信号采集方式

序 号	采 集 方 式	简 要 说 明
1	头皮脑电 （Electroencephalography，EEG）	通过头皮电极记录，具有较高的时间分辨率（毫秒级，约 1 ms），但空间分辨率较低（厘米级，1～2 cm）
2	皮层脑电 （Electrocorticography，ECoG）	直接在硬膜上或硬膜下大脑皮层上记录，具有较高的时间分辨率（毫秒级，约 1 ms）和空间分辨率（毫米级，1～10 mm）
3	皮层单元活动记录 （Intracortical Recording）	采用微电极阵列直接记录单个神经元的活动，具有最高的时间分辨率（毫秒级，约 0.1 ms）和空间分辨率（微米级，10～100 μm）
4	脑磁 （Magnetoencephalography，MEG）	无创记录脑电活动产生的微弱磁场以探测神经活动，具有较高的时间分辨率（毫秒级，约 1 ms）和较高的空间分辨率（毫米级，2～3 mm）
5	功能磁共振成像 （Functional Magnetic Resonance Imaging，fMRI）	通过检测脑组织血氧水平变化来间接测量脑电活动，具有较高的空间分辨率（毫米级，1～3 mm），但时间分辨率较低（秒级，1～2 s）
6	功能性近红外光谱 （Functional Near-Infrared Spectroscopy，fNIRS）	通过测量脑组织中的血氧水平和血红蛋白浓度变化来评估脑电活动，其时间分辨率（秒级，0.1～1 s）和空间分辨率（毫米级，5～10 mm）均较低

特别需要强调的是，在 BCI 系统中，用户不是被动接收外部刺激，而是主动选择需要的外部刺激以实现自己的意图，这与神经调控系统中患者或用户被动接收神经刺激不同。

1.1.9 BCI 神经编码

BCI 神经编码是指在特定的 BCI 范式下，把用户不同的意图"写入"或编码进中枢神经信号中，由具有可分性的脑信号特征表征。这种具有编码意图的脑信号可由特定的脑成像技术检测到，最后由 BCI 神经解码算法识别用户意图[32, 33]。

1.1.10 BCI 神经解码

BCI 神经解码是指对 BCI 用户执行 BCI 范式所指定的心理任务或选择外部刺激（用户意图）时采集的脑信号进行预处理，然后提取由 BCI 神经编码确定的表征用户意图的脑信号特征，并将脑信号特征转化为与外部设备通信或控制外部设备的指令。

1.1.11 神经反馈（NF）

神经反馈（Neuro-Feedback，NF）是生物反馈训练（Bio-Feedback Training）的一种形式，它采用 EEG 或"脑波"作为控制反馈的信号。EEG 传感器置于被试者头皮上以记录 EEG 信号，利用计算机和软件通过人–机接口将 EEG 信号转换为反馈信号。使用视觉、听觉（声音）或触觉反馈在大脑中产生学习过程，其主要用途是通过增加 α 节律或其他相关节律来改善大脑的放松程度，也可以通过改善中枢神经系统调节专注-放松周期和大脑连通性，从而获得各种额外益处[35, 36]。

NF 包括中枢神经反馈和非中枢神经反馈。从采用的信号来看，中枢神经反馈分为基于 EEG 的神经反馈（EEG-NF）、基于 fMRI 的神经反馈（fMRI-NF）、基于 fNIRS 的神经反馈（fNIRS-NF）、基于神经元脉冲发放（Spike）的神经反馈（Spike-NF）等[35-36]。

BCI 中的在线反馈通常是中枢神经反馈，特别是基于 EEG 的神经反馈。虽然基于 EEG 的神经反馈早于 BCI 出现，但 EEG-NF 本质上是一种 BCI。这类 BCI 可以广泛应用于焦虑症、抑郁症、注意力缺陷障碍/注意力缺陷多动障碍（ADD/ADHD）、创伤后应激障碍（PTSD）、酗酒/成瘾及孤独症谱系障碍（包括阿斯伯格综合征）、学习障碍、阅读障碍和癫痫等疾病的治疗[35]。

从 BCI 系统的构成来看，神经反馈是 BCI 的关键或必不可少的组件，它使 BCI 成为一个双向闭环系统，通过反馈将通信或控制结果反馈给 BCI 用户，以便其主动调节心理活动策略或选择合适的外部刺激，以获得稳定、准确和适时的性能。需要特别说明的是，在 BCI 系统中，用户并不是被动接受反馈的[11]。

1.1.12 感觉运动假说

感觉运动假说是中枢神经系统（CNS）功能的一个核心假设，认为大脑的主要任务是将感觉输入（Sensory Input）转化为运动输出（Motor Output）。感觉运动假说的主要内容包括以下两个方面。

（1）感觉与运动的耦合。感觉运动假说指出，感觉信息和运动行为之间存在紧密的联系。感觉输入（如视觉、听觉和触觉等）通过神经系统处理，最终以运动输出的形式表现出来。大脑通过感知外界环境来指导身体的运动。

（2）中枢神经系统的调控。中枢神经系统通过一系列复杂的神经网络，将感知信息转换为适当的运动反应。这个过程涉及多个大脑功能区域的协作，包括感觉皮层、运动皮层和相关的皮层下结构。

感觉运动假说的主要意义包括以下两个方面。

（1）理解神经系统功能。感觉运动假说有助于理解中枢神经系统如何处理信息，以及如何通过感觉与运动之间的反馈环路进行调控。感觉运动假说是神经科学、心理学和运动控制理论的基础之一。

（2）指导临床应用。感觉运动假说在康复医学和神经病学中具有重要意义，尤其是对于理解和治疗运动障碍、感觉缺损等神经系统疾病。

感觉运动假说与 BCI 的关系主要体现在如下方面。

（1）信号解码。BCI 系统的核心任务是将采集的大脑神经信号解码为外部设备的控制信号，这一过程正是基于感觉运动假说建立的。BCI 系统利用感觉-运动环路的原理，解码大脑对特定感觉或运动意图的神经活动，从而实现对计算机、机械臂等外部设备的控制。

（2）感觉反馈与闭环控制。现代 BCI 系统越来越多地采用感觉反馈机制，将外部设备的状态反馈给用户，使用户能够通过感觉-运动环路实现对外部设备更加精确的控制。这种闭环控制的理念源于感觉运动假说，它进一步提高了 BCI 系统的效率，提升了用户的体验。文献［37，38，39］中提供了有关感觉运动假说的相关信息。

1.1.13　BCI 跨学科性

BCI 跨学科性是指 BCI 技术的研究和开发涉及多个学科领域的交叉和协同工作。BCI 跨学科性体现在以下几个方面。

（1）神经科学。研究脑信号的产生、传输及其功能关系，理解大脑活动的神经基础。

（2）工程学。设计和开发硬件设备，如电极、放大器和信号处理器，用于记录和处理脑信号。

（3）计算机科学。开发算法和软件，用于分析脑信号、进行模式识别和实现实时反馈控制。

（4）心理学。研究用户在使用 BCI 系统时的认知和行为反应，优化用户体验。

（5）生物医学。研究 BCI 系统对人体健康的影响，确保 BCI 系统的安全性和有效性。

（6）伦理学。探讨 BCI 技术的伦理问题，如隐私、伦理责任和社会影响等。

BCI 跨学科性的重要性在于它需要不同领域的专家共同合作，只有这样才能很好地解决涉及脑信号获取、处理、解码和应用的复杂问题，从而推动 BCI 技术的发展和应用。跨学科的主要方法在于整合来自不同领域的知识、技术和方法，以解决复杂的研究问题或实现创新。通常，可以通过以下几种途径实现跨学科合作。

（1）跨学科团队合作。聚集神经科学家、工程师、计算机科学家、心理学家、医学专家等不同领域的专家组成团队，共同合作解决 BCI 研发中的问题。通过不同学科的协同作用，优化 BCI 系统的设计和功能。

（2）交叉学科教育与培训。开设跨学科课程，培养具有多学科背景的专业人才，使其掌握神经科学、信号处理、计算机编程和人机交互等相关知识。通过交叉学科教育，提升研究人员的跨领域思维和解决问题的能力。

（3）跨学科研究方法的整合。将不同学科的研究方法整合在一起，例如，整合神经影像技术与机器学习方法，以更好地理解脑信号并研发有效的 BCI 系统。利用跨学科的工具和技术（如 fMRI、EEG 和深度学习算法等），增强 BCI 研究的深度和广度。

（4）跨学科的学术交流。组织跨学科的学术会议和研讨会，促进不同领域的研究人员之间的交流和合作，分享最新的研究成果和技术进展，推动 BCI 领域的发展。

（5）跨学科的研究项目与资金支持。申请和开展跨学科的研究项目，获得来自不同学科的研究经费支持，以促进 BCI 技术的创新与应用。推动学术界与产业界的合作，利用跨学科的研究成果加速 BCI 技术的转化和推广。

文献［14，38］中提供了 BCI 跨学科性的相关信息。

1.1.14　BCI 系统中的两个自适应控制器（CNS 和 BCI）

有效的 BCI 系统输出取决于 CNS 和 BCI 的适应性，重要的是要认识到，成功利用 BCI

系统需要两个自适应控制器（CNS 和 BCI）之间的有效交互。实现 CNS 适应和并发 BCI 适应之间的有效交互是 BCI 研究最困难的任务之一[31, 40]。

1.2 BCI 紧密相关术语

除了与 BCI 直接相关的术语，本章总结了与 BCI 紧密相关的术语，以方便研发者查阅。本节围绕主要的几种 BCI 范式介绍与其紧密相关的术语，包括感觉运动节律脑机接口（Sensori-Motor Rhythms BCI，SMR-BCI）相关的术语、运动想象脑机接口（Motor Imagery Based BCI，MI-BCI）相关术语、基于认知的脑机接口（Cognitive-Based Brain-Computer Interface）相关术语、P300 脑机接口（P300-BCI）相关术语、稳态视觉诱发电位脑机接口（Steady-State Visual Evoked Potential Based BCI，SSVEP-BCI）相关术语、稳态听觉诱发电位脑机接口（Steady-State Auditory Evoked Potential Based Brain-Computer Interface，SSAEP-BCI）相关术语、稳态触觉诱发电位脑机接口（Steady-State Tactile Evoked Potential Based Brain-Computer Interface，SSTEP-BCI）相关术语，以及依赖性 BCI（Dependent BCI）、独立性 BCI（Independent BCI）、混合脑机接口（Hybrid Brain-Computer Interface，Hybrid BCI）、同步/异步脑机接口（Synchronous/Asynchronous Brain-Computer Interface）、分布式脑机接口（Distributed Brain-Computer Interface，Distributed BCI）。

1.2.1 感觉运动节律脑机接口（SMR-BCI）相关术语

感觉运动节律（Sensori-Motor Rhythms，SMR）是与感觉运动皮层相关的脑电活动，通常为 α 频段（8～13 Hz）和 β 频段（13～30 Hz）的脑电活动[41]。感觉运动节律（SMR）有多种诱发方式，可以通过实际运动、运动想象、尝试运动，甚至通过观察他人运动（镜像神经元系统）来诱发或调节。感觉运动节律脑机接口（SMR-BCI）是一类基于 SMR 的 BCI，可以包括多种形式的 BCI[41, 42]。

（1）运动想象 BCI（MI-BCI）。主要利用运动想象引发的 ERD/ERS 进行控制，是 SMR-BCI 的一种。

（2）尝试运动 BCI。利用尝试运动引发 SMR 变化。

（3）观察运动 BCI。利用观察运动引发 SMR 变化。

由以上可见，SMR-BCI 的范畴更为广泛，还包括其他形式的 BCI，不局限于运动想象 BCI［MI-BCI 主要利用事件相关去同步化/同步化（Event-Related Desynchronization/Synchronization，ERD/ERS）现象］。ERD/ERS 现象是大脑在特定事件或刺激下表现出的节律活动变化，通常与 SMR 相关，但不局限于 SMR。例如，当个体进行运动想象（Motor Imagery，MI）或实际运动时，特定的感觉运动节律（如 α 节律或 β 节律）会出现去同步化（ERD）或同步化（ERS）现象，即 SMR 活动减少或增强。因此，ERD/ERS 现象可以视为 SMR 活动的一个表现形式。

1.2.1.1 尝试运动 BCI

1. 尝试运动

尝试运动是指个体试图执行某个运动,但由于某些原因(如神经系统损伤、肌肉瘫痪等),实际的运动并没有发生。尽管没有发生实际的运动,尝试运动仍然可以激活与该运动相关的大脑功能区域,如初级运动皮层,相关的 SMR 仍然可能出现变化[43]。

尝试运动通常用于研究运动控制的神经机制,特别是在运动障碍或康复领域。它在 BCI 系统中有重要的应用,如为那些不能移动肢体的患者提供控制外部设备的途径[44]。

2. 尝试运动 BCI 的概念

尝试运动 BCI 是一种基于在尝试运动时大脑产生的神经信号建立的 BCI 系统。即使身体残疾或神经损伤导致实际运动无法发生,尝试运动仍能引发与尝试运动相关的脑电活动。这些神经信号可以通过 BCI 系统进行解码,并用于控制外部设备,如轮椅、机械臂或计算机等[44]。

尝试运动 BCI 对于四肢瘫痪或有其他严重运动障碍的患者尤为重要,因为它提供了通过脑信号而非实际肢体动作来与外界互动的途径。

1.2.1.2 观察运动 BCI

1. 观察运动

观察运动是个体观看他人执行某种动作的过程,在观察运动期间激活个体的运动相关大脑功能区域或神经网络。在观察他人运动时,大脑中的"镜像神经元系统"会被激活[45]。镜像神经元系统包括与实际运动相关的神经元,表明观察他人运动与自己执行该运动在神经活动上具有相似性。观察运动会引起个体的 SMR 发生变化。

2. 观察运动 BCI 的概念

观察运动 BCI 是一种基于观察他人运动时产生的神经活动构建的 BCI 系统。在观察运动 BCI 系统中,用户观察他人的动作产生的脑电信号被解码,并被用于控制外部设备。观察运动 BCI 利用了用户在观察运动时被激活的运动相关大脑功能区域,为那些无法执行实际运动的用户提供了新的交互方式[46]。

1.2.2 运动想象脑机接口(MI-BCI)相关术语

为理解 MI-BCI,下面介绍 MI-BCI 相关术语,主要包括神经事件(Neural Event,NE)、身体运动(Body Movement)、运动想象(Motor Imagery,MI)、运动想象脑机接口(MI-BCI)、感觉运动节律(Sensori-Motor Rhythms,SMR)、事件相关去同步化/同步化(ERD/ERS)、运动相关皮层电位(Motor/Movement-Related Cortical Potentials,MRCP)。

1.2.2.1 神经事件(NE)

神经事件(Neural Event,NE)是指在大脑中发生的与特定心理活动或外部刺激相关的瞬时或短时的电生理变化。NE 通常由特定的实验范式诱发,涉及在神经元或神经元群体水平上发生的电生理活动或其他神经活动,可以在时间和空间上进行详细的测量和表征。

对于特定的范式诱发，在神经科学实验中，研究人员常常采用已设计好的或自己创新设计的实验范式来诱发特定的神经事件，如事件相关电位（ERP）实验。为在时间和空间上测量和表征神经事件，可以确定它们发生的具体时间（时间分辨率）和在大脑中的具体位置（空间分辨率）。文献[47, 48]提供了有关神经事件的信息。

下文的身体运动、运动想象、视觉刺激、听觉刺激和触觉刺激都是特定的神经事件。这些神经事件作用于大脑，可以诱发特定的神经活动。

1.2.2.2 身体运动

身体运动是指人体通过骨骼肌的收缩和放松来实现的各种动作和活动。这些运动既包括大范围的身体活动，又涵盖从行走、跑步到更精细的手部动作[49]。身体运动主要有肢体运动（Limb Movement）、头部和颈部运动（Head and Neck Movement）、躯干运动（Trunk Movement）、舌部和口部运动（Tongue and Oral Movement）等，如表1.2所示。

表1.2 主要的身体运动

名　　称	简　要　说　明	举　　例
肢体运动	肢体运动包括手臂、腿部等四肢的运动，这些运动可以是大范围的（如挥手、踢腿等），也可以是精细的（如书写、抓取小物件等）	步行、跑步、举重、写字和打字等
头部和颈部运动	头部和颈部运动包括头部的转动、点头和摇头等，以及颈部的屈伸和旋转等	点头、摇头和转头等
躯干运动	躯干运动涉及身体中央部分的动作，包括背部、腹部和胸部的活动等	弯腰、伸展和扭腰等
舌部和口部运动	舌部和口部运动包括舌头、嘴唇和下颌的活动，通常与言语和进食有关	舌头的移动、咀嚼、吞咽和说话等

肢体运动与身体运动有区别：肢体运动是身体运动的一部分，专指四肢（手臂和腿部）的运动；而身体运动是一个更广泛的概念，涵盖了包括肢体在内的所有身体部位的运动。身体运动中的舌部和口部运动在言语、进食和吞咽等方面起到重要作用。通过以上介绍，我们可以更清晰地理解不同类型的身体运动，以及其在神经科学和康复中的重要性。

1.2.2.3 运动想象（MI）

肢体运动、身体运动是实际运动。运动想象（MI）是指在没有实际进行身体运动的情况下，通过大脑内部的想象活动，模拟自己正在进行某种运动或动作的过程。在运动想象过程中，大脑的运动皮层和相关功能区域会被激活，类似实际执行运动时的神经活动[50, 51]。因此，运动想象被广泛用于增强运动技能的训练、帮助运动损伤后的康复[52]，以及在BCI系统中作为一种控制信号源[53]。

1.2.2.4 运动想象脑机接口（MI-BCI）

MI-BCI是BCI的一种类型，不依赖用户实际的肌肉活动，通过分析与用户运动想象（MI，如想象手部、脚部运动等）相关的大脑活动信号（如脑电和脑磁等）特征，如特定节律功率的变化[53][μ节律（8~12 Hz）和β节律（13~30 Hz）事件相关去同步化/同步化和运动相关电位（Motor-Related Potential，MRP）[54]]，识别用户的运动想象类型，以实现与计算机或外部设备的通信和控制[53, 14]。

MI-BCI 系统的工作原理基于以下几点。

（1）运动想象。要求用户在不进行实际运动的情况下，想象特定的肢体动作（如手臂抬起或脚移动等）。

（2）神经响应。运动想象会在大脑的运动皮层区域（如初级运动皮层或辅助运动区）产生类似于实际运动的神经活动，引起 EEG 信号中的 ERD/ERS 现象。

（3）信号提取。利用 EEG 设备记录运动想象引发的脑电活动，特别分析 μ 节律（8～12 Hz）和 β 节律（13～30 Hz）的频谱变化。

（4）特征提取。可采用频域分析、时频分析或空间滤波等方法，从 EEG 信号中提取 ERD/ERS 特征。

（5）分类与控制。通过机器学习算法或模式识别方法，将提取的特征分为不同的运动想象类别，并将其转化为控制命令。

（6）反馈。提供实时的视觉、听觉或触觉反馈，帮助用户调整其运动想象策略，从而提高系统的性能。

MI-BCI 系统的设计与实现步骤可参考如下 5 个方面。

（1）任务设计。为用户设计明确的运动想象任务（如左手、右手运动想象），并提供相应的指令和练习，以确保大脑产生稳定的 ERD/ERS 响应。

（2）EEG 信号采集。利用 EEG 设备采集大脑的脑电活动，通常在运动皮层区域（如 C3、C4 电极位置）记录信号。

（3）信号处理与特征提取。对原始 EEG 信号进行预处理，如滤波、去伪迹等，然后提取与 ERD/ERS 相关的特征。

（4）分类与控制。利用线性判别分析（LDA）、支持向量机（SVM）或深度学习算法等分类算法，将运动想象信号映射到预设的指令或操作。

（5）反馈机制。通过视觉、听觉或触觉等方式向用户提供实时或即时反馈，帮助其调整运动想象策略。

文献[53, 55, 56]详细讨论了 MI-BCI 的原理、设计与实现方法，以及其在实际应用中面临的挑战和可能的解决方案。

1.2.2.5 感觉运动节律（SMR）

SMR 是指大脑感觉运动皮层区域的特定频率范围内的脑电活动，主要包括 μ 节律（频率范围为 8～12 Hz）和 β 节律（频率范围为 13～30 Hz）。这些节律与感觉运动活动、运动准备、运动执行、运动想象等过程密切相关。

μ 节律是一种在安静状态下，特别是在运动抑制和运动想象期间观察到的 8～12 Hz 的脑电节律。μ 节律通常在中央区（C3、C4 区域）最为明显。μ 节律在运动或运动想象期间会被抑制，这种现象被称为 μ 节律去同步化，去同步化程度可以反映运动准备和运动执行的活跃程度[57]。

β 节律是一种频率范围为 13～30 Hz 的脑电节律，通常与运动准备和运动执行过程中的认知活动相关。在运动准备和运动执行期间，β 节律可能会出现增强或抑制（事件相关同步化/去同步化）。β 节律的变化可以反映运动控制和协调的程度[58]。

感觉运动节律，特别是 μ 节律和 β 节律被广泛用于 BCI 系统中，作为用户意图识别和外部设备控制的信号源，例如，利用 μ 节律去同步化控制光标和假肢等[59]。μ 节律还可以用于帮助中风、脊髓损伤等患者进行神经康复训练，例如，利用运动想象结合感觉运动节律训练，促进大脑功能重塑和运动功能恢复[9]。

1.2.2.6 事件相关去同步化/同步化（ERD/ERS）

1. 事件相关去同步化（ERD）

ERD 是指在特定事件（Event）或任务（如实际运动或想象运动等）期间引起的脑电活动中，特定频段（通常是 α 频段和 β 频段等）的功率与基线状态相应频段的功率相比，呈现减弱的去同步化现象或状态。ERD 通常与大脑功能区域的活跃性增强相关，如执行运动或认知任务期间[60]。

2. 事件相关同步化（ERS）

ERS 是指在特定事件（Event）或任务（如实际运动或想象运动等）期间引起的脑电活动中，特定频段（通常是 α 频段和 β 频段等）的功率与基线状态相应频带的功率相比，呈现增强的同步现象或状态。ERS 通常反映了在执行任务或加工信息过程中大脑功能区域的协调性增强[58]。在某些情况下，ERS 也可能与大脑功能区域的活跃性抑制相关。

需要补充说明的是，ERD 和 ERS 分别反映了大脑不同状态下的脑电活动变化。当大脑区域变得活跃时，特别是在运动或认知任务期间，神经元的活动会导致频段（如 α 频段和 β 频段）的去同步化，即发生 ERD 现象，这表明这些区域正在进行信息处理[61]。与 ERD 现象相比，ERS 现象通常发生在任务完成或某些特定认知状态下，反映了大脑区域的重新同步化，这可能表示这些区域正在恢复基线状态或某些区域之间的协调活动增强[62]。Pfurtscheller 等[61]研究了手部运动相关的 μ 节律去同步化，发现运动任务会导致 μ 节律显著去同步化。Neuper 等[62]详细探讨了不同频段的事件相关同步化和去同步化的特征及其功能相关性。

ERD/ERS 可由式（1.1）计算，即

$$\text{ERD/ERS} = \frac{A-R}{R} \times 100\% \quad (1.1)$$

式中，A 为特定事件或任务期间 α 频段或 β 频段的功率，R 为特定事件或任务前基线状态相应频段的功率，"/"表示或的关系。

在 BCI 系统研发中，ERD 和 ERS 作为 EEG 信号特征被广泛用于识别意图和提取控制信号，特别是在 MI-BCI 系统中。在神经科学研究中，ERD 和 ERS 提供了对大脑功能活动的动态理解，对于认知神经科学和运动控制等领域的研究具有重要意义。在临床应用中，分析 ERD 和 ERS 可以帮助评估神经系统的功能状态，以及设计个性化的神经反馈治疗方案。

文献［59］和文献［60］提供了对 ERD 和 ERS 基本原理的深入探讨，有助于理解这些现象在 BCI 系统研发、神经科学研究和临床应用中的重要性和应用价值。

1.2.2.7 运动相关皮层电位（MRCP）

MRCP 是指在自愿运动任务准备和执行过程中，由大脑皮层产生的一系列特定的脑电

活动。这些电位包括准备电位（Bereitschaftspotential，BP）、初级运动电位（Primary Motor Potential，PMP）、运动执行电位（Motor Execution Potential，MEP）、运动后电位（Post-Movement Potential，PMP）。

1. 准备电位（BP）

BP 是自愿运动（Voluntary Movements）开始前数百毫秒在额叶和运动皮层采集到的逐渐增大的缓慢负电位变化，反映了大脑为即将进行的运动做准备的过程，主要出现在中央区（Cz）和对侧运动区[63]。BP 可以进一步分为早期成分（BP1）和晚期成分（BP2），BP1 反映了运动准备的初始阶段，而 BP2 反映了具体运动计划的形成[64]。

2. 初级运动电位（PMP）

初级运动电位（PMP）通常是在运动开始瞬间出现的短暂负电位，它通常在运动皮层和初级运动皮层被观察到，与实际运动的执行直接相关[65]。这种电位变化标志着运动指令的初步生成和传递，反映了运动神经元的早期活动。PMP 与运动启动的早期阶段直接相关，主要关注大脑如何生成并开始执行运动指令，其研究通常集中在运动指令的准备和最初传递阶段[65]。

3. 运动执行电位（MEP）

MEP 是在实际运动开始时或运动执行过程中记录到的电位变化，通常表现为负电位。这种电位反映了运动执行过程中大脑的持续神经活动。MEP 通常与实际运动执行阶段相关，反映了神经系统如何在运动实际发生时保持并调控运动指令。MEP 更多关注在运动执行阶段的大脑活动，尤其是如何实现和维持精确运动[63]。

4. 运动后电位（PMP）

PMP 是在运动结束后出现的电位变化，通常表现为正电位。这种电位反映了运动执行后的神经反馈和修正过程[66]。

PMP 和 MEP 并不是完全相同的概念，但在一些研究背景中，它们可能会有重叠。PMP 可以被视为 MEP 的一部分，尤其是在研究运动启动的早期阶段时。但在严格的定义下，它们反映了运动过程中不同的时间点和神经活动阶段。PMP 更偏向于运动准备和启动阶段的初始电位变化，通常描述的是运动指令生成的早期过程。MEP 更偏向于运动实际执行过程中的神经活动，描述的是运动指令在执行阶段的电位变化。

运动相关皮层电位（MRCP）在神经科学和 BCI 研究中具有重要意义，因为它们可以揭示运动准备和运动执行的神经机制。MRCP 的分析可以帮助我们理解大脑如何计划和执行运动，以及如何进行运动控制和反馈调整。文献 [45, 64, 66] 为 MRCP 的定义和研究提供了理论基础和实验依据。

除了 MRCP，在 BCI 相关文献中也会出现运动相关电位（Motor/Movement-Related Potential，MRP）。运动相关电位（MRP）和 MRCP 在具体应用和研究重点上有一些细微的差别。MRP 泛指所有与运动相关的脑电活动，包括运动准备、计划、执行和反馈等过程，可以涵盖从大脑皮层到脊髓的各种脑电活动。在研究中，MRP 可以用于描述从大脑皮层到肌肉之间的任何与运动相关的神经电活动。MRCP 专门指大脑皮层记录的与运动相关的脑电活动，特别用于描述大脑皮层在运动任务准备和执行期间的脑电活动。

MRP 也被广泛应用于 BCI 中，作为解码运动意图和控制信号的关键特征。在运动神经科学中，MRP 有助于理解运动准备、计划和执行的神经机制。在康复治疗中，MRP 的分析可以用于评估运动功能和设计康复训练方案，特别是在中风和运动障碍患者的康复中。

运动相关电位（MRP）、运动相关皮层电位（MRCP）通常是由头皮脑电（EEG）从大脑皮层记录的，特别是在与运动功能相关的皮层区域，如初级运动皮层（Primary Motor Cortex，M1）、前运动皮层（Premotor Cortex）、辅助运动区（Supplementary Motor Area，SMA），以及与运动相关的顶叶皮层和前额叶皮层。这些脑区的位置和作用如表 1.3 所示。文献 [63, 67, 68] 可以帮助深入理解 MRP/MRCP 的记录部位，以及其与大脑运动功能区域的关系。

表 1.3 记录 MRP/MRCP 的脑区位置及其作用

记录 MRP/MRCP 的脑区	位 置	作 用
初级运动皮层（M1）	位于中央前回（Precentral Gyrus），对应于布罗德曼分区的区域 4	负责运动指令的产生和运动执行，是记录 MRP/MRCP 的关键区域
辅助运动区（SMA）	位于大脑中线内侧，靠近额叶	参与运动规划和准备，尤其是自主运动的控制。SMA 是 MRP/MRCP 中准备成分的关键来源
前运动皮层（PMC）	位于初级运动皮层的前方	负责复杂运动序列的协调和规划，与运动准备相关，也会在 MRP/MRCP 中有所体现
顶叶皮层和前额叶皮层	顶叶位于大脑半球的上部、中央沟之后；前额叶位于中央沟之前，靠近额头的区域	参与高层次的运动控制过程，如运动意图和决策

1.2.3 基于认知的脑机接口相关术语

基于认知的脑机接口（Cognitive-Based BCI）是一种利用与认知过程相关的脑电信号来控制外部设备的技术。基于认知的 BCI 系统依赖用户的注意力、记忆、决策、语言处理等高级脑功能。基于认知的 BCI 可以解码复杂的认知活动，用于意念交流、控制计算机、辅助认知训练和康复训练，在医疗康复、增强现实和人机交互领域有广泛的应用前景[69]。

基于认知的脑机接口涉及的主要脑区如下[70]。

（1）前额叶皮层（Prefrontal Cortex）。与决策、计划、工作记忆和执行功能有关。

（2）顶叶皮层（Parietal Cortex）。参与空间注意、感知和处理感觉信息。

（3）颞叶皮层（Temporal Cortex）。与语言处理、听觉和视觉记忆有关。

（4）海马体（Hippocampus）。在记忆形成与检索中起关键作用。

与特定认知事件相关的脑电信号变化（事件相关电位），常用于基于认知的 BCI 的信号提取。注意力解码（Attention Decoding）可用于控制 BCI 系统。在任务执行中保持和操作信息的认知过程（工作记忆）通常与 BCI 任务结合。此外，P300 常用于基于注意力的 BCI 系统。

1.2.3.1 认知（Cognition）

认知是大脑通过感知、记忆、推理、决策等过程来获取、处理、存储和利用信息的能力，包括意识、注意、学习、记忆、判断、问题求解和语言等多种心理功能[71]。

在基于认知的 BCI 系统中，认知过程的监测和解码是关键，可通过识别用户的认知状态（如注意力、工作记忆负荷和情感状态等）来实现更为智能和自适应的交互。基于认知的 BCI 系统有可能用于提升学习效率、调节情绪，以及在残障人士的辅助设备中实现更自然的控制[6, 36]。

1.2.3.2 认知过程（Cognitive Processes）

认知过程是大脑进行信息加工的一系列步骤，包括感知（Perception）、注意（Attention）、记忆（Memory）、语言（Language）、推理（Reasoning）和决策（Decision-Making）等。这些过程构成了个体理解、学习和互动的基础[72]。

在基于认知的 BCI 系统中，认知过程的精确解码可能有多种潜在应用。例如，通过检测用户的注意力水平来优化学习环境，或者通过识别决策过程中的脑活动模式来控制外部设备。这些应用拓展了 BCI 在教育、医疗、娱乐等领域的潜力[73]。

1.2.3.3 BCI 误差检测原理

在 BCI 系统中，误差检测（Error Detection）通过检测用户在执行任务时对自身错误的感知来提取相关脑信号。这些脑信号通常表现为与认知冲突、错误意识或决策不确定性相关的事件相关电位，即错误相关电位（Error-Related Potential，ErrP），包括错误相关负波（Error-Related Negativity，ERN）和错误相关正波（Error-Related Positivity，Pe）。文献［74，75］提供了错误相关电位在 BCI 中的应用。

1. 错误相关电位（ErrP）

错误相关电位（ErrP）是一类与错误意识或认知冲突相关的事件相关电位（ERP），反映了在个体意识到自己的行为或决策错误时在大脑中产生的脑电信号。错误相关电位主要包括错误相关负波（ERN）和错误相关正波（Pe）。这些电位通常在额叶皮层（特别是前扣带皮层）出现，用于反映大脑对错误的快速反应和处理[74, 75]。

（1）错误相关负波（ERN）：当用户意识到自己犯错时，在额叶皮层（如前扣带皮层）产生的快速电位变化。ERN 通常在错误发生后 50～100 ms 内出现。

（2）错误相关正波（Pe）：与错误意识的后续处理相关，通常在 ERN 之后出现。

2. BCI 误差检测原理应用

（1）实时错误检测与反馈：ErrP（特别是 ERN 和 Pe），可用于实时检测用户在使用 BCI 系统时的错误操作，并自动纠正系统错误，或者为用户提供即时反馈，帮助他们调整操作策略。基于 ErrP 有可能为 BCI 系统建立数学模型，进而对 BCI 系统进行分析和设计[76]。

（2）个性化用户训练：在 BCI 训练过程中，ErrP 可用于检测用户的学习进展，提供反馈和个性化的训练方案，帮助用户更快地学习和适应 BCI 系统，通过反复练习减少错误，逐步提高操作熟练度[77]。

（3）闭环调节以提高 BCI 系统的准确性：可把 ErrP 集成到闭环 BCI 系统中，以识别用户何时意识到错误，实时调整 BCI 系统的参数，如优化信号处理和决策算法，减少误操作，提高系统的准确性和响应速度。例如，当检测到用户意识到错误时，系统可以重新校准信号或调整任务难度。

（4）提升用户体验：通过实时识别和纠正用户错误，减少误操作，提高用户对系统的控制感和满意度。

1.2.4 P300 脑机接口（P300-BCI）相关术语

1.2.4.1 反常范式/奇异刺激范式（Oddball 范式）

Oddball 范式是一种经典的实验范式，广泛应用于实验心理学和认知神经科学领域。它主要用于研究人类对反常/奇异刺激的注意力反应和信息加工过程。在这种范式中，受试者通常会被施加一系列的刺激，其中，大多数是"标准"刺激，而少数是"反常"或"奇异"刺激［也称为"目标/靶（Target）"刺激］。

Oddball 范式的原理是，由于反常/奇异刺激（出现概率较小的刺激）在频繁的标准刺激（出现概率较大的刺激）中较少出现，它能够引发强烈的注意力集中和显著的神经反应，如 P300 波。

在 Oddball 范式的设计中，标准刺激与反常/奇异刺激的比例通常遵循：标准刺激出现的概率一般为 80% 左右，反常/奇异刺激出现的概率一般为 20%左右。这个比例并不是绝对固定的，具体的比例可以根据实验设计的需要进行调整。然而，标准刺激通常占多数，而反常/奇异刺激相对较少，以便产生"反常"效应，从而引发显著的注意力反应和相关的脑电活动（如 P300 波）。

在 Oddball 范式中，受试者通常被要求识别或对反常/奇异刺激做出反应。P300-BCI 常用此范式，利用反常/奇异刺激诱发 P300 波来进行信号解码。有关 Oddball 范式的定义、原理、实验设计和实现方法可参考文献 [78, 79]。

BCI 范式的创新设计是 BCI 系统研发的关键和重要内容之一，如何创新设计 BCI 范式？其中一个可行或有效方法是借鉴实验心理学的经典范式和最新实验范式。实验心理学中的范式涉及认知、感知、记忆和注意力等方面，主要有 Go/No-Go Paradigm（执行/抑制范式）[80, 81]、Stop-Signal Paradigm（停止-信号范式）[82]、N-Back Paradigm（N-返/回溯任务范式）[83]、Stroop Paradigm（斯特鲁普效应/颜色命名-词汇干扰范式）[84]、Simon Paradigm（西蒙效应/空间一致性任务范式）[85]、Flanker Paradigm（侧翼抑制干扰任务范式）[86]、Posner Cueing Paradigm（Posner 注意线索范式）[87]、Dual-Task Paradigm（双重任务范式）[88]和 Memory Span Paradigm（记忆跨度/范围范式）[89]等。表 1.4 给出了实验心理学中一些范式的简要说明及其在 BCI 中的应用。

表 1.4 实验心理学中一些范式的简要说明及其在 BCI 中的应用

实验心理学范式	简 要 说 明	在 BCI 中的应用
Go/No-Go Paradigm （执行/抑制范式）	该范式可用于研究冲动控制，分析抑制和决策过程，以及相关的神经机制。受试者必须对"Go"信号做出反应，并忽略"No-Go"信号	该范式可用于评估用户对某些刺激的快速反应和抑制能力，可用于运动想象或决策 BCI 系统
Stop-Signal Paradigm （停止-信号范式）	该范式可用于研究反应抑制，通常要求受试者在"Go"信号下快速做出反应，但当"Stop"信号出现时必须停止行动。通过测量停止信号的反应时间（Stop-Signal Reaction Time，SSRT）来评估抑制控制能力	该范式可用于研发用户在应激情况下的反应抑制系统，如在无人机或机器人控制中

续表

实验心理学范式	简 要 说 明	在 BCI 中的应用
N-Back Paradigm（N-返/回溯任务范式）	该范式可用于评估工作记忆，要求受试者在听到或看到一系列刺激时，判断当前刺激是否与之前的 N 个刺激相同。N-Back 任务的难度可以通过增加 N 的值来调节，以测试不同水平的工作记忆负荷	该范式可用于研究工作记忆的负荷与脑电信号的关系，进而可能用于设计与记忆相关的 BCI 应用
Stroop Paradigm（斯特鲁普效应/颜色命名-词汇干扰范式）	该范式是一种经典的认知控制任务，受试者需要命名有颜色字的颜色而忽略字义，可用于研究认知冲突与抑制过程，测试受试者如何处理冲突信息	该范式可能用于研发评估认知控制能力的 BCI 系统，或者用于认知训练和恢复
Simon Paradigm（西蒙效应/空间一致性任务范式）	该范式可用于研究空间注意与反应选择之间的关系，即在处理任务相关和任务无关的空间信息时的反应冲突（Simon 效应）。受试者根据一个非空间特征（如颜色）做出反应，而不应被刺激的位置所干扰	该范式可能有助于研发与空间选择和空间注意相关的 BCI 应用
Flanker Paradigm（侧翼抑制干扰任务范式）	该范式可用于研究选择性注意，要求受试者在目标刺激受干扰的条件下做出反应。Flanker 效应是指干扰刺激对目标刺激的处理速度和准确性的影响	该范式可能用于与注意力相关的 BCI 系统
Posner Cueing Paradigm（Posner 注意线索范式）	该范式用于研究空间注意，受试者必须根据线索预测目标出现的位置，测试其如何在时间、空间上分配注意力	该范式可能用于研发与空间注意相关的 BCI 系统，有助于优化注意力分配方式
Dual-Task Paradigm（双重任务范式）	该范式用于研究如何同时处理两项任务。受试者需要在执行一项主要任务的同时执行次要任务，测试其认知资源的分配能力，以及任务之间的干扰效应	该范式可能有助于设计需要同时处理多个信息流的 BCI 系统，如多任务处理的控制系统
Memory Span Paradigm（记忆跨度/范围范式）	该范式用于测量短期记忆的容量，通常要求受试者回忆一系列呈现的数字或字母。通过增加序列长度，该范式测试记忆存储和检索能力	该范式可能用于研发记忆评估和脑功能训练的 BCI 系统，特别是在认知康复领域

表 1.4 中的实验心理学范式为 BCI 范式的创新提供了丰富的设计思路。在设计新的 BCI 系统时，人们可以根据具体的应用场景选择合适的实验范式，并将其与 BCI 技术相结合，开发出功能强大且用户友好的 BCI 系统。

1.2.4.2 P300

P300 是一种事件相关电位（ERP）[90]，通常在特定认知任务/事件中作为对刺激反应的潜伏期成分出现。P300 成分通常在目标刺激后约 300 ms 达到峰值[91]，因此得名 P300[78]。P300 主要与注意力分配和工作记忆更新过程有关。

P300 的产生与大脑对目标刺激（通常为反常/奇异刺激）的注意力加工和认知评估过程密切相关。当个体在一系列刺激中检测到与预期不符的反常/奇异刺激时，大脑会产生 P300 成分[91]。其振幅通常反映了个体对刺激的认知资源分配量，而潜伏期与信息加工速度相关。

最常用的诱发 P300 的范式是 Oddball 范式[92]。在该范式中，受试者需要区分两种不同频率出现的刺激，其中，一种刺激（标准刺激）出现频率较高，另一种刺激（目标刺激）出现频率较低。当出现目标刺激时，个体的注意力被调动，从而产生 P300 成分。

除此之外，Go/No-Go 范式要求受试者对某些刺激做出反应（Go 刺激），而对其他刺激不做出反应（No-Go 刺激）[80]。当受试者成功抑制了对 No-Go 刺激的反应时，P300 会随之产生。另外，Two-Choice Discrimination Tasks（二选一辨别任务）要求受试者对呈现的刺激进行辨别和分类，并选择相应的反应方式，在此过程中目标刺激会引发 P300 成分。

对于 P300 成分，可通过以下步骤进行记录。

（1）实验设计。选择适合的 P300 诱发范式（如 Oddball 范式），并确定标准刺激和目标刺激的类型（可以是视觉、听觉、触觉刺激等）、频率和呈现顺序。

（2）设备准备。使用高密度电极帽（如 EEG）记录脑电活动。通常，电极放置在头皮的中央顶区（如 Cz、Pz 等），以便捕捉到 P300 成分的最大振幅。

（3）数据收集。在实验过程中，受试者被要求注视计算机屏幕上的刺激或聆听音频刺激等，EEG 系统同时实时记录大脑反应。

（4）数据分析。为提取事件相关电位（ERP），根据锁时目标刺激的出现，计算在刺激后 300 ms 附近的电位变化，即 P300。

1.2.4.3 P300 脑机接口（P300-BCI）

基于 P300 的 BCI（P300-BCI）是一种利用大脑产生的 P300 事件相关电位（ERP）来实现人脑与外部设备之间直接通信的系统[93]。P300-BCI 通常通过检测用户对特定刺激的注意力反应，来识别用户的意图，并将其转化为设备的控制信号[78]。

P300-BCI 的核心原理（科学原理/神经科学原理）是利用 P300 事件相关电位，通过 Oddball 范式等经典实验设计诱发刺激[92]。当用户在一系列快速呈现的刺激中识别出目标刺激时，P300 会在刺激出现后约 300 ms 达到峰值[91]。P300-BCI 系统通过监测这一电位变化来解码用户的选择。

P300-BCI 系统的实现可以通过以下步骤[78]。

1. 界面设计

P300-BCI 系统的界面通常由一个网格状布局的字符或图标组成，如用于拼写的字符表（如 P300 Speller）。每个字符或图标以不同的频率随机闪烁。

2. 刺激呈现

P300-BCI 系统依次以特定频率闪烁字符或图标。目标刺激和非目标刺激交替出现，要求用户集中注意力在目标刺激上。每当目标字符或图标闪烁时，大脑就会产生 P300（操控 BCI，要求用户主动集中注意力在目标刺激上，不是被动接收刺激）。

3. 数据采集

可通过头皮电极记录 EEG 信号，在顶叶和中央顶叶区域（如 Cz、Pz）可以捕捉 P300 成分的最大振幅（可采用通道选择算法寻找 P300 成分最大振幅的通道）。

4. 数据处理

数据处理包括信号预处理、特征提取、分类器训练与预测。首先，对脑信号进行预处理，例如，对 EEG 信号滤波和去噪，并标记与刺激事件相对应的时间窗口；其次，提取特征，从预处理后的信号中提取与目标刺激相关的 P300 成分，如采用主成分分析（PCA）、独立成分分析（ICA）等方法；最后，训练分类器并预测，采用分类算法［如支持向量机（SVM）、线性判别分析（LDA）等]训练模型，以区分目标刺激和非目标刺激的 P300 反应。训练后的模型用于实时预测用户的选择（BCI 的数学模型主要体现在这个部分）。

5. 输出与控制

基于分类器的输出，P300-BCI 系统实时识别用户的意图，将其转化为实际操作（如选择字符、控制设备），并实时反馈给受试者或用户，受试者根据操作结果修正所选的目标刺激（闭环 BCI 系统的数学模型包括实时在线神经反馈环节；在 BCI 系统中，受试者接收在线反馈并主动调节心理策略，如改变运动想象方式、重新选择目标刺激等）。

P300-BCI 系统具有潜在的应用，尤其是可用于残障人士的辅助设备中，如通过 P300 Speller 实现脑控文字输入。

1.2.5 稳态视觉诱发电位脑机接口（SSVEP-BCI）相关术语

为便于理解 SSVEP-BCI，本节依次介绍诱发电位（Evoked Potential，EP）、事件相关电位（Event-Related Potential，ERP）、视觉诱发电位（Visual Evoked Potential，VEP）、稳态视觉诱发电位（Steady-State Visual Evoked Potential，SSVEP）、稳态视觉诱发电位脑机接口（SSVEP-BCI）。

本节涉及的瞬态诱发电位（Transient Evoked Potential，TEP），包括听觉诱发电位（Auditory Evoked Potential，AEP）、体感诱发电位（Somatosensory Evoked Potential，SEP）、运动诱发电位（Motor Evoked Potential，MEP）、事件相关电位（ERP）；涉及的稳态诱发电位（Steady-State Evoked Potentials，SSEP），包括稳态视觉诱发电位（SSVEP）、稳态听觉诱发电位（Steady-State Auditory Evoked Potential，SSAEP）、稳态体感诱发电位（Steady-State Somatosensory Evoked Potential，SSSEP）等。

1.2.5.1 诱发电位（EP）

EP 是一种电生理物理量，通常由特定的外部刺激（如视觉、听觉、躯体感觉等）诱发。EP 的发生时间与刺激的时间严格对应，即锁时（Time-Locked）。EP 通常由放置在头皮上的电极记录，可通过对多次刺激响应进行平均来提高信噪比。EP 可以用于研究感觉通路和大脑加工信息的方式，也常用于临床诊断神经系统疾病，还可以作为 BCI 范式研发 BCI 系统。文献 [94, 95] 提供了详细的关于 EP 的背景知识和研究方法，有助于深入理解 EP 的原理和应用。

EP 主要有两类，一类是瞬态诱发电位（TEP），另一类是稳态诱发电位（SSEP）。这两类诱发电位主要在刺激方式和神经响应特性上有所不同，如表 1.5 所示。

在表 1.5 中，锁相（Phase-Locked）即相位锁定，意味着电位响应的相位与刺激的相位保持一致。换句话说，同一刺激或事件引起的电位波形在相位上是相对一致的，这种相位一致性允许通过平均的方式提取出清晰的刺激诱发或事件相关电位成分。锁时即时间锁定，意味着电位响应的出现时间与特定的刺激或事件的出现时间严格对应，即在时间上精确对齐。

表 1.5 瞬态诱发电位（TEP）和稳态诱发电位（SSEP）的比较

项目	TEP	SSEP
定义	TEP 是由单次、短暂的刺激引发的大脑电位响应。TEP 通常在刺激后的短时间内出现，持续时间较短，并且与刺激时间锁定（锁时），但不一定与刺激相位锁定（锁相）	SSEP 是指当一种感觉（如听觉、视觉和触觉等）刺激以固定的频率持续呈现时，诱发的脑电活动会同步并持续地跟随该刺激频率，产生稳定的电位响应。SSEP 与刺激的时间和相位均锁定（锁时且锁相），表现为在频率域中与刺激频率及其谐波频率相一致的电位峰值
刺激方式	由单次、瞬时的刺激引发（如一次闪光、一次声音刺激等）	由持续的周期性刺激引发（如固定频率的光闪烁、声音刺激等）
神经响应特性	表现为一系列短暂的电位波形，通常在刺激后的几毫秒至几百毫秒内记录	表现为与刺激频率同步的稳定波形，通常在整个刺激持续期间保持恒定
发生机理	TEP 反映了大脑对瞬时外部刺激的快速反应，通常包括多个时相不同的电位成分，如 P100、N100、P200 和 P300 等。这些成分与感知、注意、认知处理等过程有关	SSEP 是大脑对连续周期性刺激的同步响应。由于刺激频率固定，脑电信号的频率成分也会与之相同或呈倍数关系（基波或谐波）。这种同步现象是通过周期性激活大脑中的特定神经回路产生的
主要类型	根据刺激类型和感觉通道不同划分，瞬态诱发电位主要有视觉诱发电位、听觉诱发电位、体感诱发电位、运动诱发电位和事件相关电位等	根据刺激类型和感觉通道不同划分，稳态诱发电位主要有稳态视觉诱发电位、稳态听觉诱发电位、稳态体感诱发电位和稳态肌电诱发电位等
应用	TEP 常用于研究瞬时感知和认知过程，以及评估各种感觉系统（如视觉、听觉和体感等）的功能和认知功能。例如，P300 是一个常见的瞬态诱发电位成分，常用于事件相关电位（ERP）研究中	SSEP 在 BCI 中有广泛应用，如稳态视觉诱发电位（SSVEP）和稳态听觉诱发电位（SSAEP）被用于基于频率编码的 BCI 系统中。此外，SSEP 用于评估感觉通路功能和研究神经传导

1.2.5.2　事件相关电位（ERP）

ERP 是瞬态诱发电位（TEP）的一种类型，在 BCI 中有重要应用。ERP 是一种电生理物理量，指由特定事件（Event），如认知事件或运动事件等在大脑中引起的锁时的电位变化，这里的锁时表示事件相关的（Related）电活动发生的时间与这个事件发生的时间相对应。ERP 可在头皮上放置电极记录，通常由多个重复试次（Trials）的平均来提取，以减小背景脑电活动的影响，提高信噪比。ERP 通常表现为一系列正向（Positive）、负向（Negative）的波峰（如 P300、N400 等），这些波峰在时间上与事件紧密关联，反映了大脑在处理特定事件时的神经活动。ERP 常用于研究大脑对特定事件或心理任务的加工过程（Processing），尤其是在认知神经科学和心理学领域。文献［90,96-99］提供 ERP 的基本定义、实验方法和应用，可为研究者提供重要的参考。

尽管 ERP 和 TEP 有相似之处，但它们并不完全相同，也不能直接互换使用。它们在锁时性、锁相性、诱发原因和应用场景等方面有所不同，如表 1.6 所示。

值得注意的是，ERP 与 1.2.2.6 节的事件相关去同步化/同步化（ERD/ERS）现象不同，表 1.7 对两者进行了比较。

表 1.6 瞬态诱发电位（TEP）与事件相关电位（ERP）的比较

项　目	TEP	ERP
锁时性	TEP 具有锁时性。TEP 是对单次刺激的瞬时响应，电位变化在时间上与刺激严格对应。基于 TEP 的锁时性，可通过多次重复同一刺激并对其响应进行平均，提取出稳定的瞬态诱发电位	ERP 具有锁时性。ERP 是对特定事件的电位响应，通常与事件发生的时间严格对应
锁相性	TEP 不一定具有锁相性，即在大多数情况下，同一刺激的 TEP 波形相位并不一定保持一致	ERP 具有锁相性。同一事件引起的 ERP 的波形相位保持一致，可通过平均多次重复相同事件的响应得到
诱发原因	TEP 通常由感觉刺激引发	ERP 主要由心理或认知事件引发
应用场景	TEP 多用于评估感觉通路的功能	ERP 常用于研究认知过程
常见类型	TEP 主要包括视觉诱发电位（VEP）、听觉诱发电位（AEP）、体感诱发电位（SEP）、运动诱发电位（MEP）、事件相关电位（ERP）等	ERP 主要包括 P300、N400、LPP（晚期正成分）等
关系	ERP 可以看作 TEP 的一种特定形式或一个子集。ERP 通常是由心理或认知事件引发的 TEP，而 TEP 包括所有由单次、瞬时刺激引发的瞬态电位响应。换句话说，所有的 ERP 都是 TEP，但并非所有的 TEP 都是 ERP。TEP 可以包括由感觉刺激（如闪光、声音刺激）引起的瞬态电位响应，而 ERP 通常更关注与认知、情感或行为相关的事件相关电位响应	

表 1.7 事件相关电位（ERP）与事件相关去同步化/同步化（ERD/ERS）的比较

项　目	事件相关电位（ERP）	事件相关去同步化/同步化（ERD/ERS）
原理	ERP 是由特定事件（Event），如认知事件或运动事件等在大脑中诱发的锁时电位变化	ERD/ERS 是指在特定事件或任务期间，脑电活动中特定频段（如 α 频段或 β 频段）的功率变化。相对于基线期间的功率，ERD 表示功率的减小（去同步化），而 ERS 表示功率的增大（同步化）
性质	ERP 通常表现为一系列正向、负向波峰（如 P300、N400 等），这些波峰在时间上与事件发生时间紧密关联	ERD/ERS 通常不与事件发生的时间严格锁定，而是反映了在事件发生前、期间和结束后较长时间窗口内的脑电活动变化。ERD 通常与脑电活动增强相关，ERS 则可能与脑电活动减弱或抑制相关
机制	ERP 反映了大脑对特定事件的加工过程，特别是心理任务、认知事件和决策过程等	ERD/ERS 反映了大脑在执行特定任务[如实际运动、想象运动和认知过程（如注意力集中、记忆提取、语言处理等）等]前期、期间和结束后的神经振荡功率变化，特别是与运动准备、执行和结束相关的神经网络的活动水平
锁时性	ERP 具有锁时性。ERP 的变化与特定刺激出现或任务开始的时间精确对齐	ERD/ERS 不严格锁时，但 ERD/ERS 现象与特定事件或任务在时间上相关联。例如，ERD 通常发生在运动或认知任务执行期间或之前，ERS 则可能出现在任务结束后
锁相性	ERP 具有锁相性。ERP 的波形在试次之间具有相对一致的相位	ERD/ERS 不具有锁相性。ERD/ERS 是特定频段的神经振荡功率变化，而不是相位一致的电位变化。这些功率变化可能在不同试次之间表现为不同的相位变化，因此通过平均试次的方法无法直接提取 ERD/ERS
频率特性	ERP 主要是时域的波形变化	ERD/ERS 主要涉及频域的功率变化，通常研究特定频段的神经振荡（如 α 频段和 β 频段等）
提取方法	ERP 通常在时域由多个重复试次的平均来提取，以提高信噪比	ERD/ERS 通过频率分析方法（如傅里叶变换或小波变换）提取功率变化

与事件相关电位（ERP）不同，ERD/ERS 现象通常不会在一个精确的、短暂的时间点上出现，而是在一个较长的时间窗口内反映大脑活动的变化，这意味着它们的变化可以持续一段时间。尽管 ERD/ERS 现象与特定事件或任务时间相关，但它们的锁时性不像 ERP 那样严格精确。ERP 通常在事件发生后几毫秒内产生，而 ERD/ERS 可能覆盖几百毫秒到几秒的时间范围。文献 [58, 100] 探讨了 ERD/ERS 现象的产生机制和时间特性，解释了其与事件相关但在时间窗口上具有较大范围的特点。

在表 1.7 中，需要补充说明的是，运动事件可以引发 ERD/ERS 现象，运动事件包括但不限于运动准备（Motor Preparation）、实际运动 [Actual Movement，包括自主运动（Voluntary Movement）、被动运动（Passive Movement）]、运动错误监控（Motor Error Monitoring）、运动抑制（Motor Inhibition）、视觉运动（Visuomotor Movement）和运动想象 [Motor Mmagery，包括动觉运动想象（Kinesthetic Motor Imagery, KMI）和视觉运动想象（Visual Motor Imagery, VMI）]。这些主要运动事件及其简要说明如表 1.8 所示。

表 1.8 主要运动事件及其简要说明

运动事件	简要说明
运动准备	在实际运动或有意/尝试运动（Intended/Attempted Movement）之前，大脑进行运动规划和准备的过程。运动准备通常通过事件相关电位 [如准备电位（Readiness Potential, RP）] 反映出来
实际运动	身体在空间中进行的物理性运动行为。实际运动是由大脑通过神经系统控制肌肉产生的，涉及骨骼肌的收缩和放松，进而使身体的某一部分或全身发生位移或变化[101]
自主运动	由个体自主决定并有意识控制的运动行为。自主运动与反射动作不同，是大脑皮层在接收到外部信号或内部信号后，通过运动系统主动发起的动作。自主运动通常涉及运动的准备或规划、执行及对结果的反馈
被动运动	身体在外力作用下发生的运动，而非个体主动发起的运动。被动运动常用于运动功能障碍的康复训练，或者研究感觉反馈和运动控制
运动错误监控	大脑在运动执行中发生错误时，对错误进行检测和修正的过程。运动错误监控过程可以通过错误相关电位（Error-Related Potential, ErrP）等脑电信号反映出来
运动抑制	大脑对不适宜或不必要的运动进行抑制的过程。常见的研究范式包括 Go/No-Go 范式和 Stop-Signal 范式[102, 103]
视觉运动	包括通过视觉引导的运动任务，如手眼协调任务。视觉运动通常涉及视觉系统与运动系统的整合
运动想象	个体在不实际执行运动的情况下，通过心理表征来模拟和想象自己或他人执行某一动作的过程。运动想象可以是视觉性的（看到自己或他人在执行运动）或动觉性的（感觉到自己在执行运动），其被广泛用于运动训练、康复和神经科学研究[104]
动觉运动想象	涉及对运动过程的感觉和肌肉的运动感知。例如，想象自己跑步时感受到肌肉收缩和身体的运动过程（以第一人称视角想象运动）
视觉运动想象	涉及在脑海中看到自己或他人执行运动的过程。例如，在脑海中看到自己投篮时的动作过程和场景（以第三人称视角想象运动）[105]

在表 1.7 中，ERD/ERS 不仅与表 1.8 中的运动事件相关[96, 98]，还可以反映在各种认知过程（如注意、记忆和决策等）中的神经振荡变化[97]。认知过程中的 ERD/ERS 研究表明，认知任务（如执行功能、注意力任务和语言任务等）会引发类似于运动相关任务的 ERD/ERS 现象。例如，在执行需要注意力高度集中的任务时，α 频段的 ERD 常常被观察到，表示大

脑功能区域的活跃性增强；同样，ERS 可以在认知任务完成后或在不同的任务阶段观察到，表示大脑皮层的协调性变化或活跃性减弱。

除了表 1.8 中的补充说明，表 1.7 中诱发 ERP 的认知事件[106]包括注意（Attention）、感知（Perception）、记忆（Memory）、思维（Thinking）、语言（Language）、决策（Decision-Making）、问题求解（Problem-Solving）和学习（Learning）等。这些认知活动或心理过程的简要说明和主要作用如表 1.9 所示。这些过程使得个体能够感知、理解、学习和应对环境。

表 1.9 主要认知活动或心理过程的简要说明和主要作用

认知活动	简要说明	主要作用
注意	个体选择性地聚焦于某些信息或刺激的过程，同时忽略其他不相关的信息	在信息加工过程中起关键作用，决定了哪些信息会进入意识，并影响后续的感知和认知过程
感知	感觉器官接收和解释内部或外部环境中信息的过程，如视觉、听觉、触觉等	认知活动的基础，通过它个体能够构建对内部世界或外部世界的理解
记忆	信息的编码、存储和检索过程，分为短期记忆、长期记忆、工作记忆等类型	使个体能够保留和回忆过去的经验和知识，从而支持决策和问题求解等高级认知活动
思维	通过逻辑推理、分析和综合来加工信息和求解问题的过程	包括推理、问题求解、创造力等多种形式，使个体能够生成新的概念和理解复杂的概念
语言	使用符号、词汇和语法来传递和理解信息的系统过程	交流和传递信息的核心工具，也是文化传承和社会互动的重要方式
决策	基于已有信息和判断来选择行动方案的过程	决策涉及权衡不同选择的利弊，并最终选择最优方案
问题求解	通过识别问题、生成可能的解决方案，并选择最有效的解决方案来克服挑战的过程	问题求解涉及分析、推理和应用知识，以达到预期目标
学习	通过经验或教育获得新知识、新技能或执行行动的过程	认知发展的核心，通过学习个体能够适应环境的变化

1.2.5.3 视觉诱发电位（VEP）

VEP 是瞬态诱发电位（TEP）的一种类型，在 BCI 中有重要应用[107]。VEP 是一种电生理物理量，是通过视觉刺激（如闪光、图案反转和光点等刺激）引起的脑电活动，通常由放置在头皮[视觉皮层（枕叶）]上的电极记录，可通过对多次刺激响应进行平均来提高信噪比。VEP 主要用于评估视觉通路功能，从视网膜到大脑视觉皮层的信号传导，包括视神经、视交叉、视束和视辐射等结构。

VEP 具有临床应用价值，包括诊断和监测视觉通路疾病[108, 109]，如在青光眼诊断中利用 VEP 的客观视野测定方法[110]，还可以作为 BCI 范式研发 BCI 系统（VEP-BCI）。

除了 VEP，在表 1.5 中的瞬态诱发电位（TEP）还有听觉诱发电位（AEP）、体感诱发电位（SEP）、运动诱发电位（MEP）、事件相关电位（ERP）等，表 1.10 对它们进行了比较。

在表 1.10 中，刺激运动皮层产生 MEP 的主要脑区有初级运动皮层（M1）、辅助运动区（SMA）和前运动皮层（PMC），这些脑区的位置、功能和引起 MEP 的作用如表 1.11 所示。文献[111]讨论了经颅磁刺激（TMS）在刺激初级运动皮层和诱发 MEP 方面的应用。文献［112］探讨了通过刺激初级运动皮层和辅助运动区产生 MEP 的机制。

表 1.10　VEP、AEP、SEP、MEP 和 ERP 的比较

项　　目	诱发刺激条件	典型成分	特　　点
VEP	由视觉刺激（如闪光、图形反转等）引起的视觉皮层的电位变化，通常在视觉皮层采集	N75、P100、N145 是典型的 VEP 成分，它们属于诱发电位，而不是事件相关电位	VEP 成分的潜伏期较短，通常在刺激后 100 ms 内出现，并且与视觉刺激时间紧密相关
AEP	由听觉刺激（如点击声或音调变化等）引起的听觉皮层的电位变化，通常在听觉皮层采集	P50、N100、P200 是典型的 AEP 成分，它们属于诱发电位，而不是事件相关电位	AEP 成分的潜伏期较短，通常在刺激后 200 ms 内出现，并且与听觉刺激时间紧密相关
SEP	由体感刺激（如电刺激或触觉刺激等）引起的体感皮层的电位变化，通常在体感皮层采集	N20、P25、N30 是典型的 SEP 成分，它们属于诱发电位，而不是事件相关电位	SEP 成分的潜伏期较短，通常在刺激后 30 ms 内出现，并且与体感刺激时间紧密相关
MEP	通常由经颅磁刺激（TMS）或电刺激诱发，运动皮层（或相关的运动通路）受到刺激后，在目标肌肉或神经中采集的电位变化[113]	MEP 的成分分为早期成分、中期成分和晚期成分，反映了不同的神经通路激活过程，属于诱发电位，而不是事件相关电位	MEP 的早期成分通常出现在运动刺激后 10~30 ms 内，中期成分出现在运动刺激后的 30~60 ms 内，晚期成分出现在运动刺激后 60 ms 及以后
ERP	由特定事件或认知任务（如注意、记忆、决策等）引起的电位变化	P300、N400、LPP（晚期正成分）是典型的 ERP 成分，它们通常与认知过程（如注意、记忆、决策等）相关，并且与特定的事件或任务相关联	ERP 成分的潜伏期较长，通常出现在 300 ms 到数秒内，反映的是大脑对特定事件的反应，而不是直接的感觉刺激

表 1.11　通过刺激产生 MEP 的主要脑区的位置、功能和引起 MEP 的作用

主 要 脑 区	位　　置	功能和引起 MEP 的作用
初级运动皮层（M1）	位于前中央回（Precentral Gyrus），在中央沟（Central Sulcus）的前方，属于布罗德曼分区的区域 4	该区域是负责控制身体各部位自主运动的主要区域，负责发出运动指令。当对初级运动皮层进行 TMS 或电刺激时，可以诱发与所控制肌肉群相关的 MEP
辅助运动区（SMA）	大脑的中线部分，位于初级运动皮层的前方，属于布罗德曼分区的区域 6	对复杂的运动规划和协调、运动序列的执行及运动记忆具有重要作用。在一些研究中，刺激辅助运动区也可以诱发 MEP，尽管这一过程通常间接地通过初级运动皮层来完成
前运动皮层（PMC）	位于初级运动皮层的前方，也属于布罗德曼分区域 6。其包括几个亚区，如背外侧前运动皮层（Dorsal Premotor Cortex，DPM）和腹内侧前运动皮层（Ventral Premotor Cortex，VPM）。这些亚区在不同的运动控制和规划中扮演着特定的角色	参与复杂运动序列的规划和协调。刺激前运动皮层通常会影响运动准备和规划，但也能通过与初级运动皮层的连接间接诱发 MEP

1.2.5.4　稳态视觉诱发电位（SSVEP）

SSVEP 是一种电生理物理量，由频率或相位固定的重复视觉刺激（如闪烁光源或图案反转等）诱发[114]。SSVEP 的频率与视觉刺激的频率一致，可以通过放置在头皮上的电极记录[114, 115]。稳态视觉诱发电位常用于 BCI 和神经科学研究[116-118]，因为它具有较高的信噪

比和时间分辨率。如图 1.2 所示，当人注视以一定频率闪烁的光刺激时，会在大脑视觉皮层产生与该频率相对应的功率谱密度（PSD）峰值。该刺激频率对应的功率谱密度峰值可以被计算机分析识别。

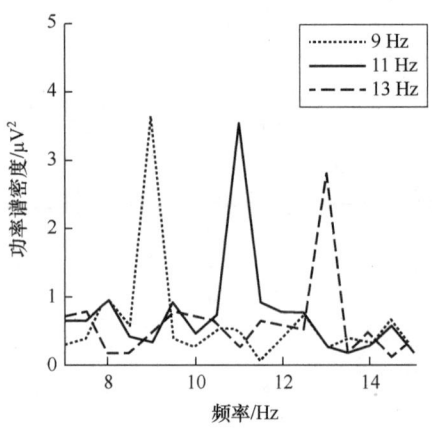

图 1.2　刺激频率（9 Hz、11 Hz 和 13 Hz）的功率谱密度（PSD）峰值[119]

除了 SSVEP，在表 1.5 中稳态诱发电位还有稳态听觉诱发电位（SSAEP）、稳态体感诱发电位（SSSEP）等，表 1.12 对它们进行了比较。

表 1.12　SSVEP、SSAEP、SSSEP 的比较

比较	SSVEP	SSAEP	SSSEP
原理	视觉系统对周期性闪光或图案反转等视觉刺激产生的脑电活动响应。大脑的视觉皮层对这种周期性刺激表现出与刺激频率同步的振荡响应，通常在视觉皮层（枕叶）采集	听觉系统对周期性声者刺激（如点击音或调制音等）产生的脑电活动响应。听觉皮层对这种刺激产生与声者刺激频率相同的脑电活动，通常在听觉皮层（颞叶）采集	体感系统（如手指或脚趾等）对恒定频率的重复性刺激（如机械刺激或电刺激等）产生的脑电活动响应。SSSEP 的响应频率通常与刺激频率相同，或者是刺激频率的倍数。稳态体感诱发电位通常在躯体感觉皮层（顶叶）采集
刺激类型	视觉刺激诱发	听觉刺激诱发	体感刺激诱发
频率范围	通常在 5~20 Hz 范围内产生显著的 SSVEP 响应	典型的 SSAEP 响应频率范围为 10~100 Hz，常见的刺激频率为 40 Hz	通常在 5~50 Hz 范围内产生显著的 SSSEP 响应
信号来源	主要反映视觉皮层的活动	主要反映听觉皮层的活动	主要反映体感皮层的活动
信号强度	在较高频率下，信号强度可能较弱，但同步性仍较强	信号相对较弱，需要通过多次平均增强信号强度	相对于 SSVEP 和 SSAEP，SSSEP 信号强度可能较弱
应用	广泛用于 BCI 研究，因其响应显著且易于检测	用于听觉功能评估，如诊断听觉障碍，可探索听觉驱动的 BCI 系统	用于评估体感系统的功能，如在体感功能障碍患者中评估神经传导，也可探索体感驱动的 BCI 系统

1.2.5.5　稳态视觉诱发电位脑机接口（SSVEP-BCI）

SSVEP-BCI 是一种 BCI 技术[117]，利用周期性视觉刺激引起的 SSVEP 作为输入信号来实现与计算机或其他设备的直接交互。当用户注视不同频率的闪烁光源时，SSVEP-BCI 可通过检测和解码 EEG 信号中特定频率或相位的重复视觉刺激诱发的 SSVEP 来识别用户的

意图[113,116]，以选择和执行特定的控制命令。

SSVEP-BCI 的工作原理基于以下几点。

（1）SSVEP 现象。当人眼注视某一频率的闪烁光源时，视觉皮层会产生与该闪烁频率相同或其谐波频率相同的电活动，这种现象称为稳态视觉诱发电位（SSVEP）。

（2）频率编码。在 SSVEP-BCI 中，不同的控制命令可以由不同频率的闪烁光源编码。用户通过注视不同频率的闪烁光源来选择相应的命令。除了频率编码，还可以结合其他编码。

（3）信号检测。利用 EEG 设备记录大脑的电活动，特别是在视觉皮层区域（如枕叶及 O1 和 O2 电极位置）。

（4）频率解码。对记录的 EEG 信号进行频谱分析，检测出 SSVEP 的主要频率成分，从而识别用户注视的光源频率。除了频率解码，还可以结合其他特征解码。

（5）控制命令。根据识别得出的频率，执行相应的控制命令，如移动光标、选择选项或操控设备等。

SSVEP-BCI 的设计与实现步骤可以参考如下 5 个方面。

（1）视觉刺激设计。设计不同频率和相位的闪烁光源或图形，并合理安排其在屏幕上的位置，确保用户在注视某一光源时能够产生清晰的 SSVEP。

（2）EEG 信号采集。利用 EEG 设备在视觉皮层区域（如 Oz 及 O1 和 O2 电极位置）记录脑电信号，确保信号具有足够的空间分辨率和信噪比。

（3）频谱分析。通过快速傅里叶变换（FFT）、相干分析或小波变换等方法对 EEG 信号进行频谱分析，提取 SSVEP 的主频率成分。

（4）频率识别与命令执行。可基于特征匹配或机器学习等算法识别 SSVEP 的主频率，从而确定用户注视的目标，并执行相应的控制命令。

（5）反馈机制。通过视觉、听觉或触觉等形式实时反馈系统状态，帮助用户优化注视策略，提高控制精度。

文献［117,118,120］提供了关于 SSVEP-BCI 的基本原理、设计方法和应用案例的详细讨论，有助于进一步理解 SSVEP-BCI 的工作机制和实现过程。

1.2.6 稳态听觉诱发电位脑机接口（SSAEP-BCI）相关术语

1.2.6.1 听觉诱发电位（AEP）

AEP 是一种电生理物理量，是由听觉刺激（如点击声、音调变化或言语声音等）引起的脑电活动。这些脑电活动通常由放置在头皮上的电极记录，并通过对多次刺激响应进行平均来提高信噪比。P50、N100、P200 是典型的 AEP 成分。AEP 用于评估听觉系统的功能，包括评估从外耳、中耳、内耳到听觉中枢的功能。

文献［95］详细介绍了 AEP 的基本原理、测量方法及其应用。文献［121］讨论了听觉脑干诱发电位（Auditory Brainstem Response，ABR）的产生机制及其神经生理学基础。文献［122］概述了 N1 响应及其在听觉研究和临床中的应用。文献［123］提供了关于各种AEP的详细信息,包括脑干听觉诱发电位(ABR)、中潜伏期听觉诱发电位(Middle Latency Responses,MLR)和长潜伏期听觉诱发电位(Long Latency Response,LLR)。文献[124]讨论了脑干听觉诱发电位(ABR)的临床应用,包括听觉障碍的诊断和评估。

1.2.6.2 稳态听觉诱发电位(SSAEP)

SSAEP是一种电生理物理量,是大脑在周期性的听觉刺激下产生的持续且相对稳定的电位响应。通常,SSAEP的频率与刺激频率紧密相关,呈现出与刺激频率相同或整数倍的响应频率[125]。稳态听觉诱发电位由于具有较高的信噪比和稳定性,成为设计BCI系统的有力工具。因此,SSAEP被广泛应用于听觉系统的研究,以及基于EEG的BCI系统[126]。

1.2.6.3 基于稳态听觉诱发电位的脑机接口(SSAEP-BCI)

SSAEP-BCI是一种通过监测大脑对周期性听觉刺激的稳定响应来实现人机交互的系统[126]。SSAEP-BCI利用稳态听觉诱发电位(SSAEP)的特性,将大脑对特定频率听觉刺激的响应作为控制信号,以实现大脑与计算机之间的通信和控制。

SSAEP-BCI的工作原理基于以下几点。

(1)听觉刺激。提供周期性调制的听觉刺激,通常是单一频率的声音(如调制音频或频率调制的音调)。

(2)神经响应。大脑的听觉皮层会对这些频率刺激产生同步的电位响应,即SSAEP。SSAEP的频率与听觉刺激的频率一致,并且可以通过EEG信号检测到。

(3)信号提取。使用EEG设备记录头皮上的脑电活动,提取SSAEP的频率分量。

(4)特征识别。通过频率分析(如快速傅里叶变换)识别大脑对不同频率听觉刺激的响应,从而将这些响应转换为特定的控制指令。

(5)控制信号生成。系统将识别得到的频率响应与预设的命令关联,以实现控制外部设备或计算机的功能。

SSAEP-BCI的设计与实现步骤可参考如下5个方面。

(1)刺激设计。设计多个具有不同频率调制的声音作为输入,以便通过不同频率的听觉刺激实现不同的控制命令。

(2)EEG信号采集。利用高密度EEG设备采集用户的脑电活动,特别是SSAEP的响应信号。通常在听觉皮层区域(如颞叶)记录信号。

(3)信号处理。采用滤波、频谱分析等技术提取SSAEP的频率成分,消除噪声并增强信号。

(4)分类与控制。基于提取的频率特征,利用分类算法或简单的频率匹配方法,将识别得到的频率响应与预定的命令对应,生成最终的控制信号。

(5)反馈与迭代。提供实时的视觉或听觉反馈,帮助用户调节脑电活动以优化系统性能。

文献[127-129]提供了SSAEP在BCI中的应用与实现方法的深入探讨。

1.2.7 稳态触觉诱发电位脑机接口（SSTEP-BCI）相关术语

1.2.7.1 触觉诱发电位（TEP）

TEP 是一种电生理物理量，是通过触觉刺激（如机械性压力、振动、电刺激等）引发的脑电活动。这些脑电活动通常由放置在头皮上的电极记录，涉及多个通道，反映了大脑皮层对触觉刺激的加工过程。TEP 可用于研究触觉加工的神经机制，并在临床上用于评估感觉通路的功能完整性。

文献［130］讨论了体感诱发响应，包括 TEP，通过脑磁（Magnetoencephalography，MEG）研究人类体感皮层的加工过程。文献［131］回顾了中枢神经系统因神经刺激而产生的诱发电位，包括 TEP 的特征和机制。文献［132］研究了人类体感系统的发展，特别是通过 MEG 测量 TEP 的生成和特征。文献［133］利用全脑的 MEG 研究了对中枢神经系统刺激的体感诱发磁场，涉及 TEP 的分析。文献［134］研究了在灵长类动物中，体感皮层损伤后的可塑性，涉及 TEP 在皮层重组中的作用。

1.2.7.2 稳态触觉诱发电位（SSTEP）

SSTEP 是由周期性触觉刺激（如机械振动或定期压力变化等）引发的大脑皮层电位响应，可利用 EEG 设备记录这种响应。SSTEP 的特点是电位响应与刺激频率同步，并且在刺激持续时间内保持稳定。其可用于研究触觉刺激的神经加工过程，特别是在稳态刺激条件下。文献［135］讨论了稳态视觉诱发电位，但其方法和分析框架同样适用于研究 SSTEP。文献［136］讨论了在虚拟现实环境中通过触觉反馈产生稳态的电生理响应的可能性。文献［137］提及了不同类型的稳态诱发电位，包括 SSTEP 的潜在应用。

1.2.7.3 基于稳态触觉诱发电位的脑机接口（SSTEP-BCI）

SSTEP-BCI 是一种将稳态触觉诱发电位（SSTEP）作为输入信号的 BCI 系统。SSTEP-BCI 检测用户对周期性触觉刺激的神经响应，可通过 EEG 设备记录、解码并转化为控制指令，以实现与计算机或其他设备的交互。

SSTEP-BCI 的工作原理基于以下几点。

（1）触觉刺激。系统向用户提供特定频率的机械振动或其他触觉刺激。

（2）神经响应记录。通过 EEG 设备记录大脑对这些触觉刺激的响应，特别是稳态诱发电位。

（3）信号处理和特征提取。对 EEG 信号进行处理，提取出与刺激频率相关的稳态成分（如 SSTEP）。

（4）分类与解码。利用有效的机器学习或深度学习算法解码这些神经响应，并将其转换为控制指令。

（5）输出控制。SSTEP-BCI 根据解码结果生成相应的指令，用于控制计算机或其他外部设备。

SSTEP-BCI 的设计与实现步骤可参考如下 5 个方面。

（1）刺激设计。选择合适的触觉刺激设备（如机械振动器或压电装置），并设定刺激的频率和模式。频率应在大脑皮层能够产生稳定响应的范围内（通常为 5～40 Hz）。

（2）EEG 记录。利用多导联 EEG 系统记录用户大脑的响应，放置电极的位置应覆盖与触觉相关的皮层区域（如顶叶和体感皮层）。

（3）信号处理。对记录的 EEG 信号进行滤波处理和傅里叶变换，提取与触觉刺激频率相对应的 SSTEP。常用的信号处理方法包括带通滤波和频域分析。

（4）分类与解码。采用机器学习算法（如支持向量机、线性判别分析等）对提取的 SSTEP 进行分类，以识别用户的意图。

（5）接口实现。将解码的信号转换为系统控制指令，并连接到计算机或其他控制系统，以实现对设备的操作。

文献［138,139］可为 SSTEP-BCI 的研究提供理论依据和参考方法。

1.2.8 依赖性 BCI（Dependent BCI）

依赖性 BCI 是需要借助用户的中枢神经系统（CNS）正常输出的 BCI 系统，它通常依赖用户肌肉活动（如眼球运动）来产生或增强脑信号，以进行控制。例如，基于视觉诱发电位（VEP）和 P300 的 BCI 依赖眼球运动来选择目标。文献［18,140］提供了依赖性 BCI 的相关信息。

1.2.9 独立性 BCI（Independent BCI）

独立性 BCI 是独立于用户中枢神经系统（CNS）正常输出或肌肉活动的 BCI 系统。这种 BCI 系统仅依赖大脑中枢神经系统活动，可以直接通过脑信号控制外部设备。例如，基于感觉运动节律（SMR）的 BCI 不需要实际的肌肉活动就可以进行控制，对于那些完全失去肌肉控制能力的用户（如 ALS 患者），独立性 BCI 具有更大的应用价值。文献［18,140］提供了独立性 BCI 的相关信息。

1.2.10 混合脑机接口（Hybrid BCI）

混合脑机接口是以脑信号为主，并结合一种或两种以上输入信号的 BCI 系统。这些脑信号可以来源于不同类型的脑电活动［如视觉诱发电位（VEP）与感觉运动节律（SMR）］，或者以脑信号为主要控制信号源并结合其他生理信号［如肌电信号（EMG）］作为辅助信号更好地控制外部设备。混合脑机接口旨在利用多种信号的优势，提高系统的稳定性、可靠性、灵活性和控制精度，从而更好地满足用户的需求。

混合脑机接口可用于增强 BCI 的功能和性能，特别是在康复和辅助设备的控制中。同时利用多种信号源，混合脑机接口能够弥补单一信号源的不足，使 BCI 系统在复杂的环境中更加稳健、更加有效[3,141,142]。

1.2.11 同步/异步脑机接口（Synchronous/Asynchronous BCI）

从是否允许用户自定节奏（Self-Paced）操控BCI的角度，BCI可以分为同步BCI和异步BCI。这两种BCI在交互方式或操作协议上有显著的差别，如图1.3所示[1-2]，这使得它们的应用场景也有较大差别。

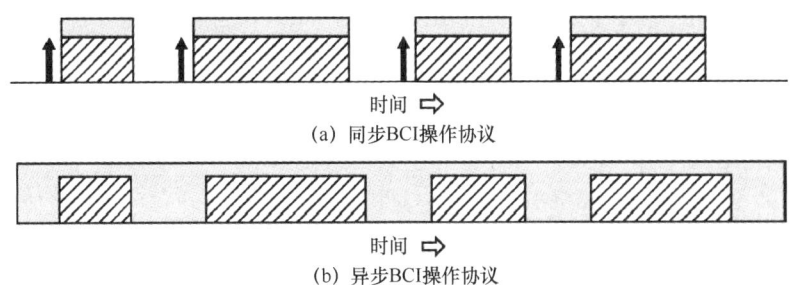

图1.3 同步BCI操作协议和异步BCI操作协议

在图1.3（a）中，阴影部分表示BCI可以用于控制的时间，剖面线区域表示BCI期待用户提供控制指令的时间，实心箭头表示在BCI使用期之前由BCI提供的提示。在图1.3（b）中，连续阴影部分表示BCI对用户一直可用，剖面线矩形表示由用户发起并被BCI识别出来的有意控制期，剖面线区域之间的时间区域是有意非控制期。

1.2.11.1 同步BCI

同步BCI是一种由外部提示［见图1.3（a）中实心箭头］确定节奏的BCI操作协议。在预定义的时间窗口内［见图1.3（a）中剖面线区域］，用户根据外部提示（如视觉、听觉或其他形式的提示）执行特定的心理任务（如运动想象、视觉想象等），BCI系统在这个时间窗口内采集并分析用户的脑信号，由脑信号识别特定的心理任务（用户意图）以转化为交流或控制命令[3-4]。

1.2.11.2 异步BCI

异步BCI是一种由用户自定义节奏［见图1.3（b）中剖面线区域］的BCI操作协议。用户在BCI运行期间的任何时间窗内［见图1.3（b）中的连续阴影部分］，不需要外部提示，自主决定何时执行特定的心理任务（如运动想象、视觉想象等），BCI系统连续实时监测用户的脑信号，并由脑信号识别特定的心理任务（用户意图）以转化为交流或控制命令。异步BCI将大脑模式分为有意控制期（Periods of Intentional Control，IC），如运动想象（MI）［见图1.3（a）中剖面线区域］和有意非控制期（Intentional Noncontrol，INC）［见图1.3（b）中剖面线区域之间的时间区域］[5-7]。

同步BCI和异步BCI在操作协议/确定节奏方式、特点、优势、局限性和应用场景等方面存在差异，如表1.13所示。

对于如表1.13所示的同步BCI和异步BCI应用场景，以运动想象BCI（MI-BCI）为例进行介绍。

表 1.13 同步 BCI 和异步 BCI 比较

项　　目	同步 BCI	异步 BCI
操作协议/ 确定节奏方式	依赖外部提示，由外部提示确定节奏[8, 9]	不需要外部提示，由用户自定义节奏[8]
特点	时间窗口固定，用户必须按照外部提示的节奏进行操作[8]	允许用户在任意时间发起有意控制，并能实时响应[10, 11]
优势	（1）数据一致性和可控性。通过外部提示来控制用户的操作时间，确保数据采集的一致性、可控性、可重复性，有助于进行精确的分析和对比[9]。 （2）高精度控制。在需要高精度控制的任务中，外部提示可以帮助用户在特定时间内进行操作，减小误差，提高控制效果[8, 9]。 （3）适用于特定训练和研究。同步 BCI 特别适用于需要预定义任务和时间窗口的训练和研究场景，如 BCI 实验室研究、心理学实验研究、临床康复研究与应用、神经反馈等[10, 11]	（1）自主性和灵活性好。用户可以随时进行操作，而不受外部提示的限制，提升了用户的自主性和灵活性，自然交互性好[10, 11]。 （2）实时响应好。系统可以实时监测和响应用户的意图，提高了交互效率和响应速度。 （3）提升用户体验。自定义节奏的自然交互方式缩短了用户的等待时间，减弱了操作僵硬感，提升了整体的用户体验[8]
局限性	（1）自主性受限。用户必须按照系统提示的时间进行操作，缺乏自主性，被动等待提示可能会降低用户的使用体验，影响整体交互的流畅性[8, 9]。 （2）时间和速度限制。用户只能在提示时间窗口内进行操作，限制了交互的灵活性和速度，用户无法根据自己的节奏进行快速或缓慢的交互。 （3）适用范围有限。不适用于实时交互，在需要灵活和实时响应的应用中，可能不如异步 BCI 有效[11]	（1）数据一致性较低。与数据一致性较高的同步 BCI 相比，由于用户自主操作，异步 BCI 数据采集的一致性可能较低。 （2）复杂性。与复杂性较低的同步 BCI 相比，异步 BCI 的复杂性较高，需要更复杂的算法来实时监测和解析用户的意图[8, 10]。 （3）可能的误操作。与误操作相对较少的同步 BCI 相比，异步 BCI 缺乏外部提示，可能会出现较多的误操作
应用场景	常用于实验室研究［如头皮脑电（EEG）研究和心理学实验等］、临床康复（如按提示的康复训练和神经反馈等）、教育和训练（如按提示学习和记忆训练及注意力训练等）[8, 9]	更接近实际应用，具有广泛的应用前景，适用于需要实时、灵活响应的应用场景，如日常生活辅助（脑控智能家居和轮椅等）、游戏娱乐（脑控游戏和虚拟现实体验等）、医疗康复（自主的运动想象康复训练和神经反馈训练等）[10, 11]

在同步 MI-BCI 应用场景中，系统提示用户在特定时间段内进行运动想象。在实验室研究设置中，用户在屏幕上看到一个开始信号（如一个倒计时或视觉提示），指示他们开始执行特定的运动想象（如左手运动或右手运动）。用户可能会在完成任务后立即收到在线反馈，如分类或控制成功率、头皮脑电特征的可视化等，以帮助他们调整和改进心理活动策略[22]。在临床康复中，患者按照提示执行特定的运动想象以帮助恢复运动功能，训练师根据提示指导患者进行训练，以确保训练的一致性和效果[24]。

在异步 MI-BCI 应用场景中，用户不需要等待外部提示，可以自主决定何时进行运动想象[21]。这种方式更接近自然的使用场景，适用于实际应用中的实时交互。例如，在日常生活辅助方面，用户可以随时由运动想象控制智能家居设备（如开关灯和窗、调节温度、控制音箱等），也可以自主进行运动想象来控制轮椅的移动方向和速度，以实现实时的灵活控制[25]。又如，在游戏和娱乐应用方面，用户在玩脑控游戏时，可以随时通过运动想象来控制游戏角色的动作，如跳跃、奔跑或攻击，使游戏交互更加自然和流畅，增强游戏的沉浸感和互动性。再如，在虚拟现实环境中，用户可以通过运动想象进行自主探索和互动，提升虚拟现实体验的自由度和自然性，用户在想象"伸手"时，虚拟现实系统检测到相关信号并在虚拟环境中执行对应的动作[22]。

虽然异步 BCI 相对同步 BCI 在用户自主性和自然交互方面具有显著优势，但是异步 BCI 的实现比同步 BCI 的实现面临更多的挑战。同步 BCI 对用户意图的识别可根据外部提示提取预定义时间窗口内的脑信号建立分类模型，然而异步 BCI 没有外部提示和预定义的用户执行特定心理任务的时间窗口，用户在 BCI 运行期间的任何时间窗口内均可发起有意控制[12]。异步 BCI 可能需要采用连续滑动的时间窗口，将大脑模式分为有意控制期（IC）和有意非控制期（INC）。对于 INC，异步 BCI 不输出控制命令；对于 IC，异步 BCI 需要进一步识别是哪种意图（例如，是左手运动想象还是右手运动想象）[10,13,21]。对于异步 BCI 面临的挑战，可采用先进的技术和方法有效解决，推动异步 BCI 技术的进一步发展和应用[10]。

1.2.12 分布式脑机接口（Distributed BCI）

分布式脑机接口通过多个分散的控制模块和信号处理单元共同实现对外部设备的控制。这种设计模式旨在模拟大脑的分布式控制机制，不同的控制模块处理特定的任务或动作，彼此协调工作以执行复杂的控制目标。分布式脑机接口能够结合目标选择策略和过程控制策略，从而提高动作控制的可靠性、快速性和易用性，更真实地模仿中枢神经系统（CNS）的自然输出。

分布式脑机接口的特点包括但不限于以下几点。

（1）分布式信号处理。信号通过多个独立但协作的通道处理，降低系统瓶颈。

（2）模块化控制。每个控制模块可以独立执行特定任务，类似于大脑中不同区域的分工。

（3）系统冗余性和稳健性。系统冗余性增强，即使部分控制模块失效，也能维持基本功能。

文献［10,14］中提供了分布式脑机接口的相关信息。

1.3 BCI 用户相关术语

除了与 BCI 直接相关和紧密相关的术语，本节列出了与 BCI 用户相关的术语，包括 BCI 受试者（Subject）、严重运动功能障碍（Severe Motor Impairments）、BCI 人因工程、BCI 可用性（Usability of BCI 或 BCI Usability）、BCI 用户满意度、BCI 使用情况（BCI Utilization）、个性化 BCI（Personalized Brain-Computer Interface）、BCI 医学、BCI 医学目标（Medical Goals of BCI）、BCI 伦理和 BCI 转化医学。

BCI 受试者是 BCI 的最初用户，可以是动物，也可以是人类个体。以用户为中心设计和研发 BCI 系统是 BCI 系统构建的原则，与 BCI 用户相关的术语极为重要。

1.3.1　BCI 受试者（Subject）

在 BCI 实验研究中，受试者或被试者是参与实验的个体，他们通过大脑活动来控制设备或系统，以评估 BCI 技术的有效性和安全性。受试者可以是健康的志愿者，也可以是患有特定疾病的患者，如患有中风或脊髓损伤的患者。受试者的参与对于理解 BCI 系统在实际应用中的表现、可靠性和用户体验至关重要。实验研究通常遵循伦理规范，确保受试者的知情同意、隐私保护及参与过程中的安全性。参与 BCI 实验研究的受试者或被试者可以看作 BCI 的最初用户[25, 26]。

1.3.2　严重运动功能障碍（Severe Motor Impairments）

严重运动功能障碍患者（Patients with Severe Motor Impairments）是 BCI 技术应用的主要目标群体。导致严重运动功能障碍的疾病主要包括但不限于以下几种。

1.3.2.1　脑卒中（CVA/Stroke）

脑卒中（Cerebrovascular Accident，CVA/Stroke）是导致严重运动功能障碍的最常见原因之一，俗称中风。BCI 可用于中风后运动功能障碍主动康复训练[143-144]。

脑卒中是脑部血液供应中断或减少，导致脑组织缺氧、损伤和坏死的急性神经系统疾病。根据病因，脑卒中可分为缺血性卒中（如血栓形成或栓塞）和出血性卒中（如脑出血或蛛网膜下腔出血）。脑卒中的临床表现包括突发性偏瘫、言语困难、视力障碍和意识改变等，严重者可导致死亡或永久性功能障碍。脑卒中是全球致死和致残的重要原因之一，早期识别和及时治疗对改善预后至关重要。

1.3.2.2　肌萎缩侧索硬化（ALS）

肌萎缩侧索硬化（Amyotrophic Lateral Sclerosis，ALS）是一种进行性神经退行性疾病，俗称渐冻症。ALS 主要影响运动神经元，导致肌肉逐渐无力和萎缩。患者通常在发病后数年内失去自主运动能力，包括说话、吞咽和呼吸功能，最终因呼吸衰竭而死亡。ALS 的病因尚未完全明确，可能涉及遗传因素、环境因素、免疫异常等。虽然目前 ALS 没有治愈方法，但通过药物和支持性治疗可以延缓其病程进展并改善患者生活质量。

通过解码 ALS 患者大脑的神经信号，BCI 技术有望为患者提供一种通信和环境控制手段，帮助患者维持一定程度的自主性和生活质量[145]。

1.3.2.3　脊髓损伤（SCI）

脊髓损伤（Spinal Cord Injury，SCI）会破坏大脑和身体之间的通信，导致四肢瘫痪或截瘫，俗称截瘫或瘫痪。脊髓损伤是指由于创伤、疾病或其他病理导致脊髓的结构或功能受损，从而引起运动、感觉或自主神经功能的部分或完全丧失。SCI 的严重程度取决于损伤的部位和程度，通常表现为不同程度的瘫痪、感觉丧失和其他神经功能障碍。SCI 常见的原因包括交通事故、跌倒、暴力伤害，以及与运动相关的事故。SCI 的治疗和康复主要集中在减少初始损伤、预防并发症及促进功能恢复等方面。

通过直接读取和解码 SCI 患者大脑的神经信号，BCI 技术有望为患者提供一种不依赖脊髓的运动控制途径，帮助患者改善生活质量，并帮助患者恢复一定程度的自主性[146]。

1.3.2.4 脑瘫（CP）

脑瘫（Cerebral Palsy，CP）是一组大脑发育异常或损伤导致的永久性运动障碍，主要影响患者的姿势、肌肉协调和运动功能。脑瘫的症状可能包括肌肉僵硬、运动不协调、震颤等，并且可能伴有其他认知或感觉障碍。

脑瘫患者由于运动功能受限，通常难以与外部设备进行常规通信或控制外部设备。BCI 技术可能为脑瘫患者提供一种通过直接利用大脑活动进行通信和控制的方法，从而在一定程度上恢复其自主性，提高其生活质量[147]。

1.3.2.5 多发性硬化症（MS）

多发性硬化症（Multiple Sclerosis，MS）是一种慢性中枢神经系统疾病，俗称硬化症或多硬化症。MS 的特征是免疫系统攻击髓鞘（神经纤维周围的保护层），导致神经信号传输受损。随着 MS 的发展，患者的运动功能和认知能力可能逐渐减弱，这使得他们在日常生活中需要更多的辅助设备。

BCI 技术有望为 MS 患者提供新的康复和辅助手段，帮助他们在疾病发展的各个阶段保持一定的自主性[148]。

1.3.2.6 闭锁综合征（LIS）

闭锁综合征（Locked-In Syndrome，LIS）是一种罕见的神经疾病，俗称锁闭综合征。LIS 患者通常因脑干损伤而全身瘫痪，无法运动和发声，但意识和认知功能完全正常，通常只能通过眼球或眼睑的运动进行有限的交流。

LIS 患者无法通过传统方式与外界交流，BCI 技术为他们提供了一种可能的交流途径。通过直接读取和解码 LIS 患者的脑信号，BCI 有望帮助 LIS 患者通过脑信号控制外部设备，实现交流、控制环境，甚至进行康复训练[149]。

1.3.2.7 帕金森病（PD）

帕金森病（Parkinson's Disease，PD），俗称震颤麻痹，是一种慢性进行性神经退行性疾病，主要影响运动控制，典型症状包括震颤、肌肉僵硬、运动迟缓和姿势不稳。帕金森病（PD）的病理基础是中脑黑质多巴胺能神经元的逐渐丧失，导致多巴胺缺乏，从而影响运动功能。

BCI 技术有望为 PD 患者提供潜在的辅助治疗手段。例如，BCI 系统可以帮助 PD 患者通过脑信号控制外部设备，改善其运动功能或辅助其日常生活。此外，BCI 技术可以用于研究和监测 PD 的病理生理机制，以期开发新的治疗方法[150]。

1.3.2.8 阿尔茨海默病（AD）

阿尔茨海默病（Alzheimer's Disease，AD），俗称老年痴呆或阿尔茨海默症，是一种神经退行性疾病，是导致老年痴呆的最常见原因。阿尔茨海默病主要表现为记忆丧失、认知功能下降和行为改变，通常在老年人中发病。AD 的病理特征包括脑内 β 淀粉样蛋白斑块和神经纤维缠结的形成，导致脑细胞损伤和死亡。由于 AD 的进展不可逆，因此目前的治疗主要用来缓解症状、延缓病情进展。

BCI 技术在 AD 中可能有应用价值。例如，帮助研究和监测疾病的进展，用于认知训练和脑功能恢复的研究[151, 152]。

1.3.2.9　癫痫（Epilepsy）

癫痫（Epilepsy）俗称羊癫疯或羊角风，是一种由大脑神经元异常放电引起的慢性神经系统疾病，表现为反复发作的痉挛、意识丧失或行为异常。癫痫发作形式多样，可能包括全身性发作或部分性发作，严重程度不一。癫痫的发作机制复杂，涉及遗传因素、脑损伤、感染等。

BCI 技术在癫痫中的应用主要集中在发作预测和实时监控两个方面。通过监测癫痫患者的 EEG 信号，BCI 技术可以帮助预测癫痫发作时间，从而为癫痫患者提供预警，甚至通过神经调控技术（如电刺激）来阻止癫痫发作的发生。此外，BCI 技术可以辅助癫痫发作后出现严重功能障碍的患者[117]。

1.3.3　BCI 人因工程相关

1.3.3.1　以用户为中心的脑机接口设计（UC-BCI Design）

以用户为中心的脑机接口设计（User-Centred Brain-Computer Interface Design，UC-BCI Design）充分考虑了 BCI 人因工程要素。UC-BCI Design 方法要在整个研发过程中以 BCI 终端用户为核心。先分析 BCI 用户的需求，再根据此需求设计和研发 BCI 系统，并从用户的角度采用 BCI 用户体验量表、BCI 有效性和效率来综合评价 BCI 用户的满意度。如果用户不满意，则需要不断修正和改进 BCI 系统，直到 BCI 用户满意为止或最终放弃设计的系统[153]。

1.3.3.2　BCI 人因工程

BCI 人因工程是 BCI 由实验室研究向实际应用转化的关键理念和方法[154-155]。BCI 人因工程[156-157]研究 BCI 用户、BCI 硬件、BCI 软件、外部机器和环境之间的相互作用关系，它们共同构成了 BCI 人因工程要考虑的要素[153]。

BCI 人因工程的目标是使处于不同使用条件下的 BCI 系统设计更符合人的特点、能力和需求，实现终端用户、BCI 系统、环境之间的最佳匹配，最终获得安全、可靠、高效的 BCI 系统，提升 BCI 系统的可用性和用户体验。BCI 人因工程的目标决定了 BCI 的设计和评价必须以用户为中心[4, 27, 158-166]，并充分考虑 BCI 用户的生理因素和心理因素及能力特性。

1.3.4　BCI 可用性（BCI Usability）

BCI 可用性包括：BCI 有效性（Effectiveness）或 BCI 准确率（Accuracy）；BCI 效率

(Efficiency)，包括 BCI 信息传输率、BCI 效用度量、BCI 用户脑力负荷。

1.3.4.1 BCI 有效性

BCI 有效性（Effectiveness of Brain-Computer Interface，BCI Effectiveness）是 BCI 系统在实际应用中完成预定任务或目标的成功程度，主要由 BCI 准确率度量[167]。BCI 准确率是 BCI 系统在给定任务中识别或分类脑信号的正确率，通常以百分比表示，反映了系统对用户意图解码的精确度。BCI 有效性是评价 BCI 系统性能的首要和重要指标，特别适用于用户能够有效地通过 BCI 系统执行控制或通信任务的情况[168]。

1.3.4.2 BCI 效率（BCI Efficiency）

BCI 效率衡量的是 BCI 系统在操作和使用过程中，如何以最小的资源或时间投入实现最佳的操作结果[169]。BCI 效率的评价主要采用 BCI 信息传输率（Information Transfer Rate，ITR）、BCI 效用度量和 BCI 用户脑力负荷。

1. BCI 信息传输率（BCI-ITR）

BCI-ITR 是衡量 BCI 系统性能的重要定量指标。它表示用户在一定时间内通过 BCI 系统向外部设备成功传递的信息量，通常以比特/分钟（Bit Per Minute，BPM）为单位来表示，能够量化 BCI 系统的信息传输能力。BCI-ITR 综合考虑了 BCI 系统识别或选择的准确率、每次识别所需的时间，以及可供识别的选项数目，用于评估 BCI 系统的通信效率。BCI-ITR 以变量 ITR 表示，通常由式（1.2）计算，即

$$\text{ITR} = \frac{1}{T}\left[\log_2 N + P\log_2 P + (1-P)\log_2\left(\frac{1-P}{N-1}\right)\right] \tag{1.2}$$

式中，T 为每次识别或选择的平均时间（单位为 s）；N 为可供识别的选项数量；P 为识别的准确率，即正确识别的比例；$\log_2 N$ 表示在 N 个选项中选择 1 个选项所需要的信息量（单位为 bit）；$P\log_2 P$ 表示选择正确时的信息量贡献；$(1-P)\log_2\left(\frac{1-P}{N-1}\right)$ 表示选择错误时的信息量贡献；$\frac{1}{T}$ 表示单位时间内能够完成的选择次数，从而将信息量转换为信息传输率。

2. BCI 效用度量

BCI 效用度量的一种方法是，当在线 BCI 系统的有效性或准确率小于 50%时，BCI 系统的效率较低，没有实际效用，此时 ITR 没有意义，令 ITR 为 0；当在线 BCI 系统的准确率大于或等于 50%时，ITR 才有实际意义[170, 171]。

3. BCI 用户脑力负荷

在在线 BCI 系统中，用户既是产生控制信号（脑信号）的源（用户的中枢神经系统），也是在线 BCI 系统的操作者[171]。用户在操控在线 BCI 系统时，其大脑需要承受一定量的认知和心理负荷，这种负荷被称为脑力负荷。脑力负荷与多种因素有关，取决于 BCI 应用的性质、任务的复杂性及用户的经验水平。令用户满意的在线 BCI 系统应该使用户承受较小的脑力负荷，以提升用户的体验感和满意度[172]。通常，采用美国航空航天局任务负荷指

数（NASA Task Load Index，NASA-TLX）量表来评估用户操控 BCI 的脑力负荷。

1.3.5 BCI 用户评价

1.3.5.1 BCI 用户满意度

良好的 BCI 用户满意度是以用户为中心设计 BCI 的最终目标，较低的 BCI 用户满意度会严重影响 BCI 系统的应用推广，因此提高在线 BCI 系统的用户满意度很重要[171]。在线 BCI 系统的用户满意度评价主要包括评价辅助技术（Assistive Technology，AT）满意度的一般方面、BCI 相关方面的满意度、整体满意度、满意度随访[27, 158]。

BCI 相关方面的满意度评价主要从可靠性、可学习性、速度、美学设计 4 项指标来反映用户的满意程度[28]。除此之外，用户对 BCI 传感器满意度的评价非常重要，可从安全性、舒适性、美学性、易实用性、总体满意度 5 个方面进行评价[173-174]。

1. BCI 可靠性

BCI 系统的可靠性是在规定的时间内和规定的环境下，持续完成规定功能的能力，即系统无故障运行的概率。BCI 可靠性可采用平均失效率或平均故障间隔时间（Mean Time Between Failures，MTBF）来衡量[173, 175, 176]。

BCI 系统的可靠性受多种主要因素的影响，包括脑信号采集质量、脑信号处理算法、BCI 系统的稳定性、BCI 系统校准的准确性、实时性、持久性、环境因素和用户因素等。

2. BCI 可学习性

BCI 系统的可学习性是用户学会使用 BCI 系统所需的时间[159, 177]。用户通常需要花费一定的时间和训练量来学会使用 BCI 系统，若大部分用户能快速学会使用该系统，则表明该系统可学习性良好，反之该系统可学习性较差。BCI 系统的可学习性受多种因素的影响，包括系统的图形用户界面（Graphical User Interface，GUI）设计、神经反馈训练等。

3. BCI 速度

BCI 系统的速度通常指系统的响应时间，即系统从捕捉用户脑信号到系统执行特定操作或任务所需的时间[159]。BCI 系统的速度包括数据采集、信号处理与分类、通信与控制、神经反馈调节所需的时间。BCI 系统的速度是一个重要的性能指标，尤其在需要实时控制应用时。与 BCI 系统的速度相比，ITR 主要衡量单位时间内系统传输的信息量[6]。

4. BCI 美学设计

BCI 系统的美学设计是开发 BCI 系统产品时，用户界面设计和产品外观设计（特别是采集脑信号的传感器外观）的美学因素[178-180]。考虑到不同用户的审美喜好，BCI 系统可提供一些个性化选项，可以在一定程度上允许用户自定义界面。BCI 系统的美学设计会影响用户的接受度、舒适性、体验感和用户满意度[171]。

5. BCI 安全性

BCI 安全性是 BCI 系统在操作过程中对用户的身体和心理健康造成伤害的程度，以及设备的使用引发不良反应、信息泄露或其他潜在风险的大小。确保良好 BCI 安全性的方法包括：设备合规性，如使用符合医疗器械标准的硬件，确保设备安全可靠；数据隐私保护，如采用加密技术和严格的数据管理策略，保护用户的脑信号数据不被泄露或滥用；用户培训与监控，如提供充分的用户培训，确保正确使用设备，并通过实时监控来防止任何不良反应的发生[181, 182]。

6. BCI 舒适性

BCI 舒适性（Comfort）是用户在使用 BCI 系统时的生理、心理舒适程度，包括设备佩戴的舒适性、操作的自然性，以及用户在长时间使用中的疲劳感和负担感。确保良好的 BCI 舒适性有助于提高用户的使用体验、操作效率和系统的整体有效性[183]。

为确保良好的 BCI 舒适性，可参照如下 5 个方面：①设备设计，如采用轻便、柔软、透气的材料，减小设备对皮肤的压力和摩擦，特别是用于佩戴的电极和头盔等设备；②人机交互，如优化用户界面和交互方式，使操作更直观、更自然，减少用户在学习和使用过程中的认知负担；③信号采集技术，如使用无创或微创技术，确保在信号采集过程中用户没有不适感或疼痛感；④个性化调节，如根据不同用户的头部形状和大小，提供可调节的设备，以满足不同用户的需求；⑤使用时间管理，如建议用户合理使用 BCI 系统，避免长时间连续操作，以减轻用户的疲劳感。

1.3.5.2 BCI 用户体验感

BCI 用户体验感是 BCI 用户满意度的一个重要方面。BCI 用户体验感是用户使用 BCI 系统的切身感觉和经验。BCI 用户体验感的评价有助于提高用户对 BCI 的接受度，提高 BCI 系统的性能，提升用户的愉悦感[171]。可采用观测分析（观察和记录用户行为以提供客观定性的数据）、神经生理测量（记录用户操控 BCI 系统时的脑信号、皮肤电反应和心电图等以提供客观定量的数据）、访谈法（提供主观定性的信息）和问卷调查（提供主观定量的信息）评价 BCI 用户体验感[184-186]。

1.3.5.3 BCI 系统与用户的匹配性

BCI 系统与用户的匹配性可采用 AT 设备倾向性评估（Assistive Technology Device Predisposition Assessment，ATD-PA）设备问卷——初始消费者和专业人士问卷[186]来评价。该评估是基于人与技术匹配模型（Matching Person and Technology Model，MPT）设计的调查问卷的一部分[174, 187]，由 12 个项目组成[170, 188]。要求受访的一级用户（最终用户/消费者）和二级用户（专业人员，包括专业用户、AT 专家、研究人员）对其考虑使用的 BCI 系统的倾向进行评分。

1.3.6 BCI 使用情况

BCI 使用情况是 BCI 系统在实际生活中的应用，以及它被用户或临床患者使用的程度和方式，包括 BCI 系统的易用性、长期独立使用性、实际使用频率，以及对用户生活质量改善的程度。文献 [14, 171, 18] 中提供了 BCI 使用情况的相关信息。

BCI 系统日常使用情况评价可以通过随访特定的 BCI 用户，对使用中的 4 个问题进行调查，具体如下。

（1）用户是否能够使用 BCI 系统。评价等级为不能、基本能够、能够。

（2）为用户定制的 BCI 系统是否适合长期独立使用。评价等级为不适合、适合。

（3）为用户定制的 BCI 系统是否被使用及使用频率如何。评价等级为未使用、较少使用、经常使用。

（4）为用户定制的 BCI 系统是否改善了用户的生活质量[189]。评价等级为未改善、改善较小、改善良好。

所调查的上述 4 个问题都是 BCI 技术转化为实际应用需要考虑的[1, 190, 184, 189]。

1.3.7 个性化 BCI

个性化 BCI 是指为特定用户定制的 BCI 系统，通过适应个体的神经特征、行为模式和偏好，优化 BCI 系统的性能和用户体验。这种个性化设计不仅提高了信号解码的精度和系统响应的效率，而且增强了用户操作的舒适度和 BCI 系统的整体适用性。个性化 BCI 涉及以下几个方面。

（1）定制化神经解码。基于个体神经特征数据，开发和优化专属的解码算法，以提高脑信号的识别精度。

（2）个性化用户界面。调整界面设计和交互方式，使界面符合用户的使用习惯和需求，增强操作体验。

（3）适应性训练。设计个性化的训练协议，使用户更快地适应 BCI 系统，并在使用中获得更好的体验。

（4）动态调整。通过持续监测用户的反馈和脑信号，实时调整系统参数，以应对个体差异和系统使用过程中的变化。

文献[191]探讨了个体间和个体内神经信号的差异性，以及个性化 BCI 系统在应对这些差异性方面的重要性。

1.3.8 BCI 医学

BCI 医学是一门将 BCI 技术应用于医学，以更好地实现医学目标的学科。BCI 医学的科学根基在于运用 BCI 原理和方法不断完善临床实践，以预防、诊断、治疗并促进某些脑部相关疾病的康复。BCI 医学的发展为许多疾病的治疗和康复训练提供了新的希望[181]。

BCI 医学研究及应用涉及多学科的交叉融合，包括临床医学、神经科学、认知科学、心理学、生物医学工程、神经与康复工程、生物材料学、生物学与生物化学、人工智能、计算机科学、电子工程、智能机器人控制、模式识别与现代信号处理等多个学科。

BCI 医学的主要研究内容或方向如下。

（1）对 BCI 技术的不断变革或优化，包括开发以患者为中心的友好 BCI 范式和神经编码模型、患者可接受的或满意的脑信号采集方法、高效的神经解码算法、优化的神经反馈方法等。

（2）推进 BCI 技术在预防、诊断、治疗和康复等医学目标的转化研究及实际应用。

1.3.9 BCI 医学目标

BCI 医学目标在于运用 BCI 技术应对传统医疗方法难以克服的医学挑战，进一步提高患者的生活质量。它有助于实现现代医学目标，更有效地预防、治疗、康复与中枢神经系统相关的疾病，包括以下 4 个目标。

（1）BCI 在预防疾病与损伤、促进及维持健康方面所具有的潜在重要作用。

（2）BCI 在缓解疾病引起的疼痛和减轻患者痛苦方面展现出的潜在价值。

（3）BCI 在疾病治疗和患者护理方面展现出的潜在价值，特别是对那些无法治愈病人的照料。

（4）BCI 在防止过早死亡及支持临终关怀方面具有的潜在价值。

除了可能帮助实现上述医学目标，BCI 技术在医学应用中还有其他一些重要目标。Klein 提出在医学目标框架下思考 BCI 医学实践，并提出了 4 个补充目标，涉及神经多样性、神经隐私、真实性和代理等方面[192]。此外，需要考虑患者可能从侵入式 BCI（Implanted BCI）获益，尽管这个目标存在安全性问题。以下是 BCI 技术用于医学的 5 个补充目标[193]。

（1）BCI 系统应确保患者从侵入式 BCI 获益。

（2）BCI 系统应充分考虑患者个体之间的神经多样性和个体内部的神经变异性。

（3）BCI 系统应保护患者的神经隐私。

（4）BCI 系统应协助患者做出真实的生活选择。

（5）BCI 系统应帮助患者行使和分享代理权。

随着 BCI 技术在临床应用研究中的发展，BCI 技术可能还会用于医学的其他目标。

1.3.10 BCI 伦理

1.3.10.1 颅内 BCI

颅内 BCI（Intracranial BCI）是侵入式 BCI（Implanted BCI）或有创 BCI（Invasive BCI），需要穿透颅骨，通过手术将电极放置在大脑皮层表面（如 ECoG）或植入大脑皮层内部（如微电极阵列），以记录神经活动或刺激神经元[14, 194]。该类 BCI 通常能够获得较高信噪比的信号，空间分辨率和时间分辨率较高，主要用于研究高级神经功能、开发高性能的 BCI 系统，具有临床应用前景，如重建运动功能、恢复神经功能、治疗癫痫等。

1.3.10.2 颅外 BCI

颅外 BCI 是非侵入式 BCI（Non-Implanted BCI）或无创 BCI（Non-Invasive BCI），不需要穿透颅骨，不需要手术植入电极，其电极放置在颅骨外部记录脑信号；但其采集的信号易受外界噪声影响，信号的信噪比通常较侵入式 BCI 采集信号的信噪比低。该类 BCI 适用于低风险的研究、临床应用和娱乐等领域[38]。

1.3.10.3 侵入式 BCI

侵入式 BCI（Implanted BCI）是一种直接植入大脑内部或表面的 BCI。该类 BCI 系统通过外科手术将电极植入大脑皮层、放置在硬膜上、放置在硬膜下大脑皮层表面，直接记录神经元或神经元群的活动信号，或者同时对神经元进行刺激。这种方法因电极接近或植入大脑皮质，能够获得较高空间分辨率、较高信噪比的神经信号，可以支持更精细的神经解码[181, 182]。

侵入式 BCI 有望在植入后长期使用，通常用于恢复瘫痪患者的运动能力，或者用于医疗研究。侵入式 BCI 面临植入手术风险、电极与脑组织的长期兼容性、信号稳定性等挑战。文献［14, 195］为侵入式 BCI 的原理、技术细节及其在医学领域的应用提供了深入的背景信息。

1.3.10.4 侵入式 BCI 伦理

侵入式 BCI 伦理（Ethics for Implanted BCI）涉及对侵入式 BCI 技术在研发和应用过程中引发伦理问题的讨论和规范。这个领域主要涉及患者的安全性、神经隐私、知情同意、长期影响，以及社会与法律的影响。

（1）侵入式 BCI 安全性。侵入式 BCI 技术可能会对用户大脑组织造成损伤，或者存在引发感染等风险，因此确保手术和设备对用户的安全性至关重要。

（2）侵入式 BCI 神经隐私。侵入式 BCI 可以收集大量用户神经数据，如何保护这些数据的隐私成为重要的伦理考量。

（3）知情同意。由于侵入式 BCI 技术具有一定的复杂性，因此确保用户（包括受试者或患者）在理解技术和可能风险的情况下自愿参与或使用是伦理的核心要求。

（4）长期影响。侵入式 BCI 的长期使用可能会对大脑功能产生持续影响。因此，如何评估和监测这些影响，并避免可能的负面后果，是研究和应用中的重要议题。

（5）社会与法律影响。侵入式 BCI 技术的应用可能引发社会不公、隐私侵犯及身份认同等问题，这要求法律框架足够完善，以保护使用者的权益。

文献［181, 182, 196］对侵入式 BCI 的伦理问题进行了深入的分析，有助于读者理解该技术发展对社会和个人的影响。

1.3.10.5 非侵入式 BCI

非侵入式 BCI（Non-Implanted BCI）是不需要在大脑中植入电极或其他设备的 BCI 技术。非侵入式 BCI 通过外部传感器（如采集 EEG、MEG 和 fNIRS 等信号的传感器）记录大脑的活动，并将这些脑信号用于实现与计算机或其他外部设备的通信和控制。

非侵入式 BCI 的主要优势在于安全性高、无手术风险、易于使用和部署；其主要局限是采集的脑信号精度较低、受环境噪声的影响较大、空间分辨率较低，且通常不适合长期连续监测。非侵入式 BCI 在康复医学（如中风患者的神经恢复训练）、游戏控制、精神状态监测、神经反馈训练等领域具有潜在应用。文献［1, 14］为进一步理解非侵入式 BCI 技术及其在不同领域的应用提供了参考。

1.3.10.6 非侵入式 BCI 伦理

非侵入式 BCI 伦理（Ethics for Non-Implanted Brain-Computer Interface）指的是在设计、开发和使用非侵入式 BCI 技术时需要遵循的一系列伦理原则和道德考量。这些伦理问题涉及用户隐私、数据安全、知情同意、长期使用对健康的影响、公平和可及性。

（1）用户隐私与数据安全。非侵入式 BCI 收集和处理脑信号数据，可能涉及极为敏感的个人信息。因此，如何确保用户隐私和数据安全是伦理讨论中的核心问题。

（2）知情同意。用户在使用非侵入式 BCI 之前，必须充分了解设备的工作原理、潜在风险及可能的长期影响，并自愿同意使用。这要求研发者、应用者提供清晰和透明的信息。

（3）健康与安全。尽管非侵入式 BCI 没有外科手术的风险，但长期使用设备可能会对头皮、大脑认知负荷、心理状态等产生影响。伦理讨论需要考虑如何评估和减轻这些潜在的负面影响。

（4）公平性与可及性。确保不同社会、经济背景的用户平等地获取和使用非侵入式 BCI 技术，是伦理研究的重要方面。这包括技术成本、教育推广，以及对残障人士的适应性设计。

文献 [181, 182, 197, 198] 提供了理解非侵入式 BCI 伦理的背景和指导原则，对于从事 BCI 相关技术研发和应用的人员至关重要。

1.3.10.7 BCI 医学应用

BCI 医学应用（Medical Applications of Brain-Computer Interface）是指把 BCI 技术用于医疗领域。BCI 医学应用旨在通过解码大脑活动，帮助患者恢复、增强或替代受损的神经功能，改善患者的生活质量。主要的 BCI 医学应用包括运动康复、神经康复、辅助设备控制，以及大脑疾病的早期检测和诊断。

（1）运动康复。BCI 用于帮助中风、脊髓损伤等患者进行运动功能恢复，通过解码运动想象信号来激活相应的外骨骼或电刺激设备。

（2）神经康复。BCI 结合神经反馈技术提高神经可塑性，帮助患者重新获得失去的感知或运动能力。

（3）辅助设备控制。为重度运动障碍患者提供与外部环境交互的手段，如控制轮椅、假肢或计算机设备。

（4）大脑疾病的早期检测和诊断。通过检测脑信号的异常模式，BCI 可以用于早期发现和诊断癫痫、阿尔茨海默病等神经疾病。

文献 [9, 14, 119] 探讨了 BCI 在运动和神经康复中的应用，以及在辅助设备控制和疾病诊断中的潜力。

1.3.10.8 BCI 医学应用伦理

BCI 医学应用伦理（Ethics for Medical Applications of Brain-Computer Interface）是将 BCI 技术用于医学领域时涉及的伦理问题和考量。这包括 BCI 技术的使用对用户隐私和数据保护、知情同意、风险评估、公平性、伦理审查等方面的影响。BCI 医学应用伦理旨在确保 BCI 技术的发展和应用符合伦理标准，保护患者的权利和利益。

（1）用户隐私和数据保护。BCI 技术涉及与患者大脑相关的敏感数据，必须确保这些数据的安全性，防止未经授权的访问和滥用。保护患者的脑信号数据不被泄露是关键。

（2）知情同意。患者需要充分了解 BCI 技术的潜在风险和收益，确保在自愿和知情的基础上同意使用这些技术。

（3）风险评估。在临床应用中，需要评估 BCI 技术可能带来的医疗和心理风险，制定适当的安全措施和应对方案。

（4）公平性。BCI 技术的应用应当公平，避免因经济状况、地理位置或其他社会因素导致的医疗服务不平等。

（5）伦理审查。BCI 技术的医学应用研究和实施必须经过伦理委员会的审查，以确保符合伦理标准和法规要求。

文献 [181，182] 讨论了 BCI 技术在医学应用中涉及的伦理问题，包括用户隐私、知情同意、风险评估和公平性，提供了对这一领域伦理考量的深入分析。

1.3.10.9　BCI 非医学应用

BCI 非医学应用（Non-Medical Applications of Brain-Computer Interface）是 BCI 技术在非临床场景下的应用。这些应用不是用于治疗或诊断疾病，而是用于娱乐、通信、游戏、智能家居控制、人机交互等领域。BCI 非医学应用旨在提升用户体验、扩展人类能力，或者在非医疗背景下改善用户生活质量。

BCI 非医学应用通常采用基于 EEG 或其他非侵入式技术的系统，允许用户无须采用传统的输入设备（如键盘或触摸屏）即可控制设备或进行通信。BCI 非医学应用注重用户体验、可用性和可访问性。文献 [145，199] 概括了 BCI 非医学应用的相关知识。

1.3.10.10　BCI 非医学应用伦理

BCI 非医学应用伦理（Ethics for Non-Medical Applications of Brain-Computer Interface）是 BCI 技术在应用于非医疗场景时涉及的伦理问题和考量。这些伦理问题涵盖了用户隐私、数据安全、知情同意、技术滥用、社会影响，以及公平性（如在技术的获取和使用方面）等方面。BCI 非医学应用伦理面临以下挑战。

（1）用户隐私和数据安全挑战。如何确保用户的脑信号数据不被滥用或泄露？

（2）知情同意挑战。用户是否完全了解 BCI 技术的使用方式及其潜在风险？

（3）技术滥用挑战。如何防止 BCI 技术被用于监控、操控或其他有害目的？

（4）社会影响挑战。BCI 技术的推广是否会加剧社会不平等？

文献 [198] 有助于读者了解 BCI 非医学应用中的伦理问题及其应对策略。

1.3.10.11　BCI 神经隐私

无论是侵入式 BCI 还是非侵入式 BCI，无论是 BCI 医学应用还是 BCI 非医学应用，均可能涉及神经隐私（Neuroprivacy in Brain-Computer Interface）。

BCI 神经隐私是 BCI 技术在应用过程中，保护用户脑信号数据不被未经授权获取、使用或分享的隐私权问题。由于 BCI 直接与大脑活动相关，所采集的脑信号数据可能包含敏感的个人信息，因此神经隐私成为 BCI 技术发展的关键伦理和法律挑战。BCI 神经隐私涉及以下几个方面。

1. 脑信号数据的敏感性

BCI 技术通过电极或其他传感器采集用户的脑信号或其他神经信号，这些信号可能反映用户的情绪、意图、思想、记忆等敏感信息。因此，保护这些数据免受未经授权的访问和使用至关重要。

2. 潜在的隐私风险

（1）数据滥用。如果脑信号数据被滥用，就可能会导致严重的隐私侵犯，如个性分析、行为预测，甚至是思想控制。

（2）数据泄露。由于 BCI 系统可能会连接到互联网上，因此数据泄露的风险增加，特别是在处理高度敏感的神经数据时。

3. 法律和伦理框架

目前，关于神经隐私的法律和伦理框架尚不完善。随着 BCI 技术的进步，制定明确的法规来保护用户的神经隐私成为当务之急。

BCI 研究者和开发者需要遵循严格的伦理准则，确保在设计和应用 BCI 技术时充分考虑隐私保护问题。

4. 隐私保护技术

（1）数据加密。使用先进的加密技术保护脑信号数据的传输和存储，以防止未经授权的访问。

（2）数据匿名化。在必要时，将脑信号数据进行匿名化处理，以降低隐私泄露风险。

文献［200,201］为理解和应对 BCI 神经隐私问题提供了重要的理论和实践依据。

1.3.11 BCI 转化医学

BCI 转化医学涉及 BCI 技术从实验室到临床的转化和应用，其有效地将 BCI 基础研究与解决患者实际问题相结合。这一过程涵盖将 BCI 基础研究成果的"转化"落实，为疾病预防、诊断、治疗、康复及预后评估带来便利[181]。

为了促进 BCI 转化为临床应用，应关注临床用户的具体需求，并与临床医生建立紧密的合作关系。这一过程应遵循以用户为中心的设计原则，确保 BCI 解决方案能够满足最终用户的实际需要，并顺利融入他们的日常生活[146,202]。

1.4 实用 BCI 相关术语

面向实用的 BCI 需要缩小研究与实际应用之间的差距，本节列出了与实用 BCI 相关的术语，包括 BCI 临床验证（Clinical Validation of BCI）、BCI 临床评估（Clinical Assessment of BCI）、BCI 临床推广（Clinical Deployment of BCI）、BCI 替代功效（Replacement Efficacy of BCI)、BCI 恢复功效（Restoration Efficacy of BCI）、BCI 增强功效（Enhancement Efficacy of BCI）、BCI 补充功效（Supplementary Efficacy of BCI）、BCI 改善功效（Improvement Efficacy of BCI）、BCI 系统稳定性（Stability of BCI System）、BCI 系统准确性（Accuracy of BCI System）、BCI 系统快速性（Rapidity of BCI System）、BCI 系统可靠性（Reliability of BCI System）、BCI 系统安全性（Safety of BCI System）、BCI 系统易用性（Usability of BCI System）、BCI 标准化（Standardization of BCI）、BCI 产业转化（Industrial Transformation of BCI）和假冒伪劣 BCI 产品。

1.4.1　BCI 临床验证

BCI 临床验证（Clinical Validation of BCI）是指通过严格的科学方法评估 BCI 技术在特定医疗环境下的有效性和安全性。验证阶段的目的是确定 BCI 系统在真实世界的临床设置中是否能够稳定、有效地提供预期的功能。

主要 BCI 临床验证方法如下。

（1）实验设计。在多中心、随机对照实验中对 BCI 系统进行验证。

（2）数据收集与分析。采用标准化的方法收集患者的临床数据，并通过统计学分析评估 BCI 系统的疗效。

（3）安全性评估。监测并记录 BCI 系统在使用过程中的副作用和并发症。

1.4.2　BCI 临床评估

BCI 临床评估（Clinical Assessment of BCI）是指对 BCI 系统在临床应用中的性能进行全面评估，包括其可用性、用户接受度、功能表现和潜在的临床效益。BCI 临床评估旨在了解 BCI 系统在广泛的患者群体中的实际效果和适用性。

BCI 临床评估的方法如下。

（1）用户反馈。通过问卷调查和访谈方式收集患者和医生对 BCI 系统的使用体验。

（2）长期随访。评估 BCI 系统的长期使用效果和持续性。

（3）功能测试。通过临床功能测试评估 BCI 系统对患者生活质量和功能恢复的影响。

1.4.3　BCI 临床推广

BCI 临床推广（Clinical Deployment of BCI）是指在经过 BCI 临床验证和 BCI 临床评估后，将 BCI 系统推广应用到更广泛的医疗机构和患者群体中，以实现其在临床中的广泛应用。BCI 临床推广包括培训医疗人员、制定标准操作流程，并持续监测 BCI 系统的临床应用效果。

BCI 临床推广的主要方法如下。

（1）培训与教育。对医疗专业人员进行 BCI 系统的使用和维护培训。

（2）标准化指南。制定和发布 BCI 系统的临床使用指南和标准化操作流程。

（3）持续监测与反馈。建立 BCI 临床应用的反馈机制，定期收集和分析数据，以便进行必要的改进和优化。

BCI 临床验证是 BCI 临床应用的第一步，通过科学的研究方法验证其安全性和有效性；BCI 临床评估在 BCI 临床验证的基础上，对 BCI 系统的实际应用效果进行更广泛的评估；BCI 临床推广是在 BCI 临床验证和 BCI 临床评估之后，确保 BCI 系统在医疗实践中的大规模应用。文献［1, 14, 37］中涉及 BCI 临床验证、BCI 临床评估和 BCI 临床推广的相关信息。

1.4.4　BCI 替代功效

BCI 替代功效（Replacement Efficacy of BCI）是用于替代受损或缺失的神经功能的 BCI 系统，旨在通过直接解码用户的脑信号来控制外部设备，从而替代失去的运动、感觉或认知功能，帮助患者恢复自主性，提高用户生活质量[14]。

BCI 替代功效主要应用于重度运动障碍患者，如脑卒中、ALS（肌萎缩侧索硬化）等疾病导致的瘫痪患者[317]。通过替代有障碍的自然的神经肌肉通路，BCI 系统可以让用户直接通过大脑活动控制机械臂、轮椅、计算机光标或其他设备。

1.4.5　BCI 恢复功效

BCI 恢复功效（Restoration Efficacy of BCI）是指利用 BCI 技术帮助患者恢复部分或全部丧失的神经功能或运动功能。具有恢复功效的 BCI 系统通常与神经康复系统相结合，通过重复利用特定的脑信号，促进大脑的神经可塑性，从而帮助患者重新建立或改善受损的功能。这类 BCI 在中风、脊髓损伤、帕金森病等疾病的康复治疗中具有重要应用，可以有效帮助患者恢复运动能力或其他神经功能。文献［25, 203, 204］中提供了 BCI 恢复功效的相关信息。

1.4.6　BCI 增强功效

BCI 增强功效（Enhancement Efficacy of BCI）是指利 BCI 技术增强或扩展个体已有的神经功能或认知功能。与 BCI 恢复功效不同，BCI 增强功效并不是为了恢复失去的功能，而是为了提升个体的正常功能，如提高记忆力、专注力或运动技能。通过与外部设备或计算系统结合，BCI 增强功效可以扩展个体能力，使其超出自然生理极限，在军事、体育、增强现实（AR）和虚拟现实（VR）等领域有潜在应用。文献［14, 205, 206］中提供了 BCI 增强功效的相关信息。

1.4.7　BCI 补充功效

BCI 补充功效（Supplementary Efficacy of BCI）通过 BCI 技术来补充部分失去的神经功能或认知功能，但并不能完全恢复原有功能。具有补充功效的 BCI 通常用于帮助那些部分功能丧失但仍保留部分能力的患者，如中风患者或轻度运动功能障碍患者。BCI 补充功效可以通过提供辅助控制或补充反馈来提升患者的剩余能力,使其能够更好地进行日常活动。文献[1, 9, 203]中提供了 BCI 补充功效的相关信息。

1.4.8 BCI 改善功效

BCI 改善功效(Improvement Efficacy of BCI)通过 BCI 技术对现有的神经功能或认知功能进行改善或优化,使用户能够在特定任务或日常活动中表现得更加出色。具有改善功效 BCI 的目标不是恢复丧失的功能或补偿部分缺失的功能,而是通过与大脑直接交互来提升健康个体的功能水平。例如,在工作效率、学习能力、运动表现等方面,通过 BCI 进行实时反馈和调节,用户可以获得相对较高的表现水平。文献[14, 207, 208]中提供了 BCI 改善功效的相关信息。

1.4.9 BCI 系统稳定性

控制系统稳定性是指系统在面对外部扰动或内部变化时,能够维持或恢复到预期工作状态的能力。换句话说,一个稳定的控制系统在输入或环境条件发生变化时,不会发生无限制的振荡、失控或崩溃,而是逐渐趋于平衡状态或者回到原始设定的状态。

BCI 系统稳定性(Stability of BCI System)是 BCI 系统在长时间运行、频繁使用或者在不同环境下,能够持续提供一致、可靠的输出信号的能力。BCI 系统稳定性涉及多个方面,包括脑信号处理的稳健性、用户脑信号的持续一致性,以及系统对外部干扰(如电磁噪声、用户疲劳等)的抗干扰能力。确保 BCI 系统稳定性对于实现可靠的脑控功能至关重要。

提高 BCI 系统稳定性主要包括但不限于以下几个方面。

(1)优化硬件设计。采用高灵敏度、低噪声的传感器,以确保采集的脑信号质量更高、更稳定。改进电极的设计和放置,以减小电极位置变化导致的信号波动。

(2)改进脑信号处理方法。开发和应用先进的去噪算法,如自适应滤波器和独立成分分析(ICA),以减少环境噪声和伪迹的干扰。设计能够应对脑信号波动的特征提取方法,提高分类器在不同条件下的一致性。

(3)个性化模型和自适应系统。根据个体的脑信号特征,定制化训练模型,以适应用户的个体差异,减小信号的波动。引入自适应算法,使系统能够随着时间调整,以应对用户状态的变化,如疲劳或注意力分散。

(4)环境控制。在使用 BCI 系统时,控制外界环境的干扰,如减少电磁噪声和其他物理干扰,以保证脑信号的稳定性。创建一个安静、舒适的使用环境,减小用户在使用过程中的生理压力和心理压力。

文献[9, 38, 147, 209, 210-213]中提供了有关 BCI 系统稳定性的信息。

1.4.10 BCI 系统准确性

控制系统准确性是指系统在响应输入指令时,输出结果与预期目标之间的误差或偏差程度。准确性越高,系统的输出结果越接近预期目标。控制系统准确性通常通过误差分析来评估,如使用均方根误差(Root Mean Square Error,RMSE)或其他相关指标。

BCI 系统准确性(Accuracy of BCI System)是 BCI 系统在解码用户脑信号并将其转换为控制指令时,正确识别和执行用户意图的能力。高准确性的 BCI 系统能够准确解码用户的大脑活动模式,从而使输出信号能够正确控制外部设备,减小误操作或发出错误指令的概率。准确性是 BCI 系统性能评估的一个关键指标,通常通过实验数据的正确分类率或误差率来衡量。

提高 BCI 系统准确性的主要方法包括但不限于以下几个方面。

(1)优化脑信号处理。通过滤波、独立成分分析(ICA)等算法减少噪声或伪迹,提高脑信号质量。

(2)脑信号特征提取。提取并选择与心理任务或外部刺激相关的脑信号特征,如时域、频域和空域特征,以增强分类器的性能。

(3)改进解码脑信号算法和模型。采用先进的机器学习算法(如支持向量机、随机森林等)及深度学习模型(如卷积神经网络等)来提高脑信号分类的准确性。根据个体的脑信号特征定制模型,以适应不同用户的差异性。

(4)增强数据采集性能。可采用多电极记录多通道的脑信号,增加信号的空间分辨率。结合其他生物信号(如肌电、眼电等)进行多模态融合,增强信号分类的稳健性和准确性。

(5)用户训练和反馈机制。对用户进行持续训练,使其能够更有效地控制 BCI 系统,从而提高 BCI 系统的准确性。提供实时的视觉反馈或其他形式的反馈,帮助用户调整操作策略,提高 BCI 系统的控制精度。

文献[14, 147, 38, 211, 212, 213, 214]中提供了有关 BCI 系统稳定性的信息。

1.4.11 BCI 系统快速性

控制系统快速性是控制系统响应输入信号的速度,即从接收到指令到完成相应操作所需的时间。控制系统快速性通常用来描述控制系统的响应时间、时延或传输速度。一个快速的控制系统能够在极短的时间内对输入信号做出反应,这在实时控制应用中尤为重要。

BCI 系统快速性(Rapidity of BCI System)是 BCI 系统从获取用户脑信号到生成相应控制指令所需的时间,包括信号采集、处理、解码、传递指令整个过程。快速性是 BCI 系统的重要性能指标之一,直接影响 BCI 系统的实时性和用户体验。为了实现有效的交互,BCI 系统通常需要在几百毫秒内完成信号处理和指令输出,否则可能导致响应延迟,从而降低系统的可用性和用户满意度。

提高 BCI 系统快速性可以通过以下几种方法实现。

(1)优化脑信号处理流程。使用高效的特征提取算法,以尽可能减小数据处理的时延。常用的方法包括时频分析、快速傅里叶变换(FFT)、自适应滤波器。开发和采用实时分类算法,如支持向量机(SVM)或深度学习模型,这些算法能够在短时间内准确分类脑信号。

(2)减小通信时延。采用低时延的数据传输协议和优化的网络架构,确保脑信号能快速传输到处理单元；尽可能在设备本地进行信号处理，缩短传输数据到远端服务器的时间，加快响应速度。

（3）提高采样率和硬件速度。采用高采样率的硬件设备，可以更快地捕捉脑信号变化，从而缩短系统响应时间。利用专用集成电路（ASIC）或图形处理单元（GPU）来加快信号处理任务。

（4）采用并行计算和优化的计算架构。通过并行计算，利用多线程或多核处理器同时处理多个信号通道，缩短处理时间。构建优化的系统架构，以解决计算瓶颈和缩短数据处理的等待时间。

（5）改进用户界面响应速度。设计响应速度更快的用户界面，减小用户输入和系统响应之间的时延。为用户提供即时反馈的机制，以提高系统整体响应速度，提升用户体验。

文献 [9, 14, 38, 147, 210, 211, 213-216] 中提供了 BCI 系统快速性的相关信息。

1.4.12 BCI 系统可靠性

控制系统的可靠性是控制系统在指定条件下和规定时间内能够执行预期任务的能力。它反映了系统在长时间运行中维持性能、避免故障或错误的能力。可靠性通常通过统计方法进行度量，涵盖故障率、平均故障间隔时间（MTBF）等指标。

BCI 系统可靠性（Reliability of BCI System）是 BCI 系统在各种操作条件下稳定、持续地执行预期任务的能力。高可靠性的 BCI 系统应当在不同用户状态、环境条件和任务需求下，保持一致的性能和准确性，且不会因硬件故障、信号干扰或其他因素而导致系统失效或输出错误。BCI 系统可靠性对于确保其临床或实际应用中的安全性和有效性至关重要。

提高 BCI 系统可靠性的方法包括但不限于以下几种。

1. 采用高质量的传感器

选择高性能的电极和传感器，确保采集的脑信号具有足够高的信噪比（SNR），从而减小外界干扰对所采集脑信号的影响。除此之外，通过伪迹消除算法、滤波器设计及环境控制，减小外部干扰和噪声对脑信号的影响，提高脑信号的稳定性。

2. 改进算法的稳健性

采用多通道数据融合技术，整合来自多个电极的数据，以提高对噪声和伪迹的抗干扰能力，增强系统的稳定性。此外，采用能够实时自适应调整的算法，使 BCI 系统能够在不同条件下保持高效、稳定的性能。

3. 提升系统冗余度

在系统设计中引入冗余硬件，确保即使某个硬件模块出现故障，系统仍能正常运行。通过软件容错技术，确保软件在出现故障或发生异常时，系统能及时恢复或进行故障隔离，避免影响整体系统的稳定性。

4. 用户长期数据积累与优化

利用用户长期数据进行个性化模型校准，优化系统对每个用户的适应性，从而提高整体可靠性。通过机器学习算法的持续学习机制，使系统能够不断更新和优化，适应用户的行为变化和脑信号的波动。

5. 改进用户界面和反馈机制

为用户提供实时反馈机制，有助于用户根据系统反馈调整自身状态，从而提高系统的可靠性。培训用户使用 BCI 系统，增加用户的使用熟练度，从而减小由于误操作或使用不当而导致的系统不稳定性。

文献 [14, 18, 38, 211, 217, 218, 219] 中提供了 BCI 系统可靠性的相关信息。

1.4.13　BCI 系统安全性

控制系统的安全性是控制系统在运行过程中不会对操作者、环境或其他设备造成危害的能力。安全性涵盖了防止意外事故、硬件故障、恶意攻击等多个方面的内容，以确保系统在预期或非预期情况下都能安全运行。

BCI 系统安全性（Safety of BCI System）是指 BCI 系统在操作过程中应确保用户和系统本身的安全性，包括：防止对用户大脑或身体造成直接伤害（如电流过大导致的生物组织损伤），避免长时间使用对大脑或神经系统产生负面影响，建立系统误操作或失灵时的应急处理机制。安全性是 BCI 系统在临床应用、康复训练、商业化应用中的重要评估指标，BCI 系统不仅要有效，而且要对用户无害。

提高 BCI 系统安全性的方法包括但不限于以下几种。

1. 数据加密与隐私保护

在信号传输过程中采用先进的加密算法，确保数据在传输过程中不被非法截取和篡改，以保护用户的个人隐私和数据安全。在数据存储和处理过程中，采用严格的隐私保护措施，确保用户的敏感信息不会被滥用或泄露。

2. 系统容错与冗余设计

设计冗余的硬件和软件系统，以应对可能出现的设备故障或软件错误，确保系统能够在故障发生时保持正常运行。建立实时监控系统，对关键参数进行实时监控，并在出现异常时及时发出警报，以防止潜在的安全风险。

3. 用户安全性保护

使用经过验证的生物相容性材料来制造电极和其他接触用户身体的部件，避免对用户健康产生不良影响。严格控制设备的电磁辐射和电流强度，确保不会对用户的健康造成威胁。

4. 系统使用培训与规范操作

对用户进行系统使用培训，使用户了解正确使用系统的方法和潜在的安全风险，从而减少因操作不当产生的安全问题。制定严格的操作规范，确保用户在使用系统过程中遵循安全标准，减小可能的风险。

5. 持续的安全评估与更新

对系统进行定期的安全评估，发现并修复潜在的安全漏洞，确保系统的持续安全性。及时发布安全更新和补丁，以应对新出现的安全威胁和漏洞。

文献［14, 220-222］中提供了 BCI 系统安全性的相关信息。

1.4.14　BCI 系统易用性

控制系统的易用性是指控制系统在操作、理解和学习方面的便捷程度。一个易用的控制系统应具有直观的用户界面、简单的操作步骤，并且要求用户能够在最短的学习时间内掌握其操作方法。这对于实现有效的用户体验和提高系统的接受度至关重要。

BCI 系统易用性（Usability of BCI System）是指 BCI 系统在设计和操作过程中对用户的友好程度，包括：用户能否轻松地学习和使用系统，系统能否提供及时的反馈，系统的界面设计是否符合人体工程学原则。易用性对 BCI 系统尤为重要，因为它直接影响到系统在实际应用中的可行性和用户的可接受程度。高度易用的 BCI 系统能够降低用户的学习曲线，提高系统的使用效率，并降低用户的操作疲劳度，减小用户使用的错误率。

提高 BCI 系统易用性的方法包括但不限于以下几种。

1. 简化用户界面

设计简洁、直观的用户界面，使用户能够轻松理解和操作 BCI 系统。避免复杂的操作流程和技术用语，使用户能够快速上手。允许用户根据自己的偏好和需求自定义界面设置，提高系统的友好性和操作便利性。

2. 缩短校准和训练时间

开发高效的校准算法，缩短用户在使用前进行校准和训练所需的时间。通过优化脑信号处理和分类方法，提升系统的即用性。利用机器学习技术，自动适应和调整系统参数，以减小用户的参与程度，提高系统的易用性。

3. 提供反馈和指导

在系统使用过程中提供实时的视觉、听觉或触觉反馈，帮助用户了解其操作效果，并进行相应的调整。在系统内嵌入用户指导和帮助功能，通过教程、提示和视频演示，帮助用户熟悉和掌握系统的操作。

4. 增强系统的适应性和稳健性

通过个性化的脑信号处理和分析方法，使系统能够适应不同用户的脑信号特征，提高系统的普适性。优化系统以适应不同的使用环境，例如，在噪声、光线变化或运动情况下系统仍能稳定运行。

5. 简化硬件设置

开发更加轻便、舒适的硬件设备，减小用户佩戴时的不适感和操作负担。例如，采用无线技术、柔性电极等，提高用户的使用体验。将 BCI 系统的各个组件集成在一起，减少烦琐的连接和设置过程，使系统更加便携、易用。

文献［14, 170, 69, 215, 223, 224］中提供了 BCI 系统易用性的相关信息。

1.4.15　BCI 标准化

目前，由于 BCI 技术仍处于发展的初级阶段，其技术成熟度较低，因此 BCI 标准化

（Standardization of BCI）可能存在"拔苗助长"的风险。过早进行 BCI 标准化可能会限制其创新及技术的多样性，因为标准化倾向于确立固定的规范，这可能会阻碍 BCI 新兴技术的探索和发展。

然而，随着 BCI 技术的逐渐成熟，标准化可以为 BCI 技术的推广和应用提供必要的框架，有助于确保其保安全性、可靠性和可互操作性。因此，BCI 标准化的时机应慎重考虑，以平衡技术创新和规范化之间的关系。

在合适的时机，通过 BCI 标准化制定和实施一系列技术规范与协议，可以确保不同的 BCI 系统在设计、操作、数据处理、用户界面、安全性等方面具有一致性和互操作性。BCI 标准化的主要目的如下。

（1）提高互操作性。确保不同 BCI 系统之间能够互通和兼容，促进技术的广泛应用。

（2）增强安全性和可靠性。通过统一的标准，减少系统故障，消灭潜在的安全隐患，保护用户安全。

（3）促进技术普及。通过标准化，使 BCI 技术能够更快地进入市场，推动其在医疗、康复、娱乐等领域的应用。

（4）规范行业发展。为研究机构和商业公司提供一致的研发方向，减少重复劳动，优化资源配置。

BCI 标准化的方法包括但不限于以下几种。

（1）多方参与。集成研究机构、行业专家、标准化组织、监管机构及最终用户的意见，以制定全面的标准。

（2）逐步推进。从核心技术（如信号采集、处理算法等）入手，逐步扩展到其他相关领域。

（3）基于实验数据。标准的制定应基于大量实验数据和临床验证，确保标准的科学性和实用性。

（4）动态更新。随着技术的发展，标准需要定期更新，以适应新的技术进展和应用需求。

BCI 标准化的主要意义如下。

（1）促进技术成熟。标准化有助于技术的稳定发展，减小开发过程中不必要的复杂性。

（2）提升用户体验。通过统一的标准，用户可以获得一致且优化的体验。

（3）加速市场化进程。标准化可以降低研发和生产成本，推动 BCI 产品更快进入市场。

（4）保障竞争公平性。标准化可以减少垄断行为，确保市场上有更多的选择，促进公平竞争。

文献 [3, 9, 38] 中提供了 BCI 标准化的相关信息。

1.4.16 BCI 产业转化

BCI 产业转化（Industrial Transformation of BCI）是将 BCI 技术从实验室研发阶段转移到商业化和实际应用的过程。其目标是通过技术转化和商业开发，将 BCI 系统应用于医疗、辅助技术和娱乐等领域，从而让患者或消费者受益，并获得商业利润。这个过程涉及技术成熟度的提升、产品开发、临床验证、市场推广及法规合规等多个环节。

BCI产业转化的主要挑战包括BCI技术成熟度不高、市场需求不明确、研发和监管成本高昂等。此外，由于BCI技术仍处于早期发展阶段，产业转化的成功需要多学科团队的合作，以确保技术的实用性、可靠性，以及用户体验的提升。

文献［1,14］中提供了BCI产业转化的相关信息。

1.4.17 假冒伪劣BCI产品

假冒伪劣BCI产品通常指的是那些以BCI名义销售的商业设备，但实际上无法准确区分头皮脑电（EEG）信号、肌电（EMG）信号或其他非脑信号。这类设备可能采用简单的传感器来检测头皮上的电信号，但受它们自身的技术限制，这些信号可能会被身体其他部位产生的电信号所污染。结果是，这些设备的输出可能并没有真正反映大脑活动的BCI信号，而是混杂了肌肉活动、眼动等其他生物信号。

使用这些假冒伪劣BCI产品的风险在于，它们无法准确解读脑信号，可能导致用户误以为其设备是有效的BCI系统。这样的产品不仅会误导消费者，而且可能会对BCI技术的公众形象和信誉造成负面影响。识别假冒伪劣BCI产品的一些方法如下。

（1）查看设备是否经过严格的科学验证和临床评估。

（2）了解设备是否使用了有效的伪迹去除技术，以确保其输出的信号确实来自大脑。

（3）检查设备的评测和用户反馈，尤其是科学社区的评价。

文献［225］提供了BCI中的EMG、EOG伪迹。

1.5 用于BCI的脑神经电磁信号记录的相关术语

本节列出了用于BCI的脑神经电磁信号记录的相关术语，包括脑信号时间分辨率（Temporal Resolution）、脑信号空间分辨率（Spatial Resolution）、脑信号伪迹（Artifacts in Brain Signals）、脑信号信噪比（Signal-to-Noise Ratio，SNR）、脑信号灵敏度、脑神经元电磁信号、头皮脑电（Electroencephalography，EEG）、皮层脑电（Electrocorticography，ECoG）、ECoG网格、微电极阵列（Micro-Electrode Array，MEA）、神经元发放（Neuronal Firing，NF）、尖峰（Spikes）、局部场电位（Local Field Potentials，LFP）、脑信号功率谱（Power Spectrum of Brain Signals）和脑磁（Magnetoencephalography，MEG）。

1.5.1 脑信号时间分辨率

脑信号时间分辨率（Temporal Resolution）是脑成像或记录技术在时间上分辨出神经活动变化的能力，通常以毫秒（ms）为单位。它描述了能够捕捉大脑中快速变化的神经活动的最小时间间隔。在BCI中，时间分辨率至关重要，因为高时间分辨率有助于实时捕捉大脑的神经活动，从而提高 BCI 系统的响应速度和准确性。有效的时间分辨率能够使 BCI 系统更好地同步用户的意图，并在系统中实时输出，增强系统的实用性，提升用户体验。关于脑信号时间分辨率的一些信息可以参考文献［226，227］。

1.5.2　脑信号空间分辨率

脑信号空间分辨率（Spatial Resolution）是脑成像或记录技术在空间上区分不同脑区活动的能力，通常以毫米（mm）为单位。它描述了能够在大脑中识别和分离出彼此邻近的神经活动的最小距离。较高的空间分辨率意味着能够更精确地定位和分析大脑特定区域的神经活动。空间分辨率特性在 BCI 中至关重要，因为它直接影响了从大脑中提取信号的精度和可靠性。较高空间分辨率的脑信号可以帮助 BCI 系统更准确地解码用户的意图，提高系统的有效性和实用性。关于脑信号空间分辨率的一些信息可以参考文献［226，228］。

1.5.3　脑信号伪迹

脑信号伪迹（Artifacts in Brain Signals）是指在采集脑信号（如 EEG、fNIRS、fMRI、MEG 等）过程中，采集的非神经源性来源的干扰信号。脑信号伪迹通常来源于眼动、肌肉活动、心跳、呼吸等生理活动，以及环境噪声、设备误差等非生理因素。伪迹的存在会显著影响 BCI 系统的性能，降低信号的准确性和可靠性，导致分类器性能下降和用户体验不佳。伪迹对 BCI 系统性能的主要影响如下。

（1）污染有用信号。伪迹会混淆真实的神经信号，降低信噪比，导致信号处理算法无法准确识别用户意图。

（2）降低分类正确率。受伪迹的干扰，BCI 系统分类器可能无法正确区分不同的脑状态，使误判率提高。

（3）导致系统响应延迟。伪迹的存在可能导致系统响应的延迟或错误响应，影响 BCI 系统的实时性和用户的体验。

剔除脑信号伪迹的方法包括但不限于如下几种。

（1）空间滤波法。例如，独立成分分析（Independent Component Analysis，ICA），通过分离源信号去除伪迹。

（2）时频分析法。例如，小波变换可以在时频域识别并去除伪迹。

（3）模板匹配法。根据已知伪迹的特征（如眼动、肌电伪迹特征），匹配识别伪迹并进行剔除。

（4）信号预处理。例如，利用带通滤波器，过滤掉特定频段的伪迹。

文献［229，230］中提供了有关脑信号伪迹的信息。

1.5.4　脑信号信噪比

信噪比（SNR）是信号强度与背景噪声的比值。在 BCI 系统中，SNR 是衡量从脑电活动中提取有用信号的关键指标，较高的 SNR 是准确解码脑信号的基础[231]。较低的 SNR 会导致分类错误、响应延迟或系统不稳定，从而影响 BCI 的性能和用户体验。因此，优化和提高 SNR 是设计和改进 BCI 系统的重要环节。

1.5.5 脑信号灵敏度

脑信号灵敏度是脑成像技术或 BCI 系统检测和区分大脑活动微小变化的能力。脑成像技术的灵敏度与时间分辨率、空间分辨率之间存在一定的关系，它们共同影响了脑成像技术的整体性能，具体如下。

1. 灵敏度与时间分辨率

如前所述，时间分辨率是脑成像或记录技术检测大脑活动随时间变化的精细程度。较高的时间分辨率意味着能够更准确地捕捉快速的大脑活动变化，如 EEG、MEG 具有高时间分辨率。

灵敏度在时间分辨率较高的技术中通常更低，因为快速采样的信号通常噪声较大，从而降低了检测微弱信号变化的能力。相反，较低时间分辨率的技术（如 fMRI）可以通过累积信号来提升灵敏度。

2. 灵敏度与空间分辨率

如前所述，空间分辨率是指脑成像或记录技术区分大脑中不同功能区域活动的精度，通常以毫米或更小单位表示。较高的空间分辨率意味着能够更细致地分辨脑部结构和功能活动，如 fMRI 具有较高的空间分辨率。

较高的空间分辨率往往要求更精细的信号处理能力，这可能会导致信号强度降低，从而降低灵敏度。提高灵敏度通常需要在较低的空间分辨率下采集信号，或者采用较长的扫描时间以增强信号。

3. 综合影响

在脑成像技术中，灵敏度与时间分辨率、空间分辨率是相互影响、相互制约的。高时间分辨率或高空间分辨率可能降低灵敏度，反之亦然。因此，脑成像技术的应用需要根据具体需求在这三者之间找到最佳平衡点。例如，虽然 EEG 的时间分辨率较高，但其空间分辨率和灵敏度较低；虽然 fMRI 的空间分辨率和灵敏度较高，但其时间分辨率较低。

在 BCI 系统中，灵敏度决定了系统准确识别用户意图的能力，直接影响 BCI 系统的性能和用户体验。高灵敏度能够提高 BCI 系统的响应速度和准确性，增强用户的控制感，提升用户的满意度。脑信号灵敏度的一些相关信息可以参考文献［14, 37］。

1.5.6 脑神经元电磁信号

脑神经元电磁信号是由脑神经元活动产生的电信号和磁信号，主要由神经元动作电位（Action Potential，AP）和突触后电位（Post-Synaptic Potential，PSP）引起的离子流动产生，特别是突触后电位在皮层中的同步活动能够在较大范围内形成较为显著的电磁场。这些电磁信号可以通过特定的技术手段进行记录。

神经元通过电位变化进行通信，当一个神经元被激活时，其膜电位会发生快速的去极化（Depolarization）和复极化（Repolarization），从而产生动作电位。这些动作电位及其在神经元群体中的同步活动会在头皮和周围组织中产生可检测的电场和磁场。

文献［232］提供了有关脑神经元电磁信号、神经元动作电位、突触后电位、神经元去极化、神经元复极化、神经元超极化（Hyperpolarization）的相关信息。

1.5.6.1 神经元动作电位（AP）

神经元动作电位是当神经元受到足够的刺激时，膜电位迅速而短暂地从负值变为正值并再回到静息电位的电信号。这一过程包括去极化、复极化和超极化阶段。AP 是高频和短时程的电信号，频率通常在数百赫兹以上。AP 的记录通常需要极高的空间分辨率，通常为微米级，能够分辨单个神经元的活动[233]。

AP 是神经信号传递的基本单位，用于研究单个神经元的活动和信息编码机制，允许神经元与其他神经元或肌肉细胞进行通信。

1.5.6.2 突触后电位（PSP）

突触后电位是在突触传递神经冲动的过程中，突触前神经元释放的神经递质与突触后神经元膜上的受体结合，导致突触后神经元膜上的电位变化。突触后电位可以去极化［引起兴奋性突触后电位（Excitatory Post-Synaptic Potential，EPSP）］或超极化［引起抑制性突触后电位（Inhibitory Post-Synaptic Potential，IPSP）］，并决定是否在突触后神经元上触发动作电位[234]。

1.5.6.3 神经元去极化

神经元的极化是静息态下的膜电位分布。当神经元受到刺激时，细胞膜上的钠离子（Na^+）通道打开，钠离子流入细胞内，使细胞内的电位变得比静息态下的电位更正，即从负电位变为接近零或正电位。这种膜电位从负向正的变化过程被称为去极化[235]。

1.5.6.4 神经元复极化

紧随神经元去极化之后，钾离子（K^+）通道打开，钾离子流出细胞，细胞内的电位恢复到接近其静息态下的电位，即恢复到负电位。这个过程被称为复极化[236]。

1.5.6.5 神经元超极化

超极化是神经元膜电位变得比静息态下的电位更负的过程。在通常情况下，神经元在静息态下的膜电位约为 -70 mV，当细胞内的电位变得比外部更负时，就会发生超极化。这种现象使神经元更不易被激发，因此需要更强的刺激来使膜电位达到触发动作电位的阈值[237]。

另外，脑神经元电磁信号的记录方法主要有头皮脑电（Electroencephalography，EEG）、皮层脑电（Electrocorticography，ECoG）、局部场电位（Local Field Potentials，LFP）、神经元发放（Neuronal Firing，NF）和脑磁（Magnetoencephalography，MEG）。

1.5.7 头皮脑电（EEG）

EEG 是一种通过在头皮上放置电极记录大脑自发电活动的方法。EEG 信号主要反映了大脑皮层大量神经元同步放电所产生的综合性电活动，通常以振荡节律的形式出现，如表 1.14 所示。EEG 具有较高的时间分辨率（毫秒级），能够实时捕捉大脑活动的动态变化，广泛应用于神经科学研究、临床诊断及 BCI 技术[238]。

然而，EEG 的空间分辨率较低，大脑神经元电活动在传递过程中经过脑脊液、颅骨和头皮等，这些介质的电阻和导电特性会使电信号扩散、模糊，削弱了源于特定皮层区域的精确定位。此外，EEG 信号是由大量神经元电活动叠加而成的整体活动，难以区分不同神经元或神经元群体的贡献，因此进一步降低了其空间分辨率[238]。

表 1.14 EEG 的 5 种节律及其频率范围

节律名称	频率范围	主要相关的脑状态
Delta 节律（δ 节律）	0.5～4 Hz	与深度睡眠、无意识状态或大脑损伤相关
Theta 节律（θ 节律）	4～8 Hz	与浅睡眠、放松状态和冥想相关
Alpha 节律（α 节律）	8～13 Hz	出现在清醒、放松且闭眼的状态下，与安静的警觉状态相关
Beta 节律（β 节律）	13～30 Hz	与主动思考、注意力集中和警觉状态相关
Gamma 节律（γ 节律）	30～100 Hz	与高级认知功能、感知处理和意识相关

EEG 的信噪比较低，EEG 信号来源于头皮电极捕捉的大量神经元的总体活动，并且这些信号在通过脑脊液、颅骨和头皮等组织时会被严重衰减和扩散。此外，EEG 易受眼动、肌肉活动、电磁干扰等外部噪声的影响，这些非脑源性信号叠加到脑电信号上，进一步降低了 EEG 的信噪比[239]。

EEG 具有非侵入性、相对较高的时间分辨率、便携等优点，它是最常用的 BCI 信号来源之一，尤其是在非侵入式 BCI 中。EEG 可用于实时解码用户特定的意图，以控制外部设备或应用于神经康复等，但其面临着空间分辨率低、信噪比低的挑战[1]。

1.5.8 皮层脑电（ECoG）

ECoG 是一种通过外科手术在颅骨下方的大脑皮层表面放置电极来记录神经电活动的技术。ECoG 能够记录大脑皮层上较大范围内神经元群体的活动，是一种比深部脑电极（如 LFP）侵入性更弱，但仍属于侵入式脑电活动的记录方法。ECoG 能够记录的频率范围从低频 0.01 Hz 到高频几百赫兹，常见的记录范围为 1～200 Hz，其中包括低频的 δ 节律（1～4 Hz）、θ 节律（4～8 Hz）、α 节律（8～13 Hz）、β 节律（13～30 Hz），以及高频振荡（γ 节律，30～200 Hz），涉及脑电波和局部场电位等。

ECoG 的时间分辨率较高，通常可以达到亚毫秒级（<1 ms），能够精确捕捉到快速的神经活动变化。ECoG 的空间分辨率比 EEG 的更高，通常为厘米级（0.5～3 cm），能够更准确地定位神经性活动源，但其空间分辨率仍低于单神经元记录等微电极阵列技术获得信

号的空间分辨率。ECoG 电极接触皮层表面，信号质量较高，受噪声影响较小，信噪比较高。虽然 ECoG 需要开颅手术，存在一定的安全风险，但与植入皮层采集神经电活动的方法相比，ECoG 的安全风险较小。与 EEG 相比，ECoG 仅覆盖有限的大脑区域。

ECoG 具有较高的空间分辨率、较高的信噪比、较高的时间分辨率和微创性等优点，基于 ECoG 的 BCI 在性能和安全性方面有较好的兼顾性或平衡点，具有潜在的医学应用前景，特别是在帮助瘫痪患者恢复一些自主控制能力方面。它能够实时记录并解码大脑皮层的电活动，可控制假肢、计算机界面或其他外部设备。ECoG 在 BCI 中提供了高效的信号处理能力，能够在保证较高准确率的前提下实现快速响应。文献[240-242]为 ECoG 在 BCI 中的应用提供了支持，讨论了其优势和应用前景。

1.5.9 ECoG 网格

ECoG 网格是一种用于记录大脑皮层电活动的电极阵列，由多个电极组成，这些电极通常以二维网格的形式直接放置在大脑皮层表面（硬脑膜下或硬脑膜上），以记录皮层的局部场电位（LFP）和神经元群体的电活动。ECoG 网格广泛用于神经科学研究、术中监测和 BCI 系统中，尤其是在癫痫病灶定位和大脑功能区域定位方面具有重要意义。文献[243, 244]详细讨论了 ECoG 网格的应用，以及它在神经科学和 BCI 中的作用。

1.5.10 微电极阵列（MEA）

微电极阵列（MEA）是一种用于记录或刺激神经元活动的设备，通常由多个微小的电极组成，这些电极可以植入大脑的特定功能区域以捕捉局部神经元的电活动[245, 246]。MEA 已应用于 BCI 领域，用来获得具有较高的空间分辨率和时间分辨率的神经信号。

MEA 的空间分辨率与电极数量和布局有关，要求能够精确地记录单个神经元或小群体神经元的电活动。MEA 的材料必须是生物相容的，以减小组织反应和长期使用可能造成的损伤。MEA 必须能够在嘈杂的神经环境中提取清晰的信号，确保信号的准确性。MEA 应能够在长时间的记录过程中保持稳定的性能，而不会因脑组织的移动或植入时间的延长而退化。

在 MEA 的发展历程中，技术的进步使其分辨率、稳定性和多功能性不断提升。近年来，材料科学（如纳米技术）的进步和微加工技术的发展推动了更小、更灵敏的 MEA 的出现，为高精度脑信号的采集和处理提供了更多可能性。目前，MEA 正朝柔性高通量电极等方向发展。

1.5.11 神经元发放（NF）

神经元发放（NF）是指神经元在接受到足够强的刺激后，其膜电位达到阈值，以一系列动作电位（AP）的形式发放电信号的过程。这些 AP 以非常高的频率（通常为千赫兹级）传播到其他神经元或肌肉细胞，以传递信息和指令。NF 直接反映了神经元的电活动状态，是研究神经元信息传递、编码和神经回路功能的基础概念。文献[247, 248]提供了有关

NF 的信息。

NF 的频率范围通常为 1~200 Hz，特定神经元的发放频率可能会受到外界刺激的强度、类型及神经元本身特性的影响。NF 的时间分辨率极高，通常可以达到亚毫秒级（<1 ms）。这意味着 NF 可以在极短的时间内被记录，能够精确捕捉神经元的瞬时活动，可以提供非常细致的时间信息。

NF 的空间分辨率取决于记录方法的选择。如果使用单个电极来记录单个神经元的发放活动，则其空间分辨率可以达到微米（μm）级，但无法提供大范围的大脑活动信息。多电极阵列可以记录多个相邻神经元的发放活动，空间分辨率相对较低。

NF 信号是侵入式 BCI 的重要信号来源之一。通过实时记录和解码神经元的发放模式，BCI 系统可以直接将神经活动转化为控制指令，用于驱动外部设备（如机械臂、计算机光标等）。由于 NF 具有极高的时间分辨率和精确的定位能力，因此基于 NF 的 BCI 系统在复杂任务中具有较高的控制精度和响应速度。文献［247，248］提供了基于 NF 的 BCI 的相关信息。

1.5.12 尖峰（Spikes）

尖峰是单个或多个神经元在动作电位过程中发出的短暂、快速的电信号，在神经记录中通常用来描述动作电位的发生。尖峰代表了神经元信息传递的基本单位，在神经科学中用来描述和记录神经元发放的瞬时电活动。

尖峰通常用于描述和分析单个神经元或神经元群体的发放模式，特别是在研究神经编码和神经计算的过程中。尖峰的频率通常为数百赫兹至数千赫兹，具体取决于 NF 动作电位的速率。尖峰的时间分辨率极高，通常为毫秒级或亚毫秒级，能够精确记录 NF 动作电位的时刻且能够捕捉到神经元活动的瞬时变化。尖峰的空间分辨率非常高，通常为微米级，这意味着能够记录单个神经元的电活动。

尖峰能够提供关于单个神经元发放模式的详细信息，是研究神经编码和信息传递的关键。然而，尖峰数据量大且数据结构复杂，数据的处理和分析需要高效且复杂的算法。

在 BCI 系统中，尖峰提供了非常精确的神经信号，能够用于控制高度复杂和精细的任务，如控制假肢或操作计算机界面。然而，由于尖峰侵入性较高、数据处理较复杂，因此其在 BCI 中的应用更多集中于实验室和临床研究，特别是在研究神经机制和开发高精度的 BCI 系统时。文献［247，249，250］提供了有关尖峰的信息。

另外，需要注意头皮脑电（EEG）、皮层脑电（ECoG）和局部场电位（LFP）之间的关系，也需要注意神经元发放（NF）、神经元动作电位（AP）和尖峰（Spikes）之间的关系，如表 1.15 所示。

1.5.13 局部场电位（LFP）

LFP 是一种通过手术把电极植入皮层内，或者放置在皮层表面或更深的脑区，以记录局部神经元群体活动产生的电场变化的技术。LFP 反映了局部神经元集群的同步电活动，

表 1.15　头皮脑电（EEG）、皮层脑电（ECoG）和局部场电位（LFP）之间的关系，
以及神经元发放（NF）、神经元动作电位（AP）和尖峰（Spikes）之间的关系

脑神经活动电信号	概 要 说 明	关 系
头皮脑电（EEG）	在头皮上放置电极记录大脑皮层电活动的方法，反映了大量神经元群体的整体电活动，可用于研究脑功能和诊断神经系统疾病	EEG、ECoG 和 LFP 均是记录脑电活动的技术，但它们的时间分辨率、空间分辨率和应用有所不同。EEG 是非侵入式、可记录全脑范围的电活动；ECoG 是侵入式、较高空间分辨率的电活动记录，适用于术中监测和临床研究；LFP 则侵入式记录局部电场变化，能够反映细微的神经活动。这些技术从不同水平提供对脑电活动的理解
皮层脑电（ECoG）	在大脑皮层表面放置电极记录局部皮层电活动的方法，具有比 EEG 更高的空间分辨率和信噪比，能够提供更精细的脑皮层电活动图谱	
局部场电位（LFP）	在皮层内植入电极，也可以放置在皮层表面或更深的脑区，以记录局部神经元群体活动产生的同步电活动，但通常是较小区域内较低频率的神经活动	
神经元发放（NF）	神经元在其膜电位达到阈值后发放动作电位的过程，即神经元的活动状态	AP、尖峰和 NF 在功能上是等同的，但在表达上有所区别。AP 是电生理现象的基本单元，尖峰是对这些 AP 的记录，而 NF 是 AP 产生的过程。尖峰和 NF 描述的是同一过程的不同方面。尖峰是 NF 动作电位的实际电信号表现，而 AP 是生理机制的核心
神经元动作电位（AP）	神经元传递信息的基本单位，是神经元膜电位快速而短暂的去极化和复极化的过程	
尖峰（Spikes）	AP 的记录或测量结果，通常用于描述在神经活动中观察到的电信号。尖峰代表了神经元的电活动，是 NF 的表现	

主要记录来自神经元树突的突触后电位，以及较慢的膜电位波动，通常是较低频率的神经活动。LFP 的频率范围通常为 0.1~500 Hz，常见的研究频率范围为 1~100 Hz。这些频率涵盖了大部分脑电活动的节律，如 Delta 节律（δ 节律，0.5~4 Hz）、Theta 节律（θ 节律，4~8 Hz）、Alpha 节律（α 节律，8~13 Hz）、Beta 节律（β 节律，13~30 Hz）、Gamma 节律（γ 节律，30~100 Hz）。LFP 能够捕捉多种频率范围内的神经活动，从而有助于研究不同的脑电活动的节律。

LFP 的时间分辨率较高，通常可以达到亚毫秒级（<1 ms），使其能够精确地捕捉神经元群体的动态变化。LFP 的空间分辨率较高，能够记录电极周围 0.5~3 mm 范围内的神经元活动，其空间分辨率取决于电极的大小和布置方式。因此，LFP 可以实时监测大脑的活动，适用于研究神经网络的动力学和功能连接性。

LFP 信号相对于单个神经元放电（Spike）信号而言，具有较高的信噪比，能够稳定反映局部神经元群体的整体活动。然而，LFP 信号主要反映的是电极周围的神经元活动，其空间覆盖范围较小，难以捕捉到全脑范围内的活动。此外，LFP 信号包含多个神经元群体的混合信号，具有非特异性，在解读时可能存在一定的不确定性。

LFP 信号可用于研究神经元群体的同步活动，常用于研究局部神经回路功能，以及与大脑疾病相关的电活动。LFP 已应用于侵入式 BCI 系统中，其较高的时间分辨率和空间分辨率使其能够实时解码神经活动，使用户可以控制外部设备。LFP 信号的稳定性和多频段分析为 BCI 提供了高效的神经信号解码手段，适用于复杂任务和较高控制精度的应用场景。文献 [251, 252] 为 LFP 在 BCI 中的应用提供了参考，并讨论了其优势和应用前景。

1.5.14 脑信号功率谱

脑信号功率谱（Power Spectrum of Brain Signals）在频域中表示脑信号中各个频率成分的功率分布，通常用于分析头皮脑电（EEG）信号、功能性近红外光谱（fNIRS）、功能磁共振成像（fMRI）信号、脑磁（MEG）信号等。这些信号的功率谱能够反映大脑在特定频率范围内的活动情况，常用于对大脑状态或精神状态进行识别和分类，可以作为 BCI 系统的输入信号特征，用于提取大脑活动的特定频率信息。

脑信号功率谱可通过对时域脑信号进行频域转换（通常通过傅里叶变换）得到，主要计算方法如下。

（1）快速傅里叶变换（Fast Fourier Transform，FFT）。这是最常用的方法。通过对离散的时间信号应用 FFT，将其转化为频域信号，然后计算每个频率分量的功率。

（2）功率谱密度（Power Spectral Density，PSD）。利用 FFT 计算得到的频率信号，通过归一化处理得到功率谱密度。

（3）小波变换（Wavelet Transform）。它是一种时频分析方法，可以同时在时域和频域进行分析，适用于非平稳信号的功率谱分析。

在 BCI 中，脑信号功率谱特征可以用于区分不同的大脑状态，如警觉与放松状态、运动想象等。通过脑信号功率谱分析可以识别脑信号中的特定频段（如 α 频段、β 频段等），这些频段与特定的脑功能或认知状态有关。文献［253，254］中提供了有关脑信号功率的信息。

1.5.15 脑磁（MEG）

MEG 是一种非侵入式脑成像技术，用于测量大脑神经元活动产生的微弱磁场。MEG 通过在头皮外放置超导量子干涉器（SQUID）或其他类型的磁场传感器，实时记录和分析大脑的磁活动，从而推测神经元的电活动。

MEG 能够检测从 0.1 Hz 到数百赫兹的大脑活动信号，涵盖从慢波活动到高频振荡的各种脑电节律。MEG 的时间分辨率较高，可以达到毫秒级（约 1 ms），这使得 MEG 能够精确捕捉快速变化或瞬时的神经活动，适用于研究大脑的动态过程。MEG 有较高的空间分辨率，一般为 2～3 mm，虽然不如侵入式记录方法获得信号（如 ECoG 或 LFP）的空间分辨率高，但比 EEG 有更好的定位能力，能够更准确地反映大脑活动的源头，因为磁场不受头骨和头皮的影响。文献［256，257］提供了有关 MEG 的信息。

MEG 需要非常敏感的磁场传感器和复杂的磁场屏蔽环境，以避免环境中的磁场干扰，这导致其使用、维护成本非常高。MEG 对深部脑区活动的检测灵敏度较低，主要用于检测皮层的神经活动。MEG 在 BCI 中的应用主要集中于研究大脑皮层的神经活动模式并识别用户意图，因此其设备成本高且操作复杂。MEG-BCI 通常仅在实验室环境中使用，其实际应用的推广受到一定限制[258,259]。

1.6 用于 BCI 的脑组织血氧水平记录的相关术语

本节列出了用于 BCI 的脑组织血氧水平记录相关术语,包括脑组织代谢血氧水平信号、神经血管耦合(Neurovascular Coupling,NVC)、功能磁共振成像(Functional Magnetic Resonance Imaging,fMRI)和功能性近红外光谱(Functional Near-Infrared Spectroscopy,fNIRS)。

1.6.1 脑组织代谢血氧水平信号

脑血管记录通常指利用脑成像技术记录和监测大脑血管活动,如血流速度和血氧浓度。这些脑血管活动的信号能够间接反映大脑活动,可以用来监测大脑状态或识别大脑意图,从而实现对外部设备的控制。例如,fNIRS 技术可以通过监测大脑不同功能区域的血氧浓度变化来推断用户的认知状态或任务执行情况。这种技术还可以结合 EEG 等其他信号,增强 BCI 系统的稳健性,提高 BCI 系统的精度。

1.6.2 神经血管耦合

神经血管耦合(NVC)是大脑神经活动与局部血流量变化之间的联系。当神经元活动增强时,附近的血管会扩张,以提供更多的氧气和营养,这一过程被称为 NVC。NVC 是脑功能成像(如 fMRI、fNIRS)的基础,因为这些技术依赖监测大脑局部血流量和血氧水平的变化来推断神经活动[260, 261]。

在 BCI 领域,可利用 NVC 间接监测和解码大脑活动。利用 fNIRS 等测量大脑血流量的变化,BCI 系统可以识别用户的意图或大脑状态,从而实现对设备的控制。因此,理解和利用 NVC 是开发基于血流信号的 BCI 系统的关键。

1.6.2.1 血氧水平依赖

血氧水平依赖(Blood Oxygen Level Dependent,BOLD)是一种功能磁共振成像(fMRI)信号,基于血氧水平的变化来间接测量脑部神经活动。当神经元活动增强时,局部血流量和氧合血红蛋白(HbO)浓度增加,导致脱氧血红蛋白(HbR)浓度相对减小,从而影响 fMRI 信号强度。BOLD 信号是 fMRI 的主要原理,用于识别大脑中活跃的功能区域。关于 BOLD 的一些信息可以参考文献[262-264]。

在 BCI 中,BOLD 信号可用于识别大脑的活动模式,实现神经反馈训练等。然而,由于 BOLD 信号的时间分辨率较低(通常为数秒),因此它在实时或快速响应的 BCI 系统中的应用较为有限。研究者们正在探索结合其他技术(如 EEG)来弥补这一局限,使 BOLD

信号在 BCI 领域具有更广泛的应用前景[119]。

1.6.2.2　脑血流

脑血流（Cerebral Blood Flow，CBF）是流经大脑各个区域的血流量，通常以每 100 克脑组织每分钟的血流量为单位，即 mL/min/100g）。CBF 是维持脑组织代谢和功能的关键因素，供应氧气和营养物质，并清除代谢废物。CBF 的调节与神经活动紧密相关，通过 NVC 机制，血流量会在特定脑区神经活动增强时自动增大，以满足代谢需求。关于 CBF 的一些信息可以参考文献 [265, 266]。

CBF 的变化可以作为 BCI 解码大脑活动的重要信号。例如，可通过功能性近红外光谱（fNIRS）和功能磁共振成像（fMRI）等技术监测 CBF 的变化，以帮助识别和解释用户的脑活动模式，从而实现对设备或系统的控制。由于 CBF 反映了大脑特定区域的活动状态，因此理解并利用 CBF 有助于提升 BCI 系统解码的准确性及 BCI 系统的有效性[119]。

1.6.2.3　脑血容量

脑血容量（Cerebral Blood Volume，CBV）是特定时间大脑组织中的血液总量，通常以每 100 克脑组织内的血流量为单位，即 mL/100g）。CBV 是 CBF 的组成部分，与大脑血管的扩张和收缩密切相关，反映了脑血管的容纳能力和脑组织的灌注状态。关于 CBV 的一些信息可以参考文献 [267, 268]。

CBV 的变化有可能用于 BCI 识别大脑活动模式。例如，功能磁共振成像（fMRI）技术可以通过监测 BOLD 信号，间接测量 CBV 的变化，从而有助于识别用户的大脑活动。

1.6.2.4　血管反应性

血管反应性（Vascular Reactivity）是血管对各种生理或药理刺激的反应能力，可通过观察血管口径的变化来测量。血管反应性反映了血管调节和自我调节的功能，特别是在二氧化碳（CO_2）、氧气、药物或神经性刺激下的反应。关于血管反应性的一些信息可以参考文献 [269-271]。

血管反应性与 CBF 和 CBV 密切相关。高效的血管反应性可以确保脑组织在神经活动增强时获得充足的血液供应，这对基于功能磁共振成像（fMRI）和功能性近红外光谱（fNIRS）的 BCI 系统尤为重要。BCI 系统通过监测血液动力学的变化来识别用户的大脑活动，因此，了解和评估血管反应性有助于提高 BCI 系统的准确性和稳定性。

1.6.3　功能磁共振成像（fMRI）

功能磁共振成像（fMRI）是一种用于测量和绘制大脑活动的成像技术。fMRI 通过检测血氧水平依赖（Blood Oxygen Level Dependent，BOLD）信号来间接反映神经元活动。BOLD 信号与脑血流和脑血容量的变化有关。

fMRI 的空间分辨率通常为 1～3 mm，这意味着 fMRI 能够以每像素 1～3 mm 的精度检测大脑活动。fMRI 的时间分辨率相对较低，通常为 1～2 s，这受 BOLD 信号的特性，以及扫描过程中每个体素的成像速度限制。文献 [261] 对 fMRI 的能力和局限性进行了详尽讨论，包括 fMRI 的分辨率以及它在大脑研究中的应用。文献［272］回顾了 fMRI 的发展历程，并探讨了其在认知神经科学和 BCI 领域的应用。

fMRI 可用于 BCI 系统研发的前期阶段，尤其是在探索与特定任务或状态关联的功能脑区方面，有助于设计与这些功能脑区活动相关的 BCI 系统。例如，在运动想象任务中，fMRI 可以帮助研究人员对与运动控制相关的脑区进行定位，用于 BCI 的信号获取。

1.6.3.1 静息态功能连接

静息态功能连接（Resting-State Functional Connectivity，RSFC）是大脑处于静息态（没有执行特定任务）时，不同脑区之间自发神经活动的同步性。通过分析功能磁共振成像（fMRI）等技术获得的大脑活动数据，研究人员可以识别出在静息态下协同工作的脑区网络。这些脑区网络反映了大脑的内在组织和功能结构，揭示了大脑在无特定任务时的基本信息处理方式。关于 RSFC 的一些信息可以参考文献［273-275］。

RSFC 可用于理解和利用大脑的自然功能连接网络，尤其是在设计有空闲状态或不依赖任务的 BCI 系统时。例如，RSFC 有助于研发适应用户个体差异的 BCI 系统，通过识别在静息态下的功能网络，提高脑信号解码的准确性。利用 RSFC，可以识别特定的神经网络，以便在不需要用户执行复杂任务的情况下进行 BCI 操作。

1.6.3.2 静息态功能磁共振成像

静息态功能磁共振成像（Resting-State Functional Magnetic Resonance Imaging，rs-fMRI）是指受试者在清醒放松、无任务、无外部刺激的状态下测量大脑自发的血氧水平变化（BOLD 信号）。静息态时间通常为 5~15 min，这个时间范围允许获得足够的静息态大脑活动数据，以便有效分析大脑的自发活动和功能连接性。rs-fMRI 通过监测大脑血流的变化来分析脑区之间的功能连接，揭示大脑在静息态下的网络活动和功能组织。

rs-fMRI 提供的信息对于理解大脑在没有外部任务时的功能网络非常重要，这有助于改进 BCI 系统，特别是在个性化 BCI 系统的开发中。理解静息态功能网络有助于设计更加适应用户大脑自然活动的 BCI 系统。此外，rs-fMRI 可以用于评估 BCI 训练过程中的大脑网络变化，从而优化 BCI 系统的训练和评估策略。

文献［274］讨论了静息态 fMRI 在发现大脑功能网络中的应用，为理解静息态功能磁共振成像提供了重要的信息。文献［273］评述了静息态大脑活动的自然波动和相关功能网络的研究，为 BCI 系统的应用和发展提供了重要参考。

1.6.3.3 任务态功能磁共振成像

任务态功能磁共振成像（Task-Based fMRI，Task-fMRI）是指利用功能磁共振成像技术在受试者执行特定任务时测量大脑活动。通过监测大脑在特定认知任务（如记忆、语言、视觉、听觉或运动等）期间的 BOLD 信号变化，Task-fMRI 能够识别与任务相关的激活脑区。这种方法用于揭示大脑在执行特定任务时如何协调工作，可以为认知和神经科学研究提供详细的功能性脑图谱。关于 Task-fMRI 的一些信息可以参考文献［276-279］。

Task-fMRI 提供了受试者在执行特定任务时大脑协调资源方式的深刻见解。通过分析 Task-fMRI 数据，研究人员可以研发针对特定任务的 BCI 系统。例如，通过理解与运动相关的脑区激活来指导设计基于运动想象的 BCI 系统[119]。

1.6.4 功能性近红外光谱（fNIRS）

功能性近红外光谱（fNIRS）是一种非侵入式脑成像技术，通过发射近红外光（650～1000 nm）并测量大脑皮层区域反射的光来检测脑组织中血液的氧合血红蛋白（HbO）和脱氧血红蛋白（HbR）浓度变化。fNIRS 可用来评估脑部血流动力学响应，从而推断大脑的活动情况。与 fMRI 相比，fNIRS 具有相对较高的时间分辨率，并且由于其便携性和舒适性，常被用于认知、情感和运动任务的研究。fNIRS 能够捕捉与大脑活动相关的血氧水平变化，这些信号可被用于识别用户的意图，从而实现基于 fNIRS 的 BCI 系统。

fNIRS 的空间分辨率较低，通常为厘米级，具体的空间分辨率取决于光电探头之间的距离和实验设计，理解和优化空间分辨率是 fNIRS-BCI 系统研发的重要方面。fNIRS 的时间分辨率通常为 100 ms～1 s，高于 fMRI 的时间分辨率，能够相对快速地捕捉脑部血氧水平的变化；而 fMRI 由于其 BOLD 信号的特性，反映的是神经活动后的血流变化，具有一定的滞后性，其时间分辨率相对较低，通常为秒级。fNIRS 的时间分辨率低于 EEG 的时间分辨率。时间分辨率的优化在 fNIRS-BCI 系统中对于实时解码非常关键。fNIRS 通常与 EEG 等技术结合使用，以增强 BCI 系统的性能。fNIRS 提供的血氧动力学信息可以与 EEG 的电活动信息互补，从而提高解码精度和系统的稳健性。文献[280, 281]详细介绍了 fNIRS 技术。

1.6.4.1 血氧饱和度

血氧饱和度（Oxygen Saturation，SaO）是血液中氧合血红蛋白（HbO）占总血红蛋白（包括氧合血红蛋白和脱氧血红蛋白）的百分比，反映了血液携带氧气的能力。可通过 fNIRS 检测血氧饱和度的变化来推测大脑的局部神经活动[282]。血氧饱和度可能用于 fNIRS-BCI 系统中识别大脑活动[283]。

1.6.4.2 脱氧血红蛋白

脱氧血红蛋白（Deoxyhemoglobin，HbR）是没有结合氧分子的血红蛋白。红细胞中的血红蛋白从组织中释放出氧气后，血红蛋白分子就变成脱氧血红蛋白（HbR）。HbR 是血液中运输二氧化碳的主要形式，并且其在脑血流中的浓度变化常用于评估脑部的代谢活动和血流动力学响应。当某个脑区被激活时，该脑区的血流量增加，通常伴随着氧合血红蛋白（HbO）的增加和 HbR 的减少。

通过 fNIRS 可以检测 HbR 浓度的变化，这种变化与神经活动具有相关性，是 fNIRS-BCI 系统常用的特征。文献[280, 284]提供了关于脱氧血红蛋白在 fNIRS 中的测量及其在 BCI 应用中的作用，解释了如何通过 HbR 的浓度变化来解读脑部活动。

1.6.4.3 氧合血红蛋白（HbO）

氧合血红蛋白（Oxyhemoglobin，HbO）是结合了氧分子的血红蛋白，主要负责将氧气从肺部输送到全身的组织。HbO 是动脉血中主要存在的形式，当红细胞释放氧气到组织中时，氧合血红蛋白便转化为脱氧血红蛋白。

fNIRS 测量的脑组织中 HbO 的变化反映了局部脑区的氧供应和神经活动。当某个脑区被激活时，局部脑血流增加，通常表现为 HbO 的浓度升高。在 fNIRS-BCI 系统中，HbO 是识别大脑活动的重要特征，通过测量 HbO 的浓度变化，fNIRS 能够实时监测大脑活动。文献 [280, 284] 解释了 HbO 在 fNIRS 技术中的重要性，并说明了其在 BCI 系统中如何用于实时监测和解读大脑活动。

1.6.4.4 光程差

光程差（Differential Pathlength Difference，DPD）是光通过某种介质（如脑组织）时的实际路径长度和理想路径长度之间的差异。具体来说，光程差是在探测器与光源之间的光传播路径上，组织的不均匀性、光散射及光吸收等因素导致的光程增加。光程差是影响 fNIRS 数据质量的重要因素，必须进行校正才能确保数据的准确性，这在 fNIRS-BCI 系统中尤为重要。文献 [285, 286] 提供了关于光程差在脑组织光学成像中的作用和影响。

1.6.4.5 任务态 fNIRS

任务态 fNIRS（Task-Based fNIRS）通过测量用户在执行特定任务时大脑的血氧水平变化，来监测和分析大脑活动。任务态 fNIRS 主要用于研究脑功能活动的区域性差异，如在不同的认知、运动或感知任务期间，特定大脑区域的活跃程度。任务态 fNIRS 在 BCI 研究中越来越受到重视，因为它能够提供非侵入式、相对便携的脑功能监测，尤其是在涉及运动、语言和执行功能等任务的应用中。

在任务态 fNIRS 研究中，任务时长通常根据实验设计的具体目标而有所不同，但常见的任务时长为数十秒到几分钟不等。另外，要捕捉到稳定的脑血流和氧合反应，任务时长需要足够长，同时要考虑被试者的疲劳程度和注意力保持水平。

任务态 fNIRS 在 BCI 系统中的应用主要体现在以下几个方面。

（1）脑血氧变化信号解码。任务态 fNIRS 提供的血氧变化信号可以作为 BCI 系统的输入信号，用于解码用户意图。例如，通过识别用户在特定任务期间的脑血氧活动模式，fNIRS-BCI 系统可以推断用户的认知状态或意图。

（2）fNIRS-BCI 训练。任务态 fNIRS 可以帮助用户在 fNIRS-BCI 系统中进行训练，特别是针对某些需要专注力或执行功能的任务，通过 fNIRS 信号反馈，用户能够更好地了解并调节自己的大脑活动。

（3）多模态结合。fNIRS 常常与其他脑成像技术（如 EEG）结合使用，以提高 BCI 系统的精确性和稳健性。这种多模态方法能够综合利用不同技术的优点，弥补单一技术的不足。

文献 [280, 287, 288] 提供了任务态 fNIRS 的详细信息。

1.6.4.6 静息态功能性近红外光谱

静息态功能性近红外光谱（Resting-State fNIRS，rs-fNIRS；静息态 fNIRS）是测量得到的大脑在静息态下自发神经活动相关的血氧变化。静息态 fNIRS 记录大脑在没有特定任务或刺激下的血氧变化，可用于研究大脑不同功能区域之间的功能连接性和神经网络的活动。在静息态 fNIRS 研究中，要求受试者保持清醒、放松、无任务状态，通常持续 5～20 min，以便记录足够的自发活动数据。

静息态 fNIRS 具有评估大脑功能状态的潜力，可用于 fNIRS-BCI 系统的基线数据采集和用户状态监测。它有助于了解不同状态下大脑的功能连接性和优化 fNIRS-BCI 系统的设计与操作，如个性化调节算法或评估用户的大脑认知负荷。文献［287，289］针对静息态 fNIRS 提供了详细的信息。

1.6.4.7　光源与探测器对

光源与探测器对（Source-Detector Pairs）是功能性近红外光谱（fNIRS）系统中的关键组件。光源负责发出近红外光，近红外光穿过头皮和脑组织。一部分近红外光被脑组织吸收，与血氧饱和度相关；另一部分近红外光被散射后由探测器接收。通过分析探测器接收到的光信号的变化，可以推断得出局部脑组织的血氧浓度和大脑活动。

在 fNIRS-BCI 系统中，光源与探测器对的配置和布局对信号的空间分辨率和质量有直接影响。合理的光源与探测器对的配置可以优化从特定脑区获取的数据，增强脑信号的解码能力，进而提高 fNIRS-BCI 系统的准确性和响应速度。fNIRS-BCI 系统通常依赖多个光源与探测器对来监测多个脑区的活动，从而实现对大脑状态的识别和实时控制。文献［280，282］阐述了 fNIRS 中光源与探测器对的工作原理，并探讨了其在 BCI 系统中的应用及重要性。

1.6.4.8　光吸收系数

光吸收系数（Absorption Coefficient）是描述物质对特定波长光吸收能力的量度，通常以单位长度的吸收量来表示（单位：cm^{-1}）。在 fNIRS 中，光吸收系数用于量化组织中不同组分（如氧合血红蛋白、脱氧血红蛋白）对近红外光的吸收程度。通过测量组织对不同波长光的吸收，可以推断出组织中的血氧饱和度和血液动力学变化。

在 fNIRS-BCI 中，光吸收系数是关键的物理参数。它直接影响对脑组织中血氧浓度和大脑活动的测量和解码精度。了解和准确测量不同脑组织的光吸收系数有助于提高 fNIRS-BCI 系统的信号质量，增强 fNIRS-BCI 系统对脑信号的识别能力，进而提升 fNIRS-BCI 系统的性能和稳健性。文献［282，290］阐述了光吸收系数在 fNIRS 中的作用。

1.7　BCI 相关脑结构与功能术语

神经科学，特别是脑科学，是 BCI 的科学基础。为此，本节列出 BCI 相关脑结构与功能术语，包括静息态（Resting State，RS）、任务态（Task State，TS）、大脑共同的解剖参考框架（Common Anatomical Reference Framework，CARF）、大脑分区表（Brain Atlas）、脑结构连接性（Structural Connectivity，SC）、脑功能连接性（Functional Connectivity，FC）、脑图谱（Brain Mapping，BM）、脑结构图谱（Structural Brain Mapping，SBM）、脑功能图谱（Functional Brain Mapping，FBM）、运动皮层（Motor Cortex）、脑干运动神经元（Brainstem

Motor Neurons)、脊髓运动神经元(Spinal Motor Neurons)、体感皮层(Somatosensory Cortex)、视觉皮层(Visual Cortex)、听觉皮层(Auditory Cortex)、视觉反馈(Visual Feedback, VF)、听觉反馈(Auditory Feedback, AF)、体感反馈(Somatosensory Feedback, SF)和触觉反馈(Haptic Feedback, HF)。

1.7.1 静息态(RS)

静息态(RS)是大脑在不执行任何明确任务或没有外部刺激时所处的自发活动状态。即使在静息态下,大脑仍然呈现出显著的功能连接性,各脑区之间会显示出低频同步波动,这些波动反映了大脑内在网络的活动[244, 291]。

静息态研究在脑科学中非常重要,因为它揭示了大脑内在的网络结构和功能连接模式。例如,静息态功能磁共振成像(rs-fMRI)已被广泛用于绘制大脑的功能连接图谱,这对理解大脑功能组织、神经疾病的机制以及开发新的诊断工具有重要意义。

在BCI研究中,静息态信号可以用来探索大脑的基线活动状态,并可能作为开发无任务BCI系统的基础。通过静息态数据,我们可以识别个体特定的功能连接模式,这有助于设计更加个性化、更加精确的BCI系统,尤其是在康复和临床应用中具有潜在价值。

1.7.2 任务态(TS)

任务态(TS)是大脑在执行特定任务或响应外部刺激时所处的活动状态。在任务态下,大脑中的特定区域会被激活,以处理与任务相关的认知、感知或运动需求。任务态研究通常由实验范式引导被试者执行特定任务,同时记录头皮脑电(EEG)信号、功能磁共振成像(fMRI)等脑活动数据,以分析大脑的功能性反应模式[292]。

任务态研究在脑科学中非常重要,因为它帮助我们理解大脑如何响应和处理不同类型的任务,包括感知、记忆、语言、运动等。任务态研究能够揭示特定脑区在执行任务时的功能分工,帮助识别与特定认知或行为过程相关的脑网络[293]。例如,任务态fMRI研究可以显示大脑在执行复杂认知任务时的激活模式,可以为理解大脑功能的分布提供重要数据。

在BCI中,任务态信号可以用于设计基于特定任务或行为的接口。例如,通过解码用户在执行任务时的脑电信号,可以实现控制外部设备的目的。任务态信号还有助于优化BCI系统的信号处理算法,以提高其在特定任务中的性能。尤其是在控制、操作外部设备或进行神经康复训练时,基于任务态的BCI系统能够更有效地识别和解码用户意图。

1.7.3 大脑共同的解剖参考框架(CARF)

大脑共同的解剖参考框架(CARF)是一种标准化的坐标系统或模型,用于描述和定位大脑不同区域的解剖位置。它为不同研究者和临床医生提供了一种一致的方法来定义和比较大脑的解剖结构,确保在不同个体之间和不同研究中能够准确地对照和分析大脑的功能和结构。文献[294, 295]介绍了CARF的相关情况。

CARF 有以下作用。

（1）标准化比较。通过使用共同的解剖参考框架，研究者可以跨越个体差异，精确地比较不同个体的脑部结构和功能。

（2）数据整合。提供一种标准化的方式整合来自不同研究和数据集的大脑图像数据，促进跨研究的数据共享和分析。

（3）临床应用。在神经外科手术中，CARF 有助于外科医生精确定位手术区域，降低手术风险。

CARF 在 BCI 研究中起到重要作用。BCI 系统依赖对大脑特定区域的准确定位和解码，通过使用 CARF，人们可以更好地匹配和分析神经信号，提升 BCI 系统的精度和可重复性。

1.7.4 大脑分区表（Brain Atlas）

大脑分区表（Brain Atlas）是一种详细的解剖图谱，用于标识和定义大脑不同区域的结构和功能。大脑分区表通常包括不同的解剖学分区、功能区及相关的神经连接[296, 297]。

大脑分区表的具体作用如下。

（1）解剖学参考。提供大脑各区域的标准化分区，有助于研究人员和医生准确描述和定位大脑结构。

（2）功能研究。帮助识别和分析大脑不同区域的功能，为神经科学和临床研究提供基础数据。

（3）数据整合。用于整合不同实验和临床研究的数据，支持跨研究的比较和综合分析。

在 BCI 系统中，大脑分区表用于准确定位目标脑区，以便有效解码神经信号和控制外部设备。通过映射不同大脑功能区域，BCI 系统能够更好地理解用户的意图和脑信号，从而提高系统的精度和响应能力。大脑分区表有助于调整和优化 BCI 系统，以适应不同个体的大脑结构差异。

1.7.5 脑结构连接性（SC）

脑结构连接性（SC）是大脑不同区域之间通过实际的神经纤维束（白质束）进行的物理连接。SC 基于大脑的解剖结构，通过神经纤维束或神经通路将不同的脑区联系在一起，它反映了脑区间的实际解剖路径和结构基础。文献 [298, 299] 介绍了 SC 的相关信息。

SC 的意义和具体作用如下。

（1）理解脑网络。揭示大脑的结构性网络布局，有助于理解不同脑区如何通过解剖结构进行功能整合。

（2）识别结构异常。可以帮助识别和研究脑部疾病或损伤引起的结构异常，如脑卒中或神经退行性疾病。

（3）支持大脑功能研究。脑结构连接性为脑功能连接性的研究提供基础，帮助解释大脑功能活动如何受到解剖结构的影响。

了解 SC 有助于改进 BCI 系统的信号解码精度，特别是在涉及大脑网络结构的任务中。通过了解脑结构连接性，BCI 系统可以更好地设计和调整以适应大脑的实际解剖结构，从而优化功能调控。根据个体的脑结构连接性特征，定制个性化的 BCI 应用程序，可提高系统的有效性，提升用户体验。

1.7.6 脑功能连接性（FC）

脑功能连接性（FC）是大脑不同区域之间在功能活动上的统计相关性，即这些区域在执行任务时或者在静息态下的活动模式是否具有同步性或相互依赖性。FC 可以反映大脑区域之间的功能交互作用和信息处理网络。文献［273，274］介绍了 FC 的相关信息。

FC 的意义和具体作用如下。

（1）理解大脑功能。揭示了大脑功能网络如何协调工作，帮助我们理解大脑在执行不同认知任务时的功能组织。

（2）识别病理状态。用于识别和研究神经系统疾病和精神障碍（如抑郁症、精神分裂症等）的功能异常。

（3）评估脑网络。用于评估大脑功能网络的完整性和有效性，有助于评估患者的康复进展或治疗效果。

了解 FC，可提高 BCI 系统的信号解码精度和系统响应速度。在 BCI 系统中，FC 的信息可以用于改进 BCI 系统设计，提供更自然的用户体验。根据个体的 FC 特征，定制个性化的 BCI 应用程序，以提高操作效果和用户的舒适性。

1.7.7 脑图谱

脑图谱（BM）是通过各种脑成像和记录技术测绘大脑结构和功能的方法，目的是了解大脑不同区域的结构、功能和连接方式。BM 包括脑结构图谱（SBM）和脑功能图谱（FBM），前者着重于大脑解剖学特征，后者关注大脑活动的功能分布[273,300]。

BM 在 BCI 中起着至关重要的作用，它详细描绘大脑的结构和功能区，帮助确定 BCI 系统电极的最优放置位置，并指导信号处理和解码过程，从而提高 BCI 系统的性能和准确性。

1.7.8 脑结构图谱

脑结构图谱（SBM）是指利用各种脑成像技术［如磁共振成像（MRI）］来详细描绘和分析大脑的解剖结构，包括灰质、白质、皮层厚度、脑区体积等特征。SBM 帮助研究者了解大脑的物理结构与脑功能和行为的关联性[300,301]。

SBM 在 BCI 中至关重要，它帮助确定脑电极的放置位置，优化信号采集性能，提高解码的准确性和系统的稳定性。通过了解大脑结构特征，BCI 系统可以更好地解释和利用神经信号,从而增强系统功能,并提升用户体验。

1.7.9 脑功能图谱

脑功能图谱(FBM)是通过测量和记录大脑在特定任务或静息态下的活动,绘制出不同脑区功能分布的技术。FBM 广泛应用于研究大脑功能分区、神经疾病诊断及手术规划[273, 302]。

FBM 在 BCI 中用于识别和定位与特定任务相关的脑区,以帮助设计更精准的信号处理算法,提高 BCI 系统的性能。通过了解大脑活动的空间分布,FBM 可以指导电极的放置和脑信号的解码,提高 BCI 系统的准确性和有效性。

1.7.10 运动皮层

运动皮层(Motor Cortex)位于大脑额叶,是负责计划、控制和执行自愿运动的关键区域。它包括初级运动皮层(M1)、前运动皮层(Premotor Cortex)和辅助运动区(Supplementary Motor Area,SMA)[146]。

运动皮层与 BCI 的关系概括如下[14]。

(1)信号来源。运动皮层是 BCI 系统的主要信号来源之一。通过记录该区域的神经活动,BCI 可以解码用户的运动意图,进而控制外部设备(如假肢、机器人)或计算机界面。

(2)实时控制。BCI 系统利用运动皮层的神经信号可以实现对外部设备的控制,特别是在运动康复和假肢控制等应用中。运动皮层较高的时间分辨率和空间分辨率,使 BCI 能够实时响应,并以较高的准确率解码用户意图。

(3)神经塑性。通过 BCI 训练,运动皮层可以重塑其神经连接,增强用户的控制能力。这种神经塑性对于康复训练尤其重要,可以帮助患者恢复运动功能。

1.7.11 脑干运动神经元

脑干运动神经元(Brainstem Motor Neurons)是脑干中的一类神经元,负责将运动指令从大脑皮层传递到头面部和部分颈部的肌肉。这类神经元的轴突通过脑神经传导运动信号,如动眼神经、面神经、舌下神经等,调控许多基本生理功能,如呼吸、面部表情、眼球运动、咀嚼、吞咽和发声等。文献[48, 303]中提供了有关脑干运动神经元的信息。

1.7.12 脊髓运动神经元

脊髓运动神经元(Spinal Motor Neurons)是位于脊髓中的一类神经细胞,负责接收来自上位中枢神经系统(如大脑和脑干)的指令,并将这些指令传递给效应器(如肌肉),从而引发肌肉收缩并产生运动。脊髓运动神经元是运动系统中的关键组件,其功能失调会导致严重的运动障碍，如肌萎缩侧索硬化症（ALS）和脊髓性肌萎缩症（SMA）。脊髓运动神经元分为 α-运动神经元和 γ-运动神经元。α-运动神经元直接支配骨骼肌的纤维；γ-运动神经元则调节肌梭的敏感性，以维持肌肉的紧张度。文献［48, 303］中提供了有关脊髓运动神经元的信息。

1.7.13 体感皮层

体感皮层（Somatosensory Cortex）位于大脑顶叶的中央后回，是负责处理来自全身的触觉及温度、疼痛和位置感知等体感信息的主要区域。它包含初级体感皮层（S1）和次级体感皮层（S2），在大脑的感觉功能中发挥关键作用[48]。

体感皮层与 BCI 的关系概括如下[149]。

（1）信号来源。体感皮层是 BCI 系统的重要信号来源。记录该区域的神经活动，可以解码用户的运动意图和感觉信息，帮助 BCI 系统实现假肢控制或感觉恢复等功能。

（2）反馈机制。BCI 系统可以利用体感皮层的信息反馈来优化控制精度。例如，触觉或体感反馈可以增强用户对外部设备的控制能力，提高 BCI 系统的响应速度和准确性。

（3）神经可塑性。体感皮层具有高度的神经可塑性，通过训练和反馈，可以增强体感皮层与 BCI 系统的交互能力，促进患者的康复，提高系统性能。

1.7.14 视觉皮层

视觉皮层（Visual Cortex）位于大脑枕叶，负责处理视觉信息。它包括初级视觉皮层（V1）及次级视觉区域（V2、V3、V4、V5 等），各自处理不同的视觉特征，如形状、颜色和运动[304]。

视觉皮层与 BCI 系统的关系概括如下[14]。

（1）视觉信息处理。视觉皮层的神经信号可以被 BCI 系统用于解码视觉感知过程。这对视觉恢复系统，如视网膜假体或增强现实应用中的视觉控制至关重要。

（2）视觉想象。BCI 系统可以利用视觉皮层的活动来解码用户的视觉想象内容，从而实现以视觉意图控制外部设备。这种应用在帮助失明者恢复部分视觉功能，或者在虚拟环境下进行导航等方面具有潜在价值。

（3）神经反馈训练。BCI 系统可以通过监测视觉皮层的活动，提供实时反馈，帮助用户训练，并增强用户的视觉注意力和认知能力。这种神经反馈训练对治疗注意力缺陷等认知障碍有应用前景。

1.7.15 听觉皮层

听觉皮层（Auditory Cortex）位于大脑颞叶，主要负责处理听觉信息。它包括初级听觉皮层（A1）及周围的次级听觉区域，其中，次级听觉区域参与声调、音调、节奏等声音特征的分析和处理[305]。

听觉皮层与 BCI 系统的关系概括如下[240]。

（1）听觉信息解码。BCI 系统可以通过记录和解码听觉皮层的神经活动，识别用户听到或想象的声音。这在开发听觉假体或增强听力的设备中具有潜在应用。

（2）语言处理。听觉皮层在处理语音和语言方面起着关键作用。BCI 系统可以利用听觉皮层的信号来解码语言理解和表达意图，帮助患有语言障碍的个体通过意念交流。

（3）神经反馈训练。通过监测听觉皮层的活动，BCI 系统可以提供实时反馈，帮助用户增强听觉注意力和听觉感知力。这种神经反馈机制在康复训练中有助于听觉能力的恢复或提升。

1.7.16 视觉反馈（VF）

视觉反馈（VF）是通过视觉信号提供信息或感觉反馈的技术。在许多系统中，VF 通常以图形、文字、颜色变化或动画的形式呈现，可以帮助用户理解系统的状态或操作结果。

在 BCI 系统中，VF 是最常用的反馈形式之一，其通过屏幕或其他视觉显示设备向用户提供实时的操作结果、系统状态或错误提示。这种反馈方式能够帮助用户调节脑信号输入，提高用户对系统的控制精度，提升用户体验。文献 [306, 307] 提供了 VF 在 BCI 系统中的应用案例。

VF 在 BCI 系统中的具体作用如下。

（1）实时操作反馈。VF 能够实时呈现用户的脑信号输入是否被系统正确识别和执行，可以帮助用户优化大脑活动以实现更精确的控制。

（2）引导训练。在 BCI 系统的训练阶段，VF 可以帮助用户理解如何产生有效的脑信号，从而提高学习速度和准确性。

（3）增强交互体验。通过颜色变化、图形移动或其他视觉效果，VF 可以使 BCI 系统的交互过程更加直观、有趣，提高用户的参与度和满意度。

1.7.17 听觉反馈（AF）

听觉反馈（AF）是通过声音或音频信号提供感觉反馈的一种技术，常用于各种交互系统中，由声音提示或警报帮助用户完成任务或做出决策。

在 BCI 系统中，听觉反馈作为一种非视觉的反馈方式，能够为用户提供实时的操作反馈，尤其适用于视觉受限或需要多任务处理的环境。通过 AF，BCI 系统可以将操作结果或状态信息反馈给用户，帮助他们更好地控制外部设备或理解系统的响应。文献 [308, 309] 提供了 AF 在 BCI 系统中的应用案例。

AF 在 BCI 系统中的具体作用如下。

（1）实时反馈。AF 能够提供实时的状态信息或错误信息，帮助用户及时调节他们的脑信号输出，以提高用户控制系统的准确性。

（2）支持视觉受限环境。在不适合使用视觉反馈的情况下，如在黑暗环境中或当用户无法长时间注视屏幕时，AF 提供了一种有效的替代反馈方式。

(3) 多模态反馈。结合视觉、触觉等其他反馈方式，AF 可以增强用户与 BCI 系统的多感觉交互体验，提高用户的操作效率和满意度。

1.7.18 体感反馈（SF）

体感反馈（SF）通过感知触觉、压力、温度、震动及身体姿势等感觉信号，来获取和感知身体状态的信息。这些感觉信号由皮肤、肌肉、关节等体感系统中的感受器传递到中枢神经系统，并帮助个体调节和控制运动[310, 311]。

在基于 BCI 的肢体功能障碍康复训练系统中，SF 具有重要作用。它能够为用户提供实时的感觉输入，增强大脑与外部设备之间的连接性，促进或提高大脑的神经适应性和学习能力，帮助改进用户的运动控制能力，从而提升康复训练的效果。

SF 在 BCI 系统中的具体作用如下。

1. 运动功能重建和康复训练

SF 在 BCI 系统中用于运动功能重建和康复训练，特别适用于中风、脊髓损伤或有其他运动功能障碍的患者。通过提供触觉或其他 SF，BCI 系统可以模拟自然的感觉体验，帮助患者恢复或增强运动控制能力[312]。

2. 闭环控制的实现

SF 是实现 BCI 闭环控制的关键元素之一。在闭环 BCI 系统中，用户的脑信号控制外部设备（如假肢、机器人手臂等），而设备的运动或位置变化通过 SF 反馈给用户。这种神经反馈机制可以帮助用户调节脑信号以实现更精确的控制，从而改善 BCI 系统的响应速度和精度。

3. 增强学习与适应

在 BCI 训练阶段，SF 可以加速学习过程，使用户更快适应和掌握系统的操作。通过实时反馈感知到的错误信息或成功信息，用户能够更直观地理解如何调节自己的脑信号，从而提高对 BCI 系统的控制精度。

4. 提升用户体验

通过将 SF 集成到 BCI 系统中，用户可以获得更丰富的交互体验。这种多感觉的反馈形式可以增强用户的沉浸感和控制感，使 BCI 操作过程更加自然、直观。

1.7.19 触觉反馈（HF）

触觉反馈（HF）是一种通过机械刺激提供触觉或力觉感知的技术，通常基于震动、压力或其他形式的物理触感，使用户能够感知，并与虚拟环境或远程环境进行交互。在人机交互（HCI）中，HF 帮助用户获得直接的物理感知体验[313]。

在 BCI 系统中，将触觉反馈传递给用户，可以增强 BCI 系统的交互性和响应性，尤其是在假肢控制[314]、神经康复训练等领域。例如，在 BCI 驱动的假肢中，HF 可以让用户感知虚拟环境或真实环境中的物体，从而实现更自然的操作[315]。

HF 在 BCI 系统中的具体作用如下。

（1）提高控制精度。通过实时 HF，用户可以调节自身的脑信号输出，从而更精确地控制外部设备。

（2）增强用户体验。HF 提供了多感觉互动，增强了用户与 BCI 系统的整体交互体验。

（3）促进神经康复训练。在神经康复训练中，HF 可以增强神经可塑性，帮助患者更快地恢复失去的功能。

1.8 与 BCI 相关的其他术语

除了上述与 BCI 相关的术语，本节列出了与 BCI 相关的其他术语，包括中枢神经系统（CNS）自然/正常的输入输出（Natural/Normal Input/Output of the Central Nervous System）、中枢神经系统（CNS）人工的输入输出（Artificial Input/Output of the Central Nervous System）、BCI 解决方案、非 BCI 解决方案、脑控技术（Brain-Controlled Technology）、脑控机器人技术（Brain-Controlled Robotics Technology）、共享控制策略、脑机协作策略、神经可塑性（Neuroplasticity）、自适应神经技术（Adaptive Neurotechnologies）、神经调控（Neuromodulation）、神经刺激（Neurostimulation）、基于肌电的肌机接口（Electromyography-Based or Myoelectric-Machine Interface）相关术语、基于眼电或眼动跟踪的眼机接口（Electrooculography-Based or Eye-Tracking-Based Eye-Machine Interface）相关术语。

BCI 是 CNS 的人工输出，从大脑直接向外部设备输出通信与控制指令。脑控技术是 BCI 的主要应用之一；共享控制策略、脑机协作策略是脑控机器人技术的重要策略，可以提高脑控机器人系统的稳定性、可靠性和安全性。BCI 神经反馈训练或调节可以提高用户大脑的神经可塑性。BCI 是一种自适应神经技术。神经调控、神经刺激虽然不属于 BCI 范畴，但是可以与 BCI 技术结合。除此之外，基于肌电的肌机接口和基于眼电或眼动跟踪的眼机接口也可以与 BCI 结合。

1.8.1 中枢神经系统（CNS）自然/正常的输入输出

中枢神经系统（CNS）自然/正常的输入输出（Natural/Normal Input/Output of the Central Nervous System）是指 CNS 接收来自外部环境和身体内部的感觉输入（如视觉、听觉和触觉等），并根据这些输入生成相应的运动输出（如肌肉收缩和反射动作等）和生理反应（如激素分泌）。该过程是 CNS 与身体其他部位和外界环境交互的基础，可以确保机体能够适应和应对各种内外部刺激。文献［316］提供了中枢神经系统（CNS）自然/正常的输入输出相关的信息。

1.8.2 中枢神经系统（CNS）人工的输入输出

中枢神经系统（CNS）人工的输入输出（Artificial Input/Output of the Central Nervous System）是为 CNS 提供非自然/非正常的感觉刺激，或者从 CNS 生成非自然输出的过程或系统。其包括感觉反馈系统或刺激器等人工输入，以及 BCI 等技术将 CNS 产生的脑信号转化为实现与外部设备通信与控制的人工输出。

需要注意的是，为中枢神经系统提供的外部刺激或信号不是自然的感觉输入，而是旨在引发或调节神经活动而人工设计的刺激，而由中枢神经系统产生的信号通过人工系统（如假肢或 BCI）转化为实际动作。文献［14］提供了中枢神经系统人工的输入输出相关的信息。

1.8.3 BCI 解决方案

BCI 解决方案指通过直接解码脑信号来控制外部设备或执行任务，为患者和残障人士提供替代或增强等功能[1]。这类技术允许个体通过大脑活动控制设备，如机械臂、计算机光标、轮椅或通信系统，帮助用户恢复个体独立性，提高用户生活质量和工作效率。BCI 解决方案特别适用于严重运动障碍、语言障碍和神经系统疾病患者[317]。

BCI 解决方案在康复、辅助技术和神经修复领域具有显著优势。例如，患有 ALS（肌萎缩侧索硬化症）的患者可以使用 BCI 系统实现与外部设备的通信或控制。BCI 技术还可以帮助中风患者进行运动功能恢复，通过训练大脑重新激活受损的神经回路。

1.8.4 非 BCI 解决方案

非 BCI 解决方案指不依赖直接解码脑信号的技术或方法，用于改善患者和残障人士的生活质量或提高工作效率。非 BCI 解决方案通常包括康复训练、假肢、语音识别技术、环境控制系统、辅助沟通设备、职业治疗及社会支持服务等[318]。

非 BCI 解决方案广泛应用于康复治疗和辅助技术。例如，物理治疗和职业治疗帮助中风患者恢复运动能力，假肢和轮椅为肢体残障者提供移动辅助，语音识别技术为语言障碍者提供沟通手段。非 BCI 解决方案通常具有较高的可及性，并已成熟应用于各种患者和残障人士。

1.8.5 脑控技术

脑控技术（Brain-Controlled Technology）是利用 BCI 系统通过解读大脑（中枢神经）的神经信号来直接控制外部设备的技术。这些神经信号可以来自不同的大脑功能区域，通过特定的算法解码后转换为控制指令，从而驱动外部设备动作。

脑控技术的主要目的是直接利用脑信号来控制外部设备，从而为那些失去运动能力或有严重肢体障碍的患者提供新的交互方式。它旨在替代、恢复、增强或补充传统的身体控制方式，以提高患者的生活质量。

实现脑控的方法主要包括以下步骤。

（1）脑信号采集。采用非侵入式（如 EEG、fNIRS 等）或侵入式（如皮层表面 ECoG、皮质内微电极阵列等）技术采集大脑的神经信号。

（2）脑信号处理与特征提取。通过滤波算法处理并提取与目标动作相关的脑信号特征。

（3）脑信号解码。将提取的脑信号特征解码为具体的控制指令。

（4）设备控制。将解码的控制指令发送至外部设备（如轮椅、机械臂等），以执行相应的动作。

脑控技术有广泛的潜在应用，包括但不限于以下几种。

（1）医疗康复。帮助瘫痪患者、截肢患者或有严重运动障碍的人恢复或增强行动能力。

（2）辅助设备控制，如控制轮椅、假肢和机械臂等。

（3）神经康复训练。利用脑控技术结合虚拟现实/增强现实或物理设备，帮助患者恢复大脑的神经功能。

（4）游戏与娱乐。通过脑控技术实现更加沉浸式的游戏体验。

（5）人机交互。在智能家居和工业自动化中，通过脑信号控制外部设备，实现更加自然的人机交互。

文献［10, 13, 14, 37, 247, 73, 38, 319］提供了脑控技术的相关信息。

1.8.6　脑控机器人技术

脑控机器人技术（Brain-Controlled Robotics Technology）是利用 BCI 技术，通过解码用户的脑信号来控制机器人或机械设备的技术。脑控机器人技术使得用户能够直接通过大脑意图操控智能机器，实现特定的任务，如移动、抓取物体或执行复杂的操作。脑控机器人技术结合了神经科学、机器人学、人工智能和信号处理等多学科领域，目标是提供可选的、新颖的人机交互方式，特别是为行动不便的用户提供新的控制方式和恢复自主性的手段。文献［10, 14, 73］中提供了脑控机器人技术的相关信息。

1.8.7　共享控制策略

共享控制策略的原理是基于人机协作的理念，用户通过 BCI 传递高层次的意图（目标选择，如前进、后退和停止等），而系统自动处理低层次的任务（过程控制，如避障和路径规划等）[320, 321]。共享控制策略使系统既能响应用户的意图，又能根据环境进行智能调整。

共享控制策略的方法如下。

（1）混合控制。结合 BCI 系统的输出与传感器数据，由系统自动执行具体操作。

（2）任务分解。将复杂任务分解为用户决策和系统自动执行的部分，例如，用户决定方向，系统处理细微的运动调整。

（3）模糊逻辑或机器学习（包括深度学习）。利用模糊逻辑或机器学习算法来融合用户的脑信号和系统的自动化控制指令，确保系统的稳定性和安全性。

共享控制策略的目的是结合 BCI 用户的意图和自动化系统的能力，优化外部设备（如轮椅、机械臂）的控制性能。将用户的脑信号与系统的自动化功能相结合，减小用户的负担，提高任务执行的准确性、效率、稳定性、可靠性和安全性等。

1.8.8 脑机协作策略

脑机协作策略基于共享控制和信息融合的原理，将用户的意图（通过脑信号识别）与机器的自动化能力相结合。通过整合脑信号、环境数据和系统状态，脑机协作策略可以在不依赖单一控制源（或者来源于 BCI 系统的控制指令，或者来源于智能自主机器系统的控制指令）的情况下做出更可靠的决策。脑机协作策略的具体原理如下。

（1）共享控制。用户和系统共同参与决策过程，系统自动完成较简单的任务，用户只需要控制关键决策点。

（2）意图预测和修正。利用算法预测用户意图，实时调整机器操作以提高精度。

（3）多模态融合。结合其他生理信号（如肌电、眼动）和外部传感器数据，增强系统的决策能力，提高系统的稳定性、可靠性和安全性。

脑机协作策略的具体方法如下。

（1）动态权重分配。根据任务复杂度和环境变化，动态调整基于脑信号的 BCI 系统和机器自动控制之间的权重。

（2）模糊控制与强化学习。通过模糊逻辑控制用户输入的模糊性，利用强化学习优化协同控制策略。

（3）用户反馈回路。实时提供反馈，使用户能够调节自己的脑信号输出（提高 BCI 系统的准确性），从而提高系统响应的准确性。

基于 BCI 的脑控系统中的脑机协作策略，其主要目的是优化大脑和机器之间的协作，增强 BCI 系统的性能，使其能够更加精确、快速地执行任务，同时减轻用户的大脑认知负荷，提升用户体验。脑机协作策略有助于提升系统的可操作性和适应性，尤其是在复杂任务和动态环境中，提高系统的稳定性、可靠性和安全性。文献［145, 38, 319］提供或隐含了脑机协作策略的相关信息。

1.8.9 神经可塑性

神经可塑性（Neuroplasticity）是大脑或中枢神经系统（CNS）在受到经验、学习、环境变化和神经调控等的影响或损伤后，通过改变神经元连接的方式、强度或功能，适应这些变化的能力。神经可塑性是神经系统学习新技能、恢复受损功能及适应环境变化的基础。

神经可塑性包括但不限于以下类型。

（1）结构性可塑性（Structural Plasticity）。神经元之间的突触连接数量和形态可发生变化，如树突棘的生成或消失。

（2）功能性可塑性（Functional Plasticity）。大脑功能区域的重新分配（重组）或功能增强，如通过重复训练来增强特定脑区的活动。

（3）依赖活动的可塑性（Activity-Dependent Plasticity）。神经元活动水平变化所引起的突触强度的调整，常见于学习和记忆过程中，如长时程增强（Long-Term Potentiation，LTP）和长时程抑制（Long-Term Depression，LTD）。其中，LTP 通常与学习和记忆的形成有关，LTD 则与记忆的消除或遗忘相关。

（4）中枢神经系统（CNS）的适应性可塑性。CNS 在面对持续性环境或行为改变时，通过长期结构和功能调整来适应相关变化的能力。

（5）恢复性可塑性（Recovery Plasticity）。神经系统在受损后，通过重新组织未受损神经元的连接来弥补功能缺失，如在中风后通过康复训练恢复运动功能。

促进神经可塑性的方法包括但不限于以下几种。

（1）学习与认知训练。通过学习新技能或参与认知训练活动可以增强神经元之间的连接性。

（2）身体锻炼。例如，有氧运动可以促进神经元生成，提高突触可塑性。

（3）神经调控技术。使用 BCI、电刺激、磁刺激、声刺激、光刺激等技术，直接作用于中枢神经系统，促进神经重塑。

（4）药物干预。使用神经营养因子或特定药物来增强神经可塑性。

文献［322-324］中提供了神经可塑性的相关信息。

1.8.10　自适应神经技术

自适应神经技术（Adaptive Neurotechnologies）是一类能够与中枢神经系统（CNS）进行交互并提高神经可塑性的技术，有助于神经系统的适应和恢复。自适应神经技术旨在替代、恢复、增强、补充或改善自然神经交互，并在某些情况下通过诱导 CNS 的适应性、可塑性来优化交互作用。自适应神经技术的一个关键特点是，不仅能对神经系统进行被动的操作，而且能通过交互方式促进神经系统进行自我调节和适应。

主要的自适应神经技术如下。

（1）BCI 直接解码脑信号以控制外部设备或计算机系统，通常用于替代因损伤或疾病丧失的功能。BCI 技术不仅可以用于恢复功能，而且可以增强或改善现有的神经交互作用。

（2）神经调节（Neuromodulation）技术，包括深部脑刺激（Deep Brain Stimulation，DBS）、脊髓刺激和外周神经刺激等，旨在通过电刺激或磁刺激调节神经活动，治疗各种神经和精神疾病。

（3）神经反馈（Neurofeedback），利用实时头皮脑电（EEG）或功能性近红外光谱（fNIRS）等反馈，帮助用户调节大脑活动。神经反馈技术常用于治疗多动症、抑郁症和焦虑症等。

（4）感觉替代系统（Sensory Substitution System），通过将一种感觉输入转换为另一种感觉信号（例如，将视觉信息转化为触觉信息或听觉信息），帮助感知丧失者恢复部分感知能力。

（5）神经假肢（Neuroprosthesis），通过电极直接将假肢与神经元或神经纤维连接，控制假肢的运动或恢复感知功能。

这些自适应神经技术之间的共同点在于，它们都通过与 CNS 的直接交互来影响神经功能和行为。BCI 作为一种自适应神经技术，具有独特的优势，即通过读取和解码脑信号，为自然 CNS 的输出提供替代或补充。此外，自适应神经技术常常与 BCI 结合使用，以优化其功能并促进神经可塑性。文献［14，226，38，204］中提供了自适应神经技术的相关信息。

1.8.11　神经调控

世界神经调控学会将神经调控（Neuromodulation）定义为：利用侵入式或非侵入式技术的外部手段，如药物、电刺激、磁刺激、声刺激、光刺激或其他物理刺激来改变中枢神经、外周神经或自主神经系统活动，从而改善患病人群的症状、提高生命质量的生物医学工程技术。神经调控技术可用于治疗多种神经性疾病，通过影响神经元的兴奋性或神经网络的活动，来恢复异常的神经功能或增强正常的神经功能。神经调控技术在神经科学和临床医学中有广泛的应用，尤其是在慢性疼痛、癫痫、帕金森病、抑郁症等疾病的治疗中表现出显著的疗效。神经调控与 BCI 是两个不同的研究领域或方向，但两者可以交叉融合。文献［325，326］提供了神经调控技术相关的信息。

1.8.12　神经刺激

神经刺激（Neurostimulation）是一种通过电流、磁场或其他形式的能量直接作用于神经组织，以调节神经活动的技术手段。神经刺激技术可用于治疗各种神经系统疾病，如慢性疼痛、癫痫、帕金森病和抑郁症等。神经刺激可以通过侵入式装置（如脊髓刺激器或脑深部刺激器等）或非侵入式方法（如经颅磁刺激、经颅交流/直流刺激、经颅聚焦超声刺激等）来实现。其目的是通过调节特定神经回路的活动，改善患者的症状或恢复神经功能。文献［327，328］提供了有关神经刺激的相关信息。

1.8.13　基于肌电的肌机接口相关术语

1.8.13.1　肌电

肌电（Electromyography，EMG）是记录和分析由肌肉纤维产生的电活动的技术。通过放置在皮肤表面或植入肌肉组织中的电极可以捕捉 EMG 信号。这些 EMG 信号反映了运动神经元被激活时产生的动作电位通过神经末梢传递到肌肉纤维，从而引发肌肉收缩的过程，也反映了肌肉收缩的强度和频率。EMG 信号广泛应用于医学诊断、神经科学研究及康复、生物力学领域，用于评估肌肉功能、检测神经肌肉疾病、分析运动模式和控制假肢等。文献［329，330］提供了 EMG 的相关信息。

1.8.13.2 基于肌电的肌机接口

基于肌电的肌机接口（Electromyography-Based Myoelectric-Machine Interface）是一种通过肌电（Electromyography，EMG）信号来控制外部设备的系统。肌电信号是由肌肉收缩产生的电活动，基于肌电的肌机接口通常应用于假肢控制和其他人机交互系统。用户通过自主收缩特定的肌肉群产生肌电信号，肌电信号被传感器捕获、放大并转换为可用于控制设备的指令。基于肌电的肌机接口不属于 BCI 系统，因为它依赖肌肉活动而非依赖直接的脑信号[331, 332]。

1.8.14 基于眼电或眼动跟踪的眼机接口相关术语

1.8.14.1 眼电

眼电（Electrooculography，EOG）是通过记录眼睛周围产生的电信号，测量和分析眼球运动的技术。眼电信号来源于眼睛内部的生物电位差，特别是眼球前后极之间的电势差。当眼球运动（如眨眼、左右扫视等）时，这种生物电位差会发生变化，EOG 可以捕捉到这些变化并将其记录下来。EOG 信号通常用于研究眼动行为、诊断眼部疾病及作为眼机接口（Eye-Machine Interface）的信号来源之一。文献[333, 334]提供了 EOG 的相关信息。

1.8.14.2 基于眼电或眼动跟踪的眼机接口

基于眼电或眼动跟踪的眼机接口（Electrooculography-Based or Eye-Tracking-Based Eye-Machine Interface）是一种利用眼电（Electrooculography，EOG）信号或眼动跟踪技术来控制外部设备的系统。眼电信号来源于眼睛运动引起的电位变化，而眼动跟踪技术通过监测瞳孔的移动推断用户的注视方向。眼机接口常用于辅助设备控制，特别是辅助那些无法使用肢体或语言进行控制的残障人士。眼机接口也不属于 BCI 系统，因为它们主要依赖眼睛运动而非直接的脑信号[333-335]。

1.9 总结

本章列出了与 BCI 相关的术语，包括 BCI 直接相关和紧密相关术语、BCI 用户相关术语、实用 BCI 相关术语、用于 BCI 的脑神经电磁信号记录相关术语、用于 BCI 的脑组织血氧水平记录相关术语、BCI 相关脑结构与功能术语，以及与 BCI 相关的其他术语。这些内容有助于 BCI 初学者和研发人员学习。未来，我们将进一步补充本章未列出的 BCI 相关术语。

参考文献

[1] Wolpaw J R, Wolpaw E W. Brain-Computer Interfaces: Something New Under the Sun[M]. In Brain-Computer Interfaces: Principles and Practice. Oxford: Oxford University Press, 2012.

[2] Wolpaw J R, et al. An EEG-based brain-computer interface for cursor control[J]. Electroencephalography and Clinical Neurophysiology, 1991, 78(3): 252-259.

[3] Graimann B, Allison B Z, Pfurtscheller G. Brain-Computer Interfaces: Revolutionizing Human-Computer Interaction[M]. Berlin, Germany: Springer Science & Business Media, 2010.

[4] Wolpaw J R, Millán J D R, Ramsey N F. Brain-computer interfaces: Definitions and principles[J]. Handbook of Clinical Neurology, 2020, 168: 15-23.

[5] Donoghue J P. Connecting cortex to machines: Recent advances in brain interfaces[J]. Nature Neuroscience, 2002, 5(Suppl 11): 1085-1088.

[6] Wolpaw J R, Birbaumer N, McFarland D J, et al. Brain-computer interfaces for communication and control[J]. Clinical Neurophysiology, 2002, 113(6): 767-791.

[7] Schwartz A B. Cortical neural prosthetics[J]. Annual Review of Neuroscience, 2004, 27: 487-507.

[8] Dornhege G, Millán J D R, Hinterberger T, et al. An Introduction to Brain-Computer Interfacing[M]. Berlin, Germany: Springer, 2007.

[9] Daly J J, Wolpaw J R. Brain-computer interfaces in neurological rehabilitation[J]. The Lancet Neurology, 2008, 7(11): 1032-1043.

[10] Millán J D R, Rupp R, Mueller-Putz G, et al. Combining brain-computer interfaces and assistive technologies: State-of-the-art and challenges[J]. Frontiers in Neuroscience, 2010, 4: 1613.

[11] Chen Y, Wang F, Li T, et al. Considerations and Discussions on the Clear Definition and Definite Scope of Brain-Computer Interfaces[J]. Frontiers in Neuroscience, 2024, 18: 1449208.

[12] Hochberg L R, Bacher D, Jarosiewicz B, et al. Reach and grasp by people with tetraplegia using a neurally controlled robotic arm[J]. Nature, 2012, 485(7398): 372-375.

[13] Lécuyer A, Lotte F, Reilly R B, et al. Brain-computer interfaces, virtual reality, and videogames[J]. Computer, 2008, 41(10): 66-72.

[14] Lebedev M A, Nicolelis M A. Brain-machine interfaces: Past, present and future[J]. Trends in Neurosciences, 2006, 29(9): 536-546.

[15] Arpaia P, Esposito A, Galasso E, et al. A wearable brain-computer interface to play an endless runner game by self-paced motor imagery[J]. Journal of Neural Engineering, 2025, 22(2): 026032.

[16] Couraud M, Cattaert D, Paclet F, et al. Model and experiments to optimize co-adaptation in a simplified myoelectric control system[J]. Journal of Neural Engineering, 2017, 15(2): 026006.

[17] Savareh B A, Bashiri A, Hatef M M, et al. Prediction of salivary cortisol level by electroencephalography features[J]. Biomedical Engineering/Biomedizinische Technik, 2021, 66(3): 275-284.

[18] McFarland D J, Wolpaw J R. Brain-computer interfaces for communication and control[J]. Communications of the ACM, 2011, 54(5): 60-66.

[19] Vidal J J. Toward direct brain-computer communcation[J]. Annual Review of Biophysics and Bioengineering, 1973, 2(1): 157.

[20] Mridha M F, Das S C, Kabir M M, et al. Brain-computer interface: Advancement and challenges[J]. Sensors, 2021, 21(17): 5746.

[21] Arpaia P, Esposito A, Galasso E, et al. A wearable brain-computer interface to play an endless runner game by self-paced motor imagery[J]. Journal of Neural Engineering, 2025, 22(2): 026032.

[22] Nachev P, Kennard C, Husain M. Functional role of the supplementary and pre-supplementary motor areas[J]. Nature Reviews Neuroscience, 2008, 9(11): 856-869.

[23] Andersen R A, Cui H. Intention, action planning, and decision making in parietal-frontal circuits[J]. Neuron, 2009, 63(5): 568-583.

[24] Rizzolatti G, Luppino G. The cortical motor system[J]. Neuron, 2001, 31(6): 889-901.

[25] Schettini F, Riccio A, Simione L, et al. Assistive device with conventional, alternative, and brain computer interface inputs to enhance interaction with the environment for people with amyotrophic lateral sclerosis: A feasibility and usability study[J]. Archives of Physical Medicine and Rehabilitation, 2015, 96: S46-S53.

[26] 人工智能医疗器械创新合作平台. 脑机接口技术在医疗健康领域应用白皮书[R]. 北京：人工智能医疗器械创新合作平台，2023.

[27] Kübler A, Nijboer F, Kleih S. Hearing the needs of clinical users[J]. Handbook of Clinical Neurology, 2020, 168: 353-368.

[28] Taylor D M, Tillery S I H, Schwartz A B. Direct cortical control of 3D neuroprosthetic devices[J]. Science, 2002, 296(5574): 1829-1832.

[29] McFarland D J, Krusienski D J, Wolpaw J, et al. BCI signal processing: feature translation[M]//Wolpaw J R, Wolpaw E W. Brain- Computer Interfaces: Principles and Practice. Oxford: Oxford University Press, 2012: 147-165.

[30] Krusienski D J, McFarland D J, Principe J C, Wolpaw E. BCI Signal Processing: Feature Extraction[A]// Wolpaw J R, Wolpaw E W. Brain-Computer Interfaces: Principles and Practice. New York: Oxford University Press, 2012: 123-146.

[31] Perdikis S, Tonin L, Saeedi S, et al. The Cybathlon BCI Race: Successful Longitudinal Mutual Learning with two Tetraplegic Users[J]. PLoS Biology, 2018, 16(5): e2003787.

[32] Tai P, Ding P, Wang F, et al. Brain-computer interface paradigms and neural coding[J]. Frontiers in Neuroscience, 2024, 17: 1345961.

[33] Choi I, Rhiu I, Lee Y, et al. A systematic review of hybrid brain-computer interfaces: Taxonomy and usability perspectives[J]. PLOS ONE, 2017, 12(4): e0176674.

[34] Chen Y, Wang F, Li T, et al. Several inaccurate or erroneous conceptions and misleading propaganda about brain-computer interfaces[J]. Frontiers in Human Neuroscience, 2024, 18: 1391550.

[35] Collura T F. Technical Foundations of Neurofeedback[M]. New York: Routledge, 2014.

[36] Collura T F. 神经反馈原理与实践[M]. 伏云发，龚安民，南文雅，等译. 北京：电子工业出版社，2021.

[37] Mak J N, Wolpaw J R. Clinical applications of brain-computer interfaces: Current state and future prospects[J]. IEEE Reviews in Biomedical Engineering, 2009, 2(1): 187-199.

[38] Millán J d R, Carmena J M. Invasive or noninvasive: Understanding brain-machine interface technology[J]. IEEE Engineering in Medicine & Biology Magazine, 2010, 29(1): 16-22.

[39] Pfurtscheller G, Müller-Putz GR, Scherer R, et al. Rehabilitation with brain-computer interface systems[J]. Computer, 2008, 41(10): 58-65.

[40] Fatourechi M, Bashashati A, Ward R K, et al. EMG and EOG artifacts in brain computer interface systems: A survey[J]. Clinical Neurophysiology, 2007, 118(3): 480-494.

[41] Hammer E M, Halder S, Blankertz B, et al. Psychological predictors of SMR-BCI performance[J]. Biological Psychology, 2012, 89(1): 80-86.

[42] Daly J J, Cheng R, Rogers J, et al. Feasibility of a new application of noninvasive brain computer interface (BCI): A case study of training for recovery of volitional motor control after stroke[J]. Journal of Neurologic Physical Therapy, 2009, 33(4): 203-211.

[43] Pineda J A, Allison B Z, Vankov A. The effects of self-movement, observation, and imagination on /spl mu/ rhythms and readiness potentials (RP's): Toward a brain-computer interface (BCI)[J]. IEEE Transactions on Rehabilitation Engineering, 2002, 8(2): 219-222.

[44] Tibrewal N, Leeuwis N, Alimardani M. Classification of motor imagery EEG using deep learning increases performance in inefficient BCI users[J]. PLOS ONE, 2022, 17(7): e0268880.

[45] Vourvopoulos A, Jorge C, Abreu R, et al. Efficacy and brain imaging correlates of an immersive motor imagery BCI-driven VR system for upper limb motor rehabilitation: A clinical case report[J]. Frontiers in Human Neuroscience, 2019, 13: 244.

[46] Müller-Putz G, Leeb R, Tangermann M, et al. Towards noninvasive hybrid brain–computer interfaces: framework, practice, clinical application, and beyond [J]. Proceedings of the IEEE, 2015, 103(6): 926-943.

[47] Halder S, Leinfelder T, Schulz S M, et al. Neural mechanisms of training an auditory event-related potential task in a brain-computer interface context[J]. Human Brain Mapping, 2019, 40(8): 2399-2412.

[48] Amaral D G, Kandel E R, Schwartz J H, et al. Principles of Neural Science[M]. New York: McGraw-Hill, 2000.

[49] Latash M L. Neurophysiological Basis of Movement[M]. Champaign, IL: Human Kinetics, 2008.

[50] Mustile M, Kourtis D, Edwards M G, et al. Neural correlates of motor imagery and execution in real-world dynamic behavior: evidence for similarities and differences[J]. Frontiers in Human Neuroscience, 2024, 18: 1412307.

[51] Decety J. Do imagined and executed actions share the same neural substrate?[J]. Cognitive Brain Research, 1996, 3(2): 87-93.

[52] Jackson P L, Lafleur M F, Malouin F, et al. Potential role of mental practice using motor imagery in neurologic rehabilitation[J]. Archives of Physical Medicine and Rehabilitation, 2001, 82(8): 1133-1141.

[53] Pfurtscheller G, Neuper C. Motor imagery and direct brain-computer communication[J]. Proceedings of the IEEE, 2001, 89(7): 1123-1134.

[54] Ikeda A, Lüders H O, Burgess R C, et al. Movement-related potentials recorded from supplementary motor area and primary motor area: role of supplementary motor area in voluntary movements[J]. Brain, 1992, 115(4): 1017-1043.

[55] Jeunet C, N′Kaoua B, Lotte F. Advances in user-training for mental-imagery-based BCI control: Psychological and cognitive factors and their neural correlates[M]. In Progress in Brain Research. Amsterdam: Elsevier, 2016: 3-35.

[56] Ramos-Murguialday A, Birbaumer N. Brain oscillatory signatures of motor tasks[J]. Journal of Neurophysiology, 2015, 113(10): 3663-3682.

[57] Wang Y. Research on Event-Related Desynchronization of Motor Imagery and Movement Based on Localized EEG Cortical Sources[J]. arXiv preprint arXiv:2502.19869, 2025.

[58] Uehara K, Fine J M, Santello M. Modulation of cortical beta oscillations influences motor vigor: A rhythmic TMS‐EEG study[J]. Human Brain Mapping, 2023, 44(3): 1158-1172.

[59] Neuper C, Müller-Putz G R, Scherer R, et al. Motor imagery and EEG-based control of spelling devices and neuroprostheses[J]. Progress in Brain Research, 2006, 159: 393-409.

[60] Bipul M R S, Rahman M A, Hossain M F. Study on different brain activation rearrangement during cognitive workload from ERD/ERS and coherence analysis[J]. Cognitive Neurodynamics, 2024, 18(4): 1709-1732.

[61] Pfurtscheller G, Neuper C. Event-related synchronization of mu rhythm in the EEG over the cortical hand area in man[J]. Neuroscience Letters, 1994, 174(1): 93-96.

[62] Neuper C, Pfurtscheller G. Event-related dynamics of cortical rhythms: frequency-specific features and functional correlates[J]. International Journal of Psychophysiology, 2001, 43(1): 41-58.

[63] Shibasaki H, Hallett M. What is the Bereitschaftspotential?[J]. Clinical Neurophysiology, 2006, 117(11): 2341-2356.

[64] Mylatz U. Was sagen uns die neurowissenschaftlichen Experimente über die Willensfreiheit?[M]//Natur, Kultur und Technik. Frank & Timme, Berlin, 2024: 139-150.

[65] Deecke L, Scheid P, Kornhuber H H. Distribution of readiness potential, pre-motion positivity, and motor potential of the human cerebral cortex preceding voluntary finger movements[J]. Experimental Brain Research, 1969, 7: 158-168.

[66] Deecke L, Kornhuber H H. An electrical sign of participation of the mesial "supplementary" motor cortex in human voluntary finger movement[J]. Brain Research, 1978, 159(2): 473-476.

[67] Brunia C H. Waiting in readiness: Gating in attention and motor preparation[J]. Psychophysiology, 1993, 30(4): 327-339.

[68] Neshige R, Lüders H, Shibasaki H. Recording of movement-related potentials from scalp and cortex in man[J]. Brain: A Journal of Neurology, 1988, 111: 719-736.

[69] Sitaram R, Caria A, Birbaumer N. Hemodynamic brain-computer interfaces for communication and rehabilitation[J]. Neural Networks: The Official Journal of the International Neural Network Society, 2009, 22(9): 1320-1328.

[70] Wei L, Jing J, Feng D. Cognitive-based EEG BCIs and human brain-robot interactions[J]. Computational Intelligence and Neuroscience, 2017: 9471841.

[71] Walter S. Locked-in syndrome, BCI, and a confusion about embodied, embedded, extended, and enacted cognition[J]. Neuroethics, 2010, 3(1): 61-72.

[72] Eysenck M W, Keane M T. Cognitive psychology: A student's Handbook[M]. 6th Edition. Hove: Psychology Press, 2020.

[73] Guger C, Ince N F, Korostenskaja M, et al. Brain-Computer Interface Research: A State-of-the-Art Summary 11[M]//Brain-Computer Interface Research: A State-of-the-Art Summary 11. Cham: Springer Nature Switzerland, 2024: 1-11.

[74] Spüler M, Rosenstiel W, Bogdan M. Online adaptation of a c-VEP brain-computer interface (BCI) based on error-related potentials and unsupervised learning[J]. PLOS ONE, 2012, 7(12): e51077.

[75] Falkenstein M, et al. Effects of errors in choice reaction tasks on the ERP under focused and divided attention[J]. Psychophysiological Brain Research, 1990.

[76] Pillette L, Jeunet C, Mansencal B, et al. A physical learning companion for mental-imagery BCI user

training[J]. International Journal of Human-Computer Studies, 2020, 136: 102380.

[77] Borg J, et al. The right to assistive technology: For whom, for what, and by whom?[J]. Disability & Society, 2011, 26(2): 151-167.

[78] Polich J. Updating P300: An integrative theory of P3a and P3b[J]. Clinical Neurophysiology, 2007, 118(10): 2128-2148.

[79] Squires N K, Squires K C, Hillyard S A. Two varieties of long-latency positive waves evoked by unpredictable auditory stimuli in man[J]. Electroencephalography and Clinical Neurophysiology, 1975, 38(4): 387-401.

[80] Donders F C. On the speed of mental processes[J]. Acta Psychologica, 1969, 30: 412-431.

[81] Wessel J R. Prepotent motor activity and inhibitory control demands in different variants of the go/no-go paradigm[J]. Psychophysiology, 2018, 55(3): e12871.

[82] Logan G D, Cowan W B. On the ability to inhibit thought and action: A theory of an act of control[J]. Psychological Review, 1984, 91(3): 295.

[83] Shan S, Hong F, Cui L, et al. Interaction between visual working memory and upright postural control in young adults: an event-related potential study based on the *N*-back paradigm[J]. Frontiers in Neuroscience, 2024, 18: 1387865.

[84] Hong J S, Lee D, Han D H, et al. Development and validation of the trauma-specific emotional counting stroop paradigm for fMRI study[J]. Journal of Affective Disorders, 2024, 350: 118-124..

[85] Simon J R, Rudell A P. Auditory SR compatibility: The effect of an irrelevant cue on information processing[J]. Journal of Applied Psychology, 1967, 51(3): 300.

[86] Eriksen B A, Eriksen C W. Effects of noise letters upon the identification of a target letter in a nonsearch task[J]. Perception & Psychophysics, 1974, 16(1): 143-149.

[87] Posner M I. Orienting of attention[J]. Quarterly Journal of Experimental Psychology, 1980, 32(1): 3-25.

[88] Baddeley A. Working memory[J]. Science, 1992, 255(5044): 556-559.

[89] Miller G A. The magical number seven, plus or minus two: Some limits on our capacity for processing information[J]. Psychological Review, 1956, 63(2): 81.

[90] Luck S J. An Introduction to The Event-Related Potential Technique[M]. Cambridge: MIT Press, 2014.

[91] Sutton S, Braren M, Zubin J, et al. Evoked-potential correlates of stimulus uncertainty[J]. Science, 1965, 150(3700): 1187-1188.

[92] Demiralp T, Ademoglu A, Istefanopulos Y, et al. Wavelet analysis of oddball P300[J]. International Journal of Psychophysiology, 2001, 39(2-3): 221-227.

[93] Picton T W. The P300 wave of the human event-related potential[J]. Journal of Clinical Neurophysiology, 1992, 9: 456.

[94] Regan D. Evoked potentials in psychology, sensory physiology and clinical medicine[M]. London: Chapman and Hall, 1972.

[95] Picton T W. Human Auditory Evoked Potentials[M]. San Diego: Plural Publishing, 2010.

[96] Oken B S. Electrophysiology of Mind: Event-Related Brain Potentials and Cognition[M]. Oxford: Oxford University Press, 1996.

[97] Fabiani M, Gratton G, Federmeier K D. Event-Related Brain Potentials: Methods, Theory, and Applications[M]//Handbook of Psychophysiology. Cambridge: Cambridge University Press, 2007.

[98] Kutas M, Federmeier K D. Thirty years and counting: finding meaning in the N400 component of the

event-related brain potential (ERP)[J]. Annual Review of Psychology, 2011, 62(1): 621-647.

[99] Pritchard W S. Psychophysiology of P300[J]. Psychological Bulletin, 1981, 89(3): 506.

[100] Pfurtscheller G, Aranibar A. Evaluation of event-related desynchronization (ERD) preceding and following voluntary self-paced movement[J]. Electroencephalography and Clinical Neurophysiology, 1979, 46(2): 138-146.

[101] Jeannerod M. The Cognitive Neuroscience of Action[M]. Oxford: Blackwell Publishing, 1997.

[102] Logan G D, Cowan W B, Davis K A. On the ability to inhibit simple and choice reaction time responses: A model and a method[J]. Journal of Experimental Psychology: Human Perception and Performance, 1984, 10(2): 276.

[103] Verbruggen F, Logan G D. Response inhibition in the stop-signal paradigm[J]. Trends in Cognitive Sciences, 2008, 12(11): 418-424.

[104] Decety J. The neurophysiological basis of motor imagery[J]. Behavioural Brain Research, 1996, 77(1-2): 45-52.

[105] Sutter E E. The brain response interface: communication through visually-induced electrical brain responses[J]. Journal of Microcomputer Applications, 1992, 15(1): 31-45.

[106] Radvansky G A, Zacks J M. Event Cognition[M]. Oxford: Oxford University Press, 2014.

[107] Nagel S, Dreher W, Rosenstiel W, et al. The effect of monitor raster latency on VEPs, ERPs and Brain-Computer Interface performance[J]. Journal of Neuroscience Methods, 2018, 295: 45-50.

[108] Celesia G G. Visual evoked potentials in clinical neurology[M]//Aminoff M J. Electrodiagnosis in Clinical Neurology. London: Churchill Livingstone, 2005: 453-471.

[109] Odom J V, Bach M, Brigell M, et al. ISCEV standard for clinical visual evoked potentials[J]. Documenta Ophthalmologica, 2016, 133: 1-9.

[110] Klistorner A, Graham S L. Objective perimetry in glaucoma[J]. Ophthalmology, 2000, 107(12): 2283-2299.

[111] Rothwell J C. Techniques and mechanisms of action of transcranial stimulation of the human motor cortex[J]. Journal of Neuroscience Methods, 1997, 74(2): 113-122.

[112] Jamil A, Batsikadze G, Kuo H I, et al. Systematic evaluation of the impact of stimulation intensity on neuroplastic after-effects induced by transcranial direct current stimulation[J]. The Journal of Physiology, 2017, 595(4): 1273-1288.

[113] Takemi M, Masakado Y, Liu M, et al. Event-related desynchronization reflects downregulation of intracortical inhibition in human primary motor cortex[J]. Journal of Neurophysiology, 2013, 110(5): 1158-1166.

[114] Regan D. Steady-state evoked potentials[J]. Journal of the Optical Society of America, 1977, 67(11): 1475-1489.

[115] Herrmann C S. Human EEG responses to 1-100 Hz flicker: Resonance phenomena in visual cortex and their potential correlation to cognitive phenomena[J]. Experimental Brain Research, 2001, 137: 346-353.

[116] Müller M M, Hillyard S. Concurrent recording of steady-state and transient event-related potentials as indices of visual-spatial selective attention[J]. Clinical Neurophysiology, 2000, 111(9): 1544-1552.

[117] Vialatte F B, Maurice M, Dauwels J, et al. Steady-state visually evoked potentials: focus on essential paradigms and future perspectives[J]. Progress in Neurobiology, 2010, 90(4): 418-438.

[118] Zhu D, Bieger J, Garcia Mo G, et al. A survey of stimulation methods used in SSVEP-based BCIs[J]. Computational Intelligence and Neuroscience, 2010(1): 702357.

[119] Graimann B, Allison B, Pfurtscheller G. 脑−机接口——革命性的人机交互[M]. 伏云发，郭衍龙，张夏冰，等译. 北京：国防工业出版社，2020.

[120] Cecotti H. A self-paced and calibration-less SSVEP-based brain-computer interface speller[J]. IEEE Transactions on Neural Systems and Rehabilitation Engineering, 2010, 18(2): 127-133.

[121] Eggermont J J. Auditory Brainstem Response[M]//Handbook of Clinical Neurology. Amsterdam: Elsevier, 2019.

[122] Hyde M. The N1 response and its applications[J]. Audiology and Neurotology, 1997, 2(5): 281-307.

[123] Hall J W. New Handbook of Auditory Evoked Responses[M]. Boston: Pearson, 2007.

[124] Galambos R, Hecox K E. Clinical applications of the auditory brain stem response[J]. Otolaryngologic Clinics of North America, 1978, 11(3): 709-722.

[125] Plourde G, Stapells D R, Picton T W. The human auditory steady-state evoked potentials[J]. Acta Oto-Laryngologica, 1991, 111: 153-160.

[126] Dobie R A, Wilson M J. Low-level steady-state auditory evoked potentials: Effects of rate and sedation on detectability[J]. The Journal of the Acoustical Society of America, 1998, 104(6): 3482-3488.

[127] Punsawad Y, Wongsawat Y. Multi-command SSAEP-based BCI system with training sessions for SSVEP during an eye fatigue state[J]. IEEE Transactions on Electrical and Electronic Engineering, 2017, 12: S72-S78.

[128] Borirakarawin M, Punsawad Y. Multicommand auditory ERP-based BCI system[C]. 2021 13th Biomedical Engineering International Conference (BMEiCON). IEEE, 2021: 1-4.

[129] Hu H, Wang Z, Zhao X, et al. A Survey on Brain-Computer Interface-Inspired Communications: Opportunities and Challenges[J]. IEEE Communications Surveys & Tutorials, 2024.

[130] Hari R, Forss N. Magnetoencephalography in the study of human somatosensory cortical processing[J]. Philosophical Transactions of the Royal Society of London. Series B: Biological Sciences, 1999, 354(1387): 1145-1154.

[131] Allison T, McCarthy G, Wood C C, et al. Potentials evoked in human and monkey cerebral cortex by stimulation of the median nerve: A review of scalp and intracranial recordings[J]. Brain, 1991, 114(6): 2465-2503.

[132] Conde V, Tomasevic L, Akopian I, et al. The non-transcranial TMS-evoked potential is an inherent source of ambiguity in TMS-EEG studies[J]. Neuroimage, 2019, 185: 300-312.

[133] Kakigi R. Somatosensory evoked magnetic fields following median nerve stimulation[J]. Neuroscience Research, 1994, 20(2): 165-174.

[134] Pons T P, Garraghty P E, Mishkin M. Lesion-induced plasticity in the second somatosensory cortex of adult macaques[J]. Proceedings of the National Academy of Sciences, 1988, 85(14): 5279-5281.

[135] Muller-Putz G R, Pfurtscheller G. Control of an electrical prosthesis with an SSVEP-based BCI[J]. IEEE Transactions on Biomedical Engineering, 2007, 55(1): 361-364.

[136] Yu X, Xie Z, Yu Y, et al. Skin-integrated wireless haptic interfaces for virtual and augmented reality[J]. Nature, 2019, 575(7783): 473-479.

[137] Vallabhaneni A, Wang T, He B. Brain-computer interface[M]//He B. Neural Engineering. Boston, MA: Springer, 2005.

[138] Müller-Putz G R, Scherer R, Pfurtscheller G, et al. EEG-based neuroprosthesis control: A step towards clinical practice[J]. Neuroscience Letters, 2005, 382(1-2): 169-174.

[139] Chatterjee A, Aggarwal V, Ramos A, et al. A brain-computer interface with vibrotactile biofeedback for haptic information[J]. Journal of NeuroEngineering and Rehabilitation, 2007, 4: 1-12.

[140] Blankertz B, Sannelli C, Halder S, et al. Neurophysiological predictor of SMR-based BCI performance[J]. Neuroimage, 2010, 51(4): 1303-1309.

[141] Pfurtscheller G, Allison B Z, Brunner C, et al. The Hybrid BCI[J]. Frontiers in Neuroscience, 2010, 4(30): 30.

[142] Castellini C, Smagt P V D. Surface EMG in advanced hand prosthetics[J]. Biological Cybernetics, 2009, 100(1): 35-47.

[143] Pichiorri F, Morone G, Petti M, et al. Brain-computer interface boosts motor imagery practice during stroke recovery[J]. Annals of Neurology, 2015, 77(5): 851-865.

[144] Biasiucci A, Leeb R, Iturrate I, et al. Brain-actuated functional electrical stimulation elicits lasting arm motor recovery after stroke[J]. Nature Communications, 2018, 9(1): 2421.

[145] Vansteensel M J, Pels E G, Bleichner M G, et al. Fully implanted brain-computer interface in a locked-in patient with ALS[J]. New England Journal of Medicine, 2016, 375(21): 2060-2066.

[146] Willett F R, Avansino D T, Hochberg L R, et al. High-performance brain-to-text communication via handwriting[J]. Nature, 2021, 593(7858): 249-254.

[147] Daly I, Billinger M, Laparra-Hernández J, et al. On the control of brain-computer interfaces by users with cerebral palsy[J]. Clinical Neurophysiology, 2013, 124(9): 1787-1797.

[148] Gniadek P, Aktas O, Wandinger K P, et al. Systemic IFN-β treatment induces apoptosis of peripheral immune cells in MS patients[J]. Journal of Neuroimmunology, 2003, 137(1-2): 187-196.

[149] Birbaumer N. Breaking the silence: Brain-Computer interfaces (BCI) for communication and motor control[J]. Psychophysiology, 2006, 43(6): 517-532.

[150] Little S, Pogosyan A, Neal S, et al. Adaptive deep brain stimulation in advanced Parkinson disease[J]. Annals of Neurology, 2013, 74(3): 449-457.

[151] Salminen A, Kaarniranta K, Kauppinen A, et al. Impaired autophagy and APP processing in Alzheimer's disease: The potential role of Beclin interactome[J]. Progress in Neurobiology, 2013, 106: 33-54.

[152] Ieracitano C, Mammone N, Hussain A, et al. A novel multi-modal machine learning based approach for automatic classification of EEG recordings in dementia[J]. Neural Networks, 2020, 123: 176-190.

[153] 吕晓彤, 丁鹏, 李思语, 等. 脑机接口人因工程及应用: 以人为中心的脑机接口设计和评价方法[J]. 生物医学工程学杂志, 2021, 38(2): 210-223.

[154] Brendan Z Allison, et al. 面向实用的脑机−接口: 缩小研究与实际应用之间的差距[M]. 伏云发, 龚安民, 陈超, 等译. 北京: 科学出版社, 2021.

[155] Allison B Z, et al. Towards Practical Brain-Computer Interfaces: Bridging the Gap from Research to Real-World Applications[M]. Berlin: Springer Science & Business Media, 2012.

[156] 许为, 葛列众. 人因学发展的新取向[J]. 心理科学进展, 2018, 26(9): 1521-1534.

[157] 蒋祖华, 赖朝安. 人因工程[M]. 北京: 科学出版社, 2011.

[158] Kübler A, Holz E M, Riccio A, et al. The user-centered design as novel perspective for evaluating the usability of BCI-controlled applications[J]. PLOS ONE, 2014, 9(12): e112392.

[159] Kübler A, Zickler C, Holz E, et al. Applying the user-centred design to evaluation of Brain-Computer Interface controlled applications[J]. Biomedical Engineering/Biomedizinische Technik, 2013, 58(SI-1-Track-S): 000010151520134438.

[160] Chavarriaga R, Fried-Oken M, Kleih S, et al. Heading for new shores! Overcoming pitfalls in BCI design[J]. Brain-Computer Interfaces, 2017, 4(1-2): 60-73.

[161] Zickler C, Riccio A, Leotta F, et al. A brain-computer interface as input channel for a standard assistive technology software[J]. Clinical EEG and Neuroscience, 2011, 42(4): 236-244.

[162] Riccio A, Pichiorri F, Schettini F, et al. Interfacing brain with computer to improve communication and rehabilitation after brain damage[J]. Progress in Brain Research, 2016, 228: 357-387.

[163] Abiri R, Borhani S, Kilmarx J, et al. A usability study of low-cost wireless brain-computer interface for cursor control using online linear model[J]. IEEE Transactions on Human-Machine Systems, 2020, 50(4): 287-297.

[164] Kübler A. The history of BCI: From a vision for the future to real support for personhood in people with locked-in syndrome[J]. Neuroethics, 2020, 13(2): 163-180.

[165] Martin S, Armstrong E, Thomson E, et al. A qualitative study adopting a user-centered approach to design and validate a brain computer interface for cognitive rehabilitation for people with brain injury[J]. Assistive Technology, 2018, 30(5): 233-241.

[166] Branco M P, Pels E G, Sars R H, et al. Brain-computer interfaces for communication: preferences of individuals with locked-in syndrome[J]. Neurorehabilitation and Neural Repair, 2021, 35(3): 267-279.

[167] Jin J, Miao Y, Daly I, et al. Correlation-based channel selection and regularized feature optimization for MI-based BCI[J]. Neural Networks, 2019, 118: 262-270.

[168] Lim C G, Lee T S, Guan C, et al. Effectiveness of a brain-computer interface based programme for the treatment of ADHD: A pilot study[J]. Psychopharmacol Bull, 2010, 43(1): 73-82.

[169] Chen X, Wang Y, Gao S, et al. Filter bank canonical correlation analysis for implementing a high-speed SSVEP-based brain-computer interface[J]. Journal of Neural Engineering, 2015, 12(4): 046008.

[170] Zickler C, Halder S, Kleih S C, et al. Brain painting: Usability testing according to the user-centered design in end users with severe motor paralysis[J]. Artificial Intelligence in Medicine, 2013, 59(2): 99-110.

[171] Pan H, Ding P, Wang F, et al. Comprehensive evaluation methods for translating BCI into practical applications: usability, user satisfaction and usage of online BCI systems[J]. Frontiers in Human Neuroscience, 2024, 18: 1429130.

[172] Lu X, Ding P, Li S, et al. Human factors engineering of brain-computer interface and its applications: Human-centered brain-computer interface design and evaluation methodology[J]. Journal of Biomedical Engineering, 2021, 38(2): 210-223.

[173] LU X T, DING P, et al. Human factors engineering of brain-computer interface and its applications: Human centered brain-computer interface design and evaluation methodology[J]. Journal of Biomedical Engineering, 2021, 38(2): 210-223.

[174] Lv X, Ding P, Li S, et al. Human factors engineering of BCI: An evaluation for satisfaction of BCI based on motor imagery[J]. Cognitive Neurodynamics, 2022: 1-14.

[175] Gao S K. Grand Challenges in EEG Based Brain-Computer Interface[M]. Beijing: Science Press, 2012.

[176] Norman D. Emotional Design[M]. New York: Basic Books, 2005.

[177] Brockmyer J H, Fox C M, Curtiss K A, et al. The development of the Game Engagement Questionnaire: A measure of engagement in video game-playing[J]. Journal of Experimental Social Psychology, 2009, 45(4): 624-634.

[178] Ergonomics of human-system interaction-Part 210: Human-centred design for interactive systems[S].

Geneva, Switzerlan, 2010.

[179] Van Baren J. Measuring presence: A guide to current measurement approaches[R]. Deliverable of the OmniPres Project IST-2001-39237, 2004.

[180] Jennett C, Cox A L, Cairns P, et al. Measuring and defining the experience of immersion in games[J]. International Journal of Human-Computer Studies, 2008, 66(9): 641-661.

[181] 张喆，陈衍肖，赵旭，等. 侵入式脑机接口医学应用伦理规范考量[J]. 生物医学工程学杂志，2024，41(1)：177.

[182] 张喆，赵旭，马艺昕，等. 脑机接口技术伦理规范考量[J]. 生物医学工程学杂志，2023，40(2)：358.

[183] Li G, Liu Y, Chen Y, et al. Polyvinyl alcohol/polyacrylamide double-network hydrogel-based semi-dry electrodes for robust electroencephalography recording at hairy scalp for noninvasive brain-computer interfaces[J]. Journal of Neural Engineering, 2023, 20(2): 026017.

[184] Ma Y, Gong A, Nan W, et al. Personalized Brain-Computer Interface and Its Applications[J]. Journal of Personalized Medicine, 2023, 13(1): 46.

[185] Corradi F, Scherer M J, Presti A L. Measuring the Assistive Technology Match[M]//Assistive Technology Assessment Handbook. Boca Raton: CRC Press, 2017.

[186] Brooke J. SUS: A "quick and dirty" usability scale[J]. Usability Evaluation in Industry, 1996, 189(3): 189-194.

[187] Holz E M, Botrel L, Kübler A. Independent home use of Brain Painting improves quality of life of two artists in the locked-in state diagnosed with amyotrophic lateral sclerosis[J]. Brain-Computer Interfaces, 2015, 2(2-3): 117-134.

[188] Bangor A, Kortum P T, Miller J T. An empirical evaluation of the system usability scale[J]. International Journal of Human-Computer Interaction, 2008, 24(6): 574-594.

[189] Ramsey N F, Millán J D R. Brain-Computer Interfaces[M]. Amsterdam: Elsevier, 2020.

[190] Vaughan T M. Brain-computer interfaces for people with amyotrophic lateral sclerosis[J]. Handbook of Clinical Neurology, 2020, 168: 33-38.

[191] Saha S, Baumert M. Intra- and inter-subject variability in EEG-based sensorimotor brain-computer interface: A review[J]. Frontiers in Computational Neuroscience, 2020, 13: 87.

[192] Klein E. Ethics and the emergence of brain-computer interface medicine[J]. Handbook of Clinical Neurology, 2020, 168: 329-339.

[193] 陈衍肖，张喆，王帆，等. 一个新兴学科：脑机接口医学[J]. 生物医学工程学杂志，2024(4)：641-649.

[194] Wolpaw J R. Brain-computer interfaces[M]//Handbook of Clinical Neurology. Amsterdam: Elsevier, 2013, 110: 67-74.

[195] Flesher S N, Collinger J L, Foldes S T, et al. Intracortical microstimulation of human somatosensory cortex[J]. Science Translational Medicine, 2016, 8(361): 361ra141.

[196] Klein E, Brown T, Sample M, et al. Engineering the brain: ethical issues and the introduction of neural devices[J]. Hastings Center Report, 2015, 45(6): 26-35.

[197] Bioethics N C. Novel Neurotechnologies: Intervening in the Brain[M]. London: Nuffield Council on Bioethics, 2013.

[198] Haselager P, Vlek R, Hill J, et al. A note on ethical aspects of BCI[J]. Neural Networks, 2009, 22(9): 1352-1357.

[199] Nijboer F, Clausen J, Allison B Z, et al. The Asilomar Survey: Stakeholders' Opinions on Ethical Issues

Related to Brain-Computer Interfacing[J]. Neuroethics, 2013, 6(3): 541-578.

[200] Ienca M, Andorno R. Towards new human rights in the age of neuroscience and neurotechnology[J]. Life Sciences, Society and Policy, 2017, 13(1): 5.

[201] Yuste R, Goering S. Four ethical priorities for neurotechnologies and AI[J]. Nature, 2017, 551(7679): 159-163.

[202] Chethan P, Paul N, Blabe C H, et al. High performance communication by people with paralysis using an intracortical brain-computer interface[J]. eLife, 2017, 6: e18554.

[203] Soekadar S R, Birbaumer N, Slutzky M W, et al. Brain-machine interfaces in neurorehabilitation of stroke[J]. Neurobiology of Disease, 2015, 83: 172-179.

[204] Van Erp J. Brain-Computer Interfaces: Beyond Medical Applications[J]. Computer, 2012, 45(4): 26-34.

[205] Gaur P, Gupta H, Chowdhury A, et al. A sliding window common spatial pattern for enhancing motor imagery classification in EEG-BCI[J]. IEEE Transactions on Instrumentation and Measurement, 2021, 70: 1-9.

[206] Alireza G. What Turns Assistive into Restorative Brain-Machine Interfaces?[J]. Frontiers in Neuroscience, 2016, 10: 456-462.

[207] Atkinson J, Campos D. Improving BCI-based emotion recognition by combining EEG feature selection and kernel classifiers[J]. Expert Systems with Applications, 2016, 47: 35-41.

[208] Farabbi A, Figueiredo P, Ghiringhelli F, et al. Investigating the impact of visual perspective in a motor imagery-based brain-robot interaction: A pilot study with healthy participants[J]. Frontiers in Neuroergonomics, 2023, 4: 1080794.

[209] BCNA, Müller G R, Kübler A, et al. Clinical application of an EEG-based brain-computer interface: A case study in a patient with severe motor impairment[J]. Clinical Neurophysiology, 2003, 114(3): 399-409.

[210] Lotte F M, et al. A review of classification algorithms for EEG-based brain-computer interfaces[J]. Journal of Neural Engineering, 2018, 15(3): 031005.

[211] Koles Z J, Lazar M S, Zhou S Z. Spatial patterns underlying population differences in the background EEG[J]. Brain Topography, 1990, 2(4): 275-284.

[212] Kai K A, et al. Filter Bank Common Spatial Pattern (FBCSP) in Brain-Computer Interface[C]. IEEE International Joint Conference on Neural Networks, 2008.

[213] Schalk G, Mellinger J. A practical guide to brain-computer interfacing with BCI2000: General-purpose software for brain-computer interface research, data acquisition, stimulus presentation, and brain monitoring[M]. New York: Springer Science & Business Media, 2010.

[214] Nijboer F. The Influence of Psychological State and Motivation on Brain-Computer Interface Performance in Patients with Amyotrophic Lateral Sclerosis—A Longitudinal Study[J]. Frontiers in Neuroscience, 2010, 4.

[215] Bai O, Lin P, Vorbach S, et al. Exploration of computational methods for classification of movement intention during human voluntary movement from single trial EEG[J]. Clinical Neurophysiology, 2007, 118(12): 2637-2655.

[216] Mason S G, Birch G E. A general framework for brain-computer interface design[J]. IEEE Transaction on Neural Systems & Rehabilitation Engineering, 2003, 11(1): 70-85.

[217] Vidaurre C, Blankertz B. Towards a cure for BCI illiteracy[J]. Brain Topography, 2010, 23: 194-198.

[218] Blankertz B, Dornhege G, Krauledat M, et al. The Non-Invasive Berlin Brain-Computer Interface: Fast Acquisition of Effective Performance in Untrained Subjects[J]. NeuroImage, 2007, 37(2): 539-550.

[219] Bonaci T, et al. App Stores for the Brain Privacy and Security in Brain-Computer Interfaces[C]. IEEE International Symposium on Ethics in Engineering, 2014.

[220] Kübler A, Birbaumer N. Brain-computer interfaces and communication in paralysis: extinction of goal directed thinking in completely paralysed patients?[J]. Clinical Neurophysiology, 2008, 119(11): 2658-2666.

[221] Nijboer F, Sellers E W, Mellinger J, et al. A P300-based brain-computer interface for people with amyotrophic lateral sclerosis[J]. Clinical Neurophysiology, 2008, 119(8):1909-1916.

[222] Nijboer F, Sellers E W, Mellinger J, et al. A P300-based brain-computer interface for people with amyotrophic lateral sclerosis[J]. Clinical Neurophysiology, 2008, 119(8): 1909-1916.

[223] Kuiken T A. Targeted Muscle Reinnervation for Real-time Myoelectric Control of Multifunction Artificial Arms[J]. The Journal of the American Medical Association, 2009, 301(6): 619.

[224] Fetz E E. Volitional control of neural activity: Implications for brain-computer interfaces[J]. The Journal of Physiology, 2007, 579(3):570.

[225] Merletti R, Farina D. Surface electromyography: Physiology, engineering, and applications[C]. IEEE Computer Society, 2016.

[226] Nicolas-Alonso L F, Gomez-Gil J. Brain Computer Interfaces: A Review[J]. Sensors, 2012, 12(2): 1211-1279.

[227] Abiri R, Borhani S, Sellers E W, et al. A comprehensive review of EEG-based brain-computer interface paradigms[J]. Journal of Neural Engineering, 2019, 16(1): 011001.

[228] Edelman B J, et al. Noninvasive neuroimaging enhances continuous neural tracking for robotic device control[J]. Science Robotics, 2019, 4(31): eaaw6844.

[229] Urigüen, Jose Antonio, Garcia-Zapirain B. EEG artifact removal—State-of-the-art and guidelines[J]. Journal of Neural Engineering, 2015, 12(3): 031001.

[230] Srinivasan R, Winter W R, Ding J, et al. EEG and MEG coherence: Measures of functional connectivity at distinct spatial scales of neocortical dynamics[J]. Journal of Neuroscience Methods, 2007, 166(1): 41-52.

[231] McFarland D J, Wolpaw J R. EEG-based brain-computer interfaces[J]. Current Opinion in Biomedical Engineering, 2017, 4: 194-200.

[232] Rossini P M, Noris Ferilli M A, Ferreri F. Cortical plasticity and brain-computer interface[J]. European Journal of Physical and Rehabilitation Medicine, 2012, 48(2): 307-312.

[233] Moran D. Evolution of brain-computer interface: Action potentials, local field potentials and electrocorticograms[J]. Current Opinion in Neurobiology, 2010, 20(6): 741-745.

[234] Lai C Q, Ibrahim H, Abdullah M Z, et al. Literature survey on applications of electroencephalography (EEG)[C]//AIP Conference Proceedings, 2018.

[235] Selvakumar G P, Iyer S S, Kempuraj D, et al. Glia maturation factor dependent inhibition of mitochondrial PGC-1α triggers oxidative stress-mediated apoptosis in N27 rat dopaminergic neuronal cells[J]. Molecular Neurobiology, 2018, 55(9): 7132-7152.

[236] Rudy B, McBain C J. Kv3 channels: Voltage-gated K⁺ channels designed for high-frequency repetitive firing[J]. Trends in Neurosciences, 2001, 24(9): 517-526.

[237] Govorunova E G, Sineshchekov O A, Janz R, et al. Natural light-gated anion channels: A family of microbial rhodopsins for advanced optogenetics[J]. Science, 2015, 349(6248): 647-650.

[238] Niedermeyer E. Niedermeyer's Electroencephalography: Basic Principles, Clinical Applications, and

Related Fields[M]. Philadelphia: Lippincott Williams & Wilkins, 2011.

[239] Roy A M. Adaptive transfer learning-based multiscale feature fused deep convolutional neural network for EEG MI multiclassification in brain-computer interface[J]. Engineering Applications of Artificial Intelligence, 2022, 116: 105347.

[240] Schalk G, Leuthardt E C. Brain-computer interfaces using electrocorticographic signals[J]. IEEE Reviews in Biomedical Engineering, 2012, 4: 140-154.

[241] Yanagisawa T, Hirata M, Saitoh Y, et al. Electrocorticographic control of a prosthetic arm in paralyzed patients[J]. Annals of Neurology, 2012, 71(3): 331-338.

[242] Hermes D, Miller K J, Vansteensel M J, et al. Neurophysiologic correlates of fMRI in human motor cortex[J]. Human Brain Mapping, 2012, 33(7): 1689-1699.

[243] Wei W, Collinger J L, Degenhart A D, et al. An Electrocorticographic Brain Interface in an Individual with Tetraplegia[J]. PLOS ONE, 2013, 8(2): e55344.

[244] Yang J, Singh H, Hines E, et al. Channel selection and classification of electroencephalogram signals: An artificial neural network and genetic algorithm-based approach[J]. Artificial Intelligence in Medicine, 2012, 55(2): 117-126.

[245] Kipke D R, Shain W, Buzsaki G, et al. Advanced neurotechnologies for chronic neural interfaces: New horizons and clinical opportunities[J]. Journal of Neuroscience, 2010, 28(46): 11830-11838.

[246] Normann R A, Fernandez E. Clinical applications of penetrating neural interfaces and Utah Electrode Array technologies[J]. Journal of Neural Engineering, 2016, 13(6): 061003.

[247] Nicolelis M A L, Lebedev M A. Principles of neural ensemble physiology underlying the operation of brain-machine interfaces[J]. Nature Reviews Neuroscience, 2009, 10(7): 530-540.

[248] Andersen R A, Hwang E J, Mulliken G H. Cognitive neural prosthetics[J]. Annual Review of Psychology, 2010, 61(1): 169-190.

[249] Buzsáki G, György. Large-scale recording of neuronal ensembles[J]. Nature Neuroscience, 2004, 7(5): 446.

[250] Harris K D, Mrsic-Flogel T D. Cortical connectivity and sensory coding[J]. Nature, 2013, 503(7474): 51-58.

[251] Buzsáki G, Draguhn A. Neuronal oscillations in cortical networks[J]. Science, 2004, 304(5679): 1926-1929.

[252] Bijan P, Martin V, Einevoll G T, et al. Investigating large-scale brain dynamics using field potential recordings: analysis and interpretation[J]. Nature Neuroscience, 2018, 21(5): 697-708.

[253] Kuo S M, Lee B H. The Fast Fourier Transform and Its Applications[M]. Englewood Cliffs: Prentice Hall, 1988.

[254] Lopes da Silva F H, Niedermeyer E. Electroencephalography, Basic Principles, Clinical Applications and Related Fields[M]. 5th Edition. Philadedphia: Lippincott Williams & Wilkins, 2012.

[255] Hommel B. Action control according to TEC (theory of event coding)[J]. Psychological Research PRPF, 2009, 73(4): 512-526.

[256] Baillet S. Magnetoencephalography for brain electrophysiology and imaging[J]. Nature Neuroscience, 2017, 20, 327-339.

[257] Hämäläinen M, Hari R, Ilmoniemi R J, et al. Magnetoencephalography—Theory, instrumentation, and applications to noninvasive studies of the working human brain[J]. Reviews of Modern Physics, 1993, 65(2): 413.

[258] Mellinger J, Schalk G, Braun C, et al. An MEG-based brain-computer interface (BCI)[J]. NeuroImage,

2007, 36(3): 581-593.

[259] 浩天徐，安民龚，鹏丁，等. 基于脑磁图的智能脑机交互关键技术[J]. 生物医学工程学杂志，2022，39(1)：198.

[260] Attwell D, Buchan A M, Charpak S, et al. Glial and neuronal control of brain blood flow[J]. Nature, 2010, 468(7321): 232-243.

[261] Logothetis N K. What we can do and what we cannot do with fMRI[J]. Nature, 2008, 453(7197): 869-878.

[262] Ogawa S, Lee T M, Kay A R, et al. Brain magnetic resonance imaging with contrast dependent on blood oxygenation[J]. Proceedings of the National Academy of Sciences of the United States of America, 1990, 87(24): 9868.

[263] Logothetis N, Pauls J, Augath M, et al. Neurophysiological investigation of the basis of the fMRI signal[J]. Nature, 2001, 412(6843): 150-157.

[264] Achard S. The Statistical Analysis of Functional MRI Data[M]. New York: Springer New York, 2008.

[265] Hong K S, Zafar A. Existence of initial dip for BCI: An illusion or reality[J]. Frontiers in Neurorobotics, 2018, 12: 69.

[266] Hong X, Lu Z K, Teh I, et al. Brain plasticity following MI-BCI training combined with tDCS in a randomized trial in chronic subcortical stroke subjects: A preliminary study[J]. Scientific Reports, 2017, 7(1): 9222.

[267] Grubb R L, Raichle M E, Eichling J O, et al. The effects of changes in $PaCO_2$ on cerebral blood volume, blood flow, and vascular mean transit time[J]. Stroke, 1974, 5(5): 630-639.

[268] Aronen H J, Gazit I E, Louis D N, et al. Cerebral blood volume maps of gliomas: Comparison with tumor grade and histologic findings[J]. Radiology, 1994, 191(1): 41-51.

[269] Rabbits H. Effect of hypercholesterolemia on vascular reactivity in the rabbit[J]. Circulation Research, 1986, 59(4): 457-461.

[270] Tripathy D, Mohanty P, Dhindsa S, et al. Elevation of Free Fatty Acids Induces Inflammation and Impairs Vascular Reactivity in Healthy Subjects[J]. Diabetes, 2003, 52(12): 2882-2887.

[271] Lima A T, Dos Santos E X, Britto-Junior J, et al. Release of 6-nitrodopamine modulates vascular reactivity of Pantherophis guttatus aortic rings[J]. Social Science Electronic Publishing[2025-06-06].

[272] Bandettini P A. Twenty years of functional MRI: The science and the stories[J]. NeuroImage, 2012, 62(2): 575-588.

[273] Fox M D, Raichle M E. Spontaneous fluctuations in brain activity observed with functional magnetic resonance imaging[J]. Nature Reviews Neuroscience, 2007, 8(9): 700-711.

[274] Biswal B B, Mennes M, Zuo X N, et al. Toward discovery science of human brain function[J]. Proceedings of the National Academy of Sciences of the United States of America, 2010, 107(10): 4734-4739.

[275] Van Dijk K R A, Hedden T, Venkataraman A, et al. Intrinsic Functional Connectivity As a Tool For Human Connectomics: Theory, Properties, and Optimization[J]. Journal of Neurophysiology, 2010, 103(1): 297-321.

[276] Poldrack R A. Region of interest analysis for fMRI[J]. Social Cognitive and Affective Neuroscience, 2007, 2(1): 67-70.

[278] Friston K J, Zarahn E, Josephs O, et al. Stochastic designs in event-related fMRI[J]. NeuroImage, 1999, 10(5): 607-619.

[279] Cabeza R, Nyberg L. Imaging cognition II: An empirical review of 275 PET and fMRI studies[J]. Journal of Cognitive Neuroscience, 2000, 12(1): 1-47.

[280] Scholkmann F, Kleiser S, Metz A J, et al. A review on continuous wave functional near-infrared spectroscopy and imaging instrumentation and methodology[J]. Neuroimage, 2014, 85: 6-27.

[281] Ferrari M, Quaresima V. A brief review on the history of human functional Near-Infrared Spectroscopy (fNIRS) development and fields of application[J]. Neuroimage, 2012, 63(2): 921-935.

[282] Boas D A, Elwell C E, Ferrari M, et al. Twenty years of functional Near-Infrared Spectroscopy: Introduction for the special issue[J]. Neuroimage, 2014, 85: 1-5.

[283] Wolf M, Ferrari M, Quaresima V. Progress of near-infrared spectroscopy and topography for brain and muscle clinical applications[J]. Journal of Biomedical Optics, 2007, 12(6): 062104

[284] Cui X, Bray S, Bryant D M, et al. A quantitative comparison of NIRS and fMRI across multiple cognitive tasks[J]. Neuroimage, 2011, 54(4): 2808-2821.

[285] Ferrari A C, Robertson J. Raman spectroscopy in carbons: from nanotubes to diamond-preface[J]. Philosophical Transactions of the Royal Society of London Series A: Mathematical, Physical and Engineering Sciences, 2004, 362(1824): 2269-2270.

[286] Sydoruk O, Zhernovaya O, Tuchin V, et al. Refractive index of solutions of human hemoglobin from the near-infrared to the ultraviolet range: Kramers-Kronig analysis[J]. Journal of Biomedical Optics, 2012, 17(11): 115002.

[287] Pinti P, Tachtsidis I, Hamilton A, et al. The present and future use of functional Near-Infrared Spectroscopy (fNIRS) for cognitive neuroscience[J]. Annals of the New York Academy of Sciences, 2020, 1464(1): 5-29.

[288] Sitaram R, Ros T, Stoeckel L, et al. Closed-loop brain training: The science of neurofeedback[J]. Nature Reviews Neuroscience, 2016, 18(2): 86.

[289] Trefler A, Sadeghi N, Thomas A G, et al. Impact of time-of-day on brain morphometric measures derived from T1-weighted magnetic resonance imaging[J]. Neuroimage, 2016, 133: 41-52.

[290] Obrig H, Villringer A. Beyond the visible-imaging the human brain with light[J]. Journal of Cerebral Blood Flow & Metabolism, 2003, 23(1): 1-18.

[291] Biswal B B, Kylen J V, Hyde J S. Simultaneous assessment of flow and BOLD signals in resting-state functional connectivity maps[J]. NMR in Biomedicine, 1997, 10(4-5): 165-170.

[292] Petersen S E, Dubis J W. The mixed block/event-related design[J]. Neuroimage, 2012, 62(2): 1177-1184.

[293] Friston K J. Functional and effective connectivity: A review[J]. Brain Connectivity, 2011, 1(1): 13-36.

[294] Mazziotta J C, Toga A W, Evans A, et al. A Probabilistic Atlas of the Human Brain: Theory and Rationale for Its Development[J]. NeuroImage, 1995, 2(2): 89-101.

[295] Brandt R, Rohlfing T, Rybak J, et al. Three-dimensional average-shape atlas of the honeybee brain and its applications[J]. Journal of Comparative Neurology, 2005, 492(1): 1-19.

[296] Hachinski V. Brain mapping[J]. Archives of Neurology, 1989, 46(10): 1136.

[297] Yao Z, van Velthoven C T J, Kunst M, et al. A high-resolution transcriptomic and spatial atlas of cell types in the whole mouse brain[J]. Nature, 2023, 624(7991): 317-332.

[298] Sporns O. The human connectome: A complex network[J]. Annals of the New York Academy of Sciences, 2011, 1224(1): 109-125.

[299] Catani M, Ffytche D H. The rises and falls of disconnection syndromes[J]. Brain, 2005, 128(10): 2224-2239.

[300] Mortazavi A, Williams B A, McCue K, et al. Mapping and quantifying mammalian transcriptomes by RNA-Seq[J]. Nature methods, 2008, 5(7): 621-628.

[301] Thompson P M, Toga A W. A framework for computational anatomy[J]. Computing and Visualization in Science, 2002, 5(1): 13-34.

[302] Greicius M D, Krasnow B, Reiss A L, et al. Functional connectivity in the resting brain: a network analysis of the default mode hypothesis[J]. Proceedings of the National Academy of Sciences, 2003, 100(1): 253-258.

[303] Jiang X, Bian G B, Tian Z. Removal of artifacts from EEG signals: A review[J]. Sensors, 2019, 19(5): 987.

[304] Wandell B A, Winawer J. Computational neuroimaging and population receptive fields[J]. Trends in Cognitive Sciences, 2015, 19(6): 349-357.

[305] Hickok G, Poeppel D, et al. The cortical organization of speech processing[J]. Nature Reviews Neuroscience, 2007, 8(5):393-402.

[306] Pfurtscheller G. Thought—Control of functional electrical stimulation to restore hand grasp in a patient with tetraplegia[J]. Neuroscience Letters, 2003, 351(1): 33-36.

[307] Wolpaw J R, McFarland D J. Control of a two-dimensional movement signal by a noninvasive brain-computer interface in humans[J]. Proceedings of the National Academy of Sciences, 2004, 101(51): 17849-17854.

[308] Thilo H, et al. A multimodal brain-based feedback and communication system[J]. Experimental Brain Research, 2004, 154(4): 521-526.

[309] Kübler A, Halder S, Furdea A, et al. Brain Painting - BCI Meets Art[J]. 2008.

[310] Liao F, Jan Y K. Using multifractal detrended fluctuation analysis to assess sacral skin blood flow oscillations in people with spinal cord injury[J]. Journal of Rehabilitation Research & Development, 2011, 48(7): 787.

[311] Niazi I K, Mrachacz-Kersting N, Jiang N, et al. Peripheral electrical stimulation triggered by self-paced detection of motor intention enhances motor evoked potentials[J]. IEEE Transactions on Neural Systems and Rehabilitation Engineering, 2012, 20(4): 595-604.

[312] Takashi O, Keiichiro S, Kimiko K, et al. Brain-Computer Interface with somatosensory feedback improves functional recovery from severe hemiplegia due to chronic stroke[J]. Frontiers in Neuroengineering, 2014, 7(19): 19.

[313] Murguialday A R, Aggarwal V, Chatterjee A, et al. Brain-computer interface for a prosthetic hand using local machine control and haptic feedback[C]//2007 IEEE 10th International Conference on Rehabilitation Robotics. IEEE, 2007: 609-613.

[314] Antfolk C, D'Alonzo M, Rosén B, et al. Sensory feedback in upper limb prosthetics[J]. Expert Review of Medical Devices, 2013, 10(1): 45-54.

[315] Raspopovic S, Capogrosso M, Petrini F M, et al. Restoring natural sensory feedback in real-time bidirectional hand prostheses[J]. Science Translational Medicine, 2014, 6(222): 222ra19.

[316] Bashashati A, Fatourechi M, Ward R K, et al. A survey of signal processing algorithms in brain–computer interfaces based on electrical brain signals[J]. Journal of Neural Engineering, 2007, 4(2): R32.

[317] Birbaumer N, Cohen L G. Brain-computer interfaces: Communication and restoration of movement in paralysis[J]. The Journal of Physiology, 2007, 579(3): 621-636.

[318] Schwartz A B. Brain-Controlled Interfaces: Movement Restoration with Neural Prosthetics[J]. Neuron, 2006, 52(1): 205-220.

[319] Field T A, Ghoston M R. Neuroscience-informed counseling with children and adolescents[M]. New York:

John Wiley & Sons, 2020.

[320] Vanacker G, Millán J R, Lew E, et al. Context-based filtering for assisted brain-actuated wheelchair driving[J]. Computational Intelligence and Neuroscience, 2007(1): 025130.

[321] Müller-Putz G, Scherer R, Brunner C, et al. Better than random: A closer look on BCI results[J]. International Journal of Bioelectromagnetism, 2008, 10(1): 52-55.

[322] Kolb B, Whishaw I Q. Brain plasticity and behavior[J]. Annual Review of Psychology, 1998, 49(1): 43-64.

[323] Pascual-Leone A, Amedi A, Fregni F, et al. The plastic human brain cortex[J]. Annual Review of Neuroscience, 2005, 28(1): 377-401.

[324] Heck C N, King-Stephens D, Massey A D, et al. Two-year seizure reduction in adults with medically intractable partial onset epilepsy treated with responsive neurostimulation: Final results of the RNS System Pivotal trial[J]. Epilepsia, 2014, 55(3): 432-441.

[325] Deuschl G, Schade-Brittinger C, Krack P, et al. A randomized trial of deep-brain stimulation for Parkinson's disease[J]. New England Journal of Medicine, 2006, 355(9): 896-908.

[326] Kandel E R, Schwartz J H, Jessell T M, et al. Principles of Neural Science[M]. 4th Edition. New York: McGraw-Hill, 2000.

[327] Fregni F, Pascual-Leone A. Technology insight: Noninvasive brain stimulation in neurology—perspectives on the therapeutic potential of rTMS and tDCS[J]. Nature Reviews Neurology, 2007, 3(7): 383-393.

[328] Krames E S, Peckham P H, Rezai A, et al. What is neuromodulation?[M]//Neuromodulation. New York Academic Press, 2009: 3-8.

[329] Heinrichs K. Introduction to surface electromyography[J]. Journal of Athletic Training, 1998, 34(1).

[330] Young L R Sheena D. Survey of eye movement recording methods[J]. Behavior Research Methods, 1975, 7(5): 397-429.

[331] Oskoei M A, Hu H. Myoelectric control systems—A survey[J]. Biomedical Signal Processing & Control, 2007, 2(4): 275-294.

[332] Barea R, Boquete L, Mazo M, et al. System for assisted mobility using eye movements based on electrooculography[J]. IEEE Transactions on Neural Systems & Rehabilitation Engineering, 2002, 10(4): 209-218.

[333] Jacob R J K, Karn K S. Eye tracking in human-computer interaction and usability research: Ready to deliver the promises[J]. Mind, 2003, 2(3): 573-605.

[334] Wood I K. Neuroscience: Exploring the brain[J]. Journal of Child and Family Studies, 1996, 5(3): 377-379.

[335] Krusienski D J, Mcfarland D J, Wolpaw J R. Value of amplitude, phase, and coherence features for a sensorimotor rhythm-based brain-computer interface[J]. Brain Research Bulletin, 2012, 87(1): 130-134.

第 2 章

BCI 范式与神经编码

> 脑机接口（Brain-Computer Interface, BCI）用户中枢神经系统产生的脑信号模式与 BCI 范式和神经编码紧密相关。在 BCI 技术系统中，BCI 范式与神经编码是 BCI 研发的关键和重要内容之一。然而，迄今为止少有文献阐述 BCI 范式的定义和设计原则，以及 BCI 神经编码的定义和建模原则。为此，本章详细论述了现有主要的 BCI 范式与神经编码，并讨论了 BCI 范式与神经编码面临的挑战及未来的研究方向，包括以用户为中心设计和评价 BCI 范式与神经编码、变革传统的 BCI 范式、突破现有的脑信号采集技术，以及 BCI 技术与先进的 AI 技术相结合提升脑信号解码性能。希望本章内容可以为 BCI 范式与神经编码的创新研究提供启发。

2.1 引言

脑机接口（Brain-Computer Interface, BCI）是一种变革性的人机交互[1, 2]，它绕过外周神经和肌肉直接在大脑与外部设备之间建立一种全新的通信与控制通道[3, 4]，具有监测、替代、改善/恢复、增强、补充受损或有障碍的中枢神经系统的输入或输出等功效[5, 6]，有潜在的、重要的医学和非医学应用。

在 BCI 技术系统中，BCI 用户中枢神经系统产生的脑信号模式与 BCI 范式和神经编码紧密相关[7, 8]，是 BCI 能够解码用户意图的前提或基础。因此，BCI 范式与神经编码是 BCI 研发的关键和重要内容之一。已有许多文献对 BCI 技术系统中脑信号处理和分类算法进行了评述，但少有文献阐述 BCI 范式的定义与设计原则，以及 BCI 神经编码的定义与建模原则。Lotte 等详述了基于头皮脑电（Electroencephalography, EEG）的 BCI 技术系统中使用的现代分类算法[9, 10]；Bashashati 等详述了 BCI 技术系统中的信号处理技术[11]；Abiri 等评述了基于 EEG 的 BCI 范式[12]；Xu 等评述了基于 EEG 的 BCI 脑编码和解码机制[13]。但这些文献主要侧重基于 EEG 的 BCI 范式与神经编码。除了基于 EEG 的 BCI 范式与神经编码，还有基于采集皮质内局部场电位（Local Field Potential, LFP）[14-16]、皮层脑电

（Electrocorticograply，ECoG）[17-19]、功能性近红外光谱（Functional Near-Infrared Spectroscopy，fNIRS）[20-22]、功能磁共振成像（Functional Magnetic Resonance Imaging，fMRI）[23, 24]、脑磁（Magnetoencephalography，MEG）[25, 26]及混合脑成像[27, 28]的 BCI 范式与神经编码。

2.2　BCI 范式的定义和设计原则

2.2.1　BCI 范式的定义

BCI 范式是指在特定的脑成像技术下，由 BCI 研发者精心选择/设计的一组特定的心理任务或外部刺激，用于表示受试者或用户（后文统称为用户）的意图。BCI 范式的目的是把用户的意图"写入"脑信号中，即由脑信号表征或编码（神经编码），期望所采用的脑成像技术能够检测到用户意图的神经编码，为后续"读出"或解码用户意图打下基础。值得注意的是，BCI 难以解码用户任意/随机的心理活动，也难以解码其接收的任意/随机的外部刺激。

特定的心理任务是内隐的心理活动，如运动想象、视觉想象、言语想象、心算、推理等；特定的外部刺激是外显的注意任务，如视觉刺激、听觉刺激和触觉刺激等。通过内隐的心理活动或特定的外部刺激诱发特定的脑信号特征，这些特定的脑信号特征标识了特定的心理任务和特定的外部刺激，为后续的 BCI 解码提供依据。内隐的心理活动或特定的外部刺激对应特定的脑功能和脑活动，特定的脑功能和脑活动与特定的脑区和脑网络/脑回路紧密相关。图 2.1 是 BCI 范式与特定的脑功能和脑结构的关系示意图。需要特别注意的是，通常在特定的脑成像技术条件下讨论 BCI 范式，即 BCI 范式与特定的脑成像技术紧密相关。

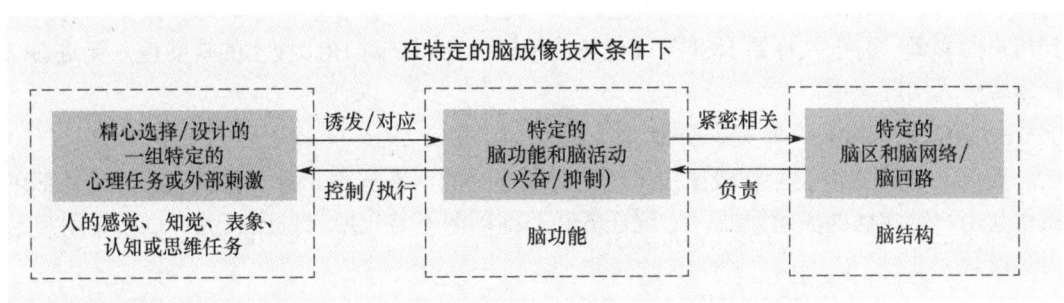

图 2.1　BCI 范式与特定的脑功能和脑结构的关系示意图

2.2.2 BCI 范式的设计原则

迄今为止,有若干 BCI 范式,如运动想象、SSVEP 和 P300 范式等。这些范式各有优缺点,有许多研究依然在完善这些范式。创新设计 BCI 范式是 BCI 研究的关键和重要内容之一,为了使设计的 BCI 范式能够转化为实际应用,BCI 范式的设计原则是以用户为中心[29-31]和依据 BCI 人因工程[6, 8, 32-38]设计并评价 BCI 范式。建议的 BCI 范式设计原则如表 2.1 所示。

表 2.1 BCI 范式的设计原则

序 号	设 计 原 则
(1)	BCI 范式任务诱发的中枢神经信号应具有较好的可分性
(2)	BCI 范式任务易于被用户执行
(3)	BCI 范式对用户具有安全性
(4)	BCI 范式具有良好的用户体验感和舒适度
(5)	BCI 范式任务与 BCI 控制的任务相一致
(6)	BCI 范式设计适合特定用户的应用需求
(7)	BCI 范式的总体用户满意度高

注:BCI 范式包括特定的心理任务或接受特定的外部刺激。

1. BCI 范式任务诱发的中枢神经信号应具有较好的可分性

BCI 范式要求用户执行特定的心理任务或接受特定的外部刺激。在特定脑成像技术条件下,用户执行所设计的 BCI 范式任务诱发的脑信号特征对不同的心理任务或外部刺激具有显著的可分性,或者相关的中枢神经活动较好地编码了 BCI 范式设计的心理任务或外部刺激。较好的可分性或编码是后续获得较高 BCI 解码精度的基础。值得注意的是,在创新设计 BCI 范式时需要考虑特定的脑成像技术。

在筛选各种心理任务和外部刺激进行组合时,需要评估各种心理任务组合或外部刺激组合[39]的分类性能,以确定最适合定制 BCI 的心理任务组合或外部刺激组合。

2. BCI 范式任务易于被用户执行

有些心理任务容易执行,而有些心理任务则不然,通常选择日常生活和工作中熟练的、自然的任务。设计的心理任务应尽可能简单,适合用户,容易被用户认可和接受,甚至受到用户的喜爱。易于执行的 BCI 范式任务,可以提高用户对 BCI 技术的接受度,促进 BCI 技术转化为实际应用。

3. BCI 范式对用户具有安全性

要求 BCI 范式涉及的脑成像技术对用户是安全的,不危害其身心健康。此外,外部刺激引起用户脑疾病的风险较低,心理任务和外部刺激不易让用户过度疲劳,以减轻用户脑力负荷。

4. BCI 范式具有良好的用户体验感和舒适度

BCI 范式的体验感和舒适度与采集脑信号的传感器的舒适度有关,也与心理任务或外部刺激的体验感和舒适度有关,还与 BCI 范式下的解码性能(解码的稳定性、准确性和速度)有关,这些因素影响了用户对 BCI 的接受度。BCI 范式应具有用户评分较高的体验感和舒适度，可由体验感和舒适度问卷调查表评价。目前，已有 BCI 范式的用户体验感和舒适度均不高，用户对 BCI 的接受度不高。

5. BCI 范式任务与 BCI 控制的任务相一致

在设计 BCI 范式时，要避免非透明映射，即心理任务和控制命令之间不一致。例如，采用左手运动想象对应的指令控制机器人向右移动。非透明映射可能会导致自主意识的改变，从而影响用户在脑机交互时的表现。为此，在设计 BCI 范式时，要使心理任务与 BCI 控制的任务相一致。

6. BCI 范式设计适合特定用户的应用需求

在筛选心理任务和外部刺激时，应根据特定的应用需求，设计心理任务组合或外部刺激组合，心理任务或外部刺激不是越多越好，满足需求即可。如果是运动障碍康复训练，选择相对应肢体的运动想象作为范式就合适；如果是实现"YES"或"NO"的简单交流，就不宜采用左右手或肢体运动想象作为心理任务。

7. BCI 范式的总体用户满意度高

BCI 范式的用户满意度与多个因素相关，需要综合考虑和评价，以设计对用户友好的 BCI 范式（用户友好型 BCI 范式）。这些因素包括上述 BCI 范式应具有较好的可分性、易于被用户执行、对用户安全、良好的用户体验感和舒适度、与 BCI 控制的任务相一致，以及适合特定用户的应用需求。

BCI 范式对潜在 BCI 用户是否接受和喜欢使用 BCI 系统具有重要的影响，因此，需要根据用户的能力特性来设计驱动 BCI 的心理任务并优化。

2.3 BCI 神经编码的定义和建模原则

在以上阐述的 BCI 范式的定义和设计原则的基础上，阐述 BCI 神经编码的定义和建模原则、BCI 神经编码与 BCI 范式及神经解码的关系、BCI 神经编码与脑神经编码及计算机信息编码的关系。

2.3.1 BCI 神经编码的定义

BCI 神经编码是指，在特定的 BCI 范式下，把用户不同的意图"写入"或编码进中枢神经信号中，由具有可分性的特定脑信号特征来表征。这种具有编码意图的脑信号可以由特定脑成像技术检测到，最后可以由 BCI 神经解码算法识别用户意图。BCI 神经编码过程示意图如图 2.2 所示。

值得注意的是，BCI 神经编码与所选择的脑成像技术水平和参数设置紧密相关。例如，记录 ECoG 信号的技术水平和硬件设置（包括采样频率和硬件滤波器）会影响可提取的特征类型和可进行的分析[40,41]。

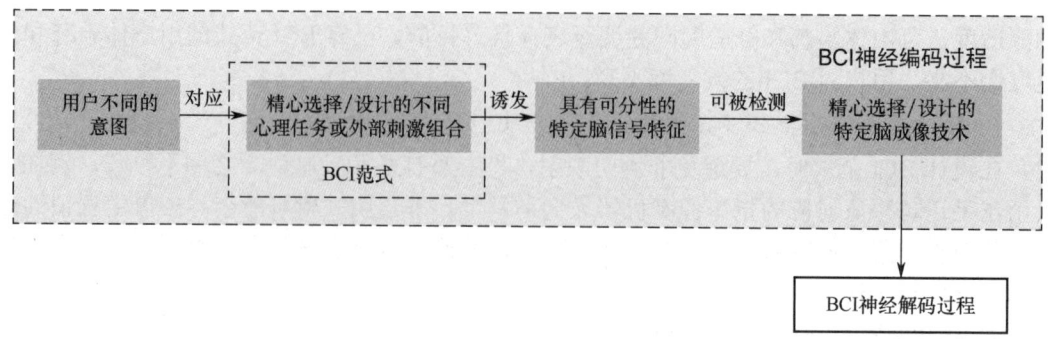

图 2.2　BCI 神经编码过程示意图

2.3.2　BCI 神经编码的建模原则

BCI 神经编码的建模需要考虑特定的 BCI 范式、脑神经编码机制、不同脑成像技术采集的神经信号特征，以高效解码用户意图。

（1）在特定的 BCI 范式下建立 BCI 神经编码模型。不同的 BCI 范式，如 SSVEP-BCI、P300-BCI、MI-BCI 等范式，有不同的神经编码模型。

（2）根据脑神经编码机制建立 BCI 神经编码模型。脑神经编码机制表征外部刺激或心理任务与特定神经元或神经元群响应之间的假设关系，以及神经元群中神经元的电活动之间的关系[42,43]。根据脑神经编码机制中的这些关系可以建立侵入式 BCI 神经编码模型。

（3）在建立 BCI 神经编码模型时应考虑不同脑成像技术采集的神经信号的时域、频域和空域特征。由于 EEG、fNIRS、fMRI、MEG、ECoG 和皮质内 LFP 或尖峰（Spikes）等脑成像技术的时间分辨率和空间分辨率不同，因此测量的脑活动（中枢神经元的电活动或脑组织的代谢活动）也不同。

（4）所建立的 BCI 神经编码模型应有利于后续的神经解码。建立 BCI 神经编码模型的目的是高效解码用户意图。

2.3.3　BCI 神经编码与 BCI 范式、BCI 神经解码的关系

通常首先设计 BCI 范式，然后揭示 BCI 范式下的神经编码，接着由神经编码规律提取脑信号特征，最后进行神经解码。显然，BCI 范式及其神经编码是 BCI 神经解码的基础或前提。需要强调的是，在 BCI 系统中，没有 BCI 范式就没有相应的神经编码，没有 BCI 神经编码就没有 BCI 神经解码，或者没有良好的 BCI 范式和 BCI 神经编码就没有高性能的 BCI 神经解码。图 2.3 为 BCI 神经编码与 BCI 范式、BCI 神经解码的关系示意图。

2.3.4　BCI 神经编码与脑神经编码及计算机信息编码的关系

如前所述，脑神经编码是 BCI 神经编码的基础，其表征外部刺激和心理任务与特定神

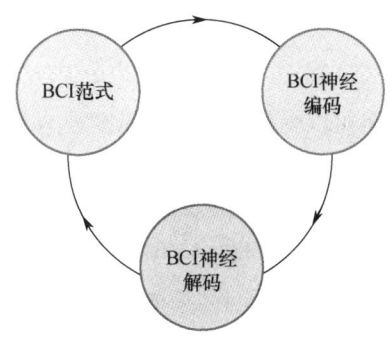

图 2.3　BCI 神经编码与 BCI 范式、BCI 神经解码的关系示意图

经元或神经元群响应之间的假设关系，以及神经元群中神经元的电活动之间的关系[42-43]。根据感觉和其他信息在大脑中由神经元网络表示的理论，人们认为神经元可以对数字信息和模拟信息进行编码[44]。计算机信息编码是信息从一种形式或格式转换为另一种形式或格式的过程，可以用来表示事物的关系。它可以用数字、字母、特殊的符号或它们之间的组合来表示，将数据转换为代码或编码字符，并能译为原数据形式。图 2.4 为 BCI 神经编码与脑神经编码及计算机信息编码的关系示意图。

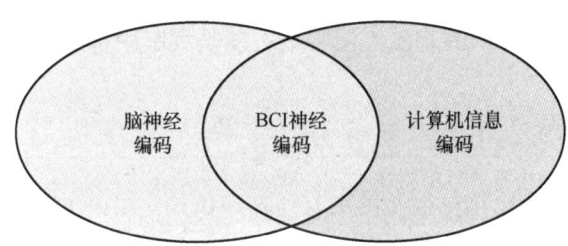

图 2.4　BCI 神经编码与脑神经编码及计算机信息编码的关系示意图

受图 2.4 中脑神经编码模型的启发，我们可以提出 BCI 神经编码模型，如表 2.2 所示，具体将在 2.3.5 节～2.3.11 节评述。这些 BCI 神经编码最终将转化为计算机信息编码，由计算机处理。

表 2.2　BCI 神经编码模型

序　号	编 码 模 型
1	BCI 频率/速率编码
2	BCI 时间编码
3	BCI 相位编码
4	BCI 皮质内神经元群编码
5	BCI 相关性编码
6	BCI 稀疏编码
7	BCI 混合编码

2.3.5　BCI 频率/速率编码

皮质内 BCI 频率/速率编码可以受传统的神经元发放速率编码模型（A Traditional Rate Coding Model）启发，在大多数感觉系统中，随着刺激强度的增加，发放速率通常非线性增大[45,46]。由于给定刺激产生的动作电位序列因试次而异，因此通常以统计或概率的方式处理神经元响应。单次实验的尖峰计数率（Spikes-Count Rate，SCR）可由式（2.1）计算[46]，即

$$\mathrm{SCR} = \frac{N_{\mathrm{spikes}}}{D_{\mathrm{trial}}} \tag{2.1}$$

式中，D_{trial} 为一个试次的持续时间，典型值为 100 ms 或 500 ms[46]；N_{spikes} 为 D_{trial} 内出现的尖峰数。

在依赖时间的刺激下，与时间相关的发放速率（Time-Dependent Firing Rate，$\mathrm{FR}_{\mathrm{td}}$）可由式（2.2）计算[46]，即

$$\mathrm{FR}_{\mathrm{td}} = \frac{N_K / K}{\Delta t} \tag{2.2}$$

式中，N_K 为在时间 t 和 $t+\Delta t$ 之间所有重复试次尖峰出现的次数；K 为重复试次数；t 为相对于刺激序列的开始时间；Δt 为时间间隔，通常在 1 ms 至几毫秒范围内。$\mathrm{FR}_{\mathrm{td}}$ 既适用于静止刺激，也适用于依赖时间的刺激，但它不可能是大脑中神经元使用的编码方案[46]。

2.3.6　BCI 时间编码

皮质内 BCI 时间编码受神经编码中的时间编码模型启发[49,50]。神经编码的时间分辨率为毫秒级，这表明精确的尖峰时序是神经编码中的一个重要元素[51]。例如，许多生物体能够在约 1 ms 内区分刺激（如视觉刺激、听觉刺激、触觉刺激、味觉刺激和嗅觉刺激），这表明时间编码模型也是在感觉系统中起作用的模型[52]。

时间编码可提取的尖峰活动特征有：刺激开始后到第一个尖峰的时间（Time-to-First-Spike）[53,54]，相对于背景振荡的发放相位（Phase-of-Firing），基于尖峰序列中两个连续尖峰之间的峰间间隔（Inter-Spikes Interval，ISI）概率分布的二阶统计矩和更高阶统计矩（The Second and Higher Statistical Moments）的特征[55]、尖峰随机性或精确计时（Precisely Timed）的尖峰组（时间模式）[47,48,56]。

刺激诱发的尖峰序列或发放速率的时间结构信息由刺激的动态变化/动力学（The Dynamics of the Stimulus）、刺激的性质（Properties of the Stimulus）和神经编码过程的性质决定[57]。在式（2.2）中，如果 $\mathrm{FR}_{\mathrm{td}}$ 随时间缓慢变化，则该编码为速率编码；如果 $\mathrm{FR}_{\mathrm{td}}$ 随时间迅速变化，则该编码为时间编码。

2.3.7　BCI 相位编码

皮质内 BCI 相位编码受发放的相位编码启发[59]。发放的相位编码是一种神经编码方案，它将尖峰计数编码与基于低频[57]或高频[58,59]局部持续振荡相位的时间参考（Time

Reference）相结合，考虑了每个尖峰的时间标签（Time Label）。BCI 相位编码的一个特征是，神经元在一组感觉神经元之间遵循尖峰发放的首选/偏好顺序（Preferred Order of Spiking），从而产生发放序列[59]。例如，在 γ 振荡周期内，视觉皮层中每个神经元都有自己首选/偏好的相对发放时间（Preferred Relative Firing Time）。

2.3.8　BCI 神经元群编码

皮质内 BCI 神经元群编码受多个神经元的联合活动以表征刺激或心理活动的方法启发。在皮质内 BCI 神经元群编码中，每个神经元在某一组输入下都有一个响应分布，可以把许多神经元的响应组合起来，以确定相应的刺激或心理活动。BCI 神经元群编码抓住了神经编码的基本特征[60]。

例如，在内侧颞叶（Medial Temporal，MT）视觉区域，神经元被调制到移动/运动方向（The Moving Direction）[61]。单个神经元在一个方向上发放速度最快或更慢取决于目标与神经元"首选"方向（The Neuron's "Preferred" Direction）的距离、所有神经元的向量，以及对运动信号进行编码［群体总体向量编码（Population Vector Coding）］。此外，位置-时间神经元群编码（Place-Time Population Coding）可用于听觉刺激的神经表征。

典型的（神经元）群编码涉及具有高斯调制曲线的神经元，其平均值随刺激强度线性变化。神经元群中的位置编码可用于编码连续变量，如关节位置、眼睛位置、颜色或声音频率。相比于单个神经元的速率编码，整个神经元群的速率编码往往能实现更高的保真度和精度[62]。

2.3.9　BCI 相关性编码

皮质内 BCI 相关性编码受神经元发放的相关性编码模型（Correlation Coding Model）启发[63]。该模型认为，尖峰序列内（Within A Spike Train）的动作电位或"尖峰"之间的相关性可能会在尖峰的简单时序之外携带额外信息。相关性还可以携带两对神经元的平均发放率中不存在的信息[64]。

2.3.10　BCI 稀疏编码

皮质内 BCI 稀疏编码受神经编码中的稀疏编码模型启发。该模型认为，每个刺激或心理活动由一组相对较小的神经元的强烈激活所编码，它不采用所有可用神经元的集合，而是采用其子集。在 BCI 解码阶段，可以采用以稀疏信号表示和处理的算法。

神经元群中只有少数神经元对给定的刺激做出反应，而每个神经元只对所有可能刺激中的少数刺激做出反应，这可能是生物的选择性反应。稀疏分布式记忆的理论研究表明，稀疏编码通过减少信号表示之间的重叠来增加联想记忆的容量[65]。从实验角度来看，许多系统中观察到了感觉信息的稀疏表示，包括视觉[66]、听觉[67]、触觉[68]和嗅觉[69]。

稀疏性可能集中在时间稀疏性上（"相对较少的时间段处于活动状态"），例如，运动想象期间所有时间段提取的特征并非都具有很好的可分性[70]；也可能集中在频率稀疏性上（"相对较少的频段处于活动状态"），例如，运动想象期间所有频段提取的特征并不都具有很好的可分性；还可能集中在空间稀疏性上，如激活的神经元群的稀疏性上（"相对较少的神经元处于活动状态"），或者激活的脑区/脑网络稀疏性上（"相对较少的脑区/脑网络处于活动状态"），例如，运动想象期间主要激活的是与感觉运动相关的脑区或脑网络。

大多数稀疏编码模型的构建都基于线性生成模型[71]，如式（2.3）所示[72]。

$$\xi \approx \sum_{j=1}^{n} s_j b_j \tag{2.3}$$

式中，$\xi \in \mathbb{R}^k$ 为 k 维实数输入向量；$b_j \in \mathbb{R}^k$ 为 n 个 k 维基向量；$s=(s_1,s_2,\cdots,s_j,\cdots,s_n) \in \mathbb{R}^n$ 为稀疏的 n 维向量；s_j 为每个输入向量 b_j 的权重，由式（2.3）以线性方式组合逼近输入。其他模型基于匹配追踪和字典学习构建[73-75]。

2.3.11 BCI 混合编码

为了更好或更全面地表征外部刺激或心理活动与神经响应之间的关系，可以考虑将几种神经编码方法相结合，即采用混合的神经编码方法。为了从神经响应中更准确地解码外部刺激或心理活动，皮质内 BCI 混合编码可以将以上频率/速率编码、时间编码、相位编码、神经元群编码、相关性编码、稀疏编码中的两种及以上编码方案相结合[27, 28]。例如，音调或共振峰的过渡轮廓（Pitch or Formant Transition Profiles）等全局特征（Global Features）可以通过速率编码（Rate Coding）和位置编码（Place Coding）同时表示[76]。

2.4 现有主要的 BCI 范式与神经编码

BCI 范式和神经编码与特定的脑成像技术直接相关。现有主要的 BCI 范式与神经编码模型涉及的脑成像技术包括采集皮质内 LFP、ECoG、fMRI、fNIRS、MEG、EEG 及混合脑成像，相应的 BCI 范式与神经编码如表 2.3 所示。

表 2.3 现有主要的 BCI 范式与神经编码

序 号	现有主要的 BCI 范式与神经编码
1	皮质内 LFP-BCI 范式与神经编码
2	ECoG-BCI 范式与神经编码
3	fMRI-BCI 范式与神经编码
4	fNIRS-BCI 范式与神经编码
5	MEG-BCI 范式与神经编码
6	EEG-BCI 范式与神经编码
7	混合 BCI（hBCI）范式与神经编码

2.4.1 皮质内 LFP-BCI 范式与神经编码

皮质内电极的包裹对采集单个神经元尖峰有显著影响，但对皮质内 LFP 没有显著影响[82, 83]。LFP 可以用于对人工装置的长期皮质控制，是由植入皮层的电极尖端附近区域的所有电活动之和组成的低频信号（频率<250 Hz）。

迄今为止，大多数基于 LFP 的 BCI 研究采用了一种典型的从中心点出发向外伸手的任务范式[79-81]，也有一些 BCI 研究采用点对点运动任务范式[84, 85]。研究表明，M1 神经元编码了运动方向[78]和速度，在手部移动之前 β-LFP 振幅有适度的减小，在手部移动过程中 HF-LFP 频谱振幅大幅增大。LFP 的时域表征可以用于控制计算机光标[77]和运动参数的编码[79, 84]。表 2.4 给出了现有主要的 LFP-BCI 范式与神经编码研究案例。

表 2.4 现有主要的 LFP-BCI 范式与神经编码研究案例

参考文献	范式	神经编码	主要结论
Kennedy 等，2004[77]	任务 1：控制仿生手指的屈曲；任务 2：使光标水平、垂直移动	采用 LFP 振幅超过阈值来控制仿生手指屈曲	表明植入运动皮层的神经营养电极记录的 LFP 有望用于控制辅助设备
Rickert 等，2005[79]	训练猕猴响应视觉提示，其用任意一只手臂执行二维（2D）由中心向外手臂移动的任务，以控制屏幕上两个光标的运动	运动皮层内 LFP 的 3 个频率范围（≤4 Hz、6～13 Hz 和 63～200 Hz）振幅增加，调制了运动方向	利用 LFP 中不同频率分量的幅度可以解码运动方向，不同频段组合可以获得最佳性能
Heldman 等，2006[80]	猕猴执行标准的三维（3D）由中心向外伸手的任务	运动皮质内大约 18% 的 HF-LFP（60～200 Hz）编码了速度，15% 的 HF-LFP 编码了位置	采用运动皮层内 HF-LFP 记录，可以实现多自由度的 BCI 控制
Wang 等，2007[81]	猕猴接受操作性训练，在虚拟现实环境中执行标准的 3D 由中心向外伸手的任务	运动皮质内 HF-LFP（60～200 Hz）功率谱振幅和单个单元活动编码了手部的位置和速度	从相关神经活动中可同时解码 3D 的手部位置和速度
Milekovic 等，2018[82]	受试者尝试执行选定的动作来选择选项	运动皮质微电极上的单个单元活动 HF-LFP 编码了运动	长期植入受试者的微电极能够持续获得精确 BCI 控制的高保真信号
Milekovic 等，2019[83]	四肢瘫痪的受试者执行实际或/和想象的运动，以控制一维光标上下移动	运动皮层记录的单个通道 HF-LFP（40～400 Hz）能够被神经反馈调制，并编码运动意图	神经反馈调制的 LFP 可能有助于可靠地控制执行器
Ahmadi 等，2021[84]	训练猴子响应视觉提示，其用尖笔执行移动到随机出现的圆形目标的点对点任务	初级运动皮层的 LFP 时域特征局部运动电位（LMP）比频域特征（δ、θ、α、β、γ 频段）能更显著地编码运动意图	结合共同平均参考可以提高基于 LFP 的 BCI 的解码性能
Zheng Zhang 等，2023[85]	训练猴子响应视觉提示，其用尖笔执行移动到随机出现的圆形目标的点对点任务	在初级运动皮层中，46 Hz 的 LFP 在固定阈值设置下显著地编码运动意图	使用尖峰检测的阈值设置可以有效地对数据带宽和解码性能进行权衡，而不是依赖训练或试错

2.4.2 ECoG-BCI 范式与神经编码

ECoG 是由放置在硬膜上或硬膜下皮层上的电极记录局部区域大量神经元群的总体活动,其时间分辨率和空间分辨率分别为几毫秒和毫米级(优于 MEG 和 EEG)[86, 87],受肌肉活动和眼部伪迹的影响较小[88],有极好的信噪比。这些优势有利于编码外部刺激或心理任务,因而可以找到对它们区分性更好的潜在脑信号特征。基于此,ECoG 比较适合 BCI。

ECoG-BCI 频率编码模型是与特定事件(外部刺激或心理任务)相关的 ECoG 功率谱。研究表明,选择合适的电极和功率可以编码运动轨迹[110],其时间编码模型是与特定事件锁时(刺激发生后特定时间)的 ECoG 原始信号的峰值。已有研究表明,ECoG 高频宽频段(200～300 Hz)功率变化携带了大量关于脑功能的信息,是一种较稳健的编码信息[97, 99, 101, 102]。此外,视觉、听觉和感觉等诱发的 ECoG 电位[90, 95, 96, 109]和 ECoG 窄频段(α 频段、β 频段和 γ 频段)功率变化[89, 90, 93, 94, 99, 100, 104, 108]可以表征特定的脑区和脑回路功能,它们与高频段[92, 103]功率变化相结合有时可以提高解码性能。这些编码方法已用于 ECoG-BCI。表 2.5 列出了现有主要的 ECoG-BCI 范式与神经编码研究案例。

表 2.5 现有主要的 ECoG-BCI 范式与神经编码研究案例

参考文献	范式	神经编码	主要结论
Kubanek 等,2009[89]	要求受试者按 ECoG 电极对侧的提示编码特定手指屈曲	感觉运动区局部 ECoG 运动电位与特定频段(75～115 Hz)信号相结合编码特定手指屈曲	ECoG 信号可以准确推断人类重复且有节奏的手指屈曲过程
Brunner 等,2011[90]	受试者的任务是注意 6×6 的 P300 矩阵拼写器中期望的字符	视觉区域的 ERP(视觉诱发电位)显著编码了受试者期望的字符	采用 P300 栅格拼写器,皮层脑电(ECoG)相比 EEG 可以实现更快的通信速度
Gunduz 等,2012[91]	要求受试者根据提示方向,将注意力转移、集中在箭头指示的刺激位置,并按键响应	额顶叶 ECoG 特征(α 频段、β 频段和 γ 高频段频谱振幅变化)编码了受试者隐蔽注意力的转移和位置	利用 ECoG 信号有望解码人类隐蔽的空间注意力的转移和位置
Miller 等,2016[92]	受试者注视灰色的面部和房屋图片,这些图片以随机顺序显示 400 ms、间隔 400 ms	腹侧颞叶皮层表面诱发电位(N200)和宽频段功率变化编码了外部刺激出现的时间和图像类型	同时利用宽频段响应和 ERP 可以预测外部刺激开始时间和图像类型
Burke 等,2013[93]	向受试者呈现单词列表,在分心间隔后,要求受试者以任何顺序口头回忆尽可能多的单词	左额叶及颞叶内侧和外侧的特定频段[θ 频段(4～8 Hz)和 α 频段(9～14 Hz)]功率变化表征了记忆形成过程	电生理信号可能与特定的行为状况有因果关系,偶发刺激有可能调节人类记忆编码
Hermes 等,2015[95]	受试者注视一系列栅格和噪声模式的静态图像,注视时间为 500 ms、间隔 500 ms	视觉皮层(V1/V2/V3)中 γ 窄频段(30～80 Hz)振荡编码了栅格模式刺激;γ 宽频段(80～200 Hz)功率谱变化表征了噪声模式刺激	空间对比度栅格模式刺激能可靠地诱发 γ 窄频段振荡,噪声模式和许多自然图像不会引起该振荡;所有视觉刺激均会引起 γ 宽频段功率谱变化
Hermes 等,2017[96]	受试者注视不同的栅格刺激(减小栅格的尺寸或对比度、叠加第 2 个栅格以产生棋盘格,或者叠加噪声等)	不同的栅格刺激可以由不同程度的视觉皮层 γ 窄频段(30～80 Hz)振荡和 γ 宽频段(80～200 Hz)功率谱变化表征	减小栅格刺激的尺寸或对比度,叠加第 2 个栅格以产生棋盘格,或者叠加噪声等可降低光突发反应

续表

参考文献	范式	神经编码	主要结论
Vansteensel 等, 2016[97]	受试者尝试移动右手向上移动光标,然后放松手向下移动光标,选中屏幕上的目标	左侧运动皮层的手部区和左前额叶区 ECoG 高频宽频段功率变化可表征手部的移动和放松	运动皮层上记录的 ECoG 高频宽频段功率变化特征可用于控制拼写装置
Hermes 等, 2011[98]	受试者按要求的节奏分别执行或动觉想象右手或左手交替轻叩拇指,或者处于静息态(清醒放松,无心理任务)	执行或想象轻叩拇指期间运动前皮层显著的 ECoG 低频段(8~24 Hz)功率减小和高频段(65~95 Hz)功率增大	在运动想象过程中,除初级运动区外的其他脑区可以更可靠地被激活,运动前皮层可能是侵入式 BCI 的更好脑区
Hermes 等, 2012[99]	要求受试者以 4 种不同的频率(0.3 Hz、0.5 Hz、1 Hz 和 2 Hz)闭合和打开右手	更高的运动速率(1 Hz、2 Hz)期间,运动和感觉皮层的 ECoG 高频段(65~95 Hz)功率被显著抑制,运动之间的 β 频段功率没有恢复到基线,仍然受到抑制。β 频段功率被抑制的幅度并没有随不同的运动速率而改变	最近的运动会影响运动皮层的状态,并通过降低所需的神经元活动水平来促进下一次运动
Hermes 等, 2014[100]	患者执行隐蔽动词生成任务,根据提示的名词,必须隐蔽地想一个匹配的动词	动词生成过程可由布洛卡区和颞叶语言区 θ 频段(4~7 Hz)功率显著下降表征	θ 节律的神经元机制与语言区局部高频段(65~95 Hz)神经元活动之间存在动态相互作用,语言区域显示出明显的 θ 节律减弱
Siero 等, 2013[101]	要求受试者在视觉提示下,以 4 种不同频率(约 0.3 Hz、0.5 Hz、1 Hz 和 2 Hz)闭合和打开右手	不同速率运动的 BOLD 饱和度可以通过初级运动皮层(M1)和初级感觉皮层(S1)的 HFB 功率下降来解释	在感觉运动皮层中,很大一部分与行为(运动速率)有关的 BOLD 非线性可以通过电生理学很好地预测
Siero 等, 2014[102]	受试者按照随机事件相关设计的视觉提示执行拇指、食指或小指的屈曲运动	7T 的 BOLD 信号与 ECoG HFB 功率变化密切相关,均能在 1 mm 尺度上区分单个手指运动激活的神经元群活动模式	在感觉运动皮层区,7T BOLD 激活的空间分布与 ECoG HFB 功率变化的空间分布相匹配
Miller 等, 2009[103]	受试者根据提示,在 2 s 的运动实验中独立地移动手指	宽频段(5~200 Hz)功率变化显示了单个手指的空间离散表征,并再现了不同手指的时间运动轨迹	皮层功率谱的解耦揭示了人类手指运动的实时表征
Crone 等, 1998[104]	要求受试者根据视觉提示,使身体不同部位进行持续的等长肌肉收缩(伸出舌部、握拳或足部背屈)	α-ERD 和 β-ERD 与相同的皮层激活有关。α-ERD 有很大的可变性;与 α-ERD 相比,β-ERD 可能对皮层激活具有更高的特异性和更低的敏感性,反应更迅速,反弹趋势更大	单侧肢体运动会在双侧感觉运动皮层产生持续的 α-ERD 和 β-ERD,不同身体部位的模式还会重叠
Miller 等, 2007[105]	患者进行简单、重复的手部运动(握拳和松拳)和舌部运动(舌部缩进去和伸出来)	高频段(HFB)(76~100 Hz)和低频段(LFB)(8~32 Hz)表征运动模式	感觉运动皮层 LFB(8~32 Hz)的功率随着运动而持续降低,而 HFB(76~100 Hz)的功率持续增加。HFB 的变化比 LFB 的变化更聚焦
Pfurtscheller 等, 2003[106]	受试者以自定义节奏的方式执行手掌捏的动作和舌部伸出的重复运动	ECoG 数据中 β-ERD 和 γ-ERS(60~90 Hz)的时空特征可表征自定义节奏的运动	自定义节奏的运动不仅伴随着相对广泛分布的 μ-ERD 和 β-ERD,而且伴随着更聚焦的 60~90 Hz 频段的 γ-ERS

续表

参考文献	范 式	神经编码	主要结论
Brinkman 等，2014[107]	受试者想象抓握不同角度的圆柱体	抓取运动想象可由想象的手臂同侧感觉运动皮层 α 频段（8～12 Hz）功率增加和对侧感觉运动皮层 β 频段（15～25 Hz）功率同时下降表征	β 频段神经振荡的减弱与参与运动参数计算的神经元群体的去抑制直接相关
Brinkman 等，2016[108]	在受试者选择如何抓握圆柱体时，交流经颅刺激（tACS）以 10 Hz 或 20 Hz 的频率施加在抓握手的对侧或同侧的感觉运动皮层上	在运动选择过程中，在功能上可区分 α 频段（8～12 Hz）和 β 频段（15～25 Hz）振荡的因果贡献	感觉运动区 β 节律解除了任务相关神经元群体的抑制，而 α 节律抑制了可能干扰运动选择的神经元群
Wittevrongel 等，2018[109]	要求受试者注视由不同频率-相位组合的闪烁刺激目标	右侧枕叶皮质记录的 ECoG-SSVEP 编码了不同频率和/或相位的刺激	基于 ECoG 的解码对于非常短的刺激长度（小于 1 s）更准确。与 EEG-SSVEP 相比，较少的 ECoG 电极可产生更快的解码速度
Jang 等，2022[110]	受试者根据视觉和听觉提示，执行伸手抓握动作的连续阶段（"开始""伸手""抓握""返回"和"释放"）	根据 ECoG 最佳电极、频率和时间滞后可以编码想象手部运动的轨迹	与单独的 KMI 范式相比，运动执行（ME）和动觉运动想象（KMI）交替实验的范式对想象手部运动轨迹的解码精度更高

2.4.3 fMRI-BCI 范式与神经编码

fMRI[111]具有较高的空间分辨率和良好的时间分辨率[112]、较高的稳健性和用户友好性、更具个性化。fMRI 能测量深部脑区结构和活动，绘制功能连接网络图，允许利用杏仁核和腹侧纹状体与 BCI 神经反馈于患者[113]，已成为绘制神经可塑性的核心技术[114]。

fMRI-BCI 空域编码模型利用脑功能的空间定位，在受试者接受外部刺激或有意地执行不同心理活动期间，不同的脑区组合参与其中，从而产生空间上不同的大脑激活模式[116, 118, 120]。fMRI-BCI 时域编码模型能可靠地检测由各种心理活动诱发的单次实验 fMRI 响应的起始时间、偏移时间和持续时间，即为特定意图分配特定的编码时间间隔[118]。fMRI-BCI 振幅编码模型利用特定大脑区域内达到的不同 fMRI 信号水平来编码不同的意图[115]。fMRI-BCI 混合编码模型利用上述信号特征（空域、时域和振幅）组合来进一步增加编码不同信息单元的自由度，或者增加诱发的脑激活模式的可区分性，从而最大限度地提高解码精度[119]。这些编码方法已用于 fMRI-BCI，表 2.6 列出了现有主要的 fMRI-BCI 范式与神经编码研究案例。

2.4.4 fNIRS-BCI 范式与神经编码

fNIRS 可测量静息态、外界刺激或心理活动期间脑组织的血液动力学响应[20-22]，包括氧合血红蛋白（OxyHemoglobin，HbO）和脱氧血红蛋白（Deoxyhemoglobin，HbR）浓度变化，主要优点是良好的便携性，以及能够容忍受试者头部一定程度的移动，具有良好的生态效应。fNIRS-BCI 还可用于促进中风和脊髓损伤等患者的运动功能障碍和/或认知功能障碍康复。

表 2.6 现有主要的 fMRI-BCI 范式与神经编码研究案例

参考文献	范式	神经编码	主要结论
Yoo 等, 2001[115]	健康的右利手受试者在听觉刺激的提示下想象紧握右手	想象紧握右手期间，双侧初级运动皮层、前运动皮层和辅助运动区均表现出与想象事件相关的 MRI 信号变化	运动想象和实际运动有共同的神经基质
Yoo 等, 2004[116]	受试者完成简单的心理计算（顺序数字减法）、隐蔽的语音生成、右手和左手握拳运动想象	任务特异性 ROI：背外侧前额叶皮层的双侧激活表征了心理计算，左侧布洛卡区（额下回）和听觉联合区表征了隐蔽言语任务，左侧体感运动区表征了右手想象，右侧体感运动区表征了左手想象	由实时 fMRI 表征的激活的空间分布可以用作 BCI 的源信号，受试者成功完成二维迷宫任务
Boly 等, 2007[117]	实验 1：空间导航想象、默读复述和休息交替进行；实验 2：想象打网球、面部想象和休息交替进行	双侧楔前叶/顶枕交界处和压后皮层激活表征了空间导航，只有 3/12 的受试者默读复述激活了左颞上回；双侧 SMA 和顶叶下小叶激活表征了复杂的运动想象任务（如想象打网球），在受试者之间面部想象的皮层激活的变异性较大	空间导航想象和复杂的运动想象任务允许在单一受试者水平上识别有意想象的大脑激活，为评估无交流脑损伤患者的意志脑活动及意识的存在提供一种可能的方法
Monti 等, 2010[118]	要求受试者想象打网球和导航想象	对于一小部分处于植物人或最低意识状态的患者，想象打网球引起辅助运动区广泛的激活和海马旁回最小激活。空间导航想象引起海马旁回广泛的激活和辅助运动区有较小的激活	一小部分处于植物人或最低意识状态的患者在执行想象任务时有大脑激活，反映了一些意识和认知，可将其意识状态重新分类，并建立基本的交流
Sorger 等, 2012[119]	受试者根据期望字符对应的心理活动起始延迟（0 s、10 s、20 s）和持续时间（10 s、20 s、30 s），执行相应的心理任务（运动想象、心算和内在言语）	血液动力学响应的时空特征能够编码不同起始延迟和持续时间的心理想象任务，可将期望的字母转换为可靠且可区分的单次实验 fMRI 信号	利用所提新颖、稳健且立即适用的字母编码技术和先进的实时 fMRI 解码方法，受试者能够在 fMRI 实验中以独立于运动的方式交流任何给定的想法
Senden 等, 2019[120]	要求受试者执行 4 种不同字母形状的视觉想象	对于每个想象的字母（H、T、S、C）与 ROI（V1、V2、V3）组合，想象体素激活的视网膜组织在几何学上具有足够的特异性，可以区分不同的想象字母	自动编码器可以将想象相关的体素激活投影到其感知对应物上，在单个试次水平上能够重建视觉识别，可以用于开发基于内容的 BCI 字母拼写器系统

fNIRS-BCI 时域编码模型提取与特定事件（如外部刺激或心理任务）相关的血液动力学反应的时域特征，如 HbO、HbR 的平均值、峰值和方差[122,125,126]。fNIRS-BCI 振幅编码模型利用特定脑区的不同 fNIRS 信号水平来编码不同的意图[121,123]。表 2.7 列出了现有主要的 fNIRS-BCI 范式与神经编码研究案例。

表 2.7 现有主要的 fNIRS-BCI 范式与神经编码研究案例

参考文献	范式	神经编码	主要结论
Coyle 等,2007[121]	要求受试者想象右手轻轻握紧一个球	运动想象期间运动区 HbO 浓度显著增大	受试者通过思维过程("开/关")对外部设备进行通信
Holper 等,2011[122]	要求受试者想象右手拇指执行简单手敲击任务,或者想象右手所有手指执行复杂的连续手指敲击任务	次级运动皮层的 fNIRS 通道、时间间隔和 4 个 Δ[HbO]信号特征(包括信号振幅均值、方差、偏度和峰度)的简单组合,可以表征不同复杂程度的运动想象任务	fNIRS 能够单次实验分类不同复杂程度的运动想象任务
Kaiser 等,2014[123]	要求受试者根据箭头提示想象右手和双脚运动	在训练过程中,感觉运动区 C3、C4、Cz 出现了显著增强的 HbO 激活模式	采用 MI-BCI 训练受试者,会影响其皮层激活模式,尤其是 BCI 性能较低的受试者
Hwang 等,2014[124]	要求受试者根据随机视觉提示,执行 8 个心理任务(左手运动想象、右手运动想象、脚部运动想象、心理歌唱、心算减法、心算乘法、想象几何图形旋转、心理书写)中的 1 个	右手运动想象和想象几何图形旋转期间的 HbO 响应在额区显示出相似的模式,但两种任务之间的差异在顶枕区增加。在脑后部区域周围,想象几何图形旋转与心算乘法期间的 HbO 响应更加相似。最后 3 类心理任务的 HbR 响应没有显示出任何一致的空间模式	分类准确率相对较高的心理任务组合通常包括心算乘法、想象几何图形旋转和右手运动想象,其中两两组合的心理任务具有最高的平均分类准确率
Hong 等,2015[125]	要求受试者根据视觉提示执行心算、动觉想象左手/右手挤压橡皮球	心算、左手/右手动觉想象任务与静息态期间,在前额叶和运动皮层采集的 HbO 信号之差可表征这 3 类心理任务	心算、左手/右手动觉想象任务后 2~7 s 的 HbO 信号具有很好的可分性,可用于 fNIRS-BCI
Naseer 等,2014[126]	要求受试者根据视觉问题做出选择("是"或"否")。在做出"是"的决定时,受试者被要求进行心算;在做出"否"的决定时,受试者被要求放松	前额皮质血红蛋白浓度变化的平均值可以作为特征表征二元决策,即"是"和"否"两类	来自前额皮质的 fNIRS 信号验证了做出"是"决定的皮质血流动力学响应与做出"否"决定的皮质血流动力学响应是不同的

2.4.5 MEG-BCI 范式与神经编码

MEG 是一种检测中枢神经元电活动产生的微弱磁场变化的非侵入式神经影像技术[25, 26]。该技术的时间分辨率(小于 1 ms)和空间分辨率(2~5 μm)较高[127],对肌肉活动产生的伪迹敏感性较低,但其舒适度、美观性和易用性有待提高。

MEG-BCI 时域编码模型由 MEG 信号时域波形的峰值及时间点等信息表征心理活动或外部刺激,其频域编码模型由 MEG 功率谱特征表征特定事件(心理活动或外部刺激)[128-130]。MEG 信号是复杂的非线性非平稳信号,单一的时域编码模型或频域编码模型会丢失一些特征信息,可采用时频编码模型获取信号频率随时间变化的关系[131]。MEG-BCI 空域编码模型可采用空间滤波方法对数据降维,以区分心理活动或外部刺激[132]。这些编码方法已用于 MEG-BCI。表 2.8 列出了现有主要的 MEG-BCI 范式与神经编码研究案例。

表 2.8 现有主要的 MEG-BCI 范式与神经编码研究案例

参考文献	范式	神经编码	主要结论
Mellinger 等, 2007[128]	要求受试者执行实际的重复手或脚的运动,然后进行相应的想象(左手与右手,双手与双脚)	运动皮层 MEG 信号 μ 频段 (9~15 Hz) 或 β 频段 (18~30 Hz) 功率变化可表征左手与右手或双手与双脚运动想象	受试者通过 MEG-BCI 反馈训练,实现了显著的感觉运动 μ 节律自我控制,采用反馈范式的肢体运动想象实现二元决策的交流
Chen 等, 2009[129]	受试者根据视觉提示,完成左手、右手、右脚、舌部的相应动作	左右手运动,激活对侧运动皮层。腿部运动激活中央顶区。受试者的舌部运动表现出很大的差异性,激活了两个半球的区域。这些激活大多集中在与运动意图相关的 β 频段 (15~30 Hz)	表明了非侵入式 MEG-BCI 可以实现对神经假肢的可靠多维控制
Halme 等, 2016[130]	受试者根据视觉提示想象左手或右手的手指敲击动作	感觉运动皮层 MEG 信号的 10 Hz、20 Hz 振荡可表征想象的左手或右手的手指敲击动作	单次实验 MEG 解码 MI 的准确性较高,且在线 MEG 神经反馈系统具有良好的性能
Chholak 等, 2019[131]	受试者根据听觉提示执行想象左手或右手的手臂移动	动觉想象 (KI) 组下顶叶或视觉想象 (VI) 组上顶叶和枕叶 MEG 信号 α 频段 (8~12 Hz) 和 β 频段 (15~30 Hz) ERD/ERS 具有显著变化	表明不同大脑区域的激活和抑制(运动相关 α 频段和 β 频段功率 ERD/ERS)可区分 KI 和 VI
Rathee 等, 2021[132]	受试者执行 4 类心理意象任务(如双手想象、双脚想象、减法想象和词生成想象)	MEG 信号 α 频段 (8~12 Hz) 和 β 频段 (14~30 Hz) 数据生成的时空特征可以表征 MI 和认知想象任务	发布了一个与脑电相关的数据集,使用涉及 MI 和认知想象 (CI) 任务的传统 BCI 范式记录

2.4.6 EEG-BCI 范式与神经编码

2.4.6.1 运动想象范式与神经编码

运动想象范式涉及的心理任务包括:慢速、非精细、非灵巧动作的想象,快速、精细且高度灵巧动作的想象,单侧肢体的动作想象,多个肢体参与的协调运动或动作想象,单次运动与重复运动想象,运动学或动力学参数想象,等等。运动想象范式的神经编码可以采用:①时域特征编码,如运动相关电位(Movement-Related Potential,MRP)或运动相关皮层电位(Movement-Related Cortical Potential,MRCP;包括运动准备电位、运动监测电位、运动结束后反弹电位);②频域特征编码,如 μ 节律、β 节律、γ 节律等的神经振荡功率变化特征,常用的是事件相关去同步化/同步化(Event-Related Desynchronization/Synchronization,ERD/ERS);③空域特征编码,如左右半脑的初级运动皮层、辅助运动区、前运动皮层等脑激活或脑网络特征。此外,有的运动想象范式的神经编码有待深入研究。

1. 慢速、非精细、非灵巧动作的想象

慢速、非精细、非灵巧动作通常涉及粗大肢体的动作,这些动作不要求快速、精细的协调或高度灵巧的技巧,相对来说较为简单、缓慢。

慢速动作执行速度相对较慢，不需要迅速的反应和快速的执行。例如，缓慢地行走、漫步、舒缓的伸展运动等都属于慢速动作[136, 137]。非精细动作不需要高度的精细协调，也不需要精确地控制细小的肌肉群。相对而言，它们更偏向于整体动作和基本动作。例如，简单的抬手动作、大步走、简单的舞蹈动作等属于非精细动作[134, 135, 140]。非灵巧动作不需要高超的技巧或复杂的动作组合。它们更注重动作的简单性、易实现性。例如，平衡简单的物体、简单的伸展和弯曲动作等属于非灵巧动作[133]。

2. 快速、精细且高度灵巧动作的想象

快速、精细且高度灵巧动作通常涉及细小肢体的动作，在执行时要求动作快速、准确，需要高度的技巧和协调性的动作。这类动作常常需要经过长期的训练和练习，以达到高超的水平。

快速动作执行速度较快，要求迅速的反应和快速的动作执行。执行者能够在短时间内迅速做出反应，并以较快速度完成动作。精细动作要求高度的精准性和细致性。执行者需要准确地控制动作，包括小肌肉群的协调和细节的精准处理。高度灵巧动作展现出卓越的技巧和灵活性。执行者能够以优雅、灵活的方式完成动作，表现出高超的技艺和动作控制能力。通常采用侵入式设备采集空间分辨率较高的脑信号并编码、解码这类动作，而头皮EEG难以稳定且高精度地编码、解码这类动作的想象。

3. 单侧肢体的动作想象

在日常生活中，一些动作只涉及一侧肢体，而另一侧肢体不参与运动或保持相对静止，如右手或左手食指轻敲动作、手腕内旋或外旋、手腕屈曲或伸展、握拳、拇指与其他手指对捏、手臂伸展等。这些动作训练有利于增强单侧肢体的力量、平衡性和协调性，并有助于提高对称性和运动控制能力[133, 135, 139, 140]。与不同侧肢体动作想象的识别相比，单侧肢体不同动作想象的识别难度较大，如偏瘫患者患侧肢体不同动作想象的识别。

4. 多个肢体参与的协调运动或动作想象

在日常生活中，协调运动通常涉及多个肢体的协同动作，以在时间和空间上相互配合，从而有效地完成所需的任务，如步行和穿针引线等。这类动作通常需要一定的训练，使得肢体之间具有良好的协调性和整体控制能力[137, 139]。至少两种肢体参与的协调运动或动作想象的神经编码、解码有待深入研究。

5. 单次运动与重复运动想象

单次运动想象BCI范式与重复或连续运动想象BCI范式是不同的，BCI编码也不一样。同步的MI-BCI要求受试者按照研究者设计的时序执行想象任务，通常用于建立分类模型。异步的MI-BCI挑战性很大，实用性较好，受试者的想象心理活动可以自定义节奏，而不是按照研究者设计的时序执行想象任务。

6. 运动学参数或动力学参数想象

肢体的运动学参数包括运动速度、运动轨迹或过程、运动时间，肢体的动力学参数包括运动的驱动力、运动的加速度，如右手食指轻敲的速度（慢速、中速和快速等）、伸手和抓握过程（空间导航、握力大小等）[142]。与运动学参数想象相比，动力学参数想象编码、解码的研究相对较少，难度相对较大。

2.4.6.2 外部刺激范式与神经编码

1. P300-BCI 范式与神经编码

在 P300-BCI 范式中，目标/靶刺激（小概率的新颖刺激）的概率不超过 20%，非目标刺激（大概率的标准刺激）的概率不低于 80%。用户在受到目标刺激后 220～500 ms（潜伏期）会诱发一个 5～10 μV 的正峰值，在中线位置（10/20 国际系统中的 Pz、Cz 和 Fz）最为显著，该成分编码表征了目标刺激。Farwell 和 Donchin 于 1988 年实现视觉 P300-BCI 拼写器[143]，随后出现了 P300-BCI 范式的许多变种，主要区别是视觉刺激特性及呈现方式不同。除了视觉 P300-BCI 范式，还有听觉 P300-BCI 范式[144,145]、触觉 P300-BCI 范式[146]等。

虽然 P300-BCI 能够提供有效的字符输入，但其实用性仍面临着挑战。例如，系统的在线传输速率较低，难以满足当前的实时性需要；离不开外部刺激，与视觉和听觉等注意力绑定在一起，长时间的离线训练易使用户产生疲劳感；等等。

2. SSVEP-BCI 范式与神经编码

在 SSVEP-BCI 范式中，当受试者注视一定闪烁频率（低频段：<12 Hz；中频段：12～30 Hz；高频段：>30 Hz）和持续时间的视觉刺激时，会诱发出与刺激频率或其高次谐波频率相同的稳定电位成分。SSVEP-BCI 范式最早可追溯至 1995 年的会议报告[147]，但不是现在常用的范式。现在常用的范式来自 1999 年的会议报告[148]。在那之后，SSVEP-BCI 范式有许多创新设计，如频率调制结合相位调制或振幅调制[149,150]。

虽然 SSVEP-BCI 具有较高的性能（特征显著、振幅稳定、抗干扰能力强、信息传输速率高、训练较少、指令集大等），但需要高度准确的眼睛控制[151,152]，而采用低闪烁频率可能会导致受试者疲劳[153-155]、交互不自然，用户的体验感和满意度依然有待进一步提高。SSVEP-BCI 本质上必须有闪烁的外部视觉刺激，因此离不开视觉注意，将视觉刺激和注意力绑定在一起。表 2.9 列出了现有主要的 EEG-BCI 范式与神经编码研究案例。

表 2.9 现有主要的 EEG-BCI 范式与神经编码研究案例

参考文献	范式	编码	结果/结论
Neuper 等，2009[133]	要求受试者想象左手或右手运动来控制移动的手，进行与物体相关的抓握	运动皮层中 ERD 的增加主要出现在频率较低的 α 频段（8～10 Hz）和 β 频段（16～20 Hz，20～24 Hz）	可以通过运动想象清楚地调节感觉运动节律
Kaiser 等，2014[134]	要求受试者想象右手挤压球和双脚轻拍的运动	运动皮层中较高频率的 β 频段中具有更强的事件相关去同步化	BCI 训练会影响皮层的激活能力，从而可能促进和指导神经可塑性
Ramoser 等，2000[135]	受试者根据箭头的方向，要求想象右手或左手的动作	通过空间滤波器后，运动皮层中宽频段（如 8～30 Hz）变化	空间滤波器可以有效地从左手、右手运动想象中提取判别信息
Pfurtscheller 等，2003[136]	要求受试者想象双脚的运动	脚部运动想象会产生主要为 17 Hz 的稳定的、中枢集中的 β 节律	通过想象任务中的 β 节律恢复四肢瘫痪患者的手抓握功能
Müller-Putz 等，2007[137]	要求受试者执行被动、主动和想象的脚部运动	运动前不久和运动过程中，运动皮层中 β 频段（13～35 Hz）的频谱振幅会有相应的减少和增加	研究结果显示，健康受试人在这组任务中具有显著的 β-ERD 和 β-ERS。在截瘫受试组中并没有发现明显的 ERD/ERS 模式

续表

参考文献	范 式	编 码	结果/结论
Zhang 等, 2022[138]	要求受试者根据视觉提示执行向左、向中、向右的双手动作	C3/C4 电极下在 α 频段与运动执行相关的 ERD 表征双手的协调运动	首次提出了在左、中、右 3 个方向上协调的双手运动的解码
Hashimoto 等, 2013[139]	要求受试者想象左脚和右脚的运动	想象结束时运动皮层中的 β 频段振幅增大	通过 β 频段振幅增加对单侧足部运动的左右进行辨别, 以控制足部神经假体或机器人足部
Pfurtscheller 等, 1997[140]	要求受试者根据视觉提示刺激想象右手或左手的运动	运动皮层中 α 频段（9～14 Hz）和 β 频段（18～26 Hz）不同频率分量变化	对侧中央区出现显著的去同步化（ERD）, 同侧中央区出现显著的同步化（ERS）
Müller-Putz 等, 2006[141]	要求受试者食指放在刺激装置上以不同的刺激频率（17～35 Hz）持续刺激 2 s	当专注于右手食指的刺激时, 在 C3 和 Cz 处 31 Hz 出现峰值; 当专注于左手食指的刺激时, 在 C4 处 26 Hz 出现峰值	在体感系统的"共振"频率范围内使用触觉刺激, 来刺激两个食指, 这有可能建立一个基于 SSSEP 的 BCI
Flint 等, 2022[142]	要求受试者通过校准力传感器（Factive 和 Fhaptic）及 BMI（FBMI）可以应用的力来进行康复实验	根据运动皮层 γ 频段（70～115 Hz）由 Fhaptic 测量的神经康复 BCI 控制的力和自愿力。Factive 根据两者在总力中 ε 的占比和 MVF 比例因子编码受试者的触觉意图	高频段 γ 信号的神经调节和力控制之间的改善的同步化对于最大化 NRBMI 诱导神经回路可塑性的能力具有潜在的重要意义
Furdea 等, 2009[144]	要求受试者根据分配到的每一行和每一列的口头数字的听觉刺激完成拼写	听觉 ERP 拼写的平均潜伏期相对于视觉 ERP 拼写的平均潜伏期延迟 150～250 ms	听觉诱发的 ERP 能够被可靠地分类
Klobassa 等, 2009[145]	要求受试者根据 6 种环境声音（被用来代表 6 列 6 行）使用拼写器	在 Pz 位置, 听觉刺激后峰幅（5.65 μV）高于非目标刺激后峰幅（4.06 μV）, 潜伏期（406.40 ms）长于非目标刺激潜伏期（295.70 ms）	听觉 P300-BCI 可能对无法使用视觉 BCI 的残障人士具有重大价值
Brouwer 等, 2010[146]	要求受试者根据触觉提示, 选择被指定为目标的触觉触发器	大量的触觉器预计会增强顶叶 P300 的振幅	触觉 P300-BCI 可能适合视力或眼球运动受损的患者
Cheng 等, 1999[148]	要求受试者根据光标周围 4 个以不同频率闪烁的矩形块指示操作光标移动	在视觉皮层 O1 和 O2 的两个通道上, 若其中一个通道频率闪烁的振幅阈值大于其他频率闪烁的振幅阈值, 则相应的块被视为已选择	帮助行动不便的患者控制二维光标的移动, 进而控制计算机的使用
Chen 等, 2015[149]	要求受试者根据闪烁刺激进行拼写	视觉皮层中窄带 α 频段（8～15.8 Hz）振荡编码了闪烁刺激模式	基频和谐波分量能显著提高基于 SSVEP-BCI 的性能, 从而促进了其在高速拼写等中的实际应用
Zhang 等, 2021[150]	受试者对根据机器视觉动态生成的目标对象的视觉刺激进行响应	视觉皮层中窄带 α 频段（7.2～10 Hz）振荡编码了闪烁刺激模式	分析了 AR 视觉刺激中的关键参数, 包括视觉刺激尺寸、频率、动态物体移动速度、ITR 对 BCI 解码的影响

2.4.7 混合BCI（hBCI）范式与神经编码

混合脑机接口（Hybrid Brain-Computer Interface，hBCI）旨在提高BCI系统的可用性或功效，由BCI系统（主系统）和附加系统［辅助BCI的系统，可以是非外部刺激或非心理任务驱动的系统，也可以是人工智能（Artificial Intelligence，AI）系统，如基于深度学习的机器视觉或计算机视觉系统等］混合组成，可以提高主BCI系统识别目标的精度，增加脑控/其他指令数，如图2.5所示。

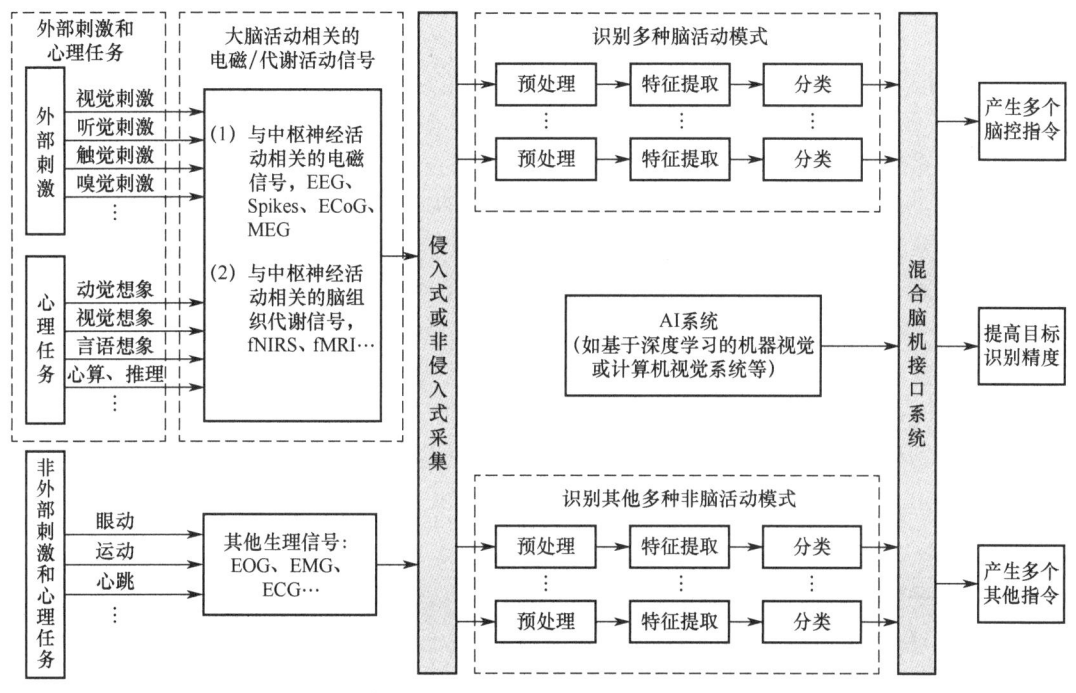

注：EOG（Electrooculography）—眼电；EMG（Electromyography）—肌电；ECG（Electrocardiography）—心电。

图 2.5 混合BCI范式与神经编码示意图

由图2.5可知，主系统的BCI范式可以由不同的外部刺激组合，或者由不同的心理任务组合，还可以由不同的外部刺激和心理任务组合。例如，P300范式可以由视觉、听觉、触觉、嗅觉等刺激按照Oddball范式设计，并且P300范式、SSVEP范式、动觉想象范式三者可以相互结合。主系统的BCI范式可能会诱发大脑活动相关的电磁信号或代谢活动信号，这些脑信号中的多种脑活动模式可以编码外部刺激和心理任务。附加系统中的眼动、运动或心跳等非外部刺激和心理任务可以由其他非脑活动模式生理信号表征。附加系统中的AI系统可以提升主系统BCI的智能化程度或自动化程度。

2.5　BCI 范式与神经编码面临的挑战及未来研究方向

现有的几种 BCI 范式与神经编码存在一定的局限性,阻碍了 BCI 的转化应用。基于此,BCI 范式与神经编码的创新设计和完善是 BCI 系统研发的关键任务之一。

2.5.1　以用户为中心设计和评价 BCI 范式与神经编码

BCI 的最终使用者是用户,用户本身也是驱动 BCI 的信号源(中枢神经系统)。用户是 BCI 系统必不可少的最复杂、最活跃、高度自适应的子系统。因此,BCI 系统是最典型的人在环路的系统(人脑与机器直接相连或耦合,是脑机直接交互的闭环系统),BCI 范式与神经编码的设计和评价(可用性和满意度)需要以用户为中心,考虑 BCI 人因工程[29]。

BCI 范式与神经编码和用户的感觉、知觉、表象、注意、认知或思维等心理活动或任务的神经机制紧密相关[32]。BCI 系统的性能(有效性、效率等)与用户的心理活动紧密相关,如运动想象 BCI 系统的性能在很大程度上取决于用户执行运动想象的效果或能力[31, 36]。

值得注意的是,为评价 2.2.2 节提出的 BCI 范式设计的第一个原则"BCI 范式任务诱发的中枢神经信号应具有较好的可分性",任何创新设计的 BCI 范式与神经编码模型,通常需要离线进行数据分析并建立模型,最终必须通过在线 BCI 系统的神经解码进行验证和评价。

2.5.2　变革传统的 BCI 范式

从通信原理与技术角度来看,BCI 范式类似于一种编码协议,即通过特定的外部刺激或心理任务将大脑意图编码到神经活动产生的信号中。

迄今为止,虽然 BCI 研发已有 50 余年,但现有 BCI 范式局限性较大,上述转化面临极大的挑战,需要大幅改进,甚至变革或突破传统经典的 BCI 范式(如 SSVEP-BCI、P300-BCI、MI-BCI 等),增加新的更自然、更有效的交互的 BCI 范式。最近几年,BCI 范式的创新取得了许多重要进展[15-17]。

1. 言语 BCI 范式

言语是人类主要的交流方式,言语 BCI 范式是一种比较自然的 BCI 范式。言语 BCI 范式具有将言语引发的神经活动解码为文本或声音的潜力,有望为瘫痪患者恢复快速的交流提供方法[15, 17]。

2. 手写想象输入文本 BCI 范式

截至目前,BCI 研究的一个重点是恢复粗大肢体的运动技能,如伸手、抓握或用计算机光标点击打字。Francis R. Willett 等研发了一种皮层内脑机接口,通过运动皮层手结区的神经活动解码尝试的手写动作,并采用递归神经网络解码方法将运动皮层的神经活动实时翻译成文本[16]。

2.5.3 突破现有的脑信号采集技术

BCI 范式与神经编码性能与脑信号采集技术水平直接相关,需要在脑信号采集技术方面有新突破。获取脑信号的方式对于 BCI 范式与神经编码至关重要,关乎所获取信号的质量和最终的 BCI 控制效果。随着微纳加工技术和电极材料研发不断发展,用于侵入式 BCI 的电极趋向于向柔性、小型化、高通量和集成化方向发展。目前,基于水凝胶的脑电电极的研发较为活跃[156],立体定向脑电(sEEG)[157]、耳内脑电电极[158]研发也取得积极进展。与此同时,微创血管支架电极采集技术[159, 160]、微创颅骨局部电改性方法[161]等方案相继被提出,创新了脑信号采集方式。

2.5.4 BCI 技术与先进 AI 技术相结合提升脑信号解码性能

目前,经典的机器学习算法在 BCI 神经解码中仍然具有优势,但深度学习算法也有潜力提升 BCI 的解码性能。Francis R. Willett 等(2021,2023)、Sean L. Metzger 等(2023)、在解码脑信号时,引入了合适的深度学习算法,相关研究表明 BCI 技术与先进 AI 技术相结合,有望大幅提升脑信号解码性能[15-17]。图 2.6 展示了把 AI 技术引入 BCI 中,以提高 BCI 的智能化水平,进而促进 BCI 的临床转化应用[162]。

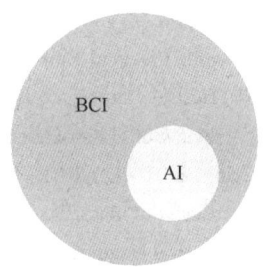

图 2.6 把 AI 技术引入 BCI 中,以提高 BCI 的智能化水平

2.6 总结

在 BCI 系统中,BCI 范式与神经编码是 BCI 研发的关键和重要内容之一。本章较为系统、明确地给出了 BCI 范式的定义和 7 条设计原则,以及 BCI 神经编码的定义与编码模型,包括 BCI 频率/速率编码、时间编码、相位编码、神经元群编码、相关性编码、稀疏编码、混合编码模型。本章还介绍了现有主要的 BCI 范式与神经编码,包括皮质内 LFP-BCI、

ECoG-BCI、fNIRS-BCI、fMRI-BCI、MEG-BCI、EEG-BCI 及混合 BCI 的范式与神经编码；并讨论了以用户为中心设计和评价 BCI 范式与神经编码、变革传统的 BCI 范式、突破现有的脑信号采集技术、BCI 技术与先进 AI 技术相结合提升脑信号解码性能。本章有望为 BCI 范式与神经编码的创新研发提供启发。

参考文献

[1] Graimann B, Allison B, Pfurtscheller G. 脑−机接口——革命性的人机交互[M]. 伏云发，郭衍龙，张夏冰，等译. 北京：国防工业出版社，2020.

[2] Graimann B, Allison B, Pfurtscheller G. Brain-Computer Interfaces: Revolutionizing Human-Computer Interaction[M]. Berlin: Springer Publishing Company, 2013.

[3] Wolpaw J R, Wolpaw E W. 脑机接口原理与实践[M]. 伏云发，杨秋红，徐宝磊，等译. 北京：国防工业出版社，2017.

[4] Wolpaw J R, Wolpaw E W. Brain-Computer Interfaces: Definitions and Principles[J]. Handbook of Clinical Neurology, 2020, 168: 15-23.

[5] Ramsey N, Millán José del R. 脑−计算机接口[M]. 伏云发，王帆，丁鹏，龚安民，等译. 北京：国防工业出版社，2023.

[6] Ramsey N, Millán José del R. Brain-Computer Interfaces[M]. Amsterdam: Elsevier, 2020.

[7] Allison B Z, Dunne S, Leeb R, et al. 面向实用的脑−机接口：缩小研究与实际应用之间的差距[M]. 伏云发，龚安民，陈超，等译. 北京：科学出版社，2021.

[8] Allison B Z, Dunne S, Leeb R, et al. Towards Practical Brain-Computer Interfaces: Bridging the Gap from Research to Real-World Applications[M]. Berlin：Springer Science & Business Media, 2012.

[9] Lotte F, Congedo M, Lécuyer A, et al. A review of classification algorithms for EEG-based brain-computer interfaces[J]. Journal of Neural Engineering, 2007, 4(2): R01.

[10] Lotte F, Bougrain L, Cichocki A, et al. A review of classification algorithms for EEG-based brain-computer interfaces: A 10 year update[J]. Journal of Neural Engineering, 2018, 15(3): 031005.

[11] Bashashati A, Fatourechi M, Ward R K, et al. A survey of signal processing algorithms in brain-computer interfaces based on electrical brain signals[J]. Journal of Neural Engineering, 2007, 4(2): R32.

[12] Abiri R, Borhani S, Sellers E W, et al. A comprehensive review of EEG-based brain-computer interface paradigms[J]. Journal of Neural Engineering, 2019, 16(1): 011001.

[13] Xu L, Xu M, Jung T P, et al. Review of brain encoding and decoding mechanisms for EEG-based brain-computer interface[J]. Cognitive Neurodynamics, 2021, 15: 569-584.

[14] Hochberg L R, Bacher D, Jarosiewicz B, et al. Reach and grasp by people with tetraplegia using a neurally controlled robotic arm[J]. Nature, 2012, 485(7398): 372-375.

[15] Willett F R, Kunz E M, Fan C, et al. A high-performance speech neuroprosthesis[J]. Nature, 2023, 620(7976): 1031-1036.

[16] Willett F R, Avansino D T, Hochberg L R, et al. High-performance brain-to-text communication via handwriting[J]. Nature, 2021, 593(7858): 249-254.

[17] Metzger S L, Littlejohn K T, Silva A B, et al. A high-performance neuroprosthesis for speech decoding and avatar control[J]. Nature, 2023, 620(7976): 1037-1046.

[18] Branco M P, Geukes S H, Aarnoutse E J, et al. Nine decades of electrocorticography: A comparison between epidural and subdural recordings[J]. European Journal of Neuroscience, 2023, 57(8): 1260-1288.

[19] Luo S, Rabbani Q, Crone N E. Brain-computer interface: applications to speech decoding and synthesis to augment communication[J]. Neurotherapeutics, 2022, 19(1): 263-273.

[20] Paulmurugan K, Vijayaragavan V, Ghosh S, et al. Brain-computer interfacing using functional near-infrared spectroscopy (fNIRS)[J]. Biosensors, 2021, 11(10): 389.

[21] Abdalmalak A, Milej D, Norton L, et al. The potential role of fNIRS in evaluating levels of consciousness[J]. Frontiers in Human Neuroscience, 2021, 15: 703405.

[22] Eastmond C, Subedi A, De S, et al. Deep learning in fNIRS: A review[J]. Neurophotonics, 2022, 9(4): 041411.

[23] Naselaris T, Kay K N, Nishimoto S, et al. Encoding and decoding in fMRI[J]. NeuroImage, 2011, 56(2): 400-410.

[24] Du C, Li J, Huang L, et al. Brain encoding and decoding in fMRI with bidirectional deep generative models[J]. Engineering, 2019, 5(5): 948-953.

[25] Xu H, Gong A, Ding P, et al. Key technologies for intelligent brain-computer interaction based on magnetoencephalography[J]. Journal of Biomedical Engineering, 2022, 39(1): 198-206.

[26] Bu Y, Harrington D L, Lee R R, et al. Magnetoencephalogram-based brain–computer interface for hand-gesture decoding using deep learning[J]. Cerebral Cortex, 2023: bhad173.

[27] Choi I, Rhiu I, Lee Y, et al. A systematic review of hybrid brain-computer interfaces: Taxonomy and usability perspectives[J]. PLOS ONE, 2017, 12(4): e0176674.

[28] Mussi M G, Adams K D. EEG hybrid brain-computer interfaces: A scoping review applying an existing hybrid-BCI taxonomy and considerations for pediatric applications[J]. Frontiers in Human Neuroscience, 2022, 16: 1007136.

[29] Lyu X, Ding P, Li S, et al. Human factors engineering of BCI: An evaluation for satisfaction of BCI based on motor imagery[J]. Cognitive Neurodynamics, 2023, 17(1): 105-118.

[30] Chavarriaga R, Fried-Oken M, Kleih S, et al. Heading for new shores! Overcoming pitfalls in BCI design[J]. Brain-Computer Interfaces, 2017, 4(1-2): 60-73.

[31] Kübler A, Holz E M, Riccio A, et al. The user-centered design as novel perspective for evaluating the usability of BCI-controlled applications[J]. PLOS ONE, 2014, 9(12): e112392.

[32] Liberati G, Pizzimenti A, Simione L, et al. Developing brain-computer interfaces from a user-centered perspective: assessing the needs of persons with amyotrophic lateral sclerosis, caregivers, and professionals[J]. Applied Ergonomics, 2015, 50: 139-146.

[33] Kübler A, Nijboer F, Kleih S. Hearing the needs of clinical users[J]. Handbook of Clinical Neurology, 2020, 168: 353-368.

[34] Kübler A, Zickler C, Holz E, et al. Applying the user-centred design to evaluation of Brain-Computer Interface controlled applications[J]. Biomedical Engineering/Biomedizinische Technik, 2013, 58(SI-1-Track-S): 000010151520134438.

[35] Kübler A. The history of BCI: From a vision for the future to real support for personhood in people with locked-in syndrome[J]. Neuroethics, 2020, 13(2): 163-180.

[36] Martin S, Armstrong E, Thomson E, et al. A qualitative study adopting a user-centered approach to design and validate a brain computer interface for cognitive rehabilitation for people with brain injury[J]. Assistive Technology, 2018, 30(5): 233-241.

[37] Branco M P, Pels E G M, Sars R H, et al. Brain-computer interfaces for communication: Preferences of individuals with locked-in syndrome[J]. Neurorehabilitation and Neural Repair, 2021, 35(3): 267-279.

[38] Wolpaw J R, Millán J R, Ramsey N F. Brain-computer interfaces: Definitions and principles[J]. Handbook of Clinical Neurology, 2020, 168: 15-23.

[39] Jang S J, Yang Y J, Ryun S, et al. Decoding trajectories of imagined hand movement using electrocorticograms for brain-machine interface[J]. Journal of Neural Engineering, 2022, 19(5): 056011.

[40] Hill N J, Gupta D, Brunner P, et al. Recording human electrocorticographic (ECoG) signals for neuroscientific research and real-time functional cortical mapping[J]. Journal of Visualized Experiments, 2012(64): e3993.

[41] Shirhatti V, Borthakur A, Ray S. Effect of reference scheme on power and phase of the local field potential[J]. Neural Computation, 2016, 28(5): 882-913.

[42] Brown E N, Kass R E, Mitra P P. Multiple neural spike train data analysis: State-of-the-art and future challenges[J]. Nature Neuroscience, 2004, 7(5): 456-461.

[43] Johnson K O. Neural coding[J]. Neuron, 2000, 26(3): 563-566.

[44] Thorpe S J. Spike arrival times: A highly efficient coding scheme for neural networks[J]. Parallel Processing in Neural Systems, 1990: 91-94.

[45] Kandel E R, et al. Principles of Neural Science[M]. New York: McGraw-Hill, 2000.

[46] Gerstner W, Kistler W M. Spiking neuron models: Single neurons, populations, plasticity[M]. Cambridge: Cambridge University Press, 2002.

[47] Chen G, Wang L P, Tsien J Z. Neural population-level memory traces in the mouse hippocampus[J]. PLOS ONE, 2009, 4(12): e8256.

[48] Thorpe S J. Spike arrival times: A highly efficient coding scheme for neural networks[J]. Parallel Processing in Neural Systems, 1990: 91-94.

[49] Gollisch T, Meister M. Rapid neural coding in the retina with relative spike latencies[J]. Science, 2008, 319(5866): 1108-1111.

[50] Butts D A, Weng C, Jin J, et al. Temporal precision in the neural code and the timescales of natural vision[J]. Nature, 2007, 449(7158): 92-95.

[51] Theunissen F, Miller J P. Temporal encoding in nervous systems: A rigorous definition[J]. Journal of Computational Neuroscience, 1995, 2: 149-162.

[52] Gollisch T, Meister M. Rapid neural coding in the retina with relative spike latencies[J]. Science, 2008, 319(5866): 1108-1111.

[53] Carleton A, Accolla R, Simon S A. Coding in the mammalian gustatory system[J]. Trends in Neurosciences, 2010, 33(7): 326-334.

[54] Victor J D. Spike train metrics[J]. Current Opinion in Neurobiology, 2005, 15(5): 585-592.

[55] Kostal L, Lansky P, Rospars J P. Neuronal coding and spiking randomness[J]. European Journal of Neuroscience, 2007, 26(10): 2693-2701.

[56] Jolivet R, Rauch A, Lüscher H R, et al. Predicting spike timing of neocortical pyramidal neurons by simple threshold models[J]. Journal of Computational Neuroscience, 2006, 21: 35-49.

[57] Montemurro M A, Rasch M J, Murayama Y, et al. Phase-of-firing coding of natural visual stimuli in primary visual cortex[J]. Current Biology, 2008, 18(5): 375-380.

[58] Fries P, Nikolić D, Singer W. The gamma cycle[J]. Trends in Neurosciences, 2007, 30(7): 309-316.

[59] Havenith M N, Yu S, Biederlack J, et al. Synchrony makes neurons fire in sequence, and stimulus properties determine who is ahead[J]. Journal of Neuroscience, 2011, 31(23): 8570-8584.

[60] Wu S, Amari S, Nakahara H. Population coding and decoding in a neural field: A computational study[J]. Neural Computation, 2002, 14(5): 999-1026.

[61] Feng T, Zhang Y, Han W, et al. Hierarchical and distinct biological motion processing in macaque visual cortical areas MT and MST[J]. Communications Biology, 2025, 8(1): 408.

[62] Mathis A, Herz A V M, Stemmler M B. Resolution of nested neuronal representations can be exponential in the number of neurons[J]. Physical Review Letters, 2012, 109(1): 018103.

[63] Shimazaki H. Neural coding: Foundational concepts, statistical formulations, and recent advances[J]. Neuroscience Research, 2025.

[64] Johnson A S, Winlow W. Neurocomputational mechanisms underlying perception and sentience in the neocortex[J]. Frontiers in Computational Neuroscience, 2024, 18: 1335739.

[65] Kanerva P. Sparse Distributed Memory[M]. Cambridge: Cambridge University Press, 1988.

[66] Vision N. Sparse Coding and Decorrelation in Primary Visual Cortex during Natural Vision[J]. Science, 2000, 287: 1273-1273.

[67] Hromádka T, DeWeese M R, Zador A M. Sparse representation of sounds in the unanesthetized auditory cortex[J]. PLoS Biology, 2008, 6(1): e16.

[68] Crochet S, Poulet J F A, Kremer Y, et al. Synaptic mechanisms underlying sparse coding of active touch[J]. Neuron, 2011, 69(6): 1160-1175.

[69] Ito I, Ong R C, Raman B, et al. Sparse odor representation and olfactory learning[J]. Nature Neuroscience, 2008, 11(10): 1177-1184.

[70] Olshausen B A, Field D J. Emergence of simple-cell receptive field properties by learning a sparse code for natural images[J]. Nature, 1996, 381(6583): 607-609.

[71] Rehn M, Sommer F T. A network that uses few active neurons to code visual input predicts the diverse shapes of cortical receptive fields[J]. Journal of Computational Neuroscience, 2007, 22: 135-146.

[72] Lee H, Battle A, Raina R, et al. Efficient sparse coding algorithms[J]. Advances in Neural Information Processing Systems, 2006, 19.

[73] Davis G, Zhang Z F. Adaptive time-frequency decompositions[J]. Computer Science Engineering, 1994, 33(7): 2183-2191.

[74] Kaplun D, Voznesenskiy A, Romanov S, et al. Optimal estimation of wavelet decomposition level for a matching pursuit algorithm[J]. Entropy, 2019, 21(9): 843.

[75] Needell D, Tropp J A. CoSaMP: Iterative signal recovery from incomplete and inaccurate samples[J]. Applied and Computational Harmonic Analysis, 2009, 26(3): 301-321.

[76] Rizzi R, Bidelman G M. Duplex perception reveals brainstem auditory representations are modulated by listeners' ongoing percept for speech[J]. Cerebral Cortex, 2023, 33(18): 10076-10086.

[77] Kennedy P R, Kirby M T, Moore M M, et al. Computer control using human intracortical local field potentials[J]. IEEE Transactions on Neural Systems and Rehabilitation Engineering, 2004, 12(3): 339-344.

[78] Georgopoulos A P, Schwartz A B, Kettner R E. Neuronal population coding of movement direction[J].

Science, 1986, 233(4771): 1416-1419.

[79] Rickert J, de Oliveira S C, Vaadia E, et al. Encoding of movement direction in different frequency ranges of motor cortical local field potentials[J]. Journal of Neuroscience, 2005, 25(39): 8815-8824.

[80] Heldman D A, Wang W, Chan S S, et al. Local field potential spectral tuning in motor cortex during reaching[J]. IEEE Transactions on Neural Systems and Rehabilitation Engineering, 2006, 14(2): 180-183.

[81] Wang W. Motor Cortical Representation of Hand Position, Velocity and Rotation During Reaching[D]. Washington: Washington University, 2006.

[82] Milekovic T, Sarma A A, Bacher D, et al. Stable long-term BCI-enabled communication in ALS and locked-in syndrome using LFP signals[J]. Journal of Neurophysiology, 2018, 120(7): 343-360.

[83] Milekovic T, Bacher D, Sarma A A, et al. Volitional control of single-electrode high gamma local field potentials by people with paralysis[J]. Journal of Neurophysiology, 2019, 121(4): 1428-1450.

[84] Ahmadi N, Constandinou T G, Bouganis C S. Impact of referencing scheme on decoding performance of LFP-based brain-machine interface[J]. Journal of Neural Engineering, 2021, 18(1): 016028.

[85] Zhang Z, Constandinou T G. Firing-rate-modulated spike detection and neural decoding co-design[J]. Journal of Neural Engineering, 2023, 20(3): 036003.

[86] Katzner S, Nauhaus I, Benucci A, et al. Local origin of field potentials in visual cortex[J]. Neuron, 2009, 61(1): 35-41.

[87] Dubey A, Ray S. Cortical electrocorticogram (ECoG) is a local signal[J]. Journal of Neuroscience, 2019, 39(22): 4299-4311.

[88] Ball T, Kern M, Mutschler I, et al. Signal quality of simultaneously recorded invasive and non-invasive EEG[J]. Neuroimage, 2009, 46(3): 708-716.

[89] Kubanek J, Miller K J, Ojemann J G, et al. Decoding flexion of individual fingers using electrocorticographic signals in humans[J]. Journal of Neural Engineering, 2009, 6(6): 066001.

[90] Brunner P, Ritaccio A L, Emrich J F, et al. Rapid communication with a "P300" matrix speller using electrocorticographic signals (ECoG)[J]. Frontiers in Neuroscience, 2011, 5: 5.

[91] Gunduz A, Brunner P, Daitch A, et al. Decoding covert spatial attention using electrocorticographic (ECoG) signals in humans[J]. Neuroimage, 2012, 60(4): 2285-2293.

[92] Miller K J, Schalk G, Hermes D, et al. Spontaneous decoding of the timing and content of human object perception from cortical surface recordings reveals complementary information in the event-related potential and broadband spectral change[J]. PLoS Computational Biology, 2016, 12(1): e1004660.

[93] Burke J F, Zaghloul K A, Jacobs J, et al. Synchronous and asynchronous theta and gamma activity during episodic memory formation[J]. Journal of Neuroscience, 2013, 33(1): 292-304.

[94] Burke J F, Merkow M B, Jacobs J, et al. Brain computer interface to enhance episodic memory in human participants[J]. Frontiers in Human Neuroscience, 2015, 8: 1055.

[95] Hermes D, Miller K J, Wandell B A, et al. Stimulus dependence of gamma oscillations in human visual cortex[J]. Cerebral Cortex, 2015, 25(9): 2951-2959.

[96] Hermes D, Trenité D G A K N, Winawer J. Gamma oscillations and photosensitive epilepsy[J]. Current Biology, 2017, 27(9): R336-R338.

[97] Vansteensel M J, Pels E G M, Bleichner M G, et al. Fully implanted brain–computer interface in a locked-in patient with ALS[J]. New England Journal of Medicine, 2016, 375(21): 2060-2066.

[98] Hermes D, Vansteensel M J, Albers A M, et al. Functional MRI-based identification of brain areas involved

in motor imagery for implantable brain–computer interfaces[J]. Journal of Neural Engineering, 2011, 8(2): 025007.

[99] Hermes D, Siero J C W, Aarnoutse E J, et al. Dissociation between neuronal activity in sensorimotor cortex and hand movement revealed as a function of movement rate[J]. Journal of Neuroscience, 2012, 32(28): 9736-9744.

[100] Hermes D, Miller K J, Vansteensel M J, et al. Cortical theta wanes for language[J]. NeuroImage, 2014, 85: 738-748.

[101] Siero J C W, Hermes D, Hoogduin H, et al. BOLD consistently matches electrophysiology in human sensorimotor cortex at increasing movement rates: A combined 7T fMRI and ECoG study on neurovascular coupling[J]. Journal of Cerebral Blood Flow & Metabolism, 2013, 33(9): 1448-1456.

[102] Siero J C W, Hermes D, Hoogduin H, et al. BOLD matches neuronal activity at the mm scale: A combined 7T fMRI and ECoG study in human sensorimotor cortex[J]. NeuroImage, 2014, 101: 177-184.

[103] Miller K J, Zanos S, Fetz E E, et al. Decoupling the cortical power spectrum reveals real-time representation of individual finger movements in humans[J]. Journal of Neuroscience, 2009, 29(10): 3132-3137.

[104] Crone N E, Miglioretti D L, Gordon B, et al. Functional mapping of human sensorimotor cortex with electrocorticographic spectral analysis. II. Event-related synchronization in the gamma band[J]. Brain: A Journal of Neurology, 1998, 121(12): 2301-2315.

[105] Miller K J, Leuthardt E C, Schalk G, et al. Spectral changes in cortical surface potentials during motor movement[J]. Journal of Neuroscience, 2007, 27(9): 2424-2432.

[106] Pfurtscheller G, Graimann B, Huggins J E, et al. Spatiotemporal patterns of beta desynchronization and gamma synchronization in corticographic data during self-paced movement[J]. Clinical Neurophysiology, 2003, 114(7): 1226-1236.

[107] Brinkman L, Stolk A, Dijkerman H C, et al. Distinct roles for alpha-and beta-band oscillations during mental simulation of goal-directed actions[J]. Journal of Neuroscience, 2014, 34(44): 14783-14792.

[108] Brinkman L, Stolk A, Marshall T R, et al. Independent causal contributions of alpha-and beta-band oscillations during movement selection[J]. Journal of Neuroscience, 2016, 36(33): 8726-8733.

[109] Wittevrongel B, Khachatryan E, Fahimi Hnazaee M, et al. Decoding steady-state visual evoked potentials from electrocorticography[J]. Frontiers in Neuroinformatics, 2018, 12: 65.

[110] Jang S J, Yang Y J, Ryun S, et al. Decoding trajectories of imagined hand movement using electrocorticograms for brain-machine interface[J]. Journal of Neural Engineering, 2022, 19(5): 056011.

[111] Ogawa S, Lee T M, Kay A R, et al. Brain magnetic resonance imaging with contrast dependent on blood oxygenation[J]. Proceedings of the National Academy of Sciences, 1990, 87(24): 9868-9872.

[112] Logothetis N K, Pauls J, Augath M, et al. Neurophysiological investigation of the basis of the fMRI signal[J]. Nature, 2001, 412(6843): 150-157.

[113] Mehler D M A, Sokunbi M O, Habes I, et al. Targeting the affective brain—A randomized controlled trial of real-time fMRI neurofeedback in patients with depression[J]. Neuropsychopharmacology, 2018, 43(13): 2578-2585.

[114] Seitz R J. How imaging will guide rehabilitation[J]. Current Opinion in Neurology, 2010, 23(1): 79-86.

[115] Yoo S S, Choi B G, Chung K I, et al. Neural substrates of motor imagery: Event-related functional MRI study[J]. Journal of Korean Neuropsychiatric Association, 2001: 1247-1250.

[116] Yoo S S, Fairneny T, Chen N K, et al. Brain-computer interface using fMRI: Spatial navigation by thoughts[J]. NeuroReport, 2004, 15(10): 1591-1595.

[117] Boly M, Coleman M R, Davis M H, et al. When thoughts become action: an fMRI paradigm to study volitional brain activity in non-communicative brain injured patients[J]. NeuroImage, 2007, 36(3): 979-992.

[118] Monti M M, Vanhaudenhuyse A, Coleman M R, et al. Willful modulation of brain activity in disorders of consciousness[J]. New England Journal of Medicine, 2010, 362(7): 579-589.

[119] Sorger B, Reithler J, Dahmen B, et al. A real-time fMRI-based spelling device immediately enabling robust motor-independent communication[J]. Current Biology, 2012, 22(14): 1333-1338.

[120] Senden M, Emmerling T C, Van Hoof R, et al. Reconstructing imagined letters from early visual cortex reveals tight topographic correspondence between visual mental imagery and perception[J]. Brain Structure and Function, 2019, 224: 1167-1183.

[121] Coyle S M, Ward T E, Markham C M. Brain-computer interface using a simplified functional near-infrared spectroscopy system[J]. Journal of Neural Engineering, 2007, 4(3): 219.

[122] Holper L, Wolf M. Single-trial classification of motor imagery differing in task complexity: A functional near-infrared spectroscopy study[J]. Journal of NeuroEngineering and Rehabilitation, 2011, 8: 34.

[123] Kaiser V, Bauernfeind G, Kreilinger A, et al. Cortical effects of user training in a motor imagery based brain-computer interface measured by fNIRS and EEG[J]. NeuroImage, 2014, 85: 432-444.

[124] Hwang H J, Lim J H, Kim D W, et al. Evaluation of various mental task combinations for near-infrared spectroscopy-based brain-computer interfaces[J]. Journal of Biomedical Optics, 2014, 19(7): 077005.

[125] Hong K S, Naseer N, Kim Y H. Classification of prefrontal and motor cortex signals for three-class Fnirs-BCI[J]. Neuroscience Letters, 2015, 587: 87-92.

[126] Naseer N, Hong M J, Hong K S. Online binary decision decoding using functional near-infrared spectroscopy for the development of brain-computer interface[J]. Experimental Brain Research, 2014, 232: 555-564.

[127] Cetin O, Temurtas F. A comparative study on classification of magnetoencephalography signals using probabilistic neural network and multilayer neural network[J]. Soft Computing, 2021, 25: 2267-2275.

[128] Mellinger J, Schalk G, Braun C, et al. An MEG-based brain-computer interface (BCI)[J]. NeuroImage, 2007, 36(3): 581-593.

[129] Chen X, Bai O. Towards multi-dimensional robotic control via noninvasive brain-computer interface[C]// 2009 ICME International Conference on Complex Medical Engineering. IEEE, 2009: 1-5.

[130] Halme H L, Parkkonen L. Comparing features for classification of MEG responses to motor imagery[J]. PLOS ONE, 2016, 11(12): e0168766.

[131] Chholak P, Niso G, Maksimenko V A, et al. Visual and kinesthetic modes affect motor imagery classification in untrained subjects[J]. Scientific Reports, 2019, 9(1): 9838.

[132] Rathee D, Raza H, Roy S, et al. A magnetoencephalography dataset for motor and cognitive imagery-based brain-computer interface[J]. Scientific Data, 2021, 8(1): 120.

[133] Neuper C, Scherer R, Wriessnegger S, et al. Motor imagery and action observation: Modulation of sensorimotor brain rhythms during mental control of a brain-computer interface[J]. Clinical Neurophysiology, 2009, 120(2): 239-247.

[134] Kaiser V, Bauernfeind G, Kreilinger A, et al. Cortical effects of user training in a motor imagery based brain-computer interface measured by fNIRS and EEG[J]. NeuroImage, 2014, 85: 432-444.

[135] Ramoser H, Muller-Gerking J, Pfurtscheller G. Optimal spatial filtering of single trial EEG during imagined hand movement[J]. IEEE Transactions on Rehabilitation Engineering, 2000, 8(4): 441-446.

[136] Pfurtscheller G, Müller G R, Pfurtscheller J, et al. Thought-control of functional electrical stimulation to restore hand grasp in a patient with tetraplegia[J]. Neuroscience Letters, 2003, 351(1): 33-36.

[137] Müller-Putz G R, Zimmermann D, Graimann B, et al. Event-related beta EEG-changes during passive and attempted foot movements in paraplegic patients[J]. Brain Research, 2007, 1137: 84-91.

[138] Zhang M, Wu J, Song J, et al. Decoding coordinated directions of bimanual movements from EEG signals[J]. IEEE Transactions on Neural Systems and Rehabilitation Engineering, 2022, 31: 248-259.

[139] Hashimoto Y, Ushiba J. EEG-based classification of imaginary left and right foot movements using beta rebound[J]. Clinical Neurophysiology, 2013, 124(11): 2153-2160.

[140] Pfurtscheller G, Neuper C, Flotzinger D, et al. EEG-based discrimination between imagination of right and left hand movement[J]. Electroencephalography and Clinical Neurophysiology, 1997, 103(6): 642-651.

[141] Muller-Putz G R, Scherer R, Neuper C, et al. Steady-state somatosensory evoked potentials: suitable brain signals for brain-computer interfaces?[J]. IEEE Transactions on Neural Systems and Rehabilitation Engineering, 2006, 14(1): 30-37.

[142] Flint R D, Li Y, Wang P T, et al. Noninvasively recorded high-gamma signals improve synchrony of force feedback in a novel neurorehabilitation brain-machine interface for brain injury[J]. Journal of Neural Engineering, 2022, 19(3): 036024.

[143] Farwell L A, Donchin E. Talking off the top of your head: toward a mental prosthesis utilizing event-related brain potentials[J]. Electroencephalography and Clinical Neurophysiology, 1988, 70(6): 510-523.

[144] Furdea A, Halder S, Krusienski D J, et al. An auditory oddball (P300) spelling system for brain-computer interfaces[J]. Psychophysiology, 2009, 46(3): 617-625.

[145] Klobassa D S, Vaughan T M, Brunner P, et al. Toward a high-throughput auditory P300-based brain-computer interface[J]. Clinical Neurophysiology, 2009, 120(7): 1252-1261.

[146] Brouwer A M, Van Erp J B F. A tactile P300 brain-computer interface[J]. Frontiers in Neuroscience, 2010, 4: 1440.

[147] McMillan G R, Calhoun G L, Middendorf M S, et al. Direct brain interface utilizing self-regulation of steady-state visual evoked response (SSVER)[C]//Proc. RESNA'95 Annual Conf. (Vancouver, BC). 1995: 693-695.

[148] Cheng M, Gao S K. An EEG-based cursor control system[C]//Proceedings of the First Joint BMES/EMBS Conference. 1999 IEEE Engineering in Medicine and Biology 21st Annual Conference and the 1999 Annual Fall Meeting of the Biomedical Engineering Society (Cat. No. 99CH37032). IEEE, 1999, 1: 669.

[149] Chen X, Wang Y, Gao S, ct al. Filter bank canonical correlation analysis for implementing a high-speed SSVEP-based brain-computer interface[J]. Journal of Neural Engineering, 2015, 12(4): 046008.

[150] Zhang D, Liu S, Wang K, et al. Machine-vision fused brain-machine interface based on dynamic augmented reality visual stimulation[J]. Journal of Neural Engineering, 2021, 18(5): 056061.

[151] Herrmann C S. Human EEG responses to 1-100 Hz flicker: Resonance phenomena in visual cortex and their potential correlation to cognitive phenomena[J]. Experimental Brain Research, 2001, 137: 346-353.

[152] Chang M H, Baek H J, Lee S M, et al. An amplitude-modulated visual stimulation for reducing eye fatigue in SSVEP-based brain–computer interfaces[J]. Clinical Neurophysiology, 2014, 125(7): 1380-1391.

[153] Molina G G, Mihajlovic V. Spatial filters to detect steady-state visual evoked potentials elicited by high

frequency stimulation: BCI application[J]. Biomedical Technology, 2010.

[154] Müller S M T, Diez P F, Bastos-Filho T F, et al. SSVEP-BCI implementation for 37-40 Hz frequency range[C]//2011 Annual International Conference of the IEEE Engineering in Medicine and Biology Society. IEEE, 2011: 6352-6355.

[155] Volosyak I, Valbuena D, Luth T, et al. BCI demographics II: How many (and what kinds of) people can use a high-frequency SSVEP BCI?[J]. IEEE Transactions on Neural Systems and Rehabilitation Engineering, 2011, 19(3): 232-239.

[156] Xue H, Wang D, Jin M, et al. Hydrogel electrodes with conductive and substrate-adhesive layers for noninvasive long-term EEG acquisition[J]. Microsystems & Nanoengineering, 2023, 9(1): 79.

[157] Herff C, Krusienski D J, Kubben P. The potential of stereotactic-EEG for brain-computer interfaces: current progress and future directions[J]. Frontiers in Neuroscience, 2020, 14: 123.

[158] Wang Z, Shi N, Zhang Y, et al. Conformal in-ear bioelectronics for visual and auditory brain-computer interfaces[J]. Nature Communications, 2023, 14(1): 4213.

[159] Oxley T J, Opie N L, John S E, et al. Minimally invasive endovascular stent-electrode array for high-fidelity, chronic recordings of cortical neural activity[J]. Nature Biotechnology, 2016, 34(3): 320-327.

[160] Oxley T J, Yoo P E, Rind G S, et al. Motor neuroprosthesis implanted with neurointerventional surgery improves capacity for activities of daily living tasks in severe paralysis: first in-human experience[J]. Journal of Neurointerventional Surgery, 2021, 13(2): 102-108.

[161] Sun Y, Shen A, Sun J, et al. Minimally Invasive Local-Skull Electrophysiological Modification With Piezoelectric Drill[J]. IEEE Transactions on Neural Systems and Rehabilitation Engineering, 2022, 30: 2042-2051.

[162] Tai P, Ding P, Wang F, et al. Brain-computer interface paradigms and neural coding[J]. Frontiers in Neuroscience, 2024, 17: 1345961.

第 3 章

BCI 金标准：在线 BCI 系统转化为实际应用的综合评价方法——可用性、用户满意度和使用情况

虽然脑机接口（Brain-Computer Interface，BCI）被认为是一种变革性的新型人机交互，已经取得了长足的进展，但该技术的水平与实际应用之间还有较大的差距。为了促进 BCI 转化为实际应用，已有研究提出在线评价 BCI 分类算法的金标准，然而少有文献针对整个在线 BCI 系统提出更全面的评价方法，并且尚没有受到 BCI 研发界的广泛重视。为此，本章首先阐述了从离线 BCI 数据分析建模到在线 BCI 系统构建和性能优化的飞跃；然后强调以用户为中心，详述了在线 BCI 系统转化为实际应用的综合评价方法，包括在线 BCI 系统可用性评价（包括系统有效性和效率评价）、用户满意度评价（包括与 BCI 相关方面的满意度评价等）、使用情况评价（包括 BCI 系统与用户的匹配性评价等）；最后讨论了在线 BCI 系统可用性和用户满意度评价面临的挑战、BCI 功效评价，以及 BCI 与人工智能（Artificial Intelligence，AI）或/和虚拟现实（Virtual Reality，VR）等技术相结合提高 BCI 系统的智能化水平，提升用户体验。期望本章阐述的在线 BCI 系统评价方法有助于促进 BCI 转化为实际应用。

3.1 引言

脑机接口是一种颠覆传统人机交互的新技术，旨在绕过外周神经和肌肉系统直接在大脑与外部设备之间建立双向闭环交互的通道，以改善或进一步提高患者、残障人士和健康个体的生活质量和工作效率[1-4]。BCI 是神经工程与康复工程的一项重要技术，具有潜在的医学应用。迄今为止，BCI 的研发已经取得了许多进展[5-7]，但该技术的成熟度不高，尚处于发展初级阶段，与实际应用之间还有较大的差距[8]。

为促进 BCI 转化为实际应用，已有研究提出在线评价 BCI 分类算法对新数据泛化能力的金标准[9-11]，然而未对整个在线 BCI 系统提出更全面的评价方法。对于在线 BCI 系统而言，尽管分类精度和比特率是其重要的评价指标[12]，但更为重要的是建立能够让用户愉快使用的完整 BCI 系统，其中包含了提高 BCI 系统的可用性[13-18]，提升用户体验感[16]或满意度[15-26]。

从离线 BCI 数据分析建模到在线 BCI 系统构建和性能优化，再从 BCI 系统构建转化到实际应用的 BCI 产品是质的飞跃，如图 3.1 所示。在这个过程中，需要充分考虑 BCI 人因工程[27, 28]，以用户为中心设计和评价 BCI 系统[17, 18, 29-33]，以进一步提高 BCI 系统的可用性和用户满意度。然而，BCI 系统转化为实际应用的评价方法尚没有受到 BCI 研发界足够的重视。为此，本章针对整个在线 BCI 系统，评述已有研究并详述更全面的评价方法，以促进 BCI 系统转化为实际应用。本章的目的不是解决 BCI 的某个具体问题，但我们认为除了需要解决 BCI 相关的关键科学和技术问题，建议采用所提的综合评价方法评价在线 BCI 系统，并提出 BCI 研究界到底要研发什么样的 BCI 系统的相关建议。

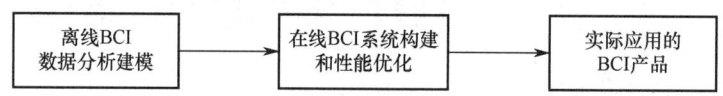

图 3.1 BCI 系统研发过程中质的飞跃

本章的逻辑结构如下：第 2 部分为从离线 BCI 数据分析建模到在线 BCI 系统构建和性能优化的飞跃；第 3 部分为在线 BCI 系统转化为实际应用的综合评价方法，包括在线 BCI 系统可用性、用户满意度、使用情况和功效的评价，如图 3.2 所示；第 4 部分为

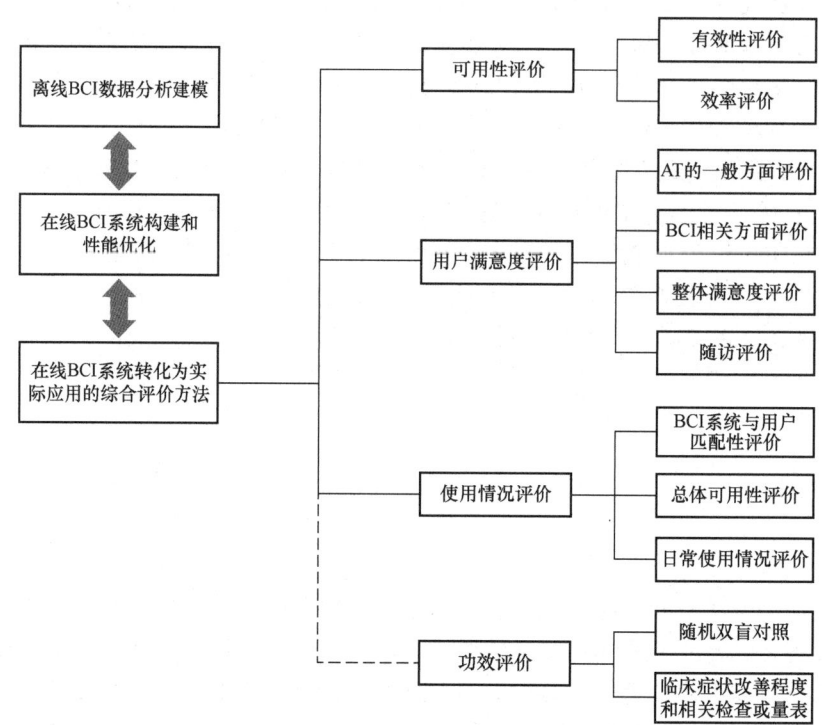

图 3.2 BCI 系统转化为实际应用的综合评价方法

BCI 金标准发展趋势；第 5 部分为总结。BCI 金标准发展趋势部分，阐述了需要注意的一些方面。BCI 系统在转化为实际应用时，无论是不同采集方式（如侵入式、半侵入式和非侵入式）的 BCI，还是不同范式［如运动想象（Motor Imagery，MI）、稳态视觉诱发电位（Steady-State Visual Evoked Potentials，SSVEP）和 P300 等］的 BCI，都应根据需求和应用场景对其进行评价，具体的评价指标可能不一样。然而，为在线 BCI 系统建立评价方法不仅能够提供相对一致的方法来衡量和比较不同 BCI 系统的性能，还可以为研发团队提供明确的目标和方向。这种评价方法可以促进 BCI 技术的透明度和可比较性，从而加速 BCI 技术的优化和改进。

3.2 从离线 BCI 数据分析建模到在线 BCI 系统构建和性能优化的飞跃

为了促进离线 BCI 数据分析评估和比较可用的 BCI 算法，2001—2008 年 BCI 研究界组织了 4 届国际 BCI 数据竞赛（BCI Data Competition Ⅰ～Ⅳ）[9, 34-36]，虽然该 BCI 数据竞赛为 BCI 算法的改进提供了有用的建议，但该 BCI 数据竞赛属于离线 BCI 数据分析建模，其结果仍然需要通过在线闭环测试来验证有效性[9]。2009 年，BCI 数据竞赛研究奖设立。2010 年，清华大学举行首届现场在线 BCI 系统比赛。自此以后，中国不间断地举行了类似的比赛（如每年召开的世界机器人大赛设立的基于 BCI 的脑控机器人比赛），以推进 BCI 系统向实际应用转化。

虽然离线评估可用于确定少量有前景的可选方案，但其最大的局限是无法在在线闭环操作中对不同算法提供实时反馈的不同影响进行评估[10, 11]。通常，离线 BCI 数据分析所建模型的性能与在线 BCI 系统闭环性能有很大的差异，需要将其提交给在线 BCI 系统闭环测试，闭环测试结果会产生新的离线分析结果，新的离线分析结果反过来会引起新的在线 BCI 研究，这种交替迭代可有效提高 BCI 系统性能[10, 11]。在线评估是金标准[9-11]。在 BCI 系统研发过程中，离线 BCI 数据分析建模（初始的 BCI 标定或校正，包括初步分析、参数优化）是在线 BCI 系统构建的必要步骤，但停留或止步于离线 BCI 数据分析实现不了 BCI 的最终目标，需要实现从离线 BCI 数据分析建模到在线 BCI 系统构建和性能优化的飞跃，以便将在线 BCI 系统转化为实际应用，满足最终 BCI 用户的需求。

3.2.1 离线 BCI 数据分析建模

离线 BCI 数据分析建模的目的是揭示 BCI 范式（外部刺激或心理任务）对应的脑信号特征（神经编码用户意图），建立并评价分类模型，为构建和优化在线 BCI 系统提供基础。

离线 BCI 数据分析建模主要包括如下方面。①BCI 范式设计。在特定脑信号采集技术条件下精心选择一组外部刺激或心理任务[37]。②原始脑信号采集。设置合适的采样率、电极等,在招募的受试者执行所设计的 BCI 范式期间采集脑信号并保存,用于后续的离线 BCI 数据分析建模。③脑信号预处理,如通过滤波和伪迹剔除来提高信噪比。④提取和选择对外部刺激或心理任务可分性好的时—频—空特征。在创新设计的 BCI 范式下,发现可分性更好的新特征。⑤建立并优化基于机器学习或深度学习的用户意图神经解码模型。根据未来应用场景和所选的脑信号特征选择适当的模型结构很重要,通常来说判别模型输出离散指令,回归模型输出连续控制信号。例如,可以选择线性判别分析、支持向量机、深度神经网络和线性回归等模型,然后将采集的脑信号数据划分为训练集、验证集或测试集,有监督地学习训练模型并交叉验证、评价模型性能(如准确性、个体差异性等)。截至目前,绝大多数 BCI 解码模型主要依赖有监督学习对模型参数化,与样本质量和数量有关。值得注意的是,在离线 BCI 数据分析建模过程中,为了得到有效的模型,需要对每个环节进行优化。

虽然离线 BCI 数据分析建模可以充分利用离线分析的时间和计算资源进行复杂的数据处理、评估和比较,为构建和优化在线 BCI 系统性能提供方向。但是,Shenoy 等研究发现,许多因素,如电极移动、阻抗变化等技术性因素,以及疲劳、沮丧或动机、用户学习、在线操作中需要处理大量的视觉信息和自发性变化等用户因素,会使离线 BCI 校准和在线 BCI 系统控制之间的数据统计特性发生变化(脑信号非平稳性,如脑信号的均值和方差随时间变化),这种变化强调了在线闭环测试和优化的重要性[38]。除此之外,离线 BCI 数据通常是无神经反馈采集的,离线 BCI 数据分析构建的模型可能过拟合(过度学习),导致泛化性较差、性能不稳定[39]。然而,成功的模型对新数据的泛化能力是 BCI 的关键要求,因为其在线实际应用操作必须使用新数据。这些小样本的新数据没有标签,可以采用半监督学习或无监督学习在线重新参数化离线 BCI 数据分析构建的模型[9]。

3.2.2 在线 BCI 系统构建和性能优化

在线 BCI 系统构建着重考虑工程实现,如脑信号数据的实时传输、实时处理(考虑 BCI 算法的计算量)和神经反馈的形式等。除此之外,更重要的是认识到实时闭环神经反馈调节用户脑信号与 BCI 算法的双边协同适应[40-43]是在线 BCI 系统构建和性能优化面临的最困难的挑战,也是在线 BCI 系统构建与离线 BCI 数据分析建模(无神经反馈)的主要区别,如图 3.3 所示。

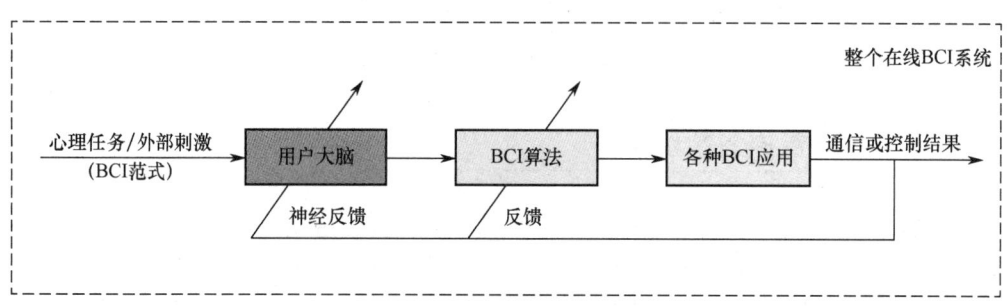

图 3.3 需要优化和评价的整个在线 BCI 系统示意图[44]

第3章　BCI金标准：在线BCI系统转化为实际应用的综合评价方法——可用性、用户满意度和使用情况

在图3.3中，BCI算法分类结果或控制结果以神经反馈的形式作用于用户，可以调节或影响BCI用户的心理活动（如执行心理任务的策略），使其大脑状态和脑信号特征发生变化，以期望维持或修正控制指令，这会使离线BCI数据分析建立的分类模型性能大幅度下降，甚至失效。为此，需要BCI算法随脑信号特征变化而调整参数[38, 41, 45]，即成功的在线BCI系统需要两个自适应控制器或系统的有效交互[9, 12, 40, 42, 43, 46]。其中，一个自适应控制器或系统是用户的大脑［中枢神经系统（Central Nervous System，CNS）］，另一个自适应控制器或系统是BCI算法（脑信号处理和解码算法）。特别需要注意的是，用户及其大脑是整个在线BCI系统的关键组成部分。在图3.3中，穿过用户大脑和BCI算法的箭头表示它们（双边）自适应地完善并维持用户意图和整个BCI系统输出之间的相关性[9, 39, 42, 43]。以上也是BCI神经功效学关注的用户中枢神经系统与BCI系统的交互作用。

在图3.3中，用户执行BCI范式［包括接受外部刺激、改变注意力和执行心理任务（如感知觉、认知和思维意图）］，以生成与用户意图相关的脑信号，通过操作性训练来掌握在线BCI系统操作的技能，以适应BCI算法[47]，这涉及BCI的可学习性和易用性。图3.3中反馈给BCI算法的信号，如实时脑信号特征、解码结果或指令、控制结果、机器视觉捕捉的BCI控制对象和场景等，均可用于调整BCI算法，使其具有自适应能力（自适应的脑信号处理、特征提取和选择、模式分类算法），从而可以由系统后台在线机器学习定期更新BCI算法参数。

在优化在线BCI系统时，需要对其每个组成部分（如脑信号实时采集和传输、BCI范式优化设计、信噪比提高和特征选取等）进行优化，以提高整个BCI系统的性能。从实验室在线BCI系统到实际应用BCI产品的转化，应瞄准典型应用场景，按照如表3.1、表3.2所示的国际标准化组织2010年制定的以人为中心的设计原则，以及定义的系统开发生命周期中涉及的活动[17, 31, 48]，以用户为中心设计和评价BCI系统[17, 31, 48]，将用户纳入BCI系统的研发中，以优化系统性能。

表3.1　国际标准化组织2010年制定的以人为中心的设计原则[17, 31, 48]

编　号	设 计 原 则
1	清晰理解用户任务和环境要求
2	鼓励用户尽早积极参与设计
3	通过以用户为中心的评价来推动和完善系统
4	迭代开发以确定识别最佳设计解决方案
5	整合整个用户体验
6	鼓励多学科交叉设计

表3.2　国际标准化组织2010年定义的系统开发生命周期中涉及的活动[17, 31, 48]

编　号	活　动
1	理解并明确使用环境
2	明确并详述用户需求
3	制定满足用户需求的设计方案
4	根据需求评估设计方案

如前所述，用户及其大脑是整个 BCI 系统的关键组成部分，这要求在评价和优化在线 BCI 系统（原型系统）时，将客观评价指标和用户主观评价量表[27, 28]相结合，以全面评价系统可用性和用户满意度。

3.3 在线 BCI 系统转化为实际应用的综合评价方法

3.3.1 在线 BCI 系统可用性评价

目前，在线 BCI 系统与实际应用 BCI 产品之间还存在较大差距，其可用性并不高，这阻碍了其转化为实际应用的步伐。以用户为中心设计 BCI 系统的方法[27, 29-33]，将 BCI 系统可用性定义为 BCI 技术的特定最终用户能够在特定环境下使用特定 BCI 产品实现特定目标的程度[20, 28, 29, 49-51]。在线 BCI 系统的可用性包括在线 BCI 系统有效性和在线 BCI 系统效率。

3.3.1.1 在线 BCI 系统有效性评价

产生离散输出的在线 BCI 系统采用准确度（Accuracy，ACC）评价其有效性。ACC 是在线 BCI 系统最常用、最关键的评价指标，用于度量在线 BCI 系统对用户意图识别的准确程度，其计算如式（3.1）所示。有效性可在每个试次后评价。

$$ACC = H/N \tag{3.1}$$

式中，H 表示正确的试次数，N 表示总试次数。产生连续输出的在线 BCI 系统的性能可以基于连续度量进行评估，通常采用确定系数（R-Square，r^2），r^2 表示系统真实输出与正确输出之差（预测误差）的方差占输出总方差的比例，如式（3.2）所示[9]。

$$r^2 = \frac{\text{SSR}}{\text{SST}} = \frac{\text{SST} - \text{SSE}}{\text{SST}} = 1 - \frac{\text{SSE}}{\text{SST}} \tag{3.2}$$

式中，SSR 表示预测数据与原始数据均值之差的平方和，SST 表示原始数据与原始数据均值之差的平方和，SSE 表示预测数据与原始数据对应点之差的平方和。

3.3.1.2 在线 BCI 系统效率评价

在线 BCI 系统效率评价包括信息传输率（Information Transfer Rate，ITR）、效用度量和脑力负荷[29]。ITR 是评价在线 BCI 系统效率的一个重要指标。许多研究采用 ITR 评价系统效率，但脑力负荷的评价也很重要。如果用户使用系统的脑力负荷较大，就会严重影响系统的可接受度和满意度。

1. 信息传输率

ITR 是在线 BCI 系统的一个常用评价指标，是单位时间（如 1 min）内系统传输的信息量，单位为 bits/min，其计算如式（3.3）所示[12]。ITR 可在每个试次后评价。

第3章 BCI金标准：在线BCI系统转化为实际应用的综合评价方法——可用性、用户满意度和使用情况

$$ITR = 60\left[\log_2 N + P\log_2 P + (1-P)\log_2\left(\frac{1-P}{N-1}\right)\right]T \tag{3.3}$$

式中，N 表示目标数量，P 表示准确率，T 表示输出一个指令所需的时间。

在计算 ITR 时，关键是确定 N、P 和 T 这 3 个参数。以在线同步 BCI 系统为例，N 是已知的；P 需要在线测试，测试次数会影响 P 的估计；T 可能是固定的，目标切换时间会影响 T 的估计。在 T 不变的情况下，随着 N 的增大，P 通常会降低[52]。

2. 效用度量

效用度量的一种方法是，在线 BCI 系统的有效性或准确率小于 50%。当 BCI 系统的准确率较低时，没有实际效用，此时的 ITR 没有意义，令 ITR 为 0；当 BCI 系统的准确率大于或等于 50%时，ITR 才有实际意义。效用度量可在每个试次后评价[13]。

效用度量的另一种方法是，考虑不同指令可能会带来不同的收益，将效用定义为一段时间内的平均期望收益（对用户而言），即[53]

$$U = E\left[\lim_{T\to\infty}\frac{\int_0^T b(t)\mathrm{d}t}{T}\right] \tag{3.4}$$

式中，$b(t)$ 为收益函数，其取值的正负取决于 t 时刻的选择是否符合（或违背）用户意图；T 为输出一个指令所需的时间。

3. 脑力负荷

在在线 BCI 系统中，用户既是产生控制信号（脑信号）的源（中枢神经系统），又是 BCI 系统的操作者。用户在操控 BCI 系统时，其大脑需要承受一定量的认知和心理负荷，这种负荷均为脑力负荷。脑力负荷与多种因素有关，取决于 BCI 应用的性质、任务的复杂性及用户的经验水平。令用户满意的 BCI 系统应该使用户承受较小的脑力负荷，以提高用户的体验感和满意度[27]。通常采用美国航空航天局任务负荷指数（NASA Task Load Index，NASA-TLX）量表来评估用户操控 BCI 系统的脑力负荷，如表 3.3 所示。脑力负荷可在每个试次/任务后评价[14]。

表 3.3 用户操控 BCI 系统的脑力负荷评价量表[27-28, 54]

维　　度	说　　明	评分标准（0～100）
脑力（心理）需求	操控 BCI 系统完成工作任务需要付出的心理活动，该任务是否困难	需求越大分值越高
体力（生理）需求	操控 BCI 系统完成工作任务的体力需求，是否感到肌肉紧张或动作轻松	需求越大分值越高
时间需求	操控 BCI 系统完成工作任务的速度需求是否让人感到紧张或慌张	需求越大分值越高
努力程度	操控 BCI 系统完成工作任务需要的努力水平	需求越大分值越高
绩效（表现）水平	操控 BCI 系统完成工作任务的绩效水平是否满意	需求越大分值越高
挫败程度	对操控 BCI 系统的成效感到郁闷、沮丧的水平	需求越大分值越高

注：本表采用了 NASA-TLX 量表[54]。

3.3.2　在线 BCI 系统用户满意度评价

除了评价在线 BCI 系统的可用性，还需要从最终用户的角度评价在线 BCI 系统的用户满意度。虽然一些研究评价了在线 BCI 系统的可用性[28, 55, 56]，但只有较少的研究评价了在线 BCI 系统的用户满意度[28, 29]。良好的在线 BCI 系统用户满意度是以用户为中心设计 BCI 系统的最终目标，较低的在线 BCI 系统用户满意度会严重影响 BCI 系统的应用推广，因此评价并提高在线 BCI 系统的用户满意度很重要。在线 BCI 系统的用户满意度评价主要包括评价辅助技术（Assistive Technology，AT）满意度的一般方面、与 BCI 相关方面的满意度、整体满意度、满意度随访[18, 29]。

3.3.2.1　在线 BCI 系统 AT 满意度的一般方面评价

在线 BCI 系统本质上是一种新型的 AT，允许用户利用其脑信号直接与外部设备交互，以辅助提高用户生活质量或工作效率。因此，需要评价在线 BCI 系统 AT 满意度的一般方面。AT 满意度用于评估用户对特定 AT 产品或服务的满意程度，一般在原型测试结束后采用 Quebec User Evaluation of Satisfaction with Assistive Technology 2.0（QUEST 2.0）对其进行评价[19, 20]。

3.3.2.2　与 BCI 相关方面的满意度评价

与 BCI 相关方面的满意度评价主要涉及可靠性、可学习性、速度、美学设计 4 项指标。在原型测试结束后，用户从"完全不满意""不太满意""或多或少满意""相当满意""非常满意" 5 个程度评价这 4 项指标[21]。

1. 可靠性

BCI 系统的可靠性是在规定的时间内和规定的环境下，持续完成规定功能的能力，即系统无故障运行的概率。可靠性可采用平均失效率或平均故障间隔时间（Mean Time Between Failures，MTBF）来衡量。平均失效率是指工作到某一时刻尚未失效的 BCI 产品在该时刻后单位时间内失效的概率。平均失效率以 λ 表示[27, 57-59]，其计算公式为

$$\lambda = \frac{M}{\Delta t \times N} \tag{3.5}$$

式中，M 表示工作时间内出现故障的产品数，N 表示产品总数，Δt 表示工作时间。

MTBF 反映了 BCI 产品的时间质量，是体现产品在规定时间内保持功能的一种能力，其计算如式（3.6）所示，式中，λ 表示平均失效率[27, 57-59]。

$$\mathrm{MTBF} = \frac{1}{\lambda} \tag{3.6}$$

BCI 系统的可靠性受多种主要因素的影响，包括脑信号采集质量、脑信号处理算法、BCI 系统的稳定性、BCI 系统校准的准确性、实时性、持久性、环境因素和用户因素等。目前，BCI 系统的可靠性有待提高。以基于头皮脑电（Electroencephalography，EEG）的 BCI 系统为例，在线 BCI 系统在实际应用场景中面临的主要挑战或难点是 EEG 信号非常微弱（微伏级），极易受外界环境因素的干扰。BCI 研究通常是在结构化的受控实验室环境

下开展的,然而 BCI 系统的使用在实验室外的各种应用场景中,在这些应用场景中,EEG 信号极易受外界环境因素干扰,需要采用先进的技术降低干扰,确保系统的稳定性和可靠性[60]。为此,需要在各种应用场景中测试和评价在线 BCI 系统的稳定性和可靠性。

2. 可学习性

BCI 系统的可学习性是指用户学会使用 BCI 系统所需的时间[50, 61]。用户通常需要花费一定的时间和训练量来学会使用 BCI 系统。若大部分用户能快速学会使用该 BCI 系统,则表明该 BCI 系统可学习性良好;反之,BCI 系统可学习性较差。BCI 系统的可学习性受多种因素的影响,包括系统的图形用户界面(Graphical User Interface,GUI)设计和神经反馈训练等。

3. 速度

BCI 系统的速度通常是指系统的响应时间,即系统从捕捉用户脑信号到系统执行特定操作或任务所需的时间[50]。BCI 系统的速度包括数据采集、信号处理与分类、通信与控制、神经反馈调节所需的时间。BCI 系统的速度是一个重要的性能指标,尤其是当需要实时控制应用时。与 BCI 系统的速度相比,ITR 衡量单位时间内传输的信息量[12]。

4. 美学设计

BCI 系统的美学设计是指在开发 BCI 系统产品时,用户界面设计和产品外观设计(特别是采集脑信号的传感器外观)的美学因素[49, 62, 63]。考虑到不同用户的美学喜好不同,BCI 系统可能提供一些个性化选项,以允许用户自定义界面。BCI 系统的美学设计会影响用户的接受度、舒适性、体验感和用户满意度。

除了以上 4 个方面,在线 BCI 系统所用的传感器在很大程度上决定了用户的体验感和接受度。用户对 BCI 传感器满意度的评价非常重要,可从安全性、舒适度、美学性、易用性和总体满意度 5 个方面进行评价,评分范围从最低等级(1 分)到最高等级(5 分),如表 3.4 所示[27, 28]。

表 3.4 某次实验用户对所使用的 BCI 传感器的满意度评价示例[27, 28]

BCI 传感器类型			评价等级				
			安全性	舒适度	美学性	易用性	总体满意度
无创的 BCI 传感器	脑电(头皮表面)传感器	导电凝胶电极	5	3	3	3	3
		生理盐水电极	5	4	3	4	4
		干电极	5	3	4	5	4
	近红外光谱传感器	发射和接收探头	5	3	4	4	4
	脑磁传感器	非接触式测量磁场强度传感器	×	×	×	×	×
	其他无创 BCI 传感器		×	×	×	×	×
有创的 BCI 传感器	皮层(表面)脑电传感器	铂电极阵列	×	×	×	×	×
	皮层内脑电传感器(尖峰脉冲、场电位)	多电极阵列	×	×	×	×	×
		多位点电极	×	×	×	×	×
		锥形电极	×	×	×	×	×
		微丝(线)阵列	×	×	×	×	×
	其他有创 BCI 传感器		×	×	×	×	×

5. BCI 用户体验感评价

BCI 用户体验感是 BCI 用户满意度的一个重要方面。BCI 用户体验感是用户使用 BCI 系统的切身感觉和经验。BCI 与虚拟现实结合的康复训练系统、BCI 控制的游戏等应用的用户体验感涉及沉浸感（用户参与和/或失去了时间轨迹的感知）、愉悦感、参与度和临场感（例如，在游戏中，用户体验在多大程度上"沉浸"在虚拟世界里）[64-66]。BCI 用户体验感的评价有助于提高用户对 BCI 的接受度、提高系统的性能、增加用户的愉悦感。通常，我们可采用观测分析（观察和记录用户行为以提供客观定性的数据）、神经生理测量（记录用户操控 BCI 时的 EEG 信号、皮肤电反应、心电图等以提供客观定量的数据）、访谈法（提供主观定性的信息）、问卷调查（提供主观定量的信息）来评价 BCI 用户体验感[67-69]。

上述在线 BCI 系统 AT 满意度的一般方面以及与 BCI 相关方面的满意度评价，可以参考用户对辅助技术的满意度评价表 Quest 2.0 及其扩展表[50]，如表 3.5 所示。在表 3.5 中，1～12 项分别对 BCI 系统的舒适度、尺寸、易用性、有效性、易安装调整性、安全性、服务质量（服务渠道及获取效率）、质量、可靠性、实时性（响应时间）、易学习性、美学性（外观）进行评价，评价分为非常满意、满意、一般、不满意、非常不满意 5 个等级；13～16 项可用于评价用户使用的最终 BCI 产品，即在 BCI 系统投入使用后进行评价[21, 27-29, 50]。

表 3.5 BCI 系统满意度评价项目[27, 28, 50]

评价项目	评价项目说明
1. 请问您对目前使用 BCI 设备舒适度方面的满意度如何？	BCI 传感器的舒适度、心理任务（SSVEP、P300、MI 等）的舒适度如何？
2. 请问您对目前使用 BCI 设备尺寸（长、宽、高）的满意度如何？	BCI 传感器和放大器的尺寸，是否超微型化或具有便携性？
3. 请问您对目前 BCI 设备的易用性的满意度如何？	BCI 的图形用户界面（GUI）是否简单、形象、易使用，心理任务（如运动想象等）是否易完成？
4. 请问您对目前使用 BCI 设备能否辅助或其成效的满意度如何？	SSVEP-BCI、P300-BCI、MI-BCI 完成任务的准确率或成功率如何？
5. 请问您对目前使用 BCI 设备是否容易安装和调整的满意度如何？	BCI 系统的软硬件是否易安装与调整？具体包括传感器是否易穿戴、易调整，放大器的参数设置，BCI 软件是否易安装、易设置，BCI 与外部设备是否容易通信？
6. 请问您对目前使用 BCI 设备安全性的满意度如何？	有创的 BCI 传感器的安全性如何？BCI 控制系统的安全性如何？如脑控轮椅的避障能力等。
7. 请问您对获取 BCI 设备服务渠道及获取效率的满意度如何？	获取 BCI 售后服务渠道和服务效率，包括能否独立使用 BCI，尽量减少依赖 BCI 技术支持。
8. 请问您对目前使用 BCI 设备质量的满意度如何？	BCI 传感器和放大器是否超轻型？
9. 请问您对目前使用 BCI 设备可靠性的满意度如何？	BCI 系统在一定时间内、在一定条件下无故障地执行指定功能的能力如何？如可靠度、失效率和平均故障间隔时间。
10. 请问您对目前使用 BCI 设备响应时间的满意度如何？	BCI 系统的速度如何？具体 ITR 是多少？
11. 请问您对目前使用 BCI 设备是否容易学习的满意度如何？	BCI 系统的操作是否易学？具体包括BCI 图形用户界面（GUI）和心理任务是否易学。
12. 请问您对目前使用 BCI 设备外观的满意度如何？	BCI 系统的图形用户界面（GUI）和传感器是否美观？BCI 传感器是否隐蔽，与视觉审美是否相匹配？

续表

评价项目	评价项目说明
13. 请问您对医疗人员提供 BCI 设备专业服务的满意度如何？	对 BCI 的临床应用，医疗人员的专业服务质量如何？
14. 请问您对目前使用 BCI 设备的坚固耐用性的满意度如何？	BCI 传感器和放大器的坚固性、耐用性如何？
15. 请问您对目前使用 BCI 设备的维修服务满意度如何？	BCI 系统出故障或维护的频率及维修服务的质量如何？包括易联系性和维护效率。
16. 请问您对医疗人员所提供的后续 BCI 设备咨询与追踪服务的满意度如何？	BCI 系统在后续日常生活中使用，医疗人员的后续服务质量如何？

注：参考了用户对辅助技术的满意度评价表 Quest 2.0 及其扩展表[50]。

3.3.2.3 在线 BCI 系统整体满意度评价

表 3.5 中项目较多且用时较长，不便在快速原型研发迭代过程中对不同用户试用 BCI 原型系统完成不同任务（同一个 BCI 产品完成不同功能的任务）时评价满意度[27]。在线 BCI 系统整体满意度通常采用简单快速的视觉模拟量表（Visual Analog Scale，VAS）[2, 29]来评价用户对系统的使用情况，如表 3.6 所示。在表 3.6 中，不同用户在操控 BCI 系统完成不同任务时的满意度范围从"不满意（1）"到"绝对满意（10）"，并在每个试次后进行评价[22, 23]。

表 3.6 视觉模拟量表（VAS）[2, 29]

任务	用户 1			用户 2			用户 …		
	任务 1	任务 2	…	任务 1	任务 2	…	任务 1	任务 2	…
满意度（1~10）									

3.3.2.4 在线 BCI 系统满意度随访

在线 BCI 系统满意度随访评价是指，与使用该系统的用户面谈，了解他们使用 BCI 系统的满意度[1]。随访可以在原型测试结束后进行，也可以在 BCI 产品售后采用半结构式或自由问卷进行[24, 29, 70]。

3.3.3 在线 BCI 系统使用情况评价

3.3.3.1 在线 BCI 系统与用户的匹配度评价

在线 BCI 系统（产品）与用户的匹配度评价可采用 AT 设备倾向性评估（Assistive Technology Device Predisposition Assessment，ATD-PA）设备问卷——初始消费者和专业人士问卷[22]。该评价是基于人与技术匹配模型（Matching Person and Technology Model，MPT）设计的调查问卷的一部分[29, 70]，由 12 个项目组成，如表 3.7 所示[13, 71]。要求受访的一级用户（最终用户/消费者）和二级用户（专业人员，包括专业用户/AT 专家/研究人员）对其考虑使用的 BCI 系统的倾向进行评分。

表 3.7 在线 BCI 系统与用户的匹配度评价表（采用 ATD-PA 设备问卷）[13, 69, 71]

项目	ATD-PA 设备问卷
1	BCI 系统有助于我实现目标吗？
2	BCI 系统能使我受益并提高我的生活质量吗？
3	我能确信我知道如何使用 BCI 系统及其各项功能吗？
4	在使用 BCI 系统时，我会更有安全感（安全、自信）吗？
5	BCI 系统符合我的日常习惯吗？
6	在没有不适、压力和疲劳的情况下，我有能力和耐心使用 BCI 系统吗？
7	为成功使用 BCI 系统，有支持、协助和便利吗？
8	BCI 系统适合安装在所需的环境（如汽车、客厅等）下吗？
9	我会觉得在家人身边使用 BCI 系统舒适吗？
10	我会觉得在朋友身边使用 BCI 系统舒适吗？
11	我会觉得在工作时使用 BCI 系统舒适吗？
12	我会觉得在社区里使用 BCI 系统舒适吗？

在表 3.7 中，使用 1~5 分的 Likert 量表进行评分。如果某项不适合，可选择填 "0"；最高分为 5.0 分，得分为 4.0~5.0 分表示人与 BCI 系统匹配良好；得分低于 4.0 分表示人与 BCI 系统的匹配度有待提高；如果某项得分在 3.0 分或以下，则存在不使用 BCI 系统的风险[13, 22, 29, 71]。

3.3.3.2 在线 BCI 系统总体可用性评价

在线 BCI 系统总体可用性可以在原型测试结束后采用系统可用性量表（System Usability Scale，SUS）评价[25, 26]。SUS 包含 10 个项目，对 BCI 总体可用性进行全面的主观评价，每个项目评分范围为 0~100 分，如表 3.8 所示。分数越高表示 BCI 系统的总体可用性越好，70 分被认为是可接受的最低分数[25, 72, 73]。

表 3.8 在线 BCI 系统总体可用性评价表[72, 73]

项目	SUS
1	我认为我愿意经常使用这个 BCI 系统
2	我认为该 BCI 系统过于复杂
3	我认为该 BCI 系统易于使用
4	我认为我需要技术人员的支持才能使用该 BCI 系统
5	我认为该 BCI 系统的各项功能整合得很好
6	我认为该 BCI 系统存在太多不一致之处
7	我认为大多数人都能很快学会使用该 BCI 系统
8	我认为该 BCI 系统使用起来非常不方便
9	我对使用该 BCI 系统很有信心
10	在使用该 BCI 系统之前，我需要学习很多东西

3.3.3.3 在线 BCI 系统日常使用情况评价

在线 BCI 系统在日常生活中使用的最终证明是其实际使用情况[29]，可以通过随访特定 BCI 用户，对使用中的 4 个问题进行调查，如表 3.9 所示。所调查的 4 个问题是 BCI 技术转化为实际应用需要考虑的[1, 70, 74, 75]。

表 3.9　在线 BCI 系统日常使用情况评价[74, 75]

项　目	评 价 内 容	评 价 等 级
1	用户是否能够使用 BCI 系统	不能、基本能够、能够
2	为用户定制的 BCI 系统是否适合长期独立地使用	不适合、适合
3	为用户定制的 BCI 系统是否被使用，是如何被使用的	未使用、较少使用、经常使用
4	为用户定制的 BCI 系统是否改善了用户的生活质量[74]	未改善、改善较小、改善良好

3.4　BCI 金标准发展趋势

对于在线 BCI 系统的评价，不同的研究者可能有不同的评价方法。我们认为，除了评价分类准确率和信息传输率，更需要综合评价在线 BCI 系统，包括评价用户满意度、使用情况和功效。

3.4.1　在线 BCI 系统可用性和用户满意度评价面临的挑战

在线 BCI 系统必须有 BCI 用户在环路中，其本质上是一个半自动化系统。用户既是该系统实现通信和控制的信号发生源（用户的中枢神经系统），又是该系统的使用者或操控者，用户与在线 BCI 系统直接相连，这给评价在线 BCI 系统的可用性和用户满意度带来了挑战。一方面，用户应能产生 BCI 算法可以识别的脑信号特征，但如何确保用户产生这样的脑信号特征？这需要 BCI 研发者创新设计适合用户的 BCI 范式和神经编码[37]及神经反馈调节方案（包括反馈合适的神经信号和呈现方式）。另一方面，用户通常需要学习掌握操控 BCI 系统的技能，并从 BCI 系统中获益[89]（这涉及 BCI 系统能够提供的功效评价）。

为此，需要针对特定最终用户在特定环境下使用特定 BCI 系统实现特定目标进行评价[29]，本章所提评价指标的侧重点各有不同。例如，一些 BCI 应用（如控制类应用[76, 77]）通常要求具有良好的准确性和实时性/及时性，另一些 BCI 应用（如主动康复训练[78, 79]）则可能要求吸引训练者的注意力并给予奖赏。如果 BCI 系统的目的是促进用户大脑的神经可塑性，则需要评价有关大脑区域连接性和功能改变。

3.4.2　在线 BCI 系统功效评价

除了评价在线 BCI 系统的可用性和用户满意度，是否需要评价在线 BCI 系统的功效？在线 BCI 系统功效是指系统能够提供给用户（包括患者）的功能/疗效，或者它所产生的作用或预期的效果。在线 BCI 系统的功效主要有监测（监测大脑状态）、替代（替代因损伤或疾病而丧失的自然输出）、改善/恢复（改善某种疾病的症状或恢复某种功能）、增强（实现机能的提升和扩展）、补充（如增加脑控方式）。在线 BCI 系统用于中枢神经系统相关疾病/障碍治疗或康复的功效评价方法仍然不规范，要求 BCI 临床转化研究者/生产商、临床医生和患者相互协作，客观地评价其医学应用的功效，避免为了利益主观评价或炒作[80]。临床上通常采用随机双盲对照方法，结合临床症状改善程度和临床相关检查或量表［包括医疗仪器测量的客观指标（如肌力、肌电测量等）和主观量表］评价在线 BCI 系统功效。例如，Biasiucci A 等的研究表明，BCI-功能电刺激（Functional Electrical Stimulation，FES）疗法通过对身体自然传出和传入通路的有条件激活，驱动显著的功能性恢复和有目的的神经可塑性[81]。在线 BCI 系统在不同应用领域的适用性和功效需要不断研究和验证，以确定最佳应用场景。

3.4.3　提高在线 BCI 系统可用性和用户满意度的方法

除了在线 BCI 系统可用性和用户满意度评价方法，还有哪些方法可以提高这两个方面的指标？目前，在线 BCI 系统的可用性和用户满意度不高，其中一个原因可能是 BCI 系统的智能化程度较低，从本质上来说，BCI 系统是由研发者事先精心选择/设计的一组外部刺激或心理任务（BCI 范式）驱动的，用户在使用 BCI 时按照 BCI 范式操控 BCI 系统，用户不能随心所想，否则 BCI 系统难以识别其意图。目前，BCI 系统的用户体验感较差，脑机交互内容并不丰富，人机交互单调或枯燥。为此，需要把 BCI 与其他先进有效的技术相结合，以进一步提高 BCI 系统的可用性和用户满意度。

3.4.3.1　BCI 与 AI 技术相结合

鉴于 BCI 的智能化程度较低，可以将其与 AI 技术相结合，以增加 BCI 系统的智能化元素。例如，可以把先进有效的机器学习（如合适的深度学习）用于 BCI 系统中的脑信号分析和自适应机器学习，以提高解码精度、增大 ITR[82-84]，交流型 BCI 可以与自然语言模型相结合，以丰富交流内容。BCI 系统可以与计算机/机器视觉技术（构建的智能环境）相结合，以提高用户与环境的智能交互性。如图 3.4 所示为将 AI 引入 BCI 系统中来提高 BCI 智能的示意图[27, 28, 80]。

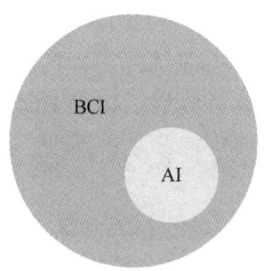

图 3.4　将 AI 引入 BCI 系统中来提高 BCI 智能的示意图[27-28, 80]

3.4.3.2　BCI 与 VR 技术相结合

鉴于目前 BCI 系统的用户体验感较差，可将 BCI 与 VR 技术相结合，提高 BCI 系统的可操作性和交互体验感。VR 技术有助于把内隐的心理任务可视化，使用户对内隐的心理任务具有可控性，这特别有助于提高基于内隐心理任务 BCI 的用户体验感。例如，可以通过

VR 技术生动、形象地引导 BCI 用户提高执行运动想象的质量。

BCI 还可以与基于 VR 技术的游戏相结合，以提高用户的注意力，并对用户给予及时的奖赏，从而使 BCI 用户有效调节其大脑活动和脑信号，促进其神经可塑性，提高使用 BCI 的沉浸感和趣味性（目前使用 BCI 的沉浸感和趣味性较差，体验感并不高）。除此之外，VR 技术还可为 BCI 用户创建一个沉浸式的训练和操控环境，以提高 BCI 系统的可学习性。因此，将 BCI 与基于 VR 技术的模拟训练相结合，可以有效提高 BCI 用户执行心理任务的依从性和趣味性，大幅提高基于 BCI 的康复训练效果。如图 3.5 所示为将 BCI 系统与 VR 技术相结合以提高用户体验感的示意图。

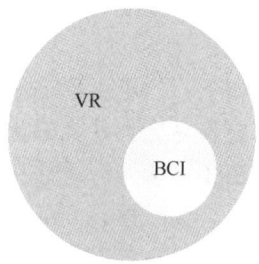

图 3.5　将 BCI 系统与 VR 技术相结合以提高用户体验感的示意图

3.4.3.3　BCI 与 AI、VR 同时结合

为同时提高 BCI 系统的智能性和用户体验感，可将 BCI 与 AI、VR 同时结合，为用户操控 BCI 系统创建更智能、更丰富的交互场景。如图 3.6 所示为将 BCI 系统与 AI、VR 同时结合的示意图。

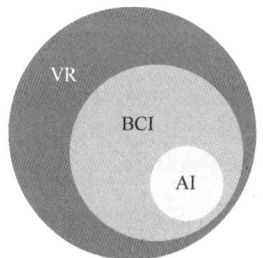

图 3.6　将 BCI 系统与 AI、VR 同时结合的示意图

3.4.4　不同采集方式和不同范式的 BCI 在转化为实际应用时面临的障碍

将侵入式、半侵入式和非侵入式 3 种 BCI 类型转化为实际应用面临许多共同的障碍。①技术复杂性。BCI 系统涉及复杂的信号采集、处理和解码过程，需要高度精确且实时的技术支持。②用户适应性。不同用户的大脑活动模式存在个体差异，这要求 BCI 系统具有很高的适应性，应进行个性化设计。③成本问题。无论是系统开发还是用户端的设备，高昂的成本都是其推广应用的重要障碍之一。④伦理和隐私。BCI 技术涉及直接介入人脑的活动，引发了伦理和数据隐私保护的重要问题。

侵入式、半侵入式、非侵入式这 3 种 BCI 类型针对的应用场景、实现方式和技术挑战各不相同，因而不同类型的 BCI 技术面临的障碍表现出显著的差异[3, 85]。

侵入式 BCI 面临的独特障碍如下。①手术风险。侵入式 BCI 需要通过外科手术将电极植入大脑，存在感染、出血等风险。②长期稳定性。植入的电极可能随时间引起组织反应，进而影响信号的稳定性。③生物兼容性。长期植入物的生物兼容性是一大挑战，需要植入材料在生物体内具有良好的稳定性和安全性。

半侵入式 BCI 面临的独特障碍如下。①信号质量与安全性平衡。半侵入式 BCI 虽然减小了侵入式手术的风险，但信号质量通常不如侵入式 BCI，且仍需要关注植入部位的长期安全性。②技术集成。半侵入式 BCI 需要在信号采集效率和用户舒适度之间找到平衡，技术集成难度较大。

非侵入式 BCI 面临的独特障碍如下。①信号采集限制。由于信号需要穿过头皮和颅骨，非侵入式 BCI 获得的信号较弱，且更容易受到外界干扰。②设备便携性和舒适性。虽然不需要手术，但长时间佩戴非侵入式 BCI 设备的舒适性和便携性是用户接受度的关键。③实时性和准确性。非侵入式 BCI 在实现高实时性和高准确性解码方面面临更大挑战。

以上这些障碍在个体之间具有特异性，这些障碍可以归结为风险与收益的权衡，BCI 转化为实际应用的目标是收益大于风险，或者利大于弊。需要认识到任何技术可能都有风险和不利的一面，但只要利大于弊，就可以考虑采用 BCI 技术，而不必过于追求完美的 BCI 技术，对其吹毛求疵。例如，处于完全锁闭状态的绝症患者可能愿意接受脑部手术，即使 BCI 提供的益处很少或者只是暂时的，这类患者可能难以通过别的技术替代 BCI 实现与外部世界的交流，BCI 或许是其唯一的手段。相反，颈部以下瘫痪的人可能不愿意接受脑部手术，除非 BCI 能恢复的功能与他们通过残余运动控制（吸吮管控制、眼球跟踪、语音识别等）能达到的功能相当。总体来说，当前的 BCI 在可靠性和精确性上都不及残余运动控制，但机器学习或深度学习及大规模记录的进步可能很快就能弥补这一差距。非侵入式 BCI 的风险最小，但相对较低的性能可能会让许多应用望而却步。

另外，在将 BCI 技术转化为实际应用时，不同范式（如 MI、SSVEP、P300）面临一些共同的障碍，同时存在各自特有的挑战[3, 86]。共同的障碍如下。①用户训练需求。大多数 BCI 系统需要用户经过一段时间的训练才能有效使用，这限制了其即时可用性和被采纳的范围。②系统准确性和稳定性。提高 BCI 系统的准确性和稳定性是一个普遍挑战，尤其是在动态、多变的现实世界环境下。③设备便携性和舒适性。针对长时间佩戴和日常使用而言，当前的 BCI 设备往往笨重且不舒适。④信号处理和解码。实时、高效的信号处理和解码算法是提高 BCI 系统性能的关键，但目前其发展还存在挑战。⑤个体差异。不同用户之间的脑信号存在显著差异，这要求 BCI 系统具备高度的个性化能力。

不同范式的 BCI 面临各自的特有障碍。MI-BCI 面临的特有障碍如下。①用户训练难度。MI-BCI 通常要求用户训练时高度集中注意力，一些用户可能难以生成清晰的 MI 信号。②脑信号可检测性。MI 产生的脑信号相对较弱，并且容易受到非任务相关大脑活动的干扰。SSVEP-BCI 面临的特有障碍如下。①视觉疲劳。长时间注视闪烁刺激可能导致用户的视觉疲劳，影响用户使用体验和系统性能，即使是无闪 SSVEP-BCI[87]。②外部设备依赖性。SSVEP-BCI 依赖特定频率的视觉刺激，需要外部设备（如 LED 或显示器）产生这些刺激，即使采用 VR 头盔提供刺激[88]。P300-BCI 面临的特有障碍如下。①事件相关电位的可变性。P300 波的可变性和信噪比较低可能影响系统的准确率。②选择集的大小限制。为了保持高准确率，P300-BCI 的选择集（如拼写器的字母表）往往受限，这限制了信息传输速率。

为了解决以上障碍，跨学科的合作研究兴起，涉及神经科学、材料科学、电子工程、计算机科学、伦理学等多个领域的共同努力。

3.5 总结

为了促进 BCI 转化为实际应用，本章针对整个在线 BCI 系统，评述已有研究并详述了其可用性和用户满意度评价方法，包括从离线 BCI 数据分析建模到在线 BCI 系统构建和性能优化，以及在线 BCI 系统转化为实际应用的综合评价方法（包括在线 BCI 系统可用性评价、用户满意度评价和使用情况评价）。最后强调，针对特定最终用户（以用户为中心）在特定环境下使用特定 BCI 系统实现对特定目标的 BCI 功效评价，需要将 BCI 与 AI 或/和 VR 等先进有效的技术相结合，以提高 BCI 系统的智能化程度和用户体验感。期望本章对 BCI 的发展具有一定的作用。

参考文献

[1] Ramsey N F, Millán J D R. Brain-Computer Interfaces[M]. Amsterdam: Elsevier, 2020.

[2] Allison B Z, Dunne S, Leeb R, et al. Towards Practical Brain-Computer Interfaces: Bridging the Gap from Research to Real-World Applications[M]. Berlin：Springer Science & Business Media, 2012.

[3] Wolpaw J R, Wolpaw E W. Brain-Computer Interfaces: Principles and Practice[M]. Oxford: Oxford University Press, 2012.

[4] Graimann B, Allison B, Pfurtscheller G. Brain-Computer Interfaces: Revolutionizing Human-Computer Interaction[M]. Berlin: Springer Science & Business Media, 2010.

[5] Gao X, Wang Y, Chen X, et al. Interface, interaction, and intelligence in generalized brain-computer interfaces[J]. Trends in Cognitive Sciences, 2021, 25(8): 671-684.

[6] Altaheri H, Muhammad G, Alsulaiman M, et al. Deep learning techniques for classification of electroencephalogram (EEG) motor imagery (MI) signals: A review[J]. Neural Computing and Applications, 2023, 35(20): 14681-14722.

[7] Naser M Y M, Bhattacharya S. Towards practical BCI-driven wheelchairs: A systematic review study[C]. IEEE Transactions on Neural Systems and Rehabilitation Engineering, 2023.

[8] Ramsey N F. Human brain function and brain-computer interfaces[J]. Handbook of Clinical Neurology, 2020, 168: 1-13.

[9] McFarland D J, Wolpaw J R. BCI Signal Processing: Feature Translation[M]//Wolpaw J R, Wolpaw E W. Brain-computer Interfaces: Principles and Practice. New York: Oxford University Press, 2012: 147-163.

[10] Krusienski D J, Sellers E W, McFarland D J, et al. Toward enhanced P300 speller performance[J]. Journal of Neuroscience Methods, 2008, 167(1): 15-21.

[11] McFarland D J, Wolpaw J R. Sensorimotor rhythm-based brain-computer interface (BCI): Feature selection by regression improves performance[J]. IEEE Transactions on Neural Systems and Rehabilitation Engineering, 2005, 13(3): 372-379.

[12] Wolpaw J R, Birbaumer N, McFarland D J, et al. Brain-computer interfaces for communication and control[J]. Clinical Neurophysiology, 2002, 113(6): 767-791.

[13] Zickler C, Halder S, Kleih S C, et al. Brain painting: Usability testing according to the user-centered design in end users with severe motor paralysis[J]. Artificial Intelligence in Medicine, 2013, 59(2): 99-110.

[14] Riccio A, Holz E M, Aricò P, et al. Hybrid P300-based brain-computer interface to improve usability for people with severe motor disability: Electromyographic signals for error correction during a spelling task[J]. Archives of Physical Medicine and Rehabilitation, 2015, 96(3): S54-S61.

[15] Quek M, Höhne J, Murray-Smith R, et al. Designing future BCIs: Beyond the bit rate[M]//He H, Wu D. Towards Practical Brain-Computer Interfaces: Bridging the Gap from Research to Real-World Applications. Berlin: Springer, 2013: 173-196.

[16] van de Laar B, Gürkök H, Bos D P O, et al. Brain-computer interfaces and user experience evaluation[M]//He H, Wu D. Towards Practical Brain-Computer Interfaces: Bridging the Gap from Research to Real-World Applications. Berlin: Springer, 2013: 223-237.

[17] Holz E M, Kaufmann T, Desideri L, et al. User centred design in BCI development[M]//He H, Wu D. Towards Practical Brain-Computer Interfaces: Bridging the Gap from Research to Real-World Applications. Berlin: Springer, 2013: 155-172.

[18] Kübler A, Nijboer F, Kleih S. Hearing the needs of clinical users[M]//Ramsey N F, Millán J D R. Handbook of Clinical Neurology. Amsterdam: Elsevier, 2020: 353-368.

[19] Rupp R, Kreilinger A, Rohm M, et al. Development of a non-invasive, multifunctional grasp neuroprosthesis and its evaluation in an individual with a high spinal cord injury[C]//2012 Annual International Conference of the IEEE Engineering in Medicine and Biology Society. IEEE, 2012: 1835-1838.

[20] Holz E M, Höhne J, Staiger-Sälzer P, et al. Brain-computer interface controlled gaming: Evaluation of usability by severely motor restricted end-users[J]. Artificial Intelligence in Medicine, 2013, 59(2): 111-120.

[21] Zickler C, Riccio A, Leotta F, et al. A brain-computer interface as input channel for a standard assistive technology software[J]. Clinical EEG and Neuroscience, 2011, 42(4): 236-244.

[22] Holz E M, Botrel L, Kübler A. Independent home use of Brain Painting improves quality of life of two artists in the locked-in state diagnosed with amyotrophic lateral sclerosis[J]. Brain-Computer Interfaces, 2015, 2(2-3): 117-134.

[23] Holz E M, Botrel L, Kaufmann T, et al. Long-term independent brain-computer interface home use improves quality of life of a patient in the locked-in state: A case study[J]. Archives of Physical Medicine and Rehabilitation, 2015, 96(3): S16-S26.

[24] Vasilyev A, Liburkina S, Yakovlev L, et al. Assessing motor imagery in brain-computer interface training:

psychological and neurophysiological correlates[J]. Neuropsychologia, 2017, 97: 56-65.

[25] Pasqualotto E, Matuz T, Federici S, et al. Usability and workload of access technology for people with severe motor impairment: A comparison of brain-computer interfacing and eye tracking[J]. Neurorehabilitation and Neural Repair, 2015, 29(10): 950-957.

[26] Zander T O, Andreessen L M, Berg A, et al. Evaluation of a dry EEG system for application of passive brain-computer interfaces in autonomous driving[J]. Frontiers in Human Neuroscience, 2017, 11: 78.

[27] Lu X T, Ding P, et al. Human factors engineering of brain-computer interface and its applications: Human centered brain-computer interface design and evaluation methodology[J]. Journal of Biomedical Engineering, 2021, 38(2): 210-223.

[28] Lyu X, Ding P, Li S, et al. Human factors engineering of BCI: an evaluation for satisfaction of BCI based on motor imagery[J]. Cognitive Neurodynamics, 2022: 1-14.

[29] Kübler A, Holz E M, Riccio A, et al. The user-centered design as novel perspective for evaluating the usability of BCI-controlled applications[J]. PLOS ONE, 2014, 9(12): e112392.

[30] Liberati G, Pizzimenti A, Simione L, et al. Developing brain-computer interfaces from a user-centered perspective: Assessing the needs of persons with amyotrophic lateral sclerosis, caregivers, and professionals[J]. Applied Ergonomics, 2015, 50: 139-146.

[31] Kübler A, Zickler C, Holz E, et al. Applying the user-centred design to evaluation of Brain-Computer Interface controlled applications[J]. Biomedical Engineering/Biomedizinische Technik, 2013, 58(SI-1-Track-S): 000010151520134438.

[32] Martin S, Armstrong E, Thomson E, et al. A qualitative study adopting a user-centered approach to design and validate a brain computer interface for cognitive rehabilitation for people with brain injury[J]. Assistive Technology, 2018, 30(5): 233-241.

[33] Zickler C, Di Donna V, Kaiser V, et al. BCI applications for people with disabilities: Defining user needs and user requirements[J]. Assistive Technology from Adapted Equipment to Inclusive Environments, 2009, 25: 185-189.

[34] Sajda P, Gerson A, Muller K R, et al. A data analysis competition to evaluate machine learning algorithms for use in brain-computer interfaces[J]. IEEE Transactions on Neural Systems and Rehabilitation Engineering, 2003, 11(2): 184-185.

[35] Blankertz B, Muller K R, Curio G, et al. The BCI competition 2003: Progress and perspectives in detection and discrimination of EEG single trials[J]. IEEE Transactions on Biomedical Engineering, 2004, 51(6): 1044-1051.

[36] Blankertz B, Muller K R, Krusienski D J, et al. The BCI competition III: Validating alternative approaches to actual BCI problems[J]. IEEE Transactions on Neural Systems and Rehabilitation Engineering, 2006, 14(2): 153-159.

[37] Tai P, Ding P, Gong A, et al. Brain-computer interface paradigms and neural coding[J]. Frontiers in Neuroscience, 2024, 17: 1345961.

[38] Shenoy P, Krauledat M, Blankertz B, et al. Towards adaptive classification for BCI[J]. Journal of Neural Engineering, 2006, 3(1): R13.

[39] Billinger M, Daly I, Kaiser V, et al. Is it significant? Guidelines for reporting BCI performance[M]//He H, Wu D. Towards Practical Brain-Computer Interfaces: Bridging the Gap from Research to Real-World Applications. Berlin: Springer, 2013: 333-354.

[40] Wolpaw J R, Millán J R, Ramsey N F. Brain-Computer Interfaces: Definitions and Principles[M]//Aminoff M J, Boller F. Handbook of Clinical Neurology. Amsterdam: Elsevier, 2020: 15-23.

[41] Vidaurre C, Schlogl A, Cabeza R, et al. A fully on-line adaptive BCI[J]. IEEE Transactions on Biomedical Engineering, 2006, 53(6): 1214-1219.

[42] Krusienski D J, McFarland D J, Principe J C, et al. BCI Signal Processing: Feature Extraction[M]//Wolpaw J R, Wolpaw E W. Brain-Computer Interfaces: Principles and Practice. New York: Oxford University Press, 2012: 123-146.

[43] Perdikis S, Tonin L, Saeedi S, et al. The Cybathlon BCI race: Successful longitudinal mutual learning with two tetraplegic users[J]. PLoS Biology, 2018, 16(5): e2003787.

[44] Chen Y, Wang F, Li T, et al. Several inaccurate or erroneous conceptions and misleading propaganda about brain-computer interfaces[J]. Frontiers in Human Neuroscience, 2024, 18: 1391550.

[45] Wu W, Hatsopoulos N G. Real-time decoding of nonstationary neural activity in motor cortex[J]. IEEE Transactions on Neural Systems and Rehabilitation Engineering, 2008, 16(3): 213-222.

[46] Taylor D M, Tillery S I H, Schwartz A B. Direct cortical control of 3D neuroprosthetic devices[J]. Science, 2002, 296(5574): 1829-1832.

[47] Birbaumer N, Hinterberger T, Kubler A, et al. The thought-translation device (TTD): neurobehavioral mechanisms and clinical outcome[J]. IEEE Transactions on Neural Systems and Rehabilitation Engineering, 2003, 11(2): 120-123.

[48] ISO 9241-210. Ergonomics of human-system interaction—Part 210: Human-centred design for interactive systems[J]. Geneva, Switzerland, 2010: 27.

[49] Branco M P, Pels E G M, Sars R H, et al. Brain-computer interfaces for communication: preferences of individuals with locked-in syndrome[J]. Neurorehabilitation and Neural Repair, 2021, 35(3): 267-279.

[50] Colucci M, Tofani M, Trioschi D, et al. Reliability and validity of the Italian version of Quebec user evaluation of satisfaction with assistive technology 2.0 (QUEST-IT 2.0) with users of mobility assistive device[J]. Disability and Rehabilitation: Assistive Technology, 2021, 16(3): 251-254.

[51] Abiri R, Borhani S, Kilmarx J, et al. A usability study of low-cost wireless brain-computer interface for cursor control using online linear model[J]. IEEE Transactions on Human-Machine Systems, 2020, 50(4): 287-297.

[52] Yuan P, Gao X, Allison B, et al. A study of the existing problems of estimating the information transfer rate in online brain-computer interfaces[J]. Journal of Neural Engineering, 2013, 10(2): 026014.

[53] Dal Seno B, Matteucci M, Mainardi L T. The utility metric: A novel method to assess the overall performance of discrete brain-computer interfaces[J]. IEEE Transactions on Neural Systems and Rehabilitation Engineering, 2009, 18(1): 20-28.

[54] Hart S G, Staveland L E. Development of NASA-TLX (Task Load Index): Results of empirical and theoretical research[M]//Human Mentai Workload. Amsterdam: North-Holland, 1988: 139-183.

[55] Alazrai R, Alwanni H, Daoud M I. EEG-based BCI system for decoding finger movements within the same hand[J]. Neuroscience Letters, 2019, 698: 113-120.

[56] Morone G, Pisotta I, Pichiorri F, et al. Proof of principle of a brain-computer interface approach to support poststroke arm rehabilitation in hospitalized patients: design, acceptability, and usability[J]. Archives of Physical Medicine and Rehabilitation, 2015, 96(3): S71-S78.

[57] Rausand M, Hoyland A. System Reliability Theory: Models, Statistical Methods, and Applications[M].

Hoboken: John Wiley & Sons, 2003.

[58] Ebeling C E. An Introduction to Reliability and Maintainability Engineering[M]. Long Grove: Waveland Press, 2019.

[59] O'Connor P, Kleyner A. Practical Reliability Engineering[M]. Hobokem: John Wiley & Sons, 2012.

[60] Gao S K. Grand Challenges in EEG based Brain-Computer Interface[M]. 5th Edition. Hoboken: John Wiley & Sons, 2012.

[61] Nielsen J. Usability Engineering[M]. Burlington: Morgan Kaufmann, 1994.

[62] Norman D. Emotional Design: Why We Love (or Hate) Everyday Things[M]. New York: Basic Books, 2007.

[63] Tractinsky N, Katz A S, Ikar D. What is beautiful is usable[J]. Interacting with Computers, 2000, 13(2): 127-145.

[64] Brockmyer J H, Fox C M, Curtiss K A, et al. The development of the Game Engagement Questionnaire: A measure of engagement in video game-playing[J]. Journal of Experimental Social Psychology, 2009, 45(4): 624-634.

[65] Van Baren J. Measuring presence: A guide to current measurement approaches[R]. Deliverable of the OmniPres Project IST-2001-39237, 2004.

[66] Jennett C, Cox A L, Cairns P, et al. Measuring and defining the experience of immersion in games[J]. International Journal of Human-Computer Studies, 2008, 66(9): 641-661.

[67] Mandryk R L, Atkins M S, Inkpen K M. A continuous and objective evaluation of emotional experience with interactive play environments[C]//Proceedings of the SIGCHI Conference on Human Factors in Computing Systems, 2006: 1027-1036.

[68] Mandryk R L, Inkpen K M, Calvert T W. Using psychophysiological techniques to measure user experience with entertainment technologies[J]. Behaviour & Information Technology, 2006, 25(2): 141-158.

[69] Gürkök H, Hakvoort G, Poel M. Modality switching and performance in a thought and speech controlled computer game[C]//Proceedings of the 13th International Conference on Multimodal Interfaces, 2011: 41-48.

[70] Ma Y, Gong A, Nan W, et al. Personalized brain-computer interface and its applications[J]. Journal of Personalized Medicine, 2023, 13(1): 46.

[71] Corradi F, Scherer M J, Presti A L. Measuring the Assistive Technology Match[M]//Assistive Technology Assessment Handbook. Boca Raton: CRC Press, 2017: 53-70.

[72] Ensink C J, Keijsers N L, Groen B E. Translation and validation of the System Usability Scale to a Dutch version: D-SUS. Disability and rehabilitation, 2024, 46(2), 395-400.

[73] Bangor A, Kortum P T, Miller J T. An empirical evaluation of the System Usability Scale[J]. International Journal of Human-Computer Interaction, 2008, 24(6): 574-594.

[74] Vaughan T M. Brain-computer interfaces for people with amyotrophic lateral sclerosis [J]. Handbook of Clinical Neurology, 2020, 168: 33-38.

[75] Vaughan T M, Sellers E W. Clinical evaluation of BCIs[C]//Wolpaw J R, Wolpaw E W. Brain-Computer Interfaces: Principles and Practice. New York: Oxford University Press, 2012: 325-336.

[76] Leeb R, Perdikis S, Tonin L, et al. Transferring brain-computer interfaces beyond the laboratory: Successful application control for motor-disabled users[J]. Artificial Intelligence in Medicine, 2013, 59(2): 121-132.

[77] Edelman B J, Meng J, Suma D, et al. Noninvasive neuroimaging enhances continuous neural tracking for

robotic device control[J]. Science Robotics, 2019, 4(31): eaaw6844.

[78] Cui Z, Fu X, Wan X, et al. The brain-computer interface based robot gives spinal cord injury patients a full-cycle active rehabilitation[C]//2021 9th International Winter Conference on Brain-Computer Interface (BCI). IEEE, 2021: 1-5.

[79] Shen T, Zhang L, Yan S, et al. An active and passive upper limb rehabilitation training system based on a hybrid brain-computer interface[J]. Journal of Integrated Design and Process Science, 2022, 26(1): 71-84.

[80] Innovation Collaboration Platform for Artificial Intelligence Medical Devices. White Paper on the Application of Brain-Computer Interface Technology in the Healthcare Field[R]. 2023.

[81] Biasiucci A, Leeb R, Iturrate I, et al. Brain-actuated functional electrical stimulation elicits lasting arm motor recovery after stroke[J]. Nature Communications, 2018, 9(1).

[82] Willett F R, Kunz E M, Fan C, et al. A high-performance speech neuroprosthesis[J]. Nature, 2023: 1-6.

[83] Metzger S L, Littlejohn K T, Silva A B, et al. A high-performance neuroprosthesis for speech decoding and avatar control[J]. Nature, 2023: 1-10.

[84] Willett F R, Avansino D T, Hochberg L R, et al. High-performance brain-to-text communication via handwriting[J]. Nature, 2021, 593(7858): 249-254.

[85] He B, Yuan H, Meng J, et al. Brain-Computer Interfaces[M]//Neural Engineering. Berlin: Springer, 2020: 131-183.

[86] Nicolas-Alonso L F, Gomez-Gil J. Brain Computer Interfaces: A Review[J]. Sensors, 2012, 12(2): 1211-1279.

[87] Ming G, Pei W, Gao X, et al. A high-performance SSVEP-based BCI using imperceptible flickers[J]. Journal of Neural Engineering, 2023, 20(1): 016042.

[88] Chen X, Huang X, Wang Y, et al. Combination of augmented reality based brain-computer interface and computer vision for high-level control of a robotic arm[J]. IEEE Transactions on Neural Systems and Rehabilitation Engineering, 2020, 28(12): 3140-3147.

[89] Pan H, Ding P, Wang F, et al. Comprehensive evaluation methods for translating BCI into practical applications: Usability, user satisfaction and usage of online BCI systems[J]. Frontiers in Human Neuroscience, 2024, 18: 1429130.

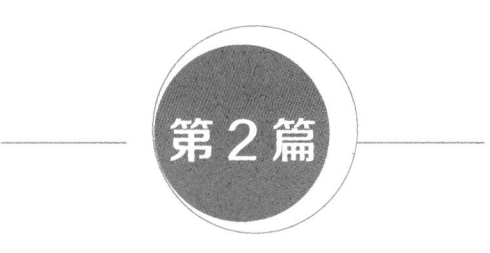

第 2 篇

基于想象的脑机交互（BCI）的基本概念、理论、原理和方法

第 4 章

人类的心理想象及神经影像研究

心理想象（Mental Imagery，MI）可以作为脑机交互（Brain-Computer Interaction，BCI）的一类范式（Paradigm），例如，基于视觉想象（Visual Imagery）的脑机交互，基于言语想象（Verbal Imagery）的脑机交互，基于运动想象（Motor Imagery）的脑机交互，基于触觉想象（Tactile Imagery）的脑机交互，等等。什么是心理想象？心理想象与感知活动有什么关系？人类有哪些类型的心理想象活动？本章将阐述两类心理想象活动，一类是较低级的心理想象，另一类是较高级的心理想象。此外，如何正确或适当地执行心理想象活动？如何评价和提高个体心理想象能力？这些问题与基于想象的脑机交互系统研发紧密相关。需要理解或需要更深入研究的问题是，心理想象的神经影像（Neuroimaging）研究取得什么结果？心理想象的神经科学（Neuroscience）原理或脑认知（Cognitive Neuroscience）机制是什么？它们是基于想象的脑机交互系统的基石，本章将对这些问题进行阐述。

4.1 人类的心理想象活动

人类不仅有丰富的感知活动，还有丰富的心理想象活动，想象力是创造力的重要源泉之一，想象力往往比知识更重要。心理想象是驱动脑机交互的一种心理策略，是基于想象的脑机交互的重要内容和基础。

4.1.1 人类的感知与心理想象活动

感知与心理想象是个体认知的重要组成部分，均涉及信息的处理和内部表征[1]。感知活动将外界刺激转化为心理表征，即由外周到中枢自下向上传递信息，而心理想象在没有直接外界刺激的情况下在大脑中激活或创造这些表征，这两种活动相互影响[2]。

4.1.1.1 人类的感知活动

人类的感知活动是个体通过视觉、听觉、嗅觉、味觉和触觉直接接收外部刺激,对当前环境做出直接响应,然后由大脑对这些刺激进行处理和解释的过程。这一过程不仅包括简单的感觉输入,还涉及高级的认知过程,如记忆、注意力和思维等,这些感觉输入使个体能够理解并对环境做出响应[3]。

人类的感知类型主要有以下几类[4]。

1. 视觉感知

通过视觉器官接收和解释光线反射的信息,是人类获取信息的主要途径。视觉感知过程包括光线通过角膜和晶状体聚焦在视网膜上,视网膜上的视杆细胞和视锥细胞将光信号转化为电信号,进而由视神经传输到大脑。

2. 听觉感知

通过听觉器官捕捉声波的振动信息,并解释这些信息。听觉感知过程包括声波通过外耳道,使鼓膜振动,这些振动由中耳的听小骨传递到内耳的耳蜗,耳蜗内的毛细胞将振动转换为神经脉冲,然后传送到大脑。

3. 嗅觉感知

通过鼻腔检测化学物质的气味信息。嗅觉感知通过鼻腔内的嗅觉受体细胞识别分子的气味,将信号传递到嗅球,再由嗅球发送到大脑的嗅觉区域。

4. 味觉感知

通过舌部的味蕾感受食物或其他物质的味道信息。当食物与舌部的味蕾接触时,它们激活味蕾,将信号传递到大脑的味觉区域。

5. 触觉感知

通过皮肤和体内的感受器接收和解释压力、温度和疼痛等刺激信息。触觉感知通过皮肤的感受器(如触觉、温度和痛觉受体)接收刺激,信号通过脊髓传递到大脑。

除了以上主要感觉,还有一些其他感觉类型,包括动觉、平衡感、温度感觉、痛觉等。

(1)动觉。感知身体各部位的位置和运动,有时被称为本体感觉。

(2)平衡感。通过内耳的前庭系统维持和感知身体的平衡。

(3)温度感觉和痛觉。虽然这些可以被视为触觉的一部分,但有时也被单独分类讨论。

这些感觉系统协同工作,帮助我们理解和适应周围的环境,对人类经验的影响是深远的。例如,视觉感知不仅使我们能够看到世界的美,还能辨识面孔、阅读文字。在艺术领域,不同颜色和形状的组合可以激发观者的情感和联想。听觉感知使我们能够享受音乐的美妙、理解语言,听觉也是人类社交的关键。例如,一个婴儿能够识别母亲的声音,这是早期情感连接和沟通的基础。嗅觉和味觉紧密相连,它们共同构建了我们对食物的喜好和回忆,特定的味道可以唤起强烈的记忆和情感,如家乡的味道或童年记忆中的特定食物。触觉感知在人类情感表达和接收中也扮演了重要角色,例如,一次温暖的拥抱或安慰的抚摸可以在无言中传递深切的情感。

4.1.1.2 人类的心理想象

心理想象(Mental Imagery),在心理学或认知科学领域通常称为心理意象或表象,是指个体在没有直接外部刺激的情况下，基于记忆、知识和经验，在大脑中模拟、再现或创造感觉体验的过程[5]。这种心理活动涉及视觉、听觉、触觉、动觉、嗅觉、味觉等所有感觉的想象，其中，视觉、听觉和动觉想象是最常研究的[6]。除此之外，还有一些其他类型的想象，如温度感想象、痛觉想象等[12-15]。心理想象可以基于记忆中的信息，也可以是创造性的构想。心理想象在求解问题、规划、记忆、情感、言语、创造性思维和预测未来事件等多种认知过程中发挥着重要作用[6-10]。例如，在情感方面，心理想象能够显著影响个人的情绪状态；在记忆方面，心理想象被认为是情景记忆的一个必要特征，并在回忆体验时重新激活相关的感觉皮层区域[11]。

心理想象的主要特点包括主动性、自发性、多感觉性、隐秘性和功能性。其中，主动性和自发性是指个体有意识地引发和控制想象过程，也可以在无意识的情况下经历想象[7]。多感觉性是指心理想象通常涉及多种感觉，即使是视觉想象也涉及其他感觉的参与，可能有动觉参与[6]。隐秘性是指个体想象的内容和体验高度主观，仅个体自己可知[7]。功能性是指心理想象在认知功能中具有多种作用，包括有助于记忆编码与回忆、促进学习、支持创造性思维和情绪调节等[6-8]。

个体的心理想象与感知活动在某种程度上共享相似的神经结构。例如，视觉想象和视觉感知均活跃于大脑的视觉皮层区域，尽管在功能上有所区别，但部分基于相似的生理机制[1, 16]。心理想象与感知活动相互作用，心理想象能够影响感知活动，感知活动为想象提供"原材料"，影响想象能力。例如，个体的预期和先前的经验（通过心理想象形成）可以影响个体感知周围世界的方式[1, 2]。

心理想象与感知活动是个体认知的重要组成部分，两者均涉及对外界信息的处理和内部表征。感知活动将外界刺激转化为心理表征，而心理想象在没有直接外界刺激的情况下激活或创造这些表征。感知活动与心理想象的差异如表 4.1 所示[16, 17]。

表 4.1 感知活动与心理想象的差异

比 较 项	感 知 活 动	心 理 想 象
来源	外部刺激	内部记忆、知识和经验
客观性和主观性	对外界事物的客观接收，受到主观因素影响	高度主观，受个人经验、情感和期望影响
功能	支持个体与外界交互	支持思维、问题求解和创造力发挥

4.1.2 人类心理想象活动的类型

人类的心理想象活动丰富多彩，可分为较低级的心理想象（Lower-Level Mental Imagery）活动和较高级的心理想象（Higher-Level Mental Imagery）活动。但是，这种划分不是绝对的，较低级的心理想象活动中可能涉及了较高级的心理想象活动，较高级的心理想象活动中也可能涉及较低级的心理想象活动。

4.1.2.1 较低级的心理想象

在人类的心理想象活动中，感觉想象（Sensory Imagery/Perceptual Imagery）较为基础，主要依赖感觉经验和记忆，可以归为较低级的心理想象，认知复杂度相对较低。

在心理学和认知科学中，感觉想象是指个体在没有实际感觉刺激的情况下，通过内在的心理活动在大脑中产生类似实际感觉的体验，这种体验可以涉及视觉、听觉、触觉、味觉和嗅觉等多种感觉形式的内心体验[18-20]。个体凭借感觉想象能够在大脑中重现或重构与过去的感官体验相关的心智图像，能模拟真实的感知体验。例如，在闭上眼睛时想象一片美丽的风景，或者在安静的房间里想象听到音乐。感觉想象在许多领域都有应用，如心理学、神经科学、运动训练和教育等[19, 20]。

较低级的心理想象主要有视觉想象（Visual Imagery）、听觉想象（Auditory Imagery）、触觉想象（Tactile Imagery/Haptic Imagery）、嗅觉想象（Olfactory Imagery）、味觉想象（Gustatory Imagery）和运动想象（Motor Imagery）等，如表4.2所示。

需要注意的是，对于表4.2中的触觉想象（Tactile Imagery/Haptic Imagery），"Tactile Imagery"主要指个体在大脑中对静态或简单触感体验的想象；而"Haptic Imagery"涵盖了个体在大脑中对更广泛的触觉交互和空间感知的想象，不仅限于简单的触摸感觉，还包括想象手部或其他身体部位探测三维空间物体的过程。对于运动想象（Motor Imagery），个体在大脑中模拟躯体运动的过程，称为动觉运动想象（Kinesthetic Imagery）；而在大脑中看到运动过程的画面，称为视觉运动想象。

表4.2 较低级的心理想象

较低级的心理想象	定　义	案　例	参考文献及研究
视觉想象（Visual Imagery）	在大脑中重现或构建视觉图像，包括从记忆中回忆情景或创造新的视觉场景	闭上眼睛，想象一个橘子的颜色、形状、表面的质地及周围环境的背景色等。或者，闭上眼睛，想象客厅沙发的颜色和窗户的位置，甚至光线是如何照进屋内的	Kosslyn 等[21]讨论了视觉想象的认知机制与实验研究；Pylyshyn 等[22]挑战了人们对视觉感知和心理想象的传统认知；Kosslyn 等[16]提出了统一的视觉对象识别与视觉心理想象理论，通过构建原型模型解析两者共有的机制，深入探讨了视觉想象的认知机制，包括我们如何在大脑中构建和操作视觉图像
听觉想象（Auditory Imagery）	在没有实际听到声音的情况下，在大脑中重现或构造声音或音乐	闭上眼睛，想象听到一首熟悉的歌曲，即使实际上没有播放音乐，也可以"听到"旋律、歌词，甚至是特定乐器的声音、节奏和音调等[23]	Kraemer 等[23]的研究表明，即使在缺乏实际听觉刺激的情况下，大脑的听觉皮层也可以被激活
触觉想象（Tactile Imagery/ Haptic Imagery）	在没有实际触感、触觉交互和空间感知的情况下，在大脑中模拟触觉体验的过程，例如，想象触摸一块冰冰或抚摸丝绸的感觉	在脑海中感受到一种触感。例如，想象自己用手触摸一块粗糖表面的过程，然后想象触摸一块光滑表面的过程。又如，想象手指触摸到冰块的感觉，包括冰的凉爽、滑腻，以及可能的湿润感	Belardinelli 等[24]利用 fMRI 研究触觉想象的神经基础
嗅觉想象（Olfactory Imagery）	在大脑中重现或构造特定气味的过程，不需要实际的气味源	想象自己置身于一片花海中，闻到鲜花的香气，或者想象在厨房里闻到了新鲜烤面包的香味	Bensafi 等[25]研究了人们在嗅觉想象时，梨状皮层中与实际闻到气味时相似的、与愉悦感受相关的神经活动模式会被激活

续表

较低级的心理想象	定 义	案 例	参考文献及研究
味觉想象（Gustatory Imagery）	在没有实际品尝的情况下，在大脑中重现或构造味道的过程	想象一种食物的味道，如想象吃一块酸甜水果或咬一口咸脆食物的过程	Tiggemann 等[26]探讨了渴望食物时的嗅觉想象和味觉想象
运动想象（Motor Imagery）	个体在大脑中排演自己或他人躯体运动的过程，或者在大脑中看到运动过程的画面，但是并不发生实际运动。这种想象对于运动员日常训练和康复训练具有作用	运动员在比赛前通过想象来进行心理练习。例如，一个滑雪运动员在赛前可以闭上眼睛，想象自己从山顶滑下，经过每个转弯和障碍，直到顺利到达终点。这种心理练习有助于增强运动员的自信心，提高运动员的技能表现，并且可以在比赛时减少紧张情绪。又如，一个篮球运动员在比赛前想象自己进行投篮动作，包括球的运动轨迹和最终进入篮筐的情景等[27]	Jeannerod 等[27]探讨了运动想象在运动认知中的作用及其神经机制，以及运动想象和执行实际动作时大脑相同功能区域的活动

较低级的心理想象除了如表 4.2 所示的想象，还有温度感觉想象[28]和痛觉想象等[29]。温度感觉想象是个体在没有真实温度刺激的情况下，心理想象或模拟冷热的过程，例如，想象在炎热的天气里感受阳光的炽热，或者想象在寒冷的天气里感受冰冷的空气。温度感觉想象属于躯体感觉想象的一种，它可以让个体产生身体和情绪上的反应，常被用于情绪调节、疼痛管理等相关研究中[30-32]。

痛觉想象是个体在没有真实疼痛刺激的情况下，心理想象或模拟疼痛的过程。痛觉想象可以再现已有的痛觉体验，也可以创造新的痛觉感受。痛觉想象与真实的疼痛体验类似，可以引起身体和情绪上的反应[33, 34]。例如，当一个人回想起之前经历的一次剧痛（如摔倒时膝盖的疼痛）时，他可能会感受到类似的疼痛感，即使当前并没有任何疼痛刺激。在文学作品中，描述疼痛的场景也可以让读者产生痛觉想象，例如，描述一个人被刀割伤的情节。痛觉想象与大脑内处理疼痛的神经机制有关，但具体机制尚不完全清楚。痛觉想象可能受到个体情感状态、记忆、意识和想象力等因素的影响。

4.1.2.2 较高级的心理想象

除以上较低级的心理想象外，还有较高级的心理想象，涉及更复杂的认知过程，包括言语、逻辑推理、问题求解、抽象思维、创造性和计划等方面的内心表征。较高级的心理想象主要有言语想象、情绪想象、创造性想象、再造想象、引导想象、符号想象、抽象思维、未来导向想象（前瞻性想象）、道德和伦理想象等，如表 4.3 所示。

在脑机接口（Brain-Computer Interface，BCI）领域，言语想象通常是受试者主动想象自己执行言语表达的过程，其相关的神经活动模式有可能被检测到，可由算法来预测受试者想说的话或控制语音合成设备，从而研发可能帮助语言障碍患者或完全失语者恢复交流能力的技术[54-56]。

表 4.3 较高级的心理想象

较高级的心理想象	定　义	案　例	参考文献及研究
言语想象 （Speech Imagery）	个体在没有实际发声（无声）的情况下，主动想象自己或他人进行言语表达的过程。言语想象过程包括对言语的发音、语调、节奏等元素的内在模拟，它能够诱发大脑中与言语产生相关的神经活动，激活与实际言语相似的神经网络	想象自己在一场演讲中，清晰地听到自己用流利的语言表达思想的过程，吸引听众的注意力，但并不发声	Pei 等[35]探讨了如何从大脑皮层解码显性言语（实际发出声音的言语）和想象言语的时频特征； Herff 等[36]评述了从神经信号自动识别言语，涵盖了言语想象的相关内容
情绪想象 （Emotional Imagination）	在没有实际情绪刺激的情况下，个体通过想象和回忆情境来激发或模拟特定的情绪体验的过程。这种想象活动包括对不同情绪状态的体验，如喜悦、悲伤、愤怒或恐惧等。情绪想象可以在个体的心智中唤起强烈的情感反应，对个体的情绪体验、调节和应对策略产生影响，有助于个体理解他人情绪	例如，想象喜悦的情绪，闭上眼睛，回想起曾经历的愉悦时刻，如与家人朋友共度美好时光、取得重要成就时的喜悦感，或者享受美味佳肴时的愉悦体验	Holmes 等[37]探讨了心理想象在引发和调控情绪反应中的作用，以及与情绪障碍（包括焦虑和抑郁），特别是 PTSD 症状的密切联系，并讨论了其在心理治疗中的应用价值和未来研究方向； Kosslynd 等[18]结合多种研究方法，揭示了心理想象与感知共享神经结构，并在记忆、情绪和运动控制中发挥作用，证实了心理想象活动与大脑知觉加工区域的显著重叠，从而为理解心理想象的神经基础提供了深入的实证分析和理论框架
创造性想象 （Creative Imagination）	个体利用想象力创造出新颖、原创的想法、图像、概念或求解问题方案的过程，不仅涉及重组已有的信息，而且通常包括超越现有知识和经验的界限，创造出全新的视角和理念。创造性想象可用于艺术、科学创新或复杂问题求解时的新思维和新概念生成过程	在脑海中构想一个充满魔法和奇幻生物的王国，人类与精灵、巨龙、独角兽共存，展开一系列惊险刺激的冒险之旅[42]	Vygotsky 等[38]探讨了想象力如何在儿童的创造性过程中发挥作用，强调了想象力和创造力之间的联系； Kaufman 等[39]阐述了创造性思维的心理学基础，以及如何通过培养创造性想象力增强个人的创造力
再造想象 （Reconstructive Imagery）	通过改变个体对过去经历的记忆和感知，帮助他们重构这些经历的意义和影响，可作为一种心理治疗方法。这种方法依赖想象力和心理引导，以期达到治疗的效果	想象自己站在山顶上，回想起登山过程中的艰辛和收获，以及欣赏登山路线上的美景和呼吸新鲜空气的感觉[43]	Arntz 等[40]探讨了想象重构作为一种治疗技术的有效性，涵盖了临床实验和基础研究，并提出了未来的研究方向
引导想象 （Guided Imagery）	通过语音或视觉等提示引导个体利用想象在心理上构建一个积极的、具体的场景，引发心理、情绪和身体上的积极变化，从而实现放松和愈合的效果	想象自己沉浸在冥想中，闭上眼睛，听着导师的声音引导，想象自己坐在一个安静的房间里，深入冥想，感受内心的宁静和平静[44]	Naparstek 等[41]介绍了引导想象如何预防疾病和改善整体健康

续表

较高级的心理想象	定 义	案 例	参考文献及研究
符号想象（Symbolic Imagination）	个体利用符号、隐喻和其他非文字表达方式来构建和解释现实的过程。符号想象形式允许个体超越直接的感知和文字表述，通过更抽象的方式来探索和表达复杂的概念和情感	将孤独的大海想象成自由的象征，想象自己站在海边，凝望无边无际的大海，体会到海洋广阔无垠的自由与包容[45]	Harper 等[46]探讨了隐喻如何塑造个体对世界的理解和经验，这篇文献是研究符号想象的基础性文献
抽象思维（Abstract Thinking）	抽象思维是个体的高级认知过程，允许个体超越具体事物和情境的直接经验，依靠概念化、符号化的能力来思考更加普遍和抽象的概念、原则与规律、特征与分类。在抽象思维中，个体可以想象各不同的场景、可能性和概念，进行推理、创造、问题求解和抽象概念理解	思考时间的线性与循环：思考历史的长河和人类文明的发展，试图理解时间如何既呈现出线性的进程，又具有循环往复的特征	Piaget 等[47]探讨了儿童如何从具体操作阶段发展到能够进行抽象思维的形式操作阶段；Kohlberg 等[48]讨论了道德发展的阶段，特别是如何通过抽象思维来理解和应用道德原则
未来导向想象（Future-Oriented Imagination）	个体利用想象力来构想或预测未来可能发生的事件、情境或结果的过程。未来导向想象使个体能够探索未来可能的发展路径，设计未来的行动方案，以及对潜在机遇和挑战做出预判	想象未来自己在科学领域取得突破性的发现，为人类社会带来重大改变和进步[49]	Seligman 等[50]探讨了未来导向想象如何影响人类行为和心理状态，尤其是在目标设定和动机方面
道德和伦理想象（Moral and Ethical Imagination）	道德和伦理想象是一种认知过程，它使个体能够超越现有的情境和常规思考方式，设想在道德和伦理问题上的不同解决方案和结果。这种想象力涉及理解他人的立场、预测不同行为的道德后果，以及探索解决复杂道德问题的创新方法	思考在面对社会变革和道德抉择时，如何平衡个人信念和社会责任，做出符合道德标准的选择[51]	Johnson 等[52]探讨了认知科学对伦理学的影响，特别是如何通过道德和伦理想象来改善道德决策；Werhane 等[53]强调了道德和伦理想象在管理决策中的作用，提供了多个案例研究来展示其在实际商业环境中的应用

需要注意言语想象与默念的差别，默念是在阅读或思考时，不出声地在脑中"说话"的过程。默念时，尽管没有声音发出，但喉咙和发音部位的微小肌肉运动可能仍在进行。默念是一个常见的阅读习惯，特别是在阅读复杂或难以理解的文本时。默念可以帮助加深理解和记忆。默念通常是一种自然而不自觉的过程，人们可能不会意识到自己在默念。言语想象更多是关于内部生成和体验语言的能力，而默念更多是在阅读或思考时一种实际的内部说话行为。两者虽然都涉及内部语言，但言语想象的范围更广泛，可能包括更具创造性、更主动的言语想象过程[57, 58]。

在表 4.3 中，除了想象喜悦的情绪，还可以想象悲伤的情绪，通过回忆过去的悲伤事件或想象虚构的情景，如失去亲人或朋友、面临挫折或失败时的心情，或者触动内心深处的感伤场景；还可以想象愤怒的情绪，闭上眼睛，想象自己面对不公正或被误解时的愤怒情绪，或者模拟虚构情境中遭遇不公平待遇或挑战时的愤怒反应；抑或可以想象放松的情绪，通过想象舒缓的场景或放松的活动来调节情绪，例如，想象自己躺在温暖的沙滩上享受阳光浴、漫步在静谧的森林中感受大自然的美好，或者想象参加冥想或瑜伽课程时的放松状态[59]。

表 4.2 和表 4.3 分别显示了较低级的心理想象和较高级的心理想象活动在日常生活、学习、创造性思维和情绪调节中的多样化作用，其中的文献为这些领域内的研究提供了理论和实证基础。心理想象作为一个跨学科的研究领域，新的发现和理论模型不断被提出，因此持续关注最新发表文献对于深入理解心理想象及其在不同领域的应用至关重要。

4.1.3 人类心理想象活动的执行与能力评价及提高方法

在基于想象的脑机交互系统中，受试者或用户是系统的关键或重要组成部分之一，他们的心理想象活动及诱发的脑信号是该类系统实现通信与控制的信号源。因此，受试者或用户正确或适当地执行心理想象活动是该类系统的一个基本要求，用户的心理想象能力评价及提高具有重要作用。

需要特别注意的是，个体之间的心理想象能力存在差异，如清晰度、生动性和控制能力等方面存在差异，个体之间心理想象诱发的脑信号特征也存在差异。

如何正确或适当执行各种不同的心理想象活动？如何评价和提高个体心理想象活动的能力？这些问题是基于想象的脑机交互系统研发不可回避的问题。

4.1.3.1 心理想象活动的执行

1. 如何正确执行心理想象活动

（1）尽可能选择一个不被打扰的安静环境。如果找不到这样的环境，则需要集中注意力，以减少外界干扰。保持积极和自信的心态，相信心理想象的效果，并不断强化这种信念。

（2）确定要执行的心理想象活动类型，是哪一种较低级的心理想象活动或较高级的心理想象活动，进而明确心理想象的具体内容，以及要达到的具体目标，如放松、改善运动技能、减轻焦虑、增强记忆和创造力等。标准：目标具体、明确、可测量。

（3）放松身体和心理。在开始心理想象活动之前，确保身体和精神处于放松状态，可以通过深呼吸练习（缓慢地吸气，保持几秒，然后缓慢地呼气，重复几次）、冥想（集中注意力在呼吸上，逐渐放松身体的每个部分）、渐进式肌肉放松（从脚趾开始，逐步紧张和放松身体的每个部分）等技术来放松身体和心理。需要说明的是，不一定要闭上眼睛，或者坐下、躺下，视个人的情况和具体研究而定。放松标准：身体完全放松，心率下降，呼吸平稳。

（4）执行指定的心理想象活动。按照特定心理想象活动的执行指导语[60]，尽可能详细地再现或构建心理想象过程。对于与场景相关的想象，首先，设定场景，即在脑海中清晰、详细地设想一个场景，包括感觉细节（如视觉、听觉、触觉等），这种细节有助于增强心理想象的效果，如比赛场地、演讲台或任何与目标相关的情境；然后，再现动作或情境，即想象自己在这个场景中进行相关活动，注意每个细节和动作，尽量真实。标准：再现过程应连续、连贯，细节丰富。

（5）重复和持续的练习。需要有规律性地、持续地练习心理想象，以增强其效果和熟练度，提高心理想象活动能力。

（6）评价心理想象活动效果或能力，并调整。完成心理想象后，主观评价和客观评价心理想象活动的效果或能力，找出不足之处，并在下一次想象中调整心理想象活动策略。标准：每次心理想象后尽可能找到改进点，并在下一次调整。

2. 静息态指导语和步骤

在心理想象实验中，保持静息态（Resting-State）是非常关键的步骤。以下是一些常用的静息态指导语和步骤[61-63]。

静息态指导语包括如下内容。

（1）初步说明：您好，感谢您参加我们的实验。接下来我们需要您在一段时间内保持静息态，这对我们的研究非常重要。

（2）舒适的姿势：请您坐在椅子上或躺在床上，保持舒适的姿势，确保背部挺直但不要紧绷。双脚平放在地面或床上，双手自然放在大腿上或身体两侧。

（3）放松身体：请慢慢闭上眼睛，深呼吸几次，逐渐放松全身肌肉。从头部开始，一直到脚趾，感受每个部分的放松。

（4）保持安静：在接下来的几分钟内，请尽量保持静止，不要移动身体或做任何动作。如果可能，请尽量不要吞咽或咳嗽。

（5）清空思绪：现在，请尽量放空自己的思绪，不要去想任何具体的事情。您可以专注于自己的呼吸，感受空气的进出，或者简单地让思绪自然流动。

（6）保持放松：如果您感觉到任何不适或需要调整姿势，请尽量轻柔地进行，以不打扰静息态。

（7）结束静息态：当我告诉您实验结束时，您可以慢慢睁开眼睛，轻轻活动一下身体，然后我们进行下一步的实验步骤。

静息态步骤如下。

（1）准备工作：确保实验环境安静、光线适中，并且受试者坐或躺的地方舒适；提供耳塞或眼罩（如果需要），以减少外界干扰。

（2）开始前的放松：引导受试者进行几分钟的深呼吸或简单的冥想，以帮助其进入放松状态。

（3）指导语播放：以平稳、温和的语调播放指导语，确保受试者理解并按照指导语指示动作。

（4）监测状态：在静息态期间，监测受试者的状态，确保其保持安静和放松。如有必要，提供进一步的指导。

（5）结束静息态：通过轻声提示或提前约定的信号，告知受试者静息态结束。给予几分钟让受试者逐渐恢复，并提供一些饮水或轻微的活动帮助受试者完全清醒。

3. 基线状态和静息态有什么差别

在心理想象实验中，基线状态（Baseline State）和静息态（Resting State）是两个常用的概念，但它们之间有一些重要的区别[63-65]。

1) 基线状态（Baseline State）

基线状态是在实验过程中用于对比其他条件的参照状态。基线状态通常是在受试者未受到实验任务或外部刺激的情况下测量的，用于提供一个对比标准，如在执行特定任务之前记录的大脑活动。基线状态的选择取决于实验的设计和研究问题，可能包含一些轻微的任务或指示，以确保受试者的注意力集中，也可以让受试者保持清醒放松状态。

2) 静息态（Resting State）。

静息态是指受试者在没有执行任何特定任务或接受任何外部刺激的情况下，通常安静地坐着或躺着，只需要放松、保持安静或注视一个固定点。研究这种无任务状态下的大脑活动可以揭示大脑网络的自发活动和功能连接模式。

3) 基线状态和静息态的主要区别

（1）任务要求不同。基线状态可能包含轻微的任务或指示，以确保受试者的注意力集中；而静息态没有任务要求，受试者只需要放松和保持静止。

（2）研究目的不同。基线状态作为实验条件的对比标准，用于分析任务相关的大脑活动变化；而静息态用于研究大脑的自发活动和功能连接性。

（3）测量环境不同。基线状态可能在实验任务前或在特定对照条件下测量，而静息态通常在没有外部干扰和任务的安静环境中测量。

（4）持续时间不同。不同的脑成像技术，如头皮脑电（EEG）、功能性近红外光谱（fNIRS）和功能磁共振成像（fMRI）等，在实验设计中对于基线状态和静息态的持续时间设置会有所不同，主要是为了确保数据的稳定性和准确性。合理设置这些持续时间，可以有效提高实验数据的质量和可靠性。如表 4.4 所示是不同脑成像技术在实验设计中设置的基线状态和静息态的具体持续时间。

表 4.4 EEG、fNIRS 和 fMRI 在实验设计中基线状态和静息态的持续时间

脑成像技术	基线状态持续时间	静息态持续时间	简要说明	参考文献
EEG	1～3 min	5～10 min	基线状态用于获取稳定的背景脑电活动，作为实验任务的对比	Berka 等，2007[66]；Barry 等，2007[67]
fNIRS	30 s～2 min	5～10 min	基线状态主要用于校正光学信号中的低频漂移	Scholkmann 等，2014[68]；Cui 等，2011[69]
fMRI	20～30 s	5～10 min（有时更长）	基线状态作为任务块之间的对照期，用于去除噪声和校正基线漂移	Van Dijk 等，2010[61]；Fox 等，2007[63]

4. 执行不同心理想象活动的指导语

执行心理想象活动的指导语应根据特定心理想象活动的定义或内涵确定，对受试者来说，指导语应通俗易懂、简洁明了。在实验时和实际应用中，可以利用虚拟现实或增强现实等技术形象、生动地引导心理想象活动，增加沉浸感，提高心理想象活动的生动性和可控性。

1) 执行视觉想象的指导语

可以参考如下执行视觉想象的指导语：在基线状态下，要求受试者保持清醒放松状态；在提示期间，要求仔细观察提示或确定的视觉想象对象（可以是静态的或动态的图片，也可以是一段情景或视频等）；在视觉想象期间，要求在脑海中尽可能清晰、生动地浮现提示

的图片或情景，专注于想象对象的主要特征，如形状、颜色和大小等；在休息期间，保持清醒、放松状态，可以轻微活动一下自己的身体。

另外，视觉想象的对象或素材可以是：①自然景观，如山川、河流、海洋、森林、天空、日出和日落等；②建筑和城市景观，如著名的建筑物、街道、广场、桥梁、地标性建筑等；③人物，可以是自己熟悉的人、名人、历史人物，也可以是完全虚构的人物；④动物，如各种野生动物、宠物或者幻想中的生物；⑤物品和工具，以及日常生活中常见的物品，如家具、电器、工具等；⑥食物和饮品，如带有丰富色彩和质感的食物和饮品；⑦活动和场景，如运动场景、音乐会、节日庆典、文化活动等；⑧颜色和形状，如纯粹的颜色、几何图形、抽象图案等；⑨艺术作品，如名画、雕塑、装置艺术等；⑩文字和符号，如具体的文字内容、标志符号、数字等；⑪科幻和幻想元素，如外太空景象、未来城市、魔幻世界等。

在采用这些素材进行视觉想象时，可以结合个人的兴趣、目标和情感状态，尽量使场景和细节生动逼真，以提高视觉想象的效果。

文献［70-72］提供了执行视觉想象相关的信息。

2）执行言语想象的指导语

可以参考如下执行言语想象的指导语：在提示期间，要求仔细听取提示的言语内容，注意言语的发音、语调、节奏等元素的内在模拟；在言语想象期间，要求集中注意力在脑海中尽可能清晰地表达提示的言语内容，想象发音、语调和节奏等，尽量使这个过程更生动，就像在实际说话一样，但并不发声。

言语想象的内容可以是：①经典文学作品，如小说、短篇故事、散文等文学作品的节选；②各种风格和主题的诗歌，如古典诗、现代诗、叙事诗等；③历史事件，如重要的历史事件或历史时期的描写，包括战争、重大政治事件等；④传说和神话，如各文化中的传说、神话故事（希腊神话、北欧神话、中国古代神话等）；⑤对话，如角色之间的对话，展示不同的语气、情感和语调；⑥独白，如角色的独白或内心独白，揭示人物的心理状态和情感变化；⑦故事片段，如完整的故事情节或其中的一部分，包括开头、高潮、结尾等；⑧新闻报道，如新闻文章或报道，包括突发新闻、调查报道、特写等；⑨演讲，如名人或历史人物的重要演讲和演说；⑩日记，如历史人物或虚构角色的日记，展示个人的日常生活和内心世界；⑪书信，如书信体裁的文章，包括家书、情书、公开信等；⑫电影脚本，如电影剧本中的对话和场景描述；⑬戏剧脚本，如戏剧作品中的对白和场景设定；⑭教学内容，如教育类文章或教学材料，包括科学、历史、文学等领域的知识；⑮科普文章，如通俗易懂的科学普及文章，介绍科学概念和现象；⑯幻想小说，如虚构的故事情节，包括科幻、奇幻、魔幻等类型；⑰未来世界描绘，如对未来世界、科技发展、社会变化的描写；⑱使用说明，如产品的使用说明或操作指南；⑲具体步骤，如某项活动的具体执行步骤（烹饪食谱、手工制作指南等）。

文献［73-75］提供了执行言语想象相关的信息。

3）执行运动想象的指导语

运动想象主要有动觉运动想象和视觉运动想象。

可以参考如下执行动觉运动想象（Kinesthetic Motor Imagery）的指导语：在基线状态

期间，要求受试者保持清醒、放松；在任务提示期间，要求受试者注意提示的想象动觉运动的方式、参数及涉及的肢体；在执行动觉运动想象期间，要求受试者按照提示的任务以第一人称视角在脑海中感觉或排演自己肢体的动作过程，但不发生明显的实际运动（Overt Action/Movement），并注意想象肢体的运动步骤（动作的分解，如一个体操动作的准备、起跳、空中翻转、落地等步骤）、运动方式（执行特定运动的方法，如跑步的姿势、步幅、步频和手臂摆动等，又如手腕左旋、右旋、伸展和屈曲）和运动参数（运动的具体数值指标，如肌肉用力的大小和方向、运动速度或节奏、运动时间、轨迹、协调性和幅度等），尽可能生动、可控地排演肢体动作的过程；在休息期间，保持放松状态，可以轻微活动一下自己的身体。

动觉运动想象涉及的肢体包括但不限于以下几个主要部分。①上肢运动，包括肩膀旋转、抬升和拉伸等动作，手臂弯曲、伸展和摆动等动作，以及手部握拳、张开和精细动作（如写字、抓取物体）等。②下肢运动，包括髋部屈曲、伸展、外旋和内旋等动作，大腿抬高、下压和侧向移动等动作，膝盖弯曲和伸直等动作，小腿踢腿和抬起等动作，脚部跺脚、旋转和抓地等动作。③躯干运动，包括背部弯曲、伸展和扭转等动作，腹部收紧、放松等动作，以及腰部弯曲、伸展、旋转等动作。④头部和颈部运动，包括头部左右转动和前后移动等动作，以及颈部弯曲、伸展、旋转等动作。细致入微的想象，可以帮助增强实际运动的效果，提高动作的精准性和协调性。

文献［76-82］提供了执行动觉运动想象相关的信息。

可以参考如下执行视觉运动想象的指导语：在基线状态期间，要求受试者保持清醒、放松；在任务提示期间，要求受试者注意提示的视觉运动想象任务（如投篮、游泳和踢球等），包括运动方式、运动参数及涉及的肢体；在执行视觉运动想象期间，要求受试者按照提示的任务以第三人称视角在脑海中"观看"自己或他人肢体运动的整个过程，但不发生实际运动，并尽可能在大脑中生动和可控地"观看"肢体的运动过程，注意每个细节，包括身体的姿势、运动轨迹、动作的连贯性、节奏和肌肉的紧张度等；在休息期间，保持放松状态，可以轻微活动一下自己的身体。

视觉运动想象涉及的运动过程可以是运动技能，包括：①体操动作，如翻滚、平衡和倒立等体操动作的分解步骤；②舞蹈动作，如做一个舞蹈动作的详细过程，包括舞步、身体姿态和节奏感等；③武术动作，如做一个武术动作的具体过程，包括拳击、踢腿和摔跤等；④瑜伽姿势，如做一个瑜伽姿势的详细过程，包括姿势的进入、保持和退出；⑤体育项目，如篮球、足球、网球和游泳等体育项目中具体技术动作的过程，包括投篮、传球和击球等；⑥日常动作，如走路、跑步和拿取物品等日常动作的详细过程；⑦力量训练，如举重、俯卧撑和仰卧起坐等力量训练动作的详细过程；⑧康复训练，如康复训练中的拉伸、按摩和关节活动等具体步骤；⑨呼吸训练，如呼吸训练的详细过程，包括深呼吸、腹式呼吸等；⑩姿势调整，如坐姿、站姿和行走姿态等姿势调整的详细过程。

文献［75，83-85］提供了执行视觉运动想象相关的信息。

4）执行触觉想象的指导语

可以参考如下执行触觉想象的指导语：在基线状态期间，要求受试者保持清醒、放松状态；在提示期间，请受试者注意触觉想象的类型（如触压觉、温度觉等）、感知的材质和对象（如冰块、丝绸等材质），以及对触觉体验的描述（如触摸某种材质、温度变化和压力感受等）；在触觉想象期间，尽可能清晰、生动、可控地在脑海中排演所提示的触觉感知过程，想象的时间长度与实际触觉过程时间相一致；在休息期间，保持放松状态，可以轻微活动一下自己的身体。

触觉想象主要包括以下几种感觉[86-91]：①触压觉（Tactile Perception），感知皮肤受到的触碰和压力，包括轻触、按压和振动；②温度觉（Thermoception），感知温度的变化，包括冷觉和热觉；③痛觉（Nociception），感知疼痛，包括尖锐疼痛和钝痛；④本体感觉（Proprioception），感知身体部位的相对位置和运动，包括肌肉、关节和肌腱的感知；⑤压力觉（Pressure Perception），感知较大面积的压力变化；⑥振动觉（Vibration Perception），感知皮肤表面振动或震动。这些感觉通过皮肤、肌肉、关节等处的各种感受器传递到大脑，使我们能够感知和响应外界环境的变化。

触觉想象感知的材质或对象可以是：①材质，如丝绸、棉布、毛毯和皮革等不同材质和触感描述；②温度，如手触摸冰块的冷感、温水的温暖和夏日阳光下的热感等；③压力，如按摩时的压力感、拿起重物的手感和拥抱的感觉等；④形状，如抚摸圆形物体的触感和触摸尖锐物体的感觉等；⑤表面，如光滑的桌面、粗糙的砂纸、柔软的枕头等表面的触感描述；⑥动作，如轻轻抚摸、用力按压、轻拍和挤压等动作带来的触觉体验；⑦环境，如在沙滩上踩沙的感觉、在草地上行走的感觉、在水中游泳的感觉等；⑧物体，如握住石头、触摸树皮、抚摸宠物的毛发等不同物体的触觉体验。

有关执行触觉想象的信息可参考文献［70，92-94］。

5）执行听觉想象的指导语

听觉想象是在没有实际听到声音的情况下，在大脑中重现或构造声音或音乐的过程。可以参考如下执行听觉想象的指导语：在基线状态下，要求受试者保持清醒、放松状态；在提示期间，要求受试者注意或仔细听取听觉想象的内容［如一段音乐、一段对话、一段大自然的声音（如风声、流水声和鸟鸣等）等］；在听觉想象期间，尽可能清晰、生动、可控地在脑海中重现提示的听觉想象内容，排演听到的声音或音乐的主要特征和变化过程，如音高、响度、音色、时长、音调、节奏、音量变化和环境音效等；在休息期间，保持放松状态，可以轻微活动一下自己的身体。

听觉想象的对象和素材可以是：①音乐，如一首熟悉的歌曲、一段古典乐曲、流行音乐等的听觉想象；②对话，如朋友之间的对话、电影台词、演讲片段等的听觉描述；③自然声音，如海浪声、风声、雨声、鸟鸣等自然环境的声音；④城市声音，如交通噪声、市场喧嚣、建筑工地的声音等；⑤乐器声，如钢琴、小提琴、吉他等乐器的声音；⑥生活声音，如厨房做饭的声音、洗衣机运转的声音、门铃声等；⑦动物发出的声音，如狗叫声、猫咪喵喵声、牛叫声等；⑧声音特效，如电影中的特效声音、游戏中的声音效果等；⑨语言学习，如外语对话、单词朗读、语言练习的声音。

有关执行听觉想象的信息可参考文献［95-99］。

6）执行情绪想象的指导语

可以参考如下执行情绪想象的指导语：在基线状态下，要求受试者保持清醒、放松状态；在提示期间，请注意所提示的情绪想象内容，提示可以是描述特定情绪的文字、一段相关的音乐、一段视频或一张引发情绪反应的图片；在情绪想象期间，尽可能逼真、丰富和身临其境地在脑海中浮现提示的内容，专注于想象内容所引发的情绪反应，包括身体感觉、心理反应和情感体验等；在休息期间，保持清醒、放松的状态，可以轻微活动一下自己的身体。

情绪想象的内容、对象和素材可以是：①幸福，如回忆美好的时刻、庆祝成功的瞬间、与亲友共度的欢乐时光等；②平静，如冥想中的宁静、在大自然中的放松、安静的夜晚等；③感激，如回忆他人对自己的帮助、感恩生活中的美好事物等；④爱，如回忆与亲人或宠物的亲密时刻、感受爱与被爱的感觉等；⑤悲伤，如回忆失去亲友的时刻、面对失败或挫折的情景等；⑥愤怒，如回忆被误解或被不公平对待的情景等；⑦恐惧，如想象面对未知的危险、回忆过去的恐怖经历等；⑧焦虑，如想象面对压力或紧张情景的反应等；⑨怀旧，如回忆童年的美好时光、重温旧地旧物的情景等；⑩同情，如想象他人的困境、感受他人的痛苦和挣扎等；⑪羞愧，如回忆犯错误或丢脸的情景等。

有关执行情绪想象的信息可参考文献 [18，83，100-102]。

7）执行创造性想象的指导语

可以参考如下执行创造性想象的指导语：在基线状态下，要求受试者保持清醒、放松状态；在提示期间，请注意提示的创造性想象对象，提示可以是一个问题、一段描述、一张图片、一段音乐或任何可以激发想象力的素材；在创造性想象期间，要求受试者专注于想象对象的主要特征，如形状、颜色、声音、情感和环境等，尽可能发散思维地联想，允许自己探索新的想法和可能性，构建独特和新颖的概念；在休息期间，保持清醒且放松的状态，可以轻微活动一下自己的身体。

创造性想象的对象和素材可以是：①问题求解，如想象自己在解决一个复杂问题，探索多种可能的解决方案；②艺术创作，如想象自己在创作一幅画、一首诗、一段音乐或一个舞蹈；③未来场景，如想象未来的生活、工作、科技发展或城市景观；④小说情节，如构思一个小说的情节、人物和背景；⑤新发明，如想象发明一种新产品或研发一项新技术，思考其功能和使用场景；⑥旅行计划，如想象一场未来的旅行，包括目的地、活动和景点；⑦梦想实现，如想象自己实现一个梦想或达成一个目标的过程和结果；⑧角色扮演，想象自己成为一个不同身份的人，如科学家、探险家、艺术家等；⑨情感体验，如想象体验一种新的情感或人际关系；⑩奇幻世界，如构建一个完全虚构的奇幻世界，包括其规则、文化和生物。

有关执行创造性想象的信息可参考文献 [103-106]。

8）执行再造想象的指导语

可以参考如下执行再造想象的指导语：在基线状态下，要求受试者保持清醒、放松状态；在提示期间，请注意提示的再造想象对象，提示可以是一个过去的事件、一段记忆、一张图片、一段视频或其他已知情景的描述；在再造想象期间，尽可能清晰、生动地在脑海中浮现提示的内容，专注于想象对象的主要特征，如时间、地点、人物、事件细节、情感体验等，尽量重现当时的情景和感受；在休息期间，保持清醒且放松的状态，可以轻微活动一下自己的身体。

再造想象的对象和素材可以是：①个人经历，如童年的记忆、特别的庆祝活动、重要的生活事件等；②历史事件，如重大历史事件的重现、历史人物的生活片段等；③电影或书籍片段，如电影中的经典场景、书籍中的关键情节等；④梦境回忆，如曾经做过梦境的再现；⑤旅游记忆，如曾经去过的地方、见过的风景等；⑥日常生活片段，如某一天的日常活动、家庭聚会等；⑦学习和训练情景，如曾经的学习经历、训练场景等；⑧情感体验，如体验过的强烈情感（爱情、失落、成功等）；⑨职业经历，如曾经的工作场景、重要的职业事件等；⑩社交互动，如与朋友、家人、同事的互动片段等。

有关执行再造想象的信息可参考文献［107-111］。

4.1.3.2 心理想象能力的评价

评价人类个体心理想象的能力通常涉及评估不同类型的心理想象能力，如视觉想象、听觉想象和运动想象等能力。由于个体的心理想象活动是内隐的，实验者或他人并不知道受试者或用户心理想象活动的具体过程和表现，通常采用问卷调查的主观评价方法，并且心理想象活动本身是一种内心主观活动。以下是心理想象能力的评价方法或量表，涵盖不同类型的心理想象活动。

1. 视觉想象能力的评价

人类个体视觉想象能力的评价可以参考以下方法。

（1）定量评估工具。可以采用视觉想象生动性问卷（Vividness of Visual Imagery Questionnaire，VVIQ）评价个体在视觉想象过程中的生动性和清晰度，并通过自我报告的方式了解其想象能力[70]，要求受试者根据指示想象特定场景、评分生动性。VVIQ 评价包括清晰度、亮度、细节的丰富性。

（2）自我报告问卷。可采用视觉想象清晰度量表，要求参与者描述其视觉想象的体验，包括图像的清晰度、颜色和细节等方面，以评价其能力[112]。

（3）实验任务。可采用图像再现任务，参与者首先观看一张图片，然后在没有视觉提示的情况下，尽量回忆并描绘出该图片，通过比较实际与想象的结果来评价其能力[113]。

（4）国际量表。可采用视觉想象能力问卷（Visual Imagery Ability Questionnaire，VIAQ）评价个体在视觉想象方面的不同能力，适用于心理学和认知研究[114]。

2. 运动想象能力的评价

人类个体运动想象能力的评价可以参考以下方法。

（1）定量评估工具。可以采用运动想象问卷（Movement Imagery Questionnaire，MIQ）评价个体运动想象过程的清晰度和生动性，包括想象不同类型运动（如跑步、跳跃等）的能力[115]。MIQ 广泛应用于运动心理学和运动康复中，评价包括视觉想象和运动感觉想象在内的区别。也可以采用动觉与视觉想象问卷（Kinesthetic and Visual Imagery Questionnaire，KVIQ）评价个体的动觉想象能力和视觉想象能力，特别适用于康复领域。KVIQ 评价包括动觉想象（Kinesthetic Imagery）和视觉想象（Visual Imagery）。

（2）自我报告问卷。可以采用运动想象清晰度问卷，通过参与者对自己想象运动的描述和评估，了解其运动想象的准确性和细节[116]。

（3）行为任务。可以采用运动想象与实际运动对比的方法，参与者首先进行一项运动任务，然后在没有身体移动的情况下，要求他们想象执行相同的动作。通过比较想象动作与实际动作的表现来评价其能力[117]。

（4）国际量表。可以采用运动想象能力问卷（Movement Imagery Ability Questionnaire，MIAQ）评价个体在运动想象过程中表现出的不同能力，该问卷适用于运动心理学研究[118]。

3. 言语想象能力的评价

人类个体言语想象能力的评价可以参考以下方法。

（1）定量评估工具。可以采用言语想象能力量表（Verbal Imagery Scale，VIS），通过自我报告的方式评价个体在言语想象和语言处理方面的能力，包括描述特定场景或情景的能力[119]。

（2）自我报告问卷。可以采用语言联想问卷，让参与者根据给定的关键词生成相关的词汇或短语，以评价其在言语想象和联想能力方面的表现[120]。

（3）认知任务。可以采用言语再现任务，参与者需要在没有实际语言刺激的情况下，回忆和描述他们之前听到或阅读的文本内容，从而评价他们的言语想象能力[121]。

（4）国际量表。可以采用多感觉想象问卷（Multisensory Imagery Questionnaire）评价言语想象能力。该问卷覆盖多种感觉，特别是包含了评价言语想象能力的项目，适用于心理学、语言学研究[122]。

4. 触觉想象能力的评价

人类个体触觉想象能力的评价可以参考以下方法。

（1）定量评估工具。可以采用触觉想象能力量表（Tactile Imagery Scale，TIS）评价个体在触觉想象体验（如温度、质感和压力）方面的能力，通常包含自我报告项[123]。

（2）自我报告问卷。可以采用触觉联想问卷，通过让参与者描述特定物体的触觉特征，评价他们的触觉想象能力和细节再现能力[124]。

（3）认知任务。可以采用触觉再现任务，要求参与者在没有实际触觉刺激的情况下，回忆并描述他们曾接触过物体的触感，以评价其触觉想象能力[125]。

（4）国际量表。可以采用多感觉想象问卷（Multisensory Imagery Questionnaire）评价触觉想象能力。虽然该问卷涵盖多种感觉，但是特别适合评价触觉想象能力，适用于创造性和艺术相关的研究[126]。

5. 听觉想象能力的评价

人类个体听觉想象能力的评价可参考以下方法。

（1）定量评估工具。可以采用听觉想象能力量表（Auditory Imagery Scale，AIS）测量个体在想象声音（如音乐、言语等）时的能力，通常包括一系列自我报告项[127]。也可以采用巴克内尔听觉想象量表（Bucknell Auditory Imagery Scale，BAIS）来评价个体的听觉想象能力，评价维度包括听觉想象的清晰度和可控性。

（2）自我报告问卷。可以采用音乐想象能力问卷（Musical Imagery Questionnaire）评价个体想象音乐片段或音调的能力，包括对音高、节奏、和声等的回忆[128]。

（3）认知任务。可以采用听觉再造任务，要求参与者根据听到的音频片段再现所听到的音乐或声音，评价其在回忆和再现听觉信息方面的能力[129]。

（4）国际量表。可以采用创造性音乐想象能力量表（Creative Musical Imagery Scale）评价听觉想象能力。该量表虽然主要关注创造性，但也可用于测量个体的听觉想象能力，特别是在音乐创作和即兴演奏中的应用[130]。

6. 情绪想象能力的评价

个体的情绪是一种主观体验，个体的情绪想象是一种内隐的心理活动。情绪想象能力的评价可以参考以下方法。

（1）定量评估工具。可以采用情绪想象问卷（Emotional Imagery Questionnaire，EIQ）评价个体在想象不同情绪状态时的能力，通常包括多个情绪类别，如快乐、悲伤、愤怒等[131]。也可以采用情绪识别能力量表（Emotion Recognition Scale，ERS），测量个体识别和想象他人情绪的能力，通常基于图像或视频材料[132]。

（2）定性评估工具。可以采用开放式情景描述，让个体描述在特定情景下的情绪反应和想象。这种方法可以通过编码系统分析其情绪想象的细致程度和复杂性[133]。

（3）自我报告量表。可以采用情绪智力量表（Emotional Intelligence Scale）评价情绪想象能力。虽然该量表主要测量情绪理解和管理能力，但也可以反映个体的情绪想象能力，特别是在情绪预测方面[134]。

（4）国际量表。可以采用想象能力量表（Imagery Ability Scale）评价个体在不同情景下的情绪想象能力，涉及视觉化和感知多个情绪状态的能力[16]。

7. 创造性想象能力的评价

人类个体创造性想象能力的评价可以参考以下方法。

（1）定量评估工具。可以采用创造性测试（Creativity Tests），如托兰斯创造性思维测试（Torrance Tests of Creative Thinking，TTCT），来评价个体在流畅性、灵活性、原创性、精细性等方面的创造力，其中的创造性思维问卷（Creative Thinking Questionnaire，CTQ），旨在量化个体的创造性思维特征，如开放性、灵活性等[135]。

（2）定性评估工具。可以采用开放式问题与案例分析，对个体在特定情景下生成创意解决方案的能力进行评估。评价者对生成的想法进行评分，考量其独特性和实用性[136]。

（3）自我报告量表。可以采用创造性自我效能量表（Creative Self-Efficacy Scale），测量个体对自己创造能力的信心[137]。

（4）国际量表。可以采用创造性行为量表（Creative Behavior Inventory，CBI）来评价个体在日常生活中的创造性表现，包括在工作、艺术和社会活动中的创造性行为[138]。

8. 再造想象能力的评价

人类个体再造想象能力的评价可以参考以下方法。

（1）定量评估工具。可以采用再造想象能力量表（Reconstructive Imagery Scale，RIS）评价个体在回忆和再造视觉、听觉或其他感官信息时的能力。该量表通常包括对具体情景或物体的描述、重构和细节回忆的任务[16]。

（2）自我报告量表。可以采用想象力问卷（Imagery Ability Questionnaire）测量个体在再造想象能力方面的自我感知，包括视觉、听觉及其他感官的再造能力[139]。

（3）认知任务。可以采用再造任务，要求参与者根据给定的提示或样本重新构建信息，例如，描述一张图像的细节，重现听到的音乐片段，等等。这类任务通常用于实验室研究，结果可以通过评分系统进行量化[140]。

（4）国际量表。可以采用创造性思维量表（Creative Thinking Inventory）评价再造想象能力。该量表虽然主要评价创造性思维,但也涉及再造想象的能力,尤其是在创意生成和问题解决过程中[141]。

9. 多维度想象能力测量的评价

针对运动员的想象使用情况,可以采用运动中想象使用的问卷调查(Imagery Use in Sport Questionnaire,IUSQ),评价运动员在比赛前后的运动想象应用。其评价维度包括技能提升、认知和动机[142]。

以上这些评价方法、量表和问卷可用于全面评价个体在不同类型的想象活动中的能力,通过自我报告、场景想象和运动再现等进行。不同的想象类型可能对应不同的评价工具,应根据实际研究或应用需求进行选择。

除了采用标准的量表或问卷调查,还可以采用相对客观的评价方法,通过在线实时可视化呈现受试者或用户心理想象活动相关的大脑激活分布和强度,或者诱发的脑信号特征,或者通过神经反馈实时呈现心理想象活动驱动的通信和控制结果,在一定程度上实现"所想即所见",从而评价心理想象表现。建议采用量表、问卷调查与在线实时可视化评价相结合的方法。

4.1.3.3 心理想象能力的提高方法

根据4.1.3.1节中不同心理想象活动的执行指导语,以及4.1.3.2节心理想象能力的评价来进行针对性训练,以提高心理想象能力,特别是采用在线实时神经反馈训练提高心理想象活动的表现。

除此之外,可以通过多种方法提高心理想象能力,包括认知训练、冥想、感觉刺激及特定的想象练习,以下是一些可选的策略及相关的研究参考。

(1) 有目的的心理想象训练。系统化的练习有助于提高视觉、听觉、运动和其他类型的想象能力。此类训练通常包括反复的场景重现,或者特定任务的想象,如运动员通过运动想象提升表现。训练方案可以规划每日进行固定时间的想象练习,如视觉重现具体的场景或体验特定感官[143]。

(2) 多感觉刺激。可以通过多种感觉刺激,激发和增强想象力。例如,通过观看特定场景的图片、聆听音乐和触摸物体等,结合这些感觉体验来增强想象的生动性。训练方案可以融合多种感觉体验(视觉、听觉和触觉等)进行想象练习,逐步提高想象的真实感[18]。

(3) 冥想(Meditation)和正念(Mindfulness)训练。冥想和正念训练有助于提高个体的注意力和专注度,让其更好地聚焦于身体内部的感受和内心的体验。冥想是一种练习,旨在通过各种技巧,如关注呼吸、重复某个词语或短语、身体扫描等,达到放松身心、提高意识水平或促进心理成长的目的;正念是一种有意识地、非评判地关注当下的心理状态[145],强调的是对当前经验的直接感知,包括身体感觉、思想和情感,而不对其进行评价或反应。冥想和正念有助于增强大脑的神经可塑性,进而提高想象力。通过冥想,个体可以增强对内部体验的关注,从而提高对感觉和认知的敏感性。训练方案可以规划每日进行冥想练习,专注于内在感受和想象,增强对视觉、听觉和触觉的感知[144]。

(4) 渐进性肌肉放松与想象结合。肌肉放松技术结合想象练习可以帮助个体进入更好的放松状态,使想象过程更加清晰、生动。这种结合方法常用于运动心理学领域。训练方案可以通过渐进性肌肉放松,逐步放松全身各个部位,然后在放松状态下进行想象练习[146]。

(5) 想象重构法（Imagery Rescripting）。想象重构法通过对特定情景的重构来增强个体的想象能力，尤其适用于改善负面情绪和认知。想象重构法广泛应用于认知行为治疗和创伤恢复领域。训练方案可以通过想象不同的场景，尤其是改变或重构负面场景来提升心理弹性和想象力[40]。

(6) 艺术创造活动。绘画、写作、戏剧等艺术创造活动能够激发创造性想象，并可通过长期的创作实践提高想象能力。因此，可以鼓励个体通过艺术形式表达内心世界，逐步提升创造性和想象力[141]。

有针对性的想象训练、感觉刺激、冥想、肌肉放松等方法，可以显著提高个体的心理想象能力。这些方法已在运动心理学、认知行为治疗和创造力研究中得到验证和应用。长期练习这些技巧能够增强想象的生动性和清晰度，从而改善整体心理健康和认知表现。

以上6个方面是提高心理想象能力的一些可选策略，下面针对不同心理想象能力的提升给出参考方法。

1. 提高视觉想象能力的方法

提高视觉想象能力的方法如下。

(1) 视觉化训练。定期进行视觉化练习，如想象物体的细节或场景。这种练习可以帮助提升图像的生动性和清晰度[147]。

(2) 艺术创作。进行绘画、摄影或雕塑等艺术活动，能够增强视觉想象能力，因为这些活动需要对视觉细节进行深入的观察和再现[16]。

(3) 冥想与放松技巧。通过冥想、深呼吸等放松技巧，帮助集中注意力，减少干扰，从而增强视觉想象的能力[148]。

(4) 使用想象练习工具。利用视觉想象问卷（如VVIQ）等工具，定期自我评价和反思，有助于识别并加强自身的视觉想象能力[70]。

(5) 跨感觉训练。通过结合其他感觉（如听觉、触觉等）进行训练，促进综合感知，从而提升视觉想象能力[149]。

(6) 采用在线实时神经反馈训练来提高视觉想象能力。视觉想象是一种内隐的心理活动，为了可控地执行视觉想象，可以采用在线实时神经反馈训练来提高视觉想象能力。采用计算机将视觉想象诱发的脑信号（如EEG、fMRI等）特征转化为视觉反馈呈现给受试者，以便在大脑中产生学习过程，通过调节相关节律活动使视觉想象相关脑信号特征更为显著，从而以"所想即所见"的可视化神经反馈训练提高视觉想象能力。

2. 提高运动想象能力的方法

提高运动想象能力的方法如下。

(1) 实践运动技能。通过反复练习运动技能，增强肌肉记忆，从而提高运动想象的准确性。例如，运动员可以通过想象自己进行比赛来加强运动表现[150]。

(2) 视觉化训练。定期进行运动情景的视觉化训练，想象自己在进行特定运动时的感觉、动作和环境，有助于提升运动想象的生动性和有效性[151]。

(3) 联想练习。将运动想象与具体的运动图像、声音或情景相结合，通过联想增强运动想象的丰富性。例如，可以通过观看运动比赛录像来激发运动想象[75]。

(4) 冥想与专注训练。通过冥想和专注训练，提高注意力集中能力，有助于清晰地想象运动过程[150]。

（5）跨感觉体验。将运动想象与其他感觉体验结合，如听音乐或使用触觉反馈，能促进更全面的运动想象能力[150]。

（6）采用在线实时神经反馈训练来提高运动想象能力。运动想象是一种来内隐的心理活动，为了可控地执行运动想象，可以采用在线实时的、可视化的神经反馈训练来提高运动想象能力。利用计算机将运动想象诱发的脑信号（如 EEG、fMRI 等）特征转化为视觉反馈呈现给受试者，以便在大脑中产生学习过程，通过调节运动想象相关节律活动使其相关脑信号特征更为显著，从而以"所想即所见"的可视化神经反馈训练提高运动想象能力。

3. 提高言语想象能力的方法

提高言语想象能力的方法如下。

（1）阅读与聆听。多阅读文学作品、诗歌，多听故事，通过丰富的语言刺激，激发言语想象的活力。例如，参与听书或讲故事的活动，有助于提高言语想象能力[152]。

（2）写作练习。定期进行创意写作，如短篇故事或诗歌创作，通过构建情节和角色，锻炼言语表达与想象的结合能力[153]。

（3）角色扮演。通过角色扮演游戏，尝试不同角色的对话和思维方式，增强对语言和情景的想象能力[154]。

（4）视觉化技术。在言语表达中结合视觉化思维。例如，将语言内容转化为图像或情境，通过视觉化增强理解和表达能力[155]。

（5）冥想与反思。通过冥想、静坐思考等方法，促进内心对语言内容的深层理解和想象，提升对语言的感知能力[75]。

（6）采用在线实时神经反馈训练来提高言语想象能力。言语想象是一种内隐的心理活动，为了可控地执行言语想象，可以采用在线实时的、可视化的神经反馈训练来提高言语想象能力。利用计算机把言语想象诱发的脑信号（如 EEG、fMRI 等）特征转化为视觉反馈呈现给受试者，以便在大脑中产生学习过程，通过调节言语想象相关节律活动使相关脑信号特征更为显著，从而以"所想即所见"的可视化神经反馈训练提高言语想象能力。

4. 提高触觉想象能力的方法

提高触觉想象能力的方法如下。

（1）触觉体验练习。定期进行触觉刺激活动，如触摸不同质感的物体（如沙子、绒毛、冰块），通过身体直接感受增强触觉记忆和想象能力[156]。

（2）导向想象。进行引导性的想象练习，想象自己在触摸各种物体，专注于感受到的质感、温度和形状，帮助在大脑中构建更清晰的触觉图像[157]。

（3）冥想与放松。结合冥想和放松练习，专注于身体的触觉感受，增强身体意识，以提升触觉想象能力[158]。

（4）多感觉整合。结合其他感觉（如视觉、听觉等）的体验，通过多感官刺激强化触觉的联想能力。例如，在看图片时想象其触感，或者在听音乐时想象不同乐器的质感[159]。

（5）创意写作。通过创作描述性文字，详细描绘触觉体验，增强对触觉的语言表达和想象，提升触觉认知能力[160]。

（6）采用在线实时神经反馈训练来提高触觉想象能力。触觉想象是一种内隐的心理活动,为了可控地执行触觉想象,可以采用在线实时的、可视化的神经反馈训练来提高触觉想象能力。利用计算机把触觉想象诱发的脑信号(如 EEG、fMRI 等)特征转化为视觉反馈呈现给受试者,以便在大脑中产生学习过程,通过调节触觉想象相关节律活动使其相关脑信号特征更为显著,从而以"所想即所见"的可视化神经反馈训练提高触觉想象能力。

5. 提高听觉想象能力的方法

提高听觉想象能力的方法如下。

(1)听觉训练。定期进行听音训练,例如,聆听不同类型的音乐或自然声音,关注音调、节奏和音色,增强对声音的细致感知[161]。

(2)想象练习。进行引导性想象练习,闭上眼睛,想象某个场景的声音(如海浪、鸟鸣),通过在大脑中构建声音图像来提升听觉想象能力[162]。

(3)乐器演奏。学习演奏乐器,不仅能提高对音乐的理解力,而且能增强对音符和节奏的想象能力,促进听觉记忆的锻炼[163]。

(4)声音回忆。练习回忆特定声音的细节,如对话、旋律等,强化对声音的内部表征,帮助提高听觉想象能力[164]。

(5)创造性表达。以创作歌词、音乐或声音故事等方式,激发创造力,提升对声音的联想和想象能力[165]。

(6)采用在线实时神经反馈训练来提高听觉想象能力。听觉想象是一种内隐的心理活动,为了可控地执行听觉想象,可采用在线实时的、可视化的神经反馈训练来提高听觉想象能力。通过计算机把听觉想象诱发的脑信号(如 EEG、fMRI 等)特征转化为视觉反馈呈现给受试者,以便在大脑中产生学习过程,通过调节听觉想象相关节律活动使其相关脑信号特征更为显著,从而以"所想即所见"的可视化神经反馈训练提高听觉想象能力。

6. 提高情绪想象能力的方法

提高情绪想象能力的方法如下。

(1)情绪表达练习。通过写日记或绘画等方式表达个人情感,增强对自身情绪的理解和想象能力[166]。

(2)情感联想训练。练习将特定的情景或记忆与情绪相联系,回想这些情景并感受相应的情绪,以提高情绪的联想能力[167]。

(3)情绪调节技巧。学习情绪调节策略,如深呼吸、正念、冥想等,帮助个体更好地管理和想象复杂情绪[168]。

(4)角色扮演。参与戏剧或角色扮演活动,尝试不同情感状态的表现,提升对各种情绪的理解和想象能力[169]。

(5)音乐和影视作品。通过音乐或电影中的情感表达,增强对情绪的体验和想象,培养情感共鸣[170]。

(6)采用在线实时神经反馈训练来提高情绪想象能力。情绪想象是一种内隐的心理活动,为了可控地执行情绪想象,可采用在线实时的、可视化的神经反馈训练来提高情绪想象能力。利用计算机把情绪想象诱发的脑信号(如 EEG、fMRI 等)特征转化为视觉反馈呈现给受试者,以便在大脑中产生学习过程,通过调节情绪想象相关节律活动使其相关脑信号特征更为显著,从而以"所想即所见"的可视化神经反馈训练提高情绪想象能力。

7. 提高创造性想象能力的方法

提高创造性想象能力的方法如下。

（1）多样化的思维训练。参与头脑风暴、联想游戏等活动，鼓励发散性思维和不同视角的探索[171]。

（2）环境改变。改变工作或学习环境，通过不同的环境刺激激发创造性思维，例如，在自然中进行思考或使用色彩丰富的空间[103]。

（3）跨学科学习。学习和接触不同领域的知识，促进不同概念的结合，从而增强创造性想象能力[172]。

（4）定期休息与放松。在工作或学习中定期休息，进行冥想或散步等放松活动，帮助思维整理和新想法的产生[173]。

（5）艺术和文化活动。参与绘画、音乐、舞蹈等艺术活动，激发潜意识，促进想象力的发展[174]。

（6）采用在线实时神经反馈训练来提高创造性想象能力。创造性想象是一种内隐的心理活动，为了可控地执行创造性想象，可采用在线实时的、可视化的神经反馈训练来提高创造性想象能力。利用计算机把创造性想象诱发的脑信号（如 EEG、fMRI 等）特征转化为视觉反馈呈现给受试者，以便在大脑中产生学习过程，通过调节创造性想象相关节律活动使其相关脑信号特征更为显著，从而以"所想即所见"的可视化神经反馈训练提高创造性想象能力。

8. 提高再造想象能力的方法

提高再造想象能力的方法如下。

（1）深度观察与分析。培养细致的观察能力，通过观察事物的细节，增强对事物本质的理解[175]。

（2）情景重现练习。定期回顾和重现特定经历或情景，通过想象细节和情感，提升对场景的再造能力[176]。

（3）故事叙述。通过书写或讲述个人故事，练习将经历转化为叙事，促进思维的结构化和再创造[179]。

（4）角色扮演。参与角色扮演活动，从不同视角体验情景，增强对情感和动机的理解[177]。

（5）视觉化技巧。利用视觉化练习，如图画或思维导图，帮助将抽象概念转化为具体形象，促进再造想象能力提升[178]。

（6）采用在线实时神经反馈训练来提高再造想象能力。再造想象是一种内隐的心理活动，为了可控地执行再造想象，可采用在线实时的、可视化的神经反馈训练来提高再造想象能力。利用计算机把再造想象诱发的脑信号（如 EEG、fMRI 等）特征转化为视觉反馈呈现给受试者，以便在大脑中产生学习过程，通过调节再造想象相关节律活动使其相关脑信号特征更为显著，从而以"所想即所见"的可视化神经反馈训练提高再造想象能力。

9. 提高多维度想象能力的方法

提高多维度想象能力的方法如下。

（1）多感官体验。参与多感官活动，如音乐、绘画和舞蹈，激发不同感官的想象力[152]。

(2）跨文化交流。与不同文化背景的人互动，获取多样的视角和经验，促进多维度的思考[180]。

(3）情景模拟。通过角色扮演和虚拟现实技术，模拟多种情景，提升适应不同环境的能力[181]。

(4）创造性写作。进行创意写作，鼓励使用多样的叙述视角和风格，拓展想象维度[182]。

(5）综合思维训练。进行系统思维和批判性思维训练，鼓励从多个角度分析问题，促进更全面的想象力[183]。

(6）采用在线实时神经反馈训练来提高多维度想象能力。多维度想象是一种内隐的心理活动，为了可控地执行多维度想象，可以采用在线实时的、可视化的神经反馈训练来提高多维度想象能力。通过计算机把多维度想象诱发的脑信号（如 EEG、fMRI 等）特征转化为视觉反馈呈现给受试者，以便在大脑中产生学习过程，通过调节多维度想象相关节律活动使其相关脑信号特征更为显著，从而以"所想即所见"的可视化神经反馈训练提高多维度想象能力。

4.2 心理想象的神经影像研究现状及发展趋势

心理想象的神经科学原理或脑认知神经机制是基于想象的脑机交互的科学基础，可以通过神经影像技术进行探索和揭示。本节概述了较低级的心理想象和较高级的心理想象的神经影像研究现状及发展趋势，期望在一定程度上起到抛砖引玉的作用。

4.2.1 较低级心理想象的神经影像研究现状及发展趋势

较低级的心理想象主要有视觉想象（Visual Imagery）、听觉想象（Auditory Imagery）、触觉想象（Tactile Imagery/ Haptic Imagery）、嗅觉想象（Olfactory Imagery）、味觉想象（Gustatory Imagery）和运动想象（Motor Imagery）等。下面概述这些心理想象活动的神经影像研究现状及发展趋势。

4.2.1.1 视觉想象的神经影像研究现状及发展趋势

视觉想象的神经科学原理或脑认知神经机制是基于视觉想象的脑机交互的基石，可以通过神经影像技术进行探索和揭示。

视觉想象是个体在没有外部视觉刺激输入的情况下，在大脑中再现或生成视觉图像的内隐心理过程。这个过程不仅涉及感知和记忆，还与思维和创造力密切相关。视觉想象的神经影像研究旨在揭示视觉想象的脑机制，包括相关的脑区和神经网络，以及激活（Activation）特征和功能连接性（Connectivity）特征，进而理解其在认知过程中的作用。

1. 研究视觉想象的神经影像技术

(1）功能磁共振成像（fMRI）。fMRI 是最常用的研究视觉想象的工具，可测量视觉想象期间脑区激活的强度及脑网络功能连接性特征[184]。

（2）头皮脑电（EEG）。EEG 可提供高时间分辨率的脑信号，有助于研究视觉想象期间脑区或神经网络活动的动态过程[185]。

（3）正电子发射断层扫描（PET）。PET 可用于研究视觉想象期间脑组织的代谢活动变化，间接提供脑区活跃程度的定量分析[186]。

（4）多模态成像技术。可结合多种神经影像技术（如 fMRI 与 EEG 相结合）的优势综合分析视觉想象期间的时空频特征[187]。

2. 视觉想象的神经影像研究已取得的结果

（1）视觉想象过程中涉及的关键脑区包括视觉皮层、前额叶和顶叶等[188]。

（2）视觉想象与视觉感知共享部分神经机制，尤其是初级视觉皮层的活动表现出明显的相似性[189]。

（3）个体的视觉想象能力与其记忆和注意力密切相关，主要反映在大脑活动的模式方面[190]。

3. 视觉想象的神经影像研究结论

（1）视觉想象不仅依赖已有的视觉记忆，还受到注意力和情绪状态的调节。

（2）不同个体视觉想象能力的差异可能与其脑网络的结构和功能连接性有关[191]。

（3）视觉想象可通过训练和实践得到增强，这为教育和心理治疗提供了新的视角[192]。

4. 视觉想象的神经影像研究的未来发展方向

（1）视觉想象个体差异的研究。需要深入探索个体在视觉想象能力上的差异，并研究其神经基础，以理解影响想象能力的生物因素和心理因素[193]。

（2）跨文化和跨年龄段的视觉想象比较研究。研究视觉想象在不同文化背景和不同年龄段的表现，帮助理解视觉想象的普遍性和特殊性[194]。

（3）临床应用的探索。视觉想象研究的成果在心理健康领域具有潜在的应用，如焦虑、抑郁等心理疾病的治疗策略[195]。

（4）采用先进的人工智能算法分析视觉想象脑影像数据。采用新兴技术（如机器学习、基于深度学习的人工智能等）分析视觉想象脑影像数据，以发现更深层次的脑网络模式与想象能力的关系[196]。

4.2.1.2 听觉想象的神经影像研究现状及发展趋势

听觉想象的神经科学原理或脑认知神经机制是基于听觉想象的脑机交互的基石，可通过神经影像技术进行探索和揭示。

听觉想象是个体在没有外部声音刺激的情况下，在内心再现或生成声音、音调、旋律等听觉体验的过程。此过程与音乐、语言理解和记忆密切相关，在艺术创作和心理治疗中扮演重要角色。听觉想象的神经影像研究旨在揭示听觉想象的脑机制，包括相关的脑区和神经网络、激活（Activation）特征和功能连接性（Connectivity）特征，以及它们在认知和情感过程中的作用。

1. 研究听觉想象的神经影像技术

（1）功能磁共振成像（fMRI）。fMRI 是最常用的手段，主要用于观察听觉想象期间的脑区活动,帮助揭示相关的神经机制[197]。

(2)头皮脑电(EEG)。EEG可用于记录听觉想象期间大脑活动的动态变化,尤其是在高频段的活动,以提供实时的响应[198]。

(3)正电子发射断层扫描(PET)。PET可用于评估听觉想象期间脑组织代谢活动,分析不同类型听觉刺激对大脑活动的影响[199]。

(4)多模态成像技术。可结合多种神经影像技术(如fMRI和EEG结合)来综合分析听觉想象的时空特征,以提供更全面的视角[200]。

2. 听觉想象的神经影像研究已取得的结果

(1)研究表明,听觉想象涉及多个脑区,包括初级听觉皮层、颞上回、前额叶和顶叶等[201]。

(2)听觉想象与实际听觉感知在神经机制上存在部分重叠,尤其是对声音特征(如音调、节奏)的处理表现出明显的重叠[164]。

(3)个体的音乐背景和训练对听觉想象能力的影响显著,在听觉想象期间专业音乐家在相关脑区的激活模式与非专业人士存在差异[202]。

3. 听觉想象的神经影像研究目前得到的结论

(1)听觉想象不仅依赖声学记忆,还受到情绪和注意力的影响,体现出多重认知过程的整合[203]。

(2)听觉想象的能力在个体之间存在显著差异,可能与脑网络的结构和功能连接性有关[204]。

(3)训练和实践可以提高听觉想象能力,相关研究为音乐教育和治疗提供了理论支持[205]。

4. 听觉想象的神经影像研究的未来方向

(1)对听觉想象个体差异的深入研究。探索个体在听觉想象能力上的差异及其神经基础,以更好地理解影响因素,如年龄、性别和文化背景[206]。

(2)跨文化研究。比较不同文化对听觉想象表现的影响,探讨其普遍性和特殊性,丰富其对听觉想象的理解[207]。

(3)临床应用的探索。将听觉想象研究成果用于心理健康领域,如焦虑症、抑郁症的治疗方法开发[127]。

(4)采用先进的技术分析听觉想象脑影像数据。应用机器学习和人工智能技术分析听觉想象脑影像数据,以识别或预测听觉想象的特征及其变化[208]。

4.2.1.3 触觉想象的神经影像研究现状及发展趋势

触觉想象的神经科学原理或脑认知神经机制是基于触觉想象的脑机交互的基石,可通过神经影像技术进行探索和揭示。

触觉想象是指个体在没有外部触觉刺激的情况下,通过内心再现或生成触觉体验的过程。这个过程在日常生活、艺术创作和治疗中都具有重要意义。触觉想象的神经影像研究旨在揭示触觉想象的神经基础及其在感觉整合、认知和情感中的作用。深入理解触觉想象的神经机制,可以为神经康复、虚拟现实和人机交互等领域提供理论支持。

1. 研究触觉想象的神经影像技术

(1) 功能磁共振成像 (fMRI)。fMRI 是研究触觉想象最常用的方法,主要用于观察触觉想象期间脑区的活动变化,帮助识别涉及的神经网络[209]。

(2) 头皮脑电 (EEG)。EEG 可用于记录触觉想象期间受试者的电生理变化,特别是事件相关电位 (ERP),可提供对大脑加工触觉信息的时间特征的洞察[210]。

(3) 近红外光谱 (NIRS)。NIRS 可用于监测大脑表层的血氧变化,以评估触觉想象的时空特征[211]。

(4) 将神经影像与行为实验和心理测量工具结果相比较。为了与神经影像结果比较,可结合行为实验与心理测量工具,以评价个体的触觉想象能力[212]。

2. 触觉想象的神经影像研究已取得的结果

(1) 研究发现,触觉想象涉及初级、次级躯体感觉皮层、前额叶和顶叶等脑区,这些区域在触觉感知与想象过程中均表现出显著的活动[213]。

(2) 触觉想象的能力与个体的触觉记忆和经验相关,专业人士(如按摩师)通常表现出更强的触觉想象能力[214]。

(3) 触觉想象能够激活与真实触觉感知相似的神经网络,支持触觉想象和真实感知之间的神经重叠理论[215]。

3. 触觉想象的神经影像研究目前得到的结论

(1) 触觉想象不仅依赖记忆和感知,还受到情绪和注意力的影响,表现出多维的认知特性[216]。

(2) 触觉想象的神经基础与其他感觉想象(如视觉、听觉)具有一定的交互性,提示脑区之间的功能整合[217]。

(3) 训练和增强触觉想象能力的干预措施(如心理训练、生物反馈)已被证实有效,具有应用潜力[218]。

4. 触觉想象的神经影像研究的未来方向

(1) 触觉想象与其他感觉的相互作用研究。探索触觉想象与其他感觉(如视觉、听觉等)的相互作用及其神经机制,以理解多感觉整合的原理[219]。

(2) 个体差异的深入研究。研究个体在触觉想象能力上的差异及其与神经结构、功能连接性特征的关系[220]。

(3) 临床应用的探索。开发基于触觉想象的康复技术,特别是在神经损伤和疼痛管理方面的应用[221]。

(4) 技术融合应用。利用虚拟现实、增强现实技术提升触觉想象的体验,提供新的实验平台和应用场景[222]。

4.2.1.4 嗅觉想象的神经影像研究现状及发展趋势

嗅觉想象的神经科学原理或脑认知神经机制是基于嗅觉想象的脑机交互的基石,可通过神经影像技术进行探索和揭示。

嗅觉想象是指在没有外部气味刺激的情况下,内心再现或生成嗅觉体验的过程。这个过程在日常生活中影响人类的情感、记忆和行为。嗅觉想象的神经影像研究旨在揭示嗅觉想象的神经基础，探讨其在感知、情感和记忆中的作用。对嗅觉想象的深入理解，可以为嗅觉相关的心理健康、教育和创意领域提供理论支持。

1. 研究嗅觉想象的神经影像技术

（1）功能磁共振成像（fMRI）。fMRI 是研究嗅觉想象的主要方法，通过观察嗅觉想象期间脑区的活动变化，帮助识别相关的神经网络[223]。

（2）头皮脑电（EEG）。EEG 用于记录嗅觉想象期间受试者的电生理活动，尤其是事件相关电位（ERP），以了解大脑对嗅觉信息加工的时间特征[224]。

（3）近红外光谱（NIRS）。NIRS 可用于监测脑组织血氧浓度的变化，以评估嗅觉想象期间脑网络的空间特征，也可提供对大脑活动的及时监测[225]。

（4）行为实验与心理测量。结合心理测量工具和行为实验评价个体的嗅觉想象能力，从而与基于神经影像的嗅觉想象研究结果进行比较分析[226]。

2. 嗅觉想象的神经影像研究已取得的结果

（1）研究表明，与嗅觉感知相关的脑区（如嗅球、海马体和前额叶）会在嗅觉想象过程中表现出显著的活动[227]，这表明嗅觉想象与嗅觉感知共享相似的神经机制。

（2）嗅觉想象的能力与个体的嗅觉记忆、情感和经验密切相关，这种相关性在与特定气味相关的情感记忆中表现得尤为明显[228]。

（3）嗅觉想象的神经基础与视觉想象和听觉想象有一定的交互作用，提示多感觉整合的可能性[229]。

3. 嗅觉想象的神经影像研究目前得到的结论

（1）嗅觉想象不仅依赖记忆和感知，还受到情绪、文化背景和注意力的影响，表现出复杂的认知特性[209]。

（2）通过干预措施（如情景模拟和生物反馈）训练个体的嗅觉想象，其嗅觉想象能力可以得到显著提升，这种干预措施具有潜在的应用价值[230]。

（3）嗅觉想象在艺术创作、心理治疗和教育中发挥重要作用，能够影响创意和情感表达[231]。

4. 嗅觉想象的神经影像研究未来的方向

（1）嗅觉想象与其他感觉的相互作用研究。研究嗅觉想象与其他感觉（如视觉、听觉等）之间的相互作用，探讨多感觉整合的机制[232]。

（2）对嗅觉想象个体差异的深入研究。研究个体在嗅觉想象能力上的差异及其与神经结构、功能连接性特征的关系，以理解个体差异的神经基础[233]。

（3）临床应用的探索。开发基于嗅觉想象的干预技术，特别是在嗅觉障碍和情绪调节方面的应用[234]。

（4）与新技术融合应用研究。利用虚拟现实、增强现实技术提高嗅觉想象的体验感，提供新的实验平台和应用场景，推动嗅觉想象研究的进一步发展[222]。

4.2.1.5 味觉想象的神经影像研究现状及发展趋势

味觉想象的神经科学原理或脑认知神经机制是基于味觉想象的脑机交互的基石，可通过神经影像技术进行探索和揭示。

味觉想象是指在没有实际味觉刺激的情况下，通过心理想象再现味觉体验的过程。该过程在饮食、情感、记忆及社会互动中具有重要作用。味觉想象的神经影像研究旨在揭示味觉想象的神经基础，探索其在感知、情感调节和认知过程中的作用。深入理解味觉想象的神经机制，可以为味觉相关的心理健康、饮食行为和创造性领域提供理论依据。

1. 研究味觉想象的神经影像技术

（1）功能磁共振成像（fMRI）。fMRI 是研究味觉想象的工具之一，通过观察味觉想象期间脑区的激活模式，帮助识别相关的神经网络[235]。

（2）头皮脑电（EEG）。EEG 可用于监测味觉想象期间受试者的电生理活动，尤其是事件相关电位（ERP），以了解大脑加工味觉信息的时间特征和空间分布[236]。

（3）功能性近红外光谱（fNIRS）。fNIRS 可用于监测大脑血氧变化，以评估味觉想象的神经基础，进而提供对大脑活动的及时观察[237]。

（4）行为实验与心理测量。结合心理测量工具和行为实验评估个体的味觉想象能力，并与神经影像结果进行对比分析[238]。

2. 味觉想象的神经影像研究已取得的结果

（1）味觉想象涉及的主要脑区包括初级味觉皮层、前额叶、岛叶和海马体等，这些区域在味觉想象中表现出显著的激活[239, 240]。

（2）味觉想象与情感、记忆等认知过程密切相关，尤其是在与特定食物味觉相关的情感记忆中表现突出[241]。

（3）个体的味觉想象能力与其饮食习惯、文化背景和情感状态有显著关联，体现出复杂的认知特性[242]。

3. 味觉想象的神经影像研究目前得到的结论

（1）味觉想象不仅依赖味觉记忆和感知，还受到情绪、文化和个体差异的影响[243]。

（2）通过干预措施（如心理引导、情境模拟）训练个体味觉想象，可以显著提高其味觉想象能力，这在改善饮食行为、心理治疗中具有潜在的应用价值[244]。

（3）味觉想象在饮食选择、情感调节和社会交往中扮演着重要角色，能够影响人们的饮食决策和健康行为[245]。

4. 味觉想象的神经影像研究的未来方向

（1）跨感觉整合研究。探索味觉想象与其他感觉（如嗅觉、视觉）的交互作用，研究多感觉整合在味觉想象中的作用机制[246]。

（2）味觉想象个体差异分析。进一步研究个体在味觉想象能力方面的差异及其与神经结构、功能性连接特征的关系，以理解个体差异的神经基础[247]。

（3）临床应用探索。开发基于味觉想象的干预技术，特别是在饮食障碍、情绪调节方面的应用，帮助个体改善饮食行为和心理健康[248]。

（4）与新技术融合应用。利用虚拟现实、增强现实技术，研究味觉想象的体验过程，以提供新的实验平台和应用场景，推动味觉想象研究的进一步发展[249]。

4.2.1.6　运动想象的神经影像研究现状及发展趋势

运动想象的神经科学原理或脑认知神经机制是基于运动想象的脑机交互的基石，可通过神经影像技术进行探索和揭示。

运动想象（Motor Imagery，MI）是个体心理回忆（Recall）、感觉（Feel）或模拟（Simulate）实际运动的过程，但并不发生实际运动。运动想象在运动训练、康复和运动心理学中扮演重要角色。运动想象的神经影像研究旨在揭示运动想象的神经机制，探索其对运动学习和表现的影响，提供运动康复的理论基础。

1. 研究运动想象的神经影像技术

（1）功能磁共振成像（fMRI）。fMRI 是研究运动想象的主要工具，通过检测大脑不同区域的血流变化，识别与运动想象相关的神经网络[250]。

（2）头皮脑电（EEG）。EEG 可用于实时监测运动想象过程中的电活动，尤其是特定频段（如 μ 频段和 β 频段）的振荡活动，帮助分析运动想象的时频域特征[251]。

（3）功能性近红外光谱（fNIRS）。fNIRS 可以提供一种便携的方法来监测运动想象期间脑区的血氧浓度变化，适用于对小样本的快速评估[252]。

（4）运动表现评估。运动表现评估与神经影像结果的关联分析，有助于理解运动想象训练在实际运动表现中的作用[253]。

2. 运动想象的神经影像研究已取得的结果

（1）研究表明，运动想象激活了与实际运动相似的脑区，包括初级运动皮层、前额叶和小脑等，这表明运动想象与实际运动具有相似的神经基础[254, 255]。

（2）不同肢体运动（如手部运动、下肢运动）想象激活的脑区有所不同，反映出不同肢体运动想象的特异性[18]。

（3）运动想象训练已被证明可以提高运动表现，尤其是在运动技能学习和康复过程中，其效果与实际练习相辅相成[256, 257]。

3. 运动想象的神经影像研究目前得到的结论

（1）运动想象不仅依赖运动记忆和感觉反馈，还受到个体差异、运动类型和任务复杂性的影响[258]。

（2）运动想象的神经机制与运动学习、神经可塑性密切相关，能够促进运动技能的获取和恢复[259]。

（3）通过适当的运动想象训练，可以增强运动表现、改善康复效果、提升运动技能[260]。

4. 运动想象的神经影像研究的未来方向

（1）跨感觉整合研究。探讨运动想象与其他感觉信息（如视觉、听觉）的整合如何影响运动表现，研究多感觉整合的作用机制[261]。

（2）运动想象个体差异分析。进一步研究个体运动想象能力的差异，以及其与神经结构、功能性连接特征的关系，以了解个体差异的神经基础[262]。

（3）临床应用探索。研发基于运动想象的干预技术（如运动想象 BCI），特别是在运动损伤康复、神经损伤后功能恢复中的应用，帮助个体提高运动能力[263]。

（4）与新技术融合应用。利用虚拟现实、增强现实技术，提高运动想象的训练效果和能力，以提供新的实验平台和应用场景，促进运动想象研究和应用的发展[264]。

4.2.2 较高级心理想象的神经影像研究现状及发展趋势

较高级的心理想象主要有言语想象（Verbal Imagery）、创造性想象（Creative Imagery）、再造想象（Reconstructive Imagery）、引导想象（Guided Imagery）、符号想象（Symbolic Imagery）、抽象思维（Abstract Thinking）、未来导向想象（Future-Oriented Imagery）、道德和伦理想象（Moral and Ethical Imagery）等。下面概述这些心理想象活动的神经影像研究现状及发展趋势。

4.2.2.1 言语想象的神经影像研究现状及发展趋势

言语想象（Verbal Imagery）的神经科学原理或脑认知神经机制是基于言语想象的脑机交互的基石，可以通过神经影像技术进行探索和揭示。

言语想象是个体在没有发出实际言语声音的情况下，在大脑中重现、模拟或生成言语的过程。它在言语学习、认知科学和心理治疗等领域具有重要意义。言语想象的神经影像研究旨在揭示言语想象的神经机制，理解言语想象在语言生成和理解中的作用，并为言语障碍康复和教育提供理论基础。

1. 研究言语想象的神经影像技术

（1）功能磁共振成像（fMRI）。fMRI 是研究言语想象的重要工具，通过监测大脑血流变化，揭示与言语想象相关的脑区及网络激活特征[265]。

（2）头皮脑电（EEG）。EEG 用于监测言语想象期间受试者大脑的电活动，特别是神经振荡节律特征，以分析言语想象的时频空特征[266]。

（3）功能性近红外光谱（fNIRS）。fNIRS 提供了一种便携的监测脑组织血氧代谢活动的方法，可用于评估言语想象期间脑血氧浓度变化，尤其适合小样本研究[267]。

（4）神经影像结合行为实验。结合行为实验（如反应时间和准确性评估）与神经影像结果进行综合分析，以探讨言语想象的认知过程[268]。

2. 言语想象的神经影像研究已取得的结果

（1）言语想象引起了与语言产生和理解相关的脑区（如布洛卡区、韦尼克区）激活，表明这些区域在言语想象中发挥着重要作用[269-270]。

（2）运动想象与言语想象之间存在相似的神经基础，提示两者在神经网络上有重叠[271]。

（3）言语想象的效果与个体的语言能力相关，语言能力较高的个体在言语想象时呈现出更强的脑区激活模式[272]。

3. 言语想象的神经影像研究目前得到的结论

（1）言语想象不仅依赖语言记忆和语音加工，还涉及认知控制和注意力机制的调节[273]。

（2）言语想象的神经机制与实际言语生成的神经机制相似，但具体激活模式可能会受到言语想象内容的影响[274]。

（3）通过训练可以提高言语想象能力，这对语言学习和康复具有重要意义[275]。

4. 言语想象的神经影像研究的未来方向

(1) 言语想象的跨语言研究。探索不同语言背景下言语想象的神经机制，以揭示语言特性对想象过程的影响[276]。

(2) 言语想象的神经可塑性研究。研究言语想象训练对大脑神经可塑性的影响，特别是在语言障碍康复中的应用潜力[277]。

(3) 多感觉整合。结合视觉和听觉信息研究言语想象的多模态特性，探讨其在语言理解和生成中的作用[278]。

(4) 言语想象的临床应用探索。开发基于言语想象的干预技术（如基于言语想象的BCI），尤其是在言语障碍和认知障碍患者康复的应用中，以促进其语言能力的恢复[279]。

4.2.2.2 创造性想象的神经影像研究现状及发展趋势

创造性想象（Creative Imagery）的神经科学原理或脑认知神经机制是基于创造性想象的脑机交互的基石，可以通过神经影像技术进行探索和揭示。

创造性想象是在思维中生成新颖的想法或图像的能力。这个过程在艺术、科学及日常工作和生活中具有重要作用。创造性想象的神经影像研究目标在于探讨创造性想象的神经机制，理解其与其他认知过程的关系，以及在教育和心理治疗等领域的应用潜力。

1. 研究创造性想象的神经影像技术

(1) 功能磁共振成像（fMRI）。fMRI 是研究创造性想象的主要工具，能够监测受试者在进行创造性想象时大脑的血流变化，从而识别创造性想象相关的脑区和网络活动特征[280]。

(2) 头皮脑电（EEG）。EEG 可用于记录创造性想象期间产生的电活动，尤其是在创造性思维时的脑波模式，有助于理解时间动态特征[281]。

(3) 脑磁（MEG）。MEG 可提供高时间分辨率和高空间分辨率的大脑活动信息，可用于分析创造性想象过程中的瞬时大脑活动[282]。

(4) 神经影像结合行为实验。结合行为测试（如创造性想象的表现评分）与神经影像数据进行综合分析，以探讨创造性想象的认知机制[283]。

2. 创造性想象的神经影像研究已取得的结果

(1) 已有研究表明，创造性想象涉及多个脑区，特别是前额叶、颞叶和顶叶，这些区域与思维灵活性、记忆提取和信息整合相关[141, 284]。

(2) 已有研究提示，创造性想象常常伴随内侧前额叶的活跃，表明这个区域在生成新想法、抑制常规思维中的重要性[285]。

(3) 不同类型的创造性想象任务（如艺术创作、科学问题求解）激活不同的神经网络，表明创造性想象具有多样性[286, 287]。

3. 创造性想象的神经影像研究目前得到的结论

(1) 创造性想象是一个复杂的认知过程，涉及多个神经网络的协同工作，包括默认模式网络（Default Mode Network，DMN）和中央执行网络（Central Executive Network，CEN）[288]。

(2) 个体的创造性想象能力与其大脑的结构和功能连接性特征密切相关，创造性较高的个体表现出更有效的信息加工能力[289]。

（3）创造性想象的训练和刺激可以增强个体的创造力，这在教育和心理干预中具有重要应用[290]。

4. 创造性想象的神经影像研究的未来方向

（1）创造性想象的跨文化研究。探索不同文化背景下创造性想象的神经机制，理解文化因素如何影响创造力的表现[291]。

（2）创造性想象的神经可塑性研究。研究创造性想象训练对大脑神经可塑性的影响，评估如何通过训练提高创造力[292]。

（3）多感觉整合。结合视觉、听觉、触觉信息的研究，探索多感觉输入对创造性想象的影响[293]。

（4）创造性想象的临床应用探索。开发基于创造性想象的治疗方法，尤其是在焦虑和抑郁等心理问题干预中的应用，促进患者的创造性思维[294]。

4.2.2.3 再造想象的神经影像研究现状及发展趋势

再造想象（Reconstructive Imagery）的神经科学原理或脑认知神经机制是基于再造想象的脑机交互的基石，可通过神经影像技术进行探索和揭示。

再造想象是个体基于已有记忆和知识构建新情景或新场景的过程。这一过程在认知心理学和神经科学中引起了广泛关注，因为它与记忆的重构、创造力及问题求解的能力密切相关。再造想象的神经影像研究的主要目标是揭示再造想象的神经机制，探索其与大脑功能网络的关系，并理解其在教育和心理健康中的应用潜力。

1. 研究再造想象的神经影像技术

（1）功能磁共振成像（fMRI）。fMRI是研究再造想象的主要工具，能够监测脑组织的血流变化，以确定与再造想象相关的脑区和网络，以及它们的活动特征[295]。

（2）头皮脑电（EEG）。EEG可用于监测再造想象过程相关的神经电活动，特别是其时频动态特征，以理解再造想象诱发的神经活动特征[296]。

（3）脑磁（MEG）。MEG可提供高时间分辨率和高空间分辨率的大脑活动信息，可用于监测和分析再造想象过程中脑磁活动的时频空特征[297]。

（4）神经影像结合行为实验。结合行为测评（如再造想象任务的表现评分）与神经影像数据进行分析，以探讨再造想象的认知机制[298]。

2. 再造想象的神经影像研究已取得的结果

（1）已有研究发现，再造想象涉及多个关键脑区，尤其是前额叶、内侧颞叶和顶叶，这些区域与记忆检索、情景构建和信息整合密切相关[299, 300]。

（2）已有研究结果显示，内侧前额叶和默认模式网络（DMN）在再造想象中表现出显著的激活，指示其在生成和整合新想法方面的重要性[301]。

（3）不同类型的再造想象任务（如个人回忆、虚构情节）激活了不同的神经网络，表明再造想象的多样性和复杂性[302, 303]。

3. 再造想象的神经影像研究目前得到的结论

（1）再造想象是一个复杂的认知过程，涉及多个脑区的协同作用，包括与自我相关的网络和情景构建网络[304]。

（2）个体的再造想象能力与其大脑的结构和功能连接性特征相关，再造想象能力较高的个体通常表现出更有效的信息整合和创造性思维[305]。

（3）再造想象的训练和刺激可以提升个体的创造力和问题求解能力，这在教育和心理干预中具有重要的实际应用[306]。

4. 再造想象的神经影像研究的未来方向

（1）再造想象的跨文化研究。探讨在不同文化背景下再造想象的神经机制差异，理解文化因素如何影响个体的再造能力[307]。

（2）再造想象的神经可塑性研究。研究再造想象训练对大脑神经可塑性的影响，评估如何通过训练提升再造能力和创造力[308]。

（3）多感觉整合。结合多感觉输入（如视觉、听觉、触觉等）进行研究，探索多感觉信息对再造想象的影响[309]。

（4）再造想象的临床应用探索。开发基于再造想象的治疗方法（如基于再造想象的BCI或神经反馈），特别是在焦虑、创伤后应激障碍（PTSD）等心理问题干预中的应用，促进患者的恢复和适应能力[310]。

4.2.2.4 引导想象的神经影像研究现状及发展趋势

引导想象（Guided Imagery）的神经科学原理或脑认知神经机制是基于引导想象的脑机交互的基石，可以通过神经影像技术进行探索和揭示。

引导想象是一种引导个体在大脑中创造具体的场景或情景的心理过程，广泛应用于心理治疗、疼痛管理、运动表现和创造力提升等领域。引导想象的神经影像研究目标是揭示引导想象的神经基础，探讨与其相关的大脑结构与大脑活动特征，以及其对情感和生理反应的影响。

1. 研究引导想象的神经影像技术

（1）功能磁共振成像（fMRI）。fMRI是研究引导想象的主要工具，能够提供脑区活动的空间分布信息，帮助理解在不同的引导想象任务中激活的脑区或脑网络特征[311]。

（2）头皮脑电（EEG）。EEG可用于实时记录引导想象相关的神经电活动，以分析不同节律的神经振荡如何表征想象内容[312]。

（3）脑磁（MEG）。MEG可提供高时间分辨率的大脑活动信息，可捕捉引导想象相关的动态神经活动，有助于理解脑区间的动态交互[313]。

（4）神经影像结合行为实验与自我报告。结合定量和定性分析，评估个体在引导想象过程中的认知体验和情感变化[314]。

2. 引导想象的神经影像研究已取得的结果

（1）已有研究显示，引导想象能够激活与记忆、情绪调节和自我相关的脑区，如前额叶、海马体[315, 316]。

（2）不同类型的引导想象（如放松、疼痛管理等）激活不同的脑网络，提示其在治疗和心理调节中的多样性[317]。

（3）引导想象的效果与个体的心理状态、个性特征密切相关，这在一定程度上影响大脑活动模式[318, 319]。

3. 引导想象的神经影像研究目前得到的结论

(1) 引导想象是一种有效的心理干预工具，通过调节特定的脑区和神经网络活动，改善情绪状态，减少焦虑和疼痛[320]。

(2) 引导想象的神经机制涉及认知过程与情绪调节的相互作用，提示引导想象在心理治疗中的潜在应用价值[321]。

(3) 不同个体的引导想象相关神经响应差异显著，这可能与个体的想象能力和过去的经历相关[322]。

4. 引导想象的神经影像研究的未来方向

(1) 引导想象的个性化干预研究。探索如何根据个体的心理特征和需求定制引导想象方案，以提高心理干预效果[323]。

(2) 引导想象的跨文化比较研究。研究在不同文化背景下个体引导想象的表现，理解文化因素对想象过程和结果的影响[324]。

(3) 引导想象的神经可塑性研究。评估引导想象训练对大脑结构和功能连接性特征的长期影响，探讨其在康复和心理治疗中的应用潜力[325]。

(4) 多模态整合研究引导想象。结合生理指标（如心率变异性、皮肤电反应）与神经影像数据，全面评价引导想象对个体身心健康的影响[326]。

4.2.2.5　符号想象的神经影像研究现状及发展趋势

符号想象（Symbolic Imagery）的神经科学原理或脑认知神经机制是基于符号想象的脑机交互的基石，可通过神经影像技术进行探索和揭示。

符号想象是由心理表征理解和创造符号或符号系统的过程，广泛应用于语言、数学、艺术和科学等领域。符号想象的神经影像研究旨在揭示符号想象的神经基础，探索其在认知过程中的作用，以及如何影响学习和创造力。

1. 研究符号想象的神经影像技术

(1) 功能磁共振成像（fMRI）。fMRI 是研究符号想象的主要方法，通过测量符号想象期间脑组织血氧水平的变化，确定在符号处理和想象任务中激活的脑区或脑网络[327, 328]。

(2) 头皮脑电（EEG）。EEG 可用于记录符号想象过程中的脑电活动，以分析不同频率的神经振荡与符号理解和生成之间的关系[329]。

(3) 事件相关电位（ERP）。ERP 是作用于大脑的事件相关的神经电活动波形或成分，可表征大脑对符号识别和想象的加工过程[330]。

(4) 功能性近红外光谱（fNIRS）。fNIRS 是一种相对较新的无创成像技术，能够在移动状态下监测脑组织血氧浓度变化，可用于符号想象的动态任务[331]。

2. 符号想象的神经影像研究已取得的结果

(1) 已有研究表明，符号想象主要激活语言相关区域，如布洛卡区、韦尼克区，同时涉及视觉加工区域，如枕叶[332, 333]。

(2) 符号的创造和理解过程与前额叶的活动密切相关，这表明符号想象不仅依赖语言功能，还涉及高级认知过程，如计划和决策[334, 335]。

(3) 实验发现，不同类型的符号想象（如数学符号、语言符号）在脑区激活模式方面存在差异，表明其认知策略有所不同[336]。

3. 符号想象的神经影像研究目前得到的结论

(1) 符号想象涉及多个脑区的协同工作，尤其是与语言、视觉和执行功能相关的脑区[337]。

(2) 符号想象不仅依赖个体的语言能力，还受到其文化和教育背景的影响[338]。

(3) 符号想象的能力与创造性思维、问题求解能力密切相关，提示其在教育和心理治疗中的潜在应用[339]。

4. 符号想象的神经影像研究的未来方向

(1) 符号想象的跨文化研究。探索在不同文化背景下个体符号想象的神经机制，理解文化对大脑加工符号的影响[340]。

(2) 符号想象的发展心理学研究。研究儿童和成人在符号想象期间脑网络活动特征的差异，探讨符号想象对个体认知能力的影响[341]。

(3) 符号想象的神经可塑性研究。评估符号想象训练对大脑结构和功能连接性特征的影响，探索其在认知康复中的应用[342]。

(4) 多模态整合研究符号想象。结合行为数据与神经影像结果，全面评估符号想象过程的认知机制[266]。

4.2.2.6 抽象思维的神经影像研究现状及发展趋势

抽象思维（Abstract Thinking）的神经科学原理或脑认知神经机制是基于抽象思维的脑机交互的基石，可通过神经影像技术进行探索和揭示。

与形象思维相比，抽象思维是个体在缺乏对具体事物感知觉的情况下进行推理、判断和概念形成的过程。抽象思维在问题求解、创造力和高级认知功能中起着至关重要的作用。抽象思维的神经影像研究旨在揭示抽象思维的神经基础，探索其在不同任务和情景中的运作机制。

1. 研究抽象思维的神经影像技术

(1) 功能磁共振成像（fMRI）。fMRI 是研究抽象思维的主要工具，通过监测脑部血流变化，分析抽象思维任务激活的脑区和脑网络[343, 344]。

(2) 头皮脑电（EEG）。EEG 可用于研究个体抽象思维过程中实时的神经振荡特征[345]。

(3) 事件相关电位（ERP）。ERP 可用于捕捉与抽象思维相关的特定时间点的电位变化，揭示大脑在不同认知任务中的反应模式[346]。

(4) 近红外光谱（NIRS）。NIRS 可以在自然状态下监测脑活动，可用于复杂的抽象思维认知任务研究[347]。

2. 抽象思维的神经影像研究已取得的结果

(1) 抽象思维主要涉及前额叶、顶叶和颞叶的活动，这些区域与高层次的认知功能相关联[348, 349]。

(2) 不同类型的抽象思维任务（如类比推理、概念生成）激活的脑区存在差异，表明抽象思维并非单一的认知过程，而是由多个相互关联的过程组成的[350]。

（3）抽象思维的能力与个体的教育背景、经验和文化背景密切相关，影响其在不同情景下的表现[351]。

3. 抽象思维的神经影像研究目前得到的结论

（1）抽象思维依赖多个脑区的协同作用，尤其是与工作记忆、推理和计划相关的前额叶区域[352]。

（2）抽象思维在个体之间存在差异，这与神经可塑性、经验和训练有关[353, 354]。

（3）研究表明，抽象思维与其他认知过程（如语言理解、视觉空间处理）之间存在相互作用，影响整体认知能力[355]。

4. 抽象思维的神经影像研究未来的方向

（1）抽象思维的个体差异研究。探索个体在抽象思维能力上的差异及其神经机制，特别是与年龄、性别、教育背景的关系[356]。

（2）抽象思维的跨文化研究。研究文化因素对抽象思维的影响，了解在不同文化背景下个体抽象思维的神经基础和表现形式[357]。

（3）基于抽象思维的神经训练与干预。研究针对抽象思维的训练方法，以及其对大脑结构和功能的影响，评估抽象思维在教育和康复中的应用[358]。

（4）多模态整合研究。结合多种神经影像技术，深入了解抽象思维过程中的脑活动模式和网络连接[359]。

4.2.2.7 未来导向想象的神经影像研究现状及发展趋势

未来导向想象（Future-Oriented Imagery）的神经科学原理或脑认知神经机制是基于未来导向想象的脑机交互的基石，可通过神经影像技术进行探索和揭示。

未来导向想象是个体在脑海中构想未来事件、情景或目标的过程。未来导向想象在规划、决策和行为调节中至关重要。未来导向想象的神经影像研究旨在揭示与未来导向想象相关的脑区及其功能，探索这种认知过程的神经基础，以及个体如何利用这个过程进行有效的未来规划。

1. 研究未来导向想象的神经影像技术

（1）功能磁共振成像（fMRI）。fMRI 是研究未来导向想象的有效工具，通过监测脑血流变化，识别在未来导向想象任务中活跃的脑区[360]。

（2）头皮脑电（EEG）。EEG 可用于捕捉在未来导向想象过程中实时的神经振荡特征[361]。

（3）事件相关电位（ERP）。ERP 可用于研究与未来导向想象相关的特定电位波形，有助于理解大脑如何加工未来导向想象[362]。

（4）多种脑成像技术结合。多模态成像方法（如 fMRI 和 EEG 结合）能够提供更全面的神经活动视图，揭示未来导向想象的神经机制和复杂性[363]。

2. 未来导向想象的神经影像研究已取得的结果

（1）已有研究发现，未来导向想象主要激活前额叶、内侧前额叶和海马体等区域，这些区域与情景记忆、计划和自我相关的思维密切相关[364, 365]。

（2）不同类型的未来导向想象（如设定目标、预测结果）激活的脑区存在差异，显示出其神经机制的多样性[366]。

第4章 人类的心理想象及神经影像研究

（3）个体在进行未来导向想象时，脑网络活动显示出较高的灵活性和神经可塑性，这与个体的经验和训练有关[367, 368]。

3. 未来导向想象的神经影像研究目前得到的结论

（1）未来导向想象涉及复杂的神经网络，特别是涉及自我相关思维和情境模拟的脑区，表明这个过程需要多种认知资源的协调[369]。

（2）未来导向想象的能力与个体的情绪调节和社会认知能力密切相关，影响其在生活中做出有效决策的能力[370]。

（3）研究表明，未来导向想象不仅限于个体的心理活动，还与社会环境和文化背景交织在一起，影响个体的未来规划能力[299]。

4. 未来导向想象的神经影像研究的未来方向

（1）未来导向想象的个体差异研究。探索个体在未来导向想象能力方面的差异，特别是年龄、性别和文化因素等方面的影响[371]。

（2）未来导向想象的临床应用。研究未来导向想象在心理健康和认知障碍治疗中的应用，评估其对康复的潜在贡献[372]。

（3）未来导向想象的跨学科研究。结合心理学、神经科学和社会学，深入了解未来导向想象的多层面特性及其应用场景[365]。

（4）基于未来导向想象的神经训练与干预。开发针对未来导向想象的训练方案，评估其对认知功能和大脑神经可塑性的影响[373]。

4.2.2.8 道德和伦理想象的神经影像研究现状及发展趋势

道德和伦理想象（Moral and Ethical Imagery）的神经科学原理或脑认知神经机制可通过神经影像技术进行探索和揭示。道德和伦理想象是个体在道德决策和伦理判断中对情景的构想过程。这个过程的研究旨在探讨人类如何在复杂的社会情景中进行道德推理，尤其是通过神经影像技术揭示相关的脑区活动及其功能连接性特征。道德和伦理想象的神经影像研究目标包括理解道德判断的神经基础，探讨情景和情感对道德决策的影响，以及道德想象如何影响个体的行为。

1. 研究道德和伦理想象的神经影像技术

（1）功能磁共振成像（fMRI）。fMRI是研究道德和伦理想象的主要工具，通过测量受试者的脑部血流变化，识别与道德判断相关的脑区或脑网络激活特征[374]。

（2）头皮脑电（EEG）。EEG可用于研究在道德决策过程中实时的神经电活动变化[375]。

（3）事件相关电位（ERP）。ERP可用于理解道德判断任务中的特定电位反应，有助于理解在不同道德情景下的神经活动模式[376]。

（4）多模态成像技术。空间分辨率高的fMRI和时间分辨率高的EEG结合，能够提供更精准的脑部活动视图，揭示道德和伦理想象的神经机制[377]。

2. 道德和伦理想象的神经影像研究已取得的结果

（1）已有研究发现，在进行道德判断时，前额叶、颞上回和岛叶等脑区的活动显著增强，这些区域与社会认知和情感处理密切相关[378, 379]。

（2）道德决策的脑活动与情感反应、社会信息和个人价值观之间存在复杂的相互作用[380]。

（3）一些研究表明，个体的道德判断会受到具体情景和文化背景的影响，显示出脑部活动模式的可塑性和变异性[381]。

3. 道德和伦理想象的神经影像研究目前得到的结论

（1）道德和伦理想象涉及多种认知过程，包括情感、推理和自我相关思维，这些过程在大脑中通过复杂的神经网络相互关联[382]。

（2）道德判断并非单一的理性过程，而是一个由情感和社会认知交织的多维过程，揭示了道德想象的动态性[383]。

（3）研究表明，文化差异和个人经验对道德想象的影响是显著的，这强调了理解道德行为多样性的重要性[384]。

4. 道德和伦理想象的神经影像研究的未来方向

（1）道德和伦理想象的跨文化研究。探索在不同文化背景下个体道德和伦理想象的差异及其神经机制，理解文化如何塑造道德认知[385]。

（2）道德和伦理想象的临床应用。研究道德和伦理想象在心理健康和社会行为干预中的应用，评估其对个体和社会的潜在影响[386]。

（3）道德和伦理想象的个体差异。探索不同个体道德和伦理想象能力的差异，包括人格特征和情感调节能力对道德和伦理想象的影响。

（4）道德和伦理想象的神经训练与干预。研究针对道德和伦理想象的干预方案，评估其对道德判断和社会行为的影响。

4.3 总结

心理想象是内隐的心理活动，是驱动脑机交互的一种重要心理策略。基于想象的脑机交互属于内源性或独立性脑机接口。心理想象相关的科学知识是基于想象的脑机交互的重要基础，特别是正确或适当地执行心理想象有望显著提高基于想象的脑机交互系统的性能。另外，先进、有效的人工智能解码算法，如适当的机器学习或深度学习算法，将会大幅提升基于想象的脑机交互系统的可用性和用户满意度。

此外，心理想象的神经影像研究是揭示其认知神经机制的一种重要方法，心理想象的认知神经机制是基于想象的脑机交互的科学原理。这方面的研究已经取得了一些成果，然而仍然需要深入研究，这将夯实基于想象的脑机交互的基石。

参考文献

[1] Barsalou L W. Perceptual symbol systems[J]. Behavioral and Brain Sciences, 1999, 22(4): 577-660.

[2] Prinz J. Furnishing the Mind: Concepts and Their Perceptual Basis[M]. Cambridge: MIT Press, 2004.

[3] Agapito D, Mendes J, Valle P. Exploring the conceptualization of the sensory dimension of tourist experiences[J]. Journal of Destination Marketing & Management, 2013, 2(2): 62-73.

[4] Goldstein E B. Cognitive Psychology: Connecting Mind, Research and Everyday Experience[M]. Belmont: Wadsworth Publishing, 2007.

[5] Graham C H. Sensation and perception in an objective psychology[J]. Psychological Review, 1958, 65(2): 65.

[6] Kosslyn S M. Image and Mind[M]. Cambridge: Harvard University Press, 1980.

[7] Boccaccio F M, Pennisi A, Guerrera C S, et al. Mental Imagery between Cognition and Emotion: A Narrative Review[J]. Psychiatry International, 2024, 5(4): 697-717.

[8] Paivio A. Imagery and Verbal Processes[M]. New York: Psychology Press, 2013.

[9] Hoopen G. Contributions of Sensation and Perception Studies to the Design of Artificial Environments[J]. Journal of Physiolgicai Anthropolgy and Applied Human Science, 2004, 23(6): 259-266.

[10] Wiech K. Deconstructing the sensation of pain: The influence of cognitive processes on pain perception[J]. Science, 2016, 354(6312): 584-587.

[11] Nodelman U, Allen C, Perry J. Stanford Encyclopedia of Philosophy[EB/OL]. 1995.

[12] Craig A D. How do you feel? Interoception: The sense of the physiological condition of the body[J]. Nature reviews neuroscience, 2002, 3(8): 655-666.

[13] Olausson H, Lamarre Y, Backlund H, et al. Unmyelinated tactile afferents signal touch and project to insular cortex[J]. Nature Neuroscience, 2002, 5(9): 900-904.

[14] Nanay B. Pain and mental imagery[J]. The Monist, 2017, 100(4): 485-500.

[15] Moseley G L. Using visual illusion to reduce at-level neuropathic pain in paraplegia[J]. Pain, 2007, 130(3): 294-298.

[16] Kosslyn S M. Image and Brain: The Resolution of the Imagery Debate[M]. Cambridge: MIT Press, 1996.

[17] Finke R A. Creative Imagery: Discoveries and Inventions in Visualization[M]. New York: Psychology Press, 2014.

[18] Kosslyn S M, Ganis G, Thompson W L. Neural foundations of imagery[J]. Nature Reviews Neuroscience, 2001, 2(9): 635-642.

[19] Pearson J, Naselaris T, Holmes E A, et al. Mental imagery: Functional Mechanisms and Clinical applications[J]. Trends in Cognitive Sciences, 2015, 19(10): 590-602.

[20] Farah M J. The neural basis of mental imagery[J]. Trends in Neurosciences, 1989, 12(10): 395-399.

[21] Kosslyn S M, Thompson W L, Ganis G. The Case for Mental Imagery[M]. New York: Oxford University Press, 2006.

[22] Pylyshyn Z W. Seeing and Visualizing: It's Not What You Think[M]. Cambridge: MIT Press, 2003.

[23] Kraemer D J, Macrae C N, Green A E, et al. Sound of silence activates auditory cortex[J]. Nature, 2005, 434(7030): 158-158.

[24] Belardinelli M O, Palmiero M, Sestieri C, et al. An fMRI investigation on image generation in different sensory modalities: The influence of vividness[J]. Acta Psychologica, 2009, 132(2): 190-200.

[25] Bensafi M, Sobel N, Khan R M. Hedonic-specific activity in piriform cortex during odor imagery mimics that during odor perception[J]. Journal of Neurophysiology, 2007, 98(6): 3254-3262.

[26] Tiggemann M, Kemps E. The phenomenology of food cravings: The role of mental imagery[J]. Appetite,

2005, 45(3): 305-313.

[27] Jeannerod M. Neural simulation of action: A unifying mechanism for motor cognition[J]. Neuroimage, 2001, 14(1): S103-S109.

[28] KOJO I. The effects of mental imagery on skin temperature and skin temperature sensation[J]. Scandinavian Journal of Psychology, 1985, 26(1): 314-320.

[29] Mochizuki H, Baumgärtner U, Kamping S, et al. Cortico-subcortical activation patterns for itch and pain imagery[J]. Pain, 2013, 154(10): 1989-1998.

[30] Benedetti F, Amanzio M. The placebo response: How words and rituals change the patient's brain[J]. Patient Education and Counseling, 2011, 84(3): 413-419.

[31] Moseley G L, Gallace A, Spence C. Bodily illusions in health and disease: Physiological and clinical perspectives and the concept of a cortical "body matrix"[J]. Neuroscience & Biobehavioral Reviews, 2012, 36(1): 34-46.

[32] Craig A D. How do you feel—now? The anterior insula and human awareness[J]. Nature Reviews Neuroscience, 2009, 10(1): 59-70.

[33] Benedetti F. Placebo and the new physiology of the doctor-patient relationship[J]. Physiological Reviews, 2013.

[34] Beccherle M, Scandola M. How pain and body representations transform each other: A narrative review[J]. Journal of Neuropsychology, 2025, 19: 26-41.

[35] Pei X, Barbour D L, Leuthardt E C, et al. Decoding vowels and consonants in spoken and imagined words using electrocorticographic signals in humans[J]. Journal of Neural Engineering, 2011, 8(4): 046028.

[36] Herff C, Schultz T. Automatic speech recognition from neural signals: A focused review[J]. Frontiers in Neuroscience, 2016, 10: 429.

[37] Holmes E A, Mathews A. Mental imagery in emotion and emotional disorders[J]. Clinical Psychology Review, 2010, 30(3): 349-362.

[38] Vygotsky L S. Imagination and creativity in childhood[J]. Journal of Russian & East European Psychology, 2004, 42(1): 90-97.

[39] Kaufman S B, Gregoire C. Wired to Create: Unraveling The Mysteries of The Creative Mind[M]. New York: Penguin, 2016.

[40] Arntz A. Imagery rescripting as a therapeutic technique: Review of clinical trials, basic studies, and research agenda[J]. Journal of Experimental Psychopathology, 2012, 3(2): 189-208.

[41] Naparstek B. Staying Well with Guided Imagery[M]. London: Hachette UK, 2008.

[42] Zacks J M. Neuroimaging studies of mental rotation: A meta-analysis and review[J]. Journal of Cognitive Neuroscience, 2008, 20(1): 1-19.

[43] Schacter D L, Addis D R. The ghosts of past and future[J]. Nature, 2007, 445(7123): 27.

[44] Napoli M, Krech P R, Holley L C. Mindfulness training for elementary school students: The attention academy[J]. Journal of Applied School Psychology, 2005, 21(1): 99-125.

[45] Durkheim E. The Elementary Forms of Religious Life[M]//Social Theory Re-wired. London: Routledge, 2016: 52-67.

[46] Harper P T. The symbolic imagination: Plato and contemporary business ethics[J]. Journal of Business Ethics, 2021, 168(1): 5-21.

[47] Piaget J. The Construction of Reality in The Child[M]. London: Routledge, 2013.

[48] Kohlberg L. The Philosophy of Moral Development: Moral Stages and The Idea of Justice[M]. New York: Harper & Row, 1981.

[49] Schwartz S H. An overview of the Schwartz theory of basic values[J]. Online readings in Psychology and Culture, 2012, 2(1): 11.

[50] Seligman M E, Railton P, Baumeister R F, et al. Navigating into the future or driven by the past[J]. Perspectives on Psychological Science, 2013, 8(2): 119-141.

[51] Skiba R. Leading and Influencing Ethical Practice[M]. After Midnight Publishing, 2024.

[52] Johnson M. Moral Imagination: Implications of Cognitive Science for Ethics[M]. Chicago: University of Chicago Press, 2014.

[53] Werhane P H. Moral Imagination and Management Decision-Making[M]. Oxford: Oxford University Press, 1999.

[54] Alizadeh D, Omranpour H. EM-CSP: An efficient multiclass common spatial pattern feature method for speech imagery EEG signals recognition[J]. Biomedical Signal Processing and Control, 2023, 84: 104933.

[55] Wang L, Zhang X, Zhong X, et al. Analysis and classification of speech imagery EEG for BCI[J]. Biomedical Signal Processing and Control, 2013, 8(6): 901-908.

[56] Lee S H, Lee M, Lee S W. Neural decoding of imagined speech and visual imagery as intuitive paradigms for BCI communication[J]. IEEE Transactions on Neural Systems and Rehabilitation Engineering, 2020, 28(12): 2647-2659.

[57] Aleman A, Wout M V T. Subvocalization in auditory-verbal imagery: Just a form of motor imagery?[J]. Cognitive Processing, 2004, 5: 228-231.

[58] Zhong X. AI-assisted assessment and treatment of aphasia: a review[J]. Frontiers in Public Health, 2024, 12: 1401240.

[59] Gross J J, et al. Handbook of emotion regulation[M]. New York: Guilford Publications, 2013.

[60] Ungerleider S. Mental Training for Peak Performance: Top Athletes Reveal the Mind Exercises They Use to Excel[M]. Emmaus: Rodale, 2005.

[61] Van Dijk K R, Hedden T, Venkataraman A, et al. Intrinsic functional connectivity as a tool for human connectomics: theory, properties, and optimization[J]. Journal of Neurophysiology, 2010, 103(1): 297-321.

[62] Biswal B B, Mennes M, Zuo X N, et al. Toward discovery science of human brain function[J]. Proceedings of the National Academy of Sciences, 2010, 107(10): 4734-4739.

[63] Fox M D, Raichle M E. Spontaneous fluctuations in brain activity observed with functional magnetic resonance imaging[J]. Nature Reviews Neuroscience, 2007, 8(9): 700-711.

[64] Raichle M E, Mintun M A. Brain work and brain imaging[J]. Annual Review of Neuroscience, 2006, 29(1): 449-476.

[65] Raichle M E. The brain's default mode network[J]. Annual Review of Neuroscience, 2015, 38(1): 433-447.

[66] Berka C, Levendowski D J, Lumicao M N, et al. EEG correlates of task engagement and mental workload in vigilance, learning, and memory tasks[J]. Aviation, Space, and Environmental Medicine, 2007, 78(5): B231-B244.

[67] Barry R J, Clarke A R, Johnstone S J, et al. EEG differences between eyes-closed and eyes-open resting conditions[J]. Clinical Neurophysiology, 2007, 118(12): 2765-2773.

[68] Scholkmann F, Kleiser S, Metz A J, et al. A review on continuous wave functional near-infrared spectroscopy and imaging instrumentation and methodology[J]. Neuroimage, 2014, 85: 6-27.

[69] Cui X, Bray S, Bryant D M, et al. A quantitative comparison of NIRS and fMRI across multiple cognitive tasks[J]. Neuroimage, 2011, 54(4): 2808-2821.

[70] Marks D F. Visual imagery differences in the recall of pictures[J]. British Journal of Psychology, 1973, 64(1): 17-24.

[71] Blajenkova O, Kozhevnikov M, Motes M A. Object-spatial imagery: A new self-report imagery questionnaire[J]. Applied Cognitive Psychology: The Official Journal of the Society for Applied Research in Memory and Cognition, 2006, 20(2): 239-263.

[72] Pearson J, Rademaker R L, Tong F. Evaluating the mind's eye: The metacognition of visual imagery[J]. Psychological Science, 2011, 22(12): 1535-1542.

[73] Guillot A, Collet C. Construction of the motor imagery integrative model in sport: a review and theoretical investigation of motor imagery use[J]. International Review of Sport and Exercise Psychology, 2008, 1(1): 31-44.

[74] Hardy L, Callow N. Efficacy of external and internal visual imagery perspectives for the enhancement of performance on tasks in which form is important[J]. Journal of Sport and Exercise Psychology, 1999, 21(2): 95-112.

[75] Holmes P S, Collins D J. The PETTLEP approach to motor imagery: A functional equivalence model for sport psychologists[J]. Journal of Applied Sport Psychology, 2001, 13(1): 60-83.

[76] Jeannerod M. Mental imagery in the motor context[J]. Neuropsychologia, 1995, 33(11): 1419-1432.

[77] Guillot A, Collet C. Duration of mentally simulated movement: A review[J]. Journal of Motor Behavior, 2005, 37(1): 10-20.

[78] Decety J, Grèzes J. Neural mechanisms subserving the perception of human actions[J]. Trends in Cognitive Sciences, 1999, 3(5): 172-178.

[79] Munzert J, Lorey B, Zentgraf K. Cognitive motor processes: The role of motor imagery in the study of motor representations[J]. Brain Research Reviews, 2009, 60(2): 306-326.

[80] Grezes J, Decety J. Functional anatomy of execution, mental simulation, observation, and verb generation of actions: A meta-analysis[J]. Human Brain Mapping, 2001, 12(1): 1-19.

[81] Dickstein R, Deutsch J E. Motor imagery in physical therapist practice[J]. Physical Therapy, 2007, 87(7): 942-953.

[82] Schuster C, Hilfiker R, Amft O, et al. Best practice for motor imagery: A systematic literature review on motor imagery training elements in five different disciplines[J]. BMC Medicine, 2011, 9: 1-35.

[83] Moran A P. The Psychology of Concentration in Sport Performers: A Cognitive Analysis[M]. New York: Psychology Press, 2016.

[84] Mellalieu S, Hanton S, et al. Advances in Applied Sport Psychology[M]. London: Taylor & Francis, 2008.

[85] Weinberg R S, Gould D. Foundations of Sport and Exercise Psychology[M]. Champaign: Human Kinetics, 2023.

[86] Flesher S N, Downey J E, Weiss J M, et al. A brain-computer interface that evokes tactile sensations improves robotic arm control[J]. Science, 2021, 372(6544): 831-836.

[87] Morisaki T, Fujiwara M, Makino Y, et al. Midair haptic-optic display with multi-tactile texture based on presenting vibration and pressure sensation by ultrasound[C]. SIGGRAPH Asia 2021 Emerging Technologies, 2021: 1-2.

[88] Oh J, Kim S, Lee S, et al. A liquid metal based multimodal sensor and haptic feedback device for thermal

and tactile sensation generation in virtual reality[J]. Advanced Functional Materials, 2021, 31(39): 2007772.

[89] Bienvenu M, Jacquet D, Michelutti M, et al. Verbal expression of pain in children: Intermodal comparison between pain sensation and tactile manipulation[J]. Pain Research & Management, 2011, 16(3): 187-191.

[90] Kutter A, Hanesch C, Rauh C, et al. Impact of proprioception and tactile sensations in the mouth on the perceived thickness of semi-solid foods[J]. Food Quality and Preference, 2011, 22(2): 193-197.

[91] Watanabe T, Fukui S. A method for controlling tactile sensation of surface roughness using ultrasonic vibration[C]. Proceedings of 1995 IEEE International Conference on Robotics and Automation, 1995, 1: 1134-1139.

[92] Klatzky R L, Lederman S J. Toward a computational model of constraint-driven exploration and haptic object identification[J]. Perception, 1993, 22(5): 597-621.

[93] Schmidt R A, Lee T D, Winstein C, et al. Motor Control and Learning: A Behavioral Emphasis[M]. Champaign: Human Kinetics, 2018.

[94] Haggard P, de Boer L. Oral somatosensory awareness[J]. Neuroscience & Biobehavioral Reviews, 2014, 47: 469-484.

[95] Hubbard T L. Auditory imagery: Empirical findings[J]. Psychological Bulletin, 2010, 136(2): 302.

[96] Zatorre R J, Halpern A R, Bouffard M. Mental reversal of imagined melodies: A role for the posterior parietal cortex[J]. Journal of Cognitive Neuroscience, 2010, 22(4): 775-789.

[97] Halpern A R. Cerebral substrates of musical imagery[J]. Annals of the New York Academy of Sciences, 2001, 930(1): 179-192.

[98] Bishop L, Bailes F, Dean R T. Musical imagery and the planning of dynamics and articulation during performance[J]. Music Perception: An Interdisciplinary Journal, 2012, 31(2): 97-117.

[99] Godøy R I, Leman M. Musical Gestures: Sound, Movement, and Meaning[M]. New York: Routledge, 2010.

[100] Holmes E A, Mathews A. Mental imagery and emotion: A special relationship?[J]. Emotion, 2005, 5(4): 489.

[101] Ochsner K N, Gross J J. The cognitive control of emotion[J]. Trends in Cognitive Sciences, 2005, 9(5): 242-249.

[102] Lang P J. A bio-informational theory of emotional imagery[J]. Psychophysiology, 1979, 16(6): 495-512.

[103] Finke R A, Ward T B, Smith S M. Creative Cognition: Theory, Research, and Applications[M]. Cambridge: MIT Press, 1996.

[104] Guilford J. Creativity[J]. American Psychology, 1950, 5(9): 444-454.

[105] Kaufman J C, Sternberg R J, et al. The Cambridge Handbook of Creativity[M]. Cambridge: Cambridge University Press, 2010.

[106] Sawyer R K, Henriksen D. Explaining Creativity: The Science of Human Innovation[M]. Oxford: Oxford University Press, 2024.

[107] Rubin D C. Memory in Oral Traditions: The Cognitive Psychology of Epic, Ballads, and Counting-Out Rhymes[M]. Oxford: Oxford University Press, 1995.

[108] Brewer W F. What is Autobiographical Memory?[M]//Rubin D C, et al. Autobiographical Memory. Cambridge: Cambridge University Press, 1986: 25-49.

[109] Conway M A, Pleydell-Pearce C W. The construction of autobiographical memories in the self-memory system[J]. Psychological Review, 2000, 107(2): 261.

[110] Greenberg D L, Rubin D C. The neuropsychology of autobiographical memory[J]. Cortex, 2003, 39(4-5):

687-728.

[111] Schacter D L, Addis D R. The cognitive neuroscience of constructive memory: remembering the past and imagining the future[J]. Philosophical Transactions of the Royal Society B: Biological Sciences, 2007, 362(1481): 773-786.

[112] Harris J P. The VVIQ and imagery-induced McCollough effects: An alternative analysis[J]. Perception & Psychophysics, 1982, 32(3): 290-292.

[113] Greenberg D L, Knowlton B J. The role of visual imagery in autobiographical memory[J]. Memory & Cognition, 2014, 42: 922-934.

[114] Smith Ó. An Investigation into The Impact of Visual Imagery Ability on The Development and Experience of Mindfulness [D]. Wolverhampton: University of Wolverhampton, 2023.

[115] Williams S E, Cumming J. Measuring athlete imagery ability: The sport imagery ability questionnaire[J]. Journal of Sport and Exercise Psychology, 2011, 33(3): 416-440.

[116] Malouin F, Richards C L, Jackson P L, et al. The Kinesthetic and Visual Imagery Questionnaire (KVIQ) for assessing motor imagery in persons with physical disabilities: a reliability and construct validity study[J]. Journal of Neurologic Physical Therapy, 2007, 31(1): 20-29.

[117] Ebbesen D, Olsen J. Motor intention/intentionality and associationism: A conceptual review[J]. Integrative Psychological and Behavioral Science, 2018, 52: 565-594.

[118] Calmels C, Holmes P, Berthoumieux C, et al. The development of movement imagery vividness through a structured intervention in softball[J]. Journal of Sport Behavior, 2004, 27(4): 307-322.

[119] Marschark M, Cornoldi C. Imagery and Verbal Memory: Imagery and Cognition[M]. New York: Springer, 1991: 133-182.

[120] Dörnyei Z, Chan L. Motivation and vision: An analysis of future L2 self images, sensory styles, and imagery capacity across two target languages[J]. Language Learning, 2013, 63(3): 437-462.

[121] Norton B. Non-Participation, Imagined Communities and The Language Classroom[M]. Learner Contributions to Language Learning. London: Routledge, 2014: 159-171.

[122] Wilson C. Understanding Children's Worry: Clinical, Developmental and Cognitive Psychological Perspectives[M]. New York: Routledge, 2020.

[123] Lolla R S. The effect of selected instruction in tactual-visual perception on ninth-grade male and female's visual imagery, mechanical reasoning, and spatial relations abilities[D]. Purdue: Purdue University, 1973.

[124] Cascio C, McGlone F, Folger S, et al. Tactile perception in adults with autism: A multidimensional psychophysical study[J]. Journal of Autism and Developmental Disorders, 2008, 38: 127-137.

[125] Trott zu Solz J V. Visual imagery and touch: Mental image creation at the interface of external and internal realities[D]. München: Ludwig-Maximilians-Universität, 2022.

[126] Sacks O. Musicophilia: Tales of Music and the Brain[M]. London: Picador, 2008.

[127] Halpern A R, Zatorre R J, Bouffard M, et al. Behavioral and neural correlates of perceived and imagined musical timbre[J]. Neuropsychologia, 2004, 42(9): 1281-1292.

[128] Phan K L, Wager T, Taylor S F, et al. Functional neuroanatomy of emotion: A meta-analysis of emotion activation studies in PET and fMRI[J]. Neuroimage, 2002, 16(2): 331-348.

[129] Patel A D. Language, music, syntax and the brain[J]. Nature Neuroscience, 2003, 6(7): 674-681.

[130] Gross J J, John O P. Individual differences in two emotion regulation processes: implications for affect, relationships, and well-being[J]. Journal of Personality and Social Psychology, 2003, 85(2): 348.

[131] Ekman P. An argument for basic emotions[J]. Cognition & Emotion, 1992, 6(3-4): 169-200.

[132] Kirk J, Jahoda A. The role of emotional imagery and somatosensory amplification in atypical chest pain in patients with angina pectoris: a single-case experimental design[J]. Journal of Cardiopulmonary Rehabilitation and Prevention, 2009, 29(2): 121-125.

[133] Mayer J D, Salovey P, Caruso D R. Emotional intelligence: Theory, findings, and implications[J]. Psychological Inquiry, 2004, 15(3): 197-215.

[134] Torrance E P. Torrance tests of creative thinking[J]. Educational and Psychological Measurement, 1966.

[135] Guilford J P. La Creatividad[M]. Madrid: Narcea, 1981.

[136] Shaw A, Kapnek M, Morelli N A. Measuring creative self-efficacy: An item response theory analysis of the creative self-efficacy scale[J]. Frontiers in Psychology, 2021, 12: 678033.

[137] Craft A. Creativity in Schools: Tensions and Dilemmas[M]. New York: Routledge, 2005.

[138] Isaac A R, Marks D F. Individual differences in mental imagery experience: developmental changes and specialization[J]. British Journal of Psychology, 1994, 85(4): 479-500.

[139] Gershman S J. The Rational Analysis of Memory[M]//Budson A E, Kensinger E A, The Oxford Handbook of Human Memory: Foundations and Applications. Oxford: Oxford University Press, 2024: 1505-1520.

[140] Runco M A, Jaeger G J. The standard definition of creativity[J]. Creativity Research Journal, 2012, 24(1): 92-96.

[141] Munroe K J, Giacobbi P R, Hall C, et al. The four Ws of imagery use: Where, when, why, and what[J]. The Sport Psychologist, 2000, 14(2): 119-137.

[142] Schack T, Essig K, Frank C, et al. Mental representation and motor imagery training[J]. Frontiers in Human Neuroscience, 2014, 8: 328.

[143] Zeidan F, Johnson S K, Diamond B J, et al. Mindfulness meditation improves cognition: Evidence of brief mental training[J]. Consciousness and Cognition, 2010, 19(2): 597-605.

[144] Brown K W, Ryan R M. The benefits of being present: mindfulness and its role in psychological well-being[J]. Journal of Personality and Social Psychology, 2003, 84(4): 822.

[145] Decety J, Jeannerod M, Germain M, et al. Vegetative response during imagined movement is proportional to mental effort[J]. Behavioural Brain Research, 1991, 42(1): 1-5.

[146] Weick K E. The role of imagination in the organizing of knowledge[J]. European Journal of Information Systems, 2006, 15(5): 446-452.

[147] Cahn B R, Polich J. Meditation states and traits: EEG, ERP, and neuroimaging studies[J]. Psychological Bulletin, 2006, 132(2): 180.

[148] Baddeley A. Working memory[J]. Science, 1992, 255(5044): 556-559.

[149] Milner A D, Goodale M A. Two visual systems reviewed[J]. Neuropsychologia, 2008, 46(3): 774-785.

[150] Morris T, Spittle M, Watt A P. Imagery in Sport[M]. Champaign: Human Kinetics, 2005.

[151] Gardner H. Multiple Intelligences: The Theory in Practice[M]. New York: Basic Books, 1993.

[152] Caquard S, Cartwright W. Narrative cartography: From mapping stories to the narrative of maps and mapping[J]. The Cartographic Journal, 2014, 51(2): 101-106.

[153] Topping K J. The effectiveness of peer tutoring in further and higher education: A typology and review of the literature[J]. Higher Education, 1996, 32(3): 321-345.

[154] Achlioptas P, Ovsjanikov M, Haydarov K, et al. Artemis: Affective language for visual art [C]//Proceedings of the IEEE/CVF Conference on Computer Vision and Pattern Recognition, 2021: 11569-11579.

[155] Lederman S J, Klatzky R L. Haptic perception: A tutorial[J]. Attention, Perception, & Psychophysics, 2009, 71(7): 1439-1459.

[156] Jeannerod M, Arbib M A, Rizzolatti G, et al. Grasping objects: The cortical mechanisms of visuomotor transformation[J]. Trends in Neurosciences, 1995, 18(7): 314-320.

[157] Gibson J. Mindfulness, interoception, and the body: A contemporary perspective[J]. Frontiers in Psychology, 2019, 10: 2012.

[158] Macaluso E, Maravita A. The representation of space near the body through touch and vision[J]. Neuropsychologia, 2010, 48(3): 782-795.

[159] Sundaram S, Kellnhofer P, Li Y, et al. Learning the signatures of the human grasp using a scalable tactile glove[J]. Nature, 2019, 569(7758): 698-702.

[160] Hargreaves D J, Hargreaves J J, North A C. Imagination and Creativity in Music Listening[M]//Hargreaves D J, North A C. Musical Imaginations. Oxford: Oxford University Press, 2012, 156-172.

[161] Zatorre R J, Halpern A R. Mental concerts: Musical imagery and auditory cortex[J]. Neuron, 2005, 47(1): 9-12.

[162] North A C. The Social and Applied Psychology of Music[M]. Oxford: Oxford University Press, 2008.

[163] Janata P. The neural architecture of music-evoked autobiographical memories[J]. Cerebral Cortex, 2009, 19(11): 2579-2594.

[164] Kalakoski V. Musical Imagery and Working Memory[M]//Musical Imagery. London: Routledge, 2012: 43-55.

[165] Wagoner B. Culture and Memory[M]. Oxford: Oxford University Press, 2018.

[166] Marg E. Descartes' error: Emotion, reason, and the human brain[J]. Optometry and Vision Science. 1995, 72(11): 847-848.

[167] Gross J J. Emotion regulation: Affective, cognitive, and social consequences[J]. Psychophysiology, 2002, 39(3): 281-291.

[168] Cacioppo J T, Gardner W L. Emotion[J]. Annual Review of Psychology, 1999, 50(1): 191-214.

[169] Bradt J, Dileo C. Music interventions for mechanically ventilated patients[J]. Cochrane Database of Systematic Reviews, 2010.

[170] Tsai M N, Liao Y F, Chang Y L, et al. A brainstorming flipped classroom approach for improving students' learning performance, motivation, teacher-student interaction and creativity in a civics education class[J]. Thinking Skills and Creativity, 2020, 38: 100747.

[171] Robinson K, Lee J R. Out of our minds[M]. Old Saybrook, US: Tantor Media, Incorporated, 2011.

[172] Kounios J, Beeman M. The Aha! moment: The cognitive neuroscience of insight[J]. Current Directions in Psychological Science, 2009, 18(4): 210-216.

[173] Runco M A. Creativity: Theories and Themes: Research, Development, and Practice[M]. San Diego, CA: Elsevier Academic Press, 2010.

[174] Housen A C. Aesthetic thought, critical thinking and transfer[J]. Arts and Learning Research, 2002, 18(1): 2001-2002.

[175] Ganis G, Schendan H E. Visual imagery[J]. Wiley Interdisciplinary Reviews: Cognitive Science, 2011, 2(3): 239-252.

[176] Costall A. "Introspectionism" and the mythical origins of scientific psychology[J]. Consciousness and Cognition, 2006, 15(4): 634-654.

[177] Paivio A. Mental Representations: A Dual Coding Approach[M]. Oxford: Oxford University Press,1990.
[178] Bruner J S. Actual Minds, Possible Worlds[M]. Cambridge: Harvard University Press, 2009.
[179] Nussbaum M C. Not for Profit: Why Democracy Needs the Humanities[M]. Princeton, NJ: Princeton University Press, 2016.
[180] Dede C. Immersive interfaces for engagement and learning[J]. Science, 2009, 323(5910): 66-69.
[181] Kroll, J. Creative Writing and Education[M]. Oxford: Wiley-Blackwell, 2013.
[182] Senge P M. The Fifth Discipline: The Art and Practice of The Learning Organization[M]. New York: Broadway Business, 2006.
[183] Pylyshyn Z W. Mental imagery: In search of a theory[J]. Behavioral and Brain Sciences, 2002, 25(2): 157-182.
[184] Menicucci D, Di Gruttola F, Cesari V, et al. Task-independent electrophysiological correlates of motor imagery ability from kinaesthetic and visual perspectives[J]. Neuroscience, 2020, 443: 176-187.
[185] Cabeza R, Nyberg L. Imaging cognition II: An empirical review of 275 PET and fMRI studies[J]. Journal of Cognitive Neuroscience, 2000, 12(1): 1-47.
[186] James K H, Gauthier I. Letter processing automatically recruits a sensory-motor brain network[J]. Neuropsychologia, 2006, 44(14): 2937-2949.
[187] Sadato N, Pascual-Leone A, Grafman J, et al. Activation of the primary visual cortex by Braille reading in blind subjects[J]. Nature, 1996, 380(6574): 526-528.
[188] Farah M J. The neurological basis of mental imagery: A componential analysis[J]. Cognition, 1984, 18(1-3): 245-272.
[189] Gazzaniga M S, Ivry R B, Mangun G R. Cognitive Neuroscience: The Biology of The Mind[M]. New York: Norton & Company, 1998.
[190] Montuori S, Curcio G, Sorrentino P, et al. Functional role of internal and external visual imagery: Preliminary evidences from pilates[J]. Neural Plasticity, 2018, 7235872.
[191] 李心怡, 庄恺祥, 孙江洲, 等. 青少年创造性发展及其脑机制研究进展[J]. 心理科学, 2017, 40(5): 1148.
[192] Finke R A. Creative Imagery: Discoveries and Inventions in Visualization[M]. New York: Psychology Press, 2014.
[193] Kovarzina I. Evoking Visual Imagination in Teaching Writing: ESL Students' Perspectives[J]. Bilingual Education, 2011.
[194] Powers D M. Characteristics and heuristics of human intelligence[C]. 2013 IEEE Symposium on Computational Intelligence for Human-like Intelligence (CIHLI), 2013, 100-107.
[195] Zhang Y, Chen G, Wen H, et al. Musical imagery involves Wernicke's area in bilateral and anti-correlated network interactions in musicians[J]. Scientific Reports, 2017, 7(1): 17066.
[196] Koelsch S, Siebel W A. Towards a neural basis of music perception[J]. Trends in Cognitive Sciences, 2005, 9(12): 578-584.
[197] Peretz I, Zatorre R J. Brain organization for music processing[J]. Annual Review of Psychology, 2005, 56(1): 89-114.
[198] Robert P, Zatorre R, Gupta A, et al. Auditory hemispheric asymmetry for actions and objects[J]. Cerebral Cortex, 2024, 34(7): bhae292.
[199] Siman-Tov T, Gordon C R, Avisdris N, et al. The rediscovered motor-related area 55b emerges as a core hub of music perception[J]. Communications Biology, 2022, 5(1): 1104.

[200] Balter M. Brain, Music, and Sound Research Center:Study of Music and the Mind Hits a High Note in Montreal[J]. Science, 2007, 315(5813): 758-759.

[201] Ghai S, Ghai I, Schmitz G, et al. Effect of rhythmic auditory cueing on parkinsonian gait: A systematic review and meta-analysis[J]. Scientific Reports, 2018, 8(1): 506.

[202] Mousavirad S J, Ebrahimpour-Komleh H. Human mental search-based multilevel thresholding for image segmentation[J]. Applied Soft Computing, 2020, 97: 105427.

[203] Huron D. Sweet Anticipation: Music and The Psychology of Expectation[M]. Cambridge: The MIT Press, 2008.

[204] Kachlicka M, Tierney A. Voice actors show enhanced neural tracking of pitch, prosody perception, and music perception[J]. Cortex, 2024, 178: 213-222.

[205] MacDonald R, Kreutz G, Mitchell L. Music, Health, and Wellbeing[M]. Oxford: Oxford University Press, 2013.

[206] Klin C M, Drumm A M. Seeing what they read and hearing what they say: Readers' representation of the story characters' world[J]. Psychonomic Bulletin & Review, 2010, 17(2): 231-236.

[207] Buchholz V N, Goonetilleke S C, Medendorp W P, et al. Greater benefits of multisensory integration during complex sensorimotor transformations[J]. Journal of Neurophysiology, 2012, 107(11): 3135-3143.

[208] Wang Q, Tao Y, Yuan J, et al. Application of Brodmann's Area maps for cortical localization of tactile perception evoked by fabric touch[J]. Fibers and Polymers, 2019, 20: 876-885.

[209] Xu G. Development of Modern Near Infrared Spectroscopic Techniques and Its Applications[J]. Spectroscopy and Spectral Analysis, 2000, 20(2): 134-142.

[210] Linder M, Michaelson P, Röijezon U. Laterality judgments in people with low back pain – A cross-sectional observational and test-retest reliability study[J]. Manual Therapy, 2016, 21: 128-133.

[211] Kryklywy J H, Ehlers M R, Beukers A O, et al. Decomposing neural representational patterns of discriminatory and hedonic information during somatosensory stimulation[J]. eNeuro, 2023, 10(1).

[212] Mutschler D. Tactile Figure Perception and the Theory of Imagination[J]. Der Nervenarzt, 1950, 21(10): 427-430.

[213] Schmidt T T, Ostwald D, Blankenburg F. Imaging tactile imagery: Changes in brain connectivity support perceptual grounding of mental images in primary sensory cortices[J]. Neuroimage, 2014, 98: 216-224.

[214] Mast F W, Nora P, Matthias H, et al. Spatial cognition, body representation and affective processes: the role of vestibular information beyond ocular reflexes and control of posture[J]. Frontiers in Integrative Neuroscience, 2014, 8: 44.

[215] Martinez V R, Giovanola Y, Ionta S. Social touch somatotopically affects mental body representations[J]. Neuroscience, 2022, 494: 178-186.

[216] Bagarinao E, Yoshida A, Terabe K, et al. Improving real-time brain state classification of motor imagery tasks during neurofeedback training[J]. Frontiers in Neuroscience, 2020, 14: 623.

[217] Willis D, Powell W, Powell V, et al. Visual stimulus disrupts the spatial localization of a tactile sensation in virtual reality[C]//2019 IEEE Conference on Virtual Reality and 3D User Interfaces (VR). IEEE, 2019: 484-491.

[218] Weiss S M, Laconi R N, Marshall P J. Individual differences in anticipatory mu rhythm modulation are associated with executive function and processing speed[J]. Cognitive, Affective & Behavioral Neuroscience, 2020, 20(5): 901-916.

[219] Yakovlev L, Syrov N, Miroshnikov A, et al. Event-related desynchronization induced by tactile imagery: An EEG study[J]. eNeuro, 2023, 10(6).

[220] Wee C, Yap K M, Lim W N. Haptic interfaces for virtual reality: Challenges and research directions[J]. IEEE Access, 2021(99): 1-1.

[221] Weiss T, Soroka T, Gorodisky L, et al. Human olfaction without apparent olfactory bulbs[J]. Neuron, 2020, 105(1): 35-45.

[222] Flohr E L R, Erwin E, Croy I, et al. Sad man's nose: Emotion induction and olfactory perception[J]. Emotion, 2016, 17(2): 172-181.

[223] Sen A N, Gopinath S P, Robertson C S. Clinical application of near-infrared spectroscopy in patients with traumatic brain injury: A review of the progress of the field[J]. Neurophotonics, 2016, 3(3): 031409.

[224] Fish W. Philosophy of perception: A contemporary introduction[J]. Prentice-Hall Foundations of Philosophy Series, 2010, 2(4): 13-14.

[225] Shintaro F. Brain mechanisms of happiness[J]. Psychologia, 2011, 54(4): 222-233.

[226] Herz R S, Cupchik G C. The emotional distinctiveness of odor-evoked memories[J]. Chemical Senses, 1995, 20(5): 517-528.

[227] Ripp I, Zur Nieden A N, Blankenagel S, et al. Multisensory integration processing during olfactory-visual stimulation: An fMRI graph theoretical network analysis[J]. Human Brain Mapping, 2018 39(9): 3713-3727.

[228] Eleuch A, Koubaa Y. The smell-taste interaction and its marketing effects on the perception and consumption of dietetic products[J]. Candian Journal of Administrative Sciences-Revue Canadienne des Sciences de L Administration, 2023.

[229] Amsellem S, Höchenberger R, Ohla K. Visual-olfactory interactions: Bimodal facilitation and impact on the subjective experience[J]. Chemical Senses, 2018, 43(5): 329-339.

[230] Huang Z. Neuromodulation of Mitral Cells by Serotonin and GLP-1 Neurons in the Olfactory Bulb and the Consequences of Gene Deletion of Kv1.3[D]. Tallhassee: The Florida State University, 2017.

[231] Dawes A J, Keogh R, Pearson J. Multisensory subtypes of aphantasia: Mental imagery as supramodal perception in reverse[J]. Neuroscience Research, 2024, 201: 50-59.

[232] Marxreiter F, Storch A, Winkler J. Cellular replacement strategies and adult neurogenesis in idiopathic Parkinson's disease[J]. Nervenarzt, 2016, 87(8): 805.

[233] Mccabe C, Rolls E T. Umami: A delicious flavor formed by convergence of taste and olfactory pathways in the human brain[J]. European Journal of Neuroscience, 2010, 25(6): 1855-1864.

[234] Ohla K, Niko A, et al. Time for Taste—A Review of the Early Cerebral Processing of Gustatory Perception [J]. Chemosensory Perception, 2012, 5(1): 87-99.

[235] Mulheren R W, Kamarunas E, Ludlow C L. Sour taste increases swallowing and prolongs hemodynamic responses in the cortical swallowing network[J]. Journal of Neurophysiology, 2016, 116(5): 2033-2042.

[236] Gagnon L, Kupers R, Ptito M. Neural correlates of taste perception in congenital blindness[J]. Neuropsychologia, 2015, 70: 227-234.

[237] Crouzet S M, Busch N, Ohla K. Taste Quality Decoding Parallels Taste Sensations[J]. Current Biology, 2015, 25(7): 890-896.

[238] Rolls Edmund T. Taste, olfactory, and food reward value processing in the brain[J]. Progress in Neurobiology, 2015, 127-128: 64-90.

[239] Levy L M, Henkin R I, Lin C S, et al. Taste memory induces brain activation as revealed by functional MRI[J]. Journal of Computer Assisted Tomography, 1999, 23(4): 499-505.

[240] Okamoto M, Dan I. Extrinsic information influences taste and flavor perception: A review from psychological and neuroimaging perspectives[J]. Seminars in Cell & Developmental Biology, 2013, 24(3): 247-255.

[241] Noel C, Dando R. The effect of emotional state on taste perception[J]. Appetite, 2015, 95: 89-95.

[242] Papies E K, Barsalou L W, Rusz D. Understanding Desire for Food and Drink: A Grounded-Cognition Approach[J]. Current Directions in Psychological Science, 2020, 29(2): 096372142090495.

[243] Mazzola L, Royet J P, Catenoix H, et al. Gustatory and olfactory responses to stimulation of the human insula[J]. Annals of Neurology, 2017, 82(3): 360-370.

[244] Arachchige K K, Loureiro I S, Blekic W, et al. The Role of Iconic Gestures in Speech Comprehension: An Overview of Various Methodologies[J]. Frontiers in Psychology, 2021, 12: 634074.

[245] Olton D S. Spatial memory[J]. Scientific American, 1977, 236(6): 82-99.

[246] Cooper M. Imagery and the negative self in eating disorders[J]. 2009.

[247] Upadhyay R, Aktar T, Chen J. Perception of creaminess in foods[J]. Journal of Texture Studies, 2020, 51(3).

[248] A M L, B U H. Motor imagery[J]. Journal of Physiology-Paris, 2006, 99(4-6): 386-395.

[249] Charpentier C J, O'Doherty J P. The application of computational models to social neuroscience: Promises and pitfalls[J]. Social Neuroscience, 2018, 13(6): 637-647.

[250] Batula A M, Mark J A, Kim Y E, et al. Comparison of Brain Activation during Motor Imagery and Motor Movement Using fNIRS[J]. Computational Intelligence and Neuroscience, 2017, 2017(5-4): 1-12.

[251] Arsiwalla X D, Riccardo Z, Alberto B, et al. Network dynamics with BrainX3: A large-scale simulation of the human brain network with real-time interaction[J]. Frontiers in Neuroinformatics, 2015, 9(2): 2.

[252] Gatti R, Tettamanti A, Gough P M, et al. Action observation versus motor imagery in learning a complex motor task: A short review of literature and a kinematics study[J]. Neuroscience Letters, 2013, 540(6): 37-42.

[253] Grafton S T, Hamilton A. Evidence for a distributed hierarchy of action representation in the brain[J]. Human Movement Science, 2007, 26(4): 590-616.

[254] Hatem S M, Geoffroy S, Margaux D F, et al. Rehabilitation of Motor Function after Stroke: A Multiple Systematic Review Focused on Techniques to Stimulate Upper Extremity Recovery[J]. Frontiers in Human Neuroscience, 2016, 10: 442.

[255] Haire C M, Vuong V, Tremblay L, et al. Effects of therapeutic instrumental music performance and motor imagery on chronic post-stroke cognition and affect: A randomized controlled trial[J]. NeuroRehabilitation, 2021, 48(2): 195-208.

[256] Moran A, Guillot A, Macintyre T, et al. Re-imagining motor imagery: Building bridges between cognitive neuroscience and sport psychology[J]. British Journal of Psychology, 2012, 103(2): 224-247.

[257] Pia L, Neppi-Modona M, Ricci R, et al. The anatomy of anosognosia for hemiplegia: a meta-analysis[J]. Cortex, 2004, 40(2): 367-377.

[258] Ladda A M, Lebon F, Lotze M. Using motor imagery practice for improving motor performance—A review[J]. Brain and Cognition, 2021.

[259] Cunnington R, Windischberger C, Moser E. Premovement activity of the pre-supplementary motor area and the readiness for action: Studies of time-resolved event-related functional MRI[J]. Human Movement

Science, 2005, 24(5-6): 644-656.

[260] Li L, Yu Z, Ma H, et al. The individual difference of motor imagery ability evoked by visual stimulus and its personality manifestation[J]. Heliyon, 2024, 10(5).

[261] García Carrasco D, Aboitiz Cantalapiedra J. Effectiveness of motor imagery or mental practice in functional recovery after stroke: A systematic review[J]. Neurología, 2016, 31(1): 43-52.

[262] Yu J H, Cho K H. Effectiveness of virtual reality game on functional movement and activities of daily living in hemiparetic stroke patients[J]. Journal of Nanoelectronics and Optoelectronics, 2016, 11(1): 98-102.

[263] Meekings S, Scott S K. Error in the superior temporal gyrus? A systematic review and activation likelihood estimation meta-analysis of speech production studies[J]. Journal of Cognitive Neuroscience, 2020, 33(6): 1-23.

[264] Hagoort P. On Broca, brain, and binding: A new framework[J]. Trends in Cognitive sciences, 2005, 9(9): 416-423.

[265] Bell L, Peng Z, Pausch F, et al. fNIRS assessment of speech comprehension in children with normal hearing and children with hearing aids in virtual acoustic environments: Pilot data and practical recommendations[J]. Children (Basel, Switzerland), 2020, 7(11).

[266] Peperkamp S, Mehler J. Signed and spoken language: A unique underlying system?[J] Language & Speech, 1999, 42(Pt 2-3): 333.

[267] Indefrey P. The spatial and temporal signatures of word production components: A critical update[J]. Frontiers in Psychology, 2011, 2: 255.

[268] Shergill S S, Bullmore E T, Brammer M J, et al. A functional study of auditory verbal imagery[J]. Psychological Medicine, 2001, 31(2): 241.

[269] Kiefer M, Pulvermüller F. Conceptual representations in mind and brain: Theoretical developments, current evidence and future directions[J]. Cortex, 2012, 48(7): 805-825.

[270] Lu L, Han M, Zou G, et al. Common and distinct neural representations of imagined and perceived speech[J]. Cerebral Cortex, 2023, 33(10): 6486-6493.

[271] Catani M, Jones D K, Ffytche D H. Perisylvian language networks of the human brain[J]. Annals of Neurology: Official Journal of the American Neurological Association and the Child Neurology Society, 2005, 57(1): 8-16.

[272] Dehaene-Lambertz G, Pallier C, Serniclaes W, et al. Neural correlates of switching from auditory to speech perception[J]. NeuroImage, 2005, 24(1): 21-33.

[273] Bock K, Konopka A, Middleton E. Spoken language production: Psycholinguistic approach[J]. 2006.

[274] Demonet J-F. Renewal of the neurophysiology of language: Functional neuroimaging[J]. Physiological Reviews, 2005, 85(1): 49-95.

[275] Balconi M, Pozzoli U. Comprehending semantic and grammatical violations in Italian: N400 and P600 comparison with visual and auditory stimuli[J]. Journal of Psycholinguistic Research, 2005, 34(1): 71.

[276] Malaia E, Newman J, et al. Neural bases of event knowledge and syntax integration in comprehension of complex sentences[J]. Neurocase: Case Studies in Neuropsychology, Neuropsychiatry, and Behavioral Neurology, 2015.

[277] Wechsler D. Wechsler Adult Intelligence Scale[J]. Frontiers in Psychology, 1997.

[278] Horan R. The neuropsychological connection between creativity and meditation[J]. Creativity Research

Journal, 2009, 21(2-3): 199-222.

[279] Beaty R E, Benedek M, Kaufman S B, et al. Default and executive network coupling supports creative idea production[J]. Scientific Reports, 2015, 5: 10964.

[280] Amp R G, Ben-Artzi E. Metaphors and verbal creativity: The role of the right hemisphere[J]. Laterality: Asymmetries of Body, Brain & Cognition, 2012, 17(5): 602-614.

[281] Dietrich A, Kanso R. A review of EEG, ERP, and neuroimaging studies of creativity and insight[J]. Psychological Bulletin, 2010, 136(5): 822-848.

[282] Khalil R, Godde B, Karim A A. The link between creativity, cognition, and creative drives and underlying neural mechanisms[J]. Frontiers in Neural Circuits, 2019, 13.

[283] Haier R J. The parieto-frontal integration theory (P-FIT) of intelligence: Converging neuroimaging evidence[J]. Behavioral and Brain Sciences, 2007, 30(2): 154-155.

[284] Magyari-Beck I. Is creativity a real phenomenon?[J]. Creativity Research Journal, 1998, 11(1): 83-88.

[285] Lisa A Z, Sook-Lei L, Francesco D. Exploring the neural correlates of visual creativity[J]. Social Cognitive and Affective Neuroscience, 2013, 8(4): 475-480.

[286] Kandler C, Riemann R, Angleitner A, et al. The nature of creativity: The roles of genetic factors, personality traits, cognitive abilities, and environmental sources[J]. Journal of Personality and Social Psychology, 2016, 111(2): 230.

[287] Suciu T. The importance of creativity in education[J]. Bulletin of the Transilvania University of Brasov. Series V: Economic Sciences, 2014, 151-158.

[288] Sawyer R K, John-Steiner V, Moran S, et al. The Development of Creativity as a Decision-Making Process[M]//Sawyer R K, et al. Creativity and Development. Oxford: Oxford University press, 2003.

[289] Lloyd-Cox J. The neural and cognitive mechanisms underlying creative thinking[D]. Goldsmiths: University of London, 2024.

[290] Abraham, A. The neuropsychology of creativity[J]. Current Opinion in Behavioral Sciences, 2018, 27: 71-76.

[291] Smith J K. Review of How Art Works: A Psychological Exploration[J]. Psychology of Aesthetics, Creativity, and the Arts, 2019, 13(3).

[292] Shubina I. Creativity in psychotherapy: The possibilities of its utilization[C]. Proceedings of the 5th International Congress on Clinical & Counselling Psychology, 2017.

[293] Schacter D L. Constructive memory: Past and future[J]. Dialogues in Clinical Neuroscience, 2012, 14(1): 7-18.

[294] Seligman M E P, Csikszentmihalyi M. Positive psychology: An introduction[J]. American Psychologist, 2014.

[295] Mar R A. The neural bases of social cognition and story comprehension[J]. Annual Review of Psychology, 2010, 62(1): 103.

[296] Green M F, Horan W P. Social cognition in schizophrenia[J]. Current Directions in Psychological Science, 2010, 19(4): 243-248.

[297] Buckner R L, Carroll D C. Self-projection and the brain[J]. Trends in Cognitive Sciences, 2007, 11(2): 49-57.

[298] Hassabis D, Maguire E A. Deconstructing episodic memory with construction[J]. Trends in Cognitive Sciences, 2007, 11(7): 299-306.

[299] Schacter D L. The seven sins of memory: Insights from psychology and cognitive neuroscience[J]. American Psychologist, 1999, 54(3): 182-203.

[300] Goldman A. Two routes to empathy[J]. Review of Philosophy & psychology, 2011: 31-44.

[301] Farah M J. Neuroethics: A guide for the perplexed[J]. Cerebrum: The Dana Forum on Brain Science, 2004, 6(4): 29-38.

[302] Botvinick M M, Niv Y, Barto A C. Hierarchically organized behavior and its neural foundations: A reinforcement learning perspective[J]. Cognition, 2009, 113(3): 262-280.

[303] Jia X, Li W, Cao L. The role of metacognitive components in creative thinking[J]. Frontiers in Psychology, 2019, 10: 2404.

[304] Horan R. The neuropsychological connection between creativity and meditation[J]. Creativity Research Journal, 2009, 21(2-3): 199-222.

[305] Plucker J A. Creativity and Innovation[M]. New York: Routledge, 2022.

[306] A F H, B Y N K, A E R C, et al. Context matters: Novel metaphors in supportive and non-supportive contexts[J]. NeuroImage, 2024, 212.

[307] Khalil R, Godde B, Karim A A. The link between creativity, cognition, and creative drives and underlying neural mechanisms[J]. Frontiers in Neural Circuits, 2019, 13.

[308] Thomas V. Using mental imagery in counselling and psychotherapy: A guide to more inclusive theory and practice[M]. New York: Routledge, 2015.

[309] Huang X, Huang P, Li D, et al. Early brain changes associated with psychotherapy in major depressive disorder revealed by resting-state fMRI: Evidence for the top-down regulation theory[J]. International Journal of Psychophysiology, 2014.

[310] Ferdek M A, Oosterman J M, Adamczyk A K, et al. Effective connectivity of beta oscillations in endometriosis-related chronic pain during rest and pain-related mental imagery[J]. Journal of Pain 2019, 20(12).

[311] Barry D N, Barnes G R, Clark I A, et al. The neural dynamics of novel scene imagery[J]. Journal of Neuroscience, 2019, 39(22): 4375-4386.

[312] Fachner J C, Maidhof C, Grocke D, et al. "Telling me not to worry…" Hyperscanning and neural dynamics of emotion processing during guided imagery and music[J]. Frontiers in Psychology 2019, 10: 1561.

[313] Skottnik L, Linden D E J. Mental imagery and brain regulation—New links between psychotherapy and neuroscience[J]. Frontiers in Psychiatry, 2019, 10: 779.

[314] Frewen P A, Dozois D J A, Neufeld R W J, et al. Social emotions and emotional valence during imagery in women with PTSD: Affective and neural correlates[J]. Psychological Trauma Theory Research Practice & Policy, 2010, 2(2): 145-157.

[315] Jensen K B, Berna C, Loggia M L, et al. The use of functional neuroimaging to evaluate psychological and other non-pharmacological treatments for clinical pain[J]. Neuroscience Letters, 2012, 520(2): 156-164.

[316] Ruff C C, Knauff M, Fangmeier T, et al. Reasoning and working memory: Common and distinct neuronal processes[J]. Neuropsychologia, 2003, 41(9): 1241-1253.

[317] Damasio A R. The somatic marker hypothesis and the possible functions of the prefrontal cortex[J]. Philosophical Transactions of the Royal Society of London, Series B: Biological Sciences, 1996, 351(1346): 1413-1420.

[318] Meghani N, Tracy M F, Hadidi N N, et al. Part II: The effects of aromatherapy and guided imagery for the

symptom management of anxiety, pain, and insomnia in critically ill patients: An integrative review of current literature[J]. Dimensions of Critical Care Nursing, 2017, 36.

[319] Zachariae R, Kristensen J S, Hokland P, et al. Effect of psychological intervention in the form of relaxation and guided imagery on cellular immune function in normal healthy subjects[J]. Psychotherapy & Psychosomatics, 1990, 54(1): 32-39.

[320] Kharlas D A, Frewen P. Trait mindfulness correlates with individual differences in multisensory imagery vividness[J]. Personality & Individual Differences, 2016, 93: 44-50.

[321] Salka S. Enlisting the unconscious as an ally in grief therapy: The creative use of affirmations, metaphors, and guided visualization[J]. Hospice Journal, 1997, 12(3): 17-31.

[322] La Roche M J, D'Angelo E, Gualdrón L, et al. Culturally sensitive guided imagery for allocentric Latinos: A pilot study[J]. Psychotherapy, 2006, 43(4): 555.

[323] Graham L. Using guided imagery to create brain change[M]//Transformative Imagery: Cultivating the Imagination for Healing, Change, and Growth. London: Jessica Kingsley Publishers, 2016: 136.

[324] Giacobbi P, Long D, Nolan R, et al. Guided imagery targeting exercise, food cravings, and stress: A multi-modal randomized feasibility trial[J]. Journal of Behavioral Medicine, 2018, 41(1): 87-98.

[325] Farah M J. The neural basis of mental imagery[J]. Trends in Neurosciences, 1989, 12(10): 395-399.

[326] de Gelder B, Tamietto M, Pegna A J, et al. Visual imagery influences brain responses to visual stimulation in bilateral cortical blindness[J]. Cortex, 2015, 72: 15-26.

[327] Klimesch W. EEG alpha and theta oscillations reflect cognitive and memory performance: a review and analysis[J]. Brain Research Reviews, 1999, 29(2-3): 169-195.

[328] Jiang T, Qiao S, Li J, et al. Effects of symbol type and numerical distance on the human event-related potential[J]. Neuropsychologia, 2010, 48(1): 201-210.

[329] Paol P, Ilias T, Antonia H, et al. The present and future use of functional near-infrared spectroscopy (fNIRS) for cognitive neuroscience[J]. Annals of the New York Academy of Sciences, 2018.

[330] Just M A, Carpenter P A. A theory of reading: From eye fixations to comprehension[J]. Psychological Review, 1980, 87(4): 329-354.

[331] Paivio A. Mental representations: A dual coding approach[M]. Oxford: Oxford University Press, 1990.

[332] Gleitman L, Papafragou A. Language and Thought[M]//The Cambridge Handbook of Thinking and Reasoning. Cambridge: Cambridge University press, 2005: 633-661.

[333] Neggers S F W, Huijbers W, Vrijlandt C M, et al. TMS pulses on the frontal eye fields break coupling between visuospatial attention and eye movements[J]. Journal of Neurophysiology, 2007, 98(5): 2765-2778.

[334] Weisholtz D S, Root J C, Butler T, et al. Beyond the amygdala: Linguistic threat modulates peri-sylvian semantic access cortices[J]. Other, 2015, 151.

[335] Kuperberg G R, Caplan D, Sitnikova T, et al. Neural correlates of processing syntactic, semantic, and thematic relationships in sentences[J]. Language and Cognitive Processes, 2006, 21(5): 489-530.

[336] P Kuhl A, et al. The bimodal perception of speech in infancy[J]. Science, 1982, 218(4577): 1138-1141.

[337] Simonton D, Keith R. Review of Creativity: Theories and themes: Research, development, and practice[J]. Psychology of Aesthetics, 2007.

[338] Nisbett R E, Masuda T. Culture and Point of View[M]//Biological and Cultural Bases of Human Inference. New York: Psychology Press, 2006.

[339] Chang H, Chen L, Zhang Y, et al. Foundational number sense training gains are predicted by

hippocampal-parietal circuits[J]. The Journal of Neuroscience: The Official Journal of the Society for Neuroscience, 2022, 42(19): 4000-4015.

[340] He J Z, Zhou Z H, Zhao Z H, et al. A general design technique for fault diagnostic systems[C]//Neural Networks, 2001. Proceedings IJCNN '01 International Joint Conference on IEEE, 2001.

[341] Friedman N P, Robbins T W. The role of prefrontal cortex in cognitive control and executive function[J]. Springer Science and Business Media LLC, 2022(1).

[342] Perlman S B, Huppert T J, Luna B. Functional near-infrared spectroscopy evidence for development of prefrontal engagement in working memory in early through middle childhood[J]. Cerebral Cortex, 2016, 26(6): 2790-2799.

[343] Roger E, Banjac S, de Schotten M T, et al. Missing links: The functional unification of language and memory (LM)[J]. Neuroscience & Biobehavioral Reviews, 2022, 133: 104489.

[344] Helfrich R F, Knight R T. Cognitive neurophysiology: Event-related potentials[J]. Handbook of Clinical Neurology, 2019, 160: 543-558.

[345] Phillips Z, Canoy R J, Paik S, et al. Functional near-infrared spectroscopy as a personalized digital healthcare tool for brain monitoring[J]. Journal of Clinical Neurology (Seoul, Korea), 2023, 19(2): 115.

[346] Miller E K, Cohen J D. An integrative theory of prefrontal cortex function[J]. Annual Review of Neuroscience, 2001, 24(1): 167-202.

[347] Funahashi S, Andreau J M. Prefrontal cortex and neural mechanisms of executive function[J]. Journal of Physiology Paris, 2013, 107(6): 471-482.

[348] Chén O Y, Cao H, Reinen J M, et al. Resting-state brain information flow predicts cognitive flexibility in humans[J]. Scientific Reports, 2019, 9(1): 1-10.

[349] Pérez-Arce P. The influence of culture on cognition[J]. Archives of Clinical Neuropsychology, 1999.

[350] Saxe R, Kanwisher N. People thinking about thinking people: The role of the temporo-parietal junction in "theory of mind"[J]. NeuroImage, 2003, 19(4): 1835-1842.

[351] Oh J, Chun J W, Jo H J, et al. The neural basis of a deficit in abstract thinking in patients with schizophrenia[J]. Psychiatry Research: Neuroimaging, 2015, 234(1): 66-73.

[352] Hammer R, Paul E J, Hillman C H, et al. Individual differences in analogical reasoning revealed by multivariate task-based functional brain imaging[J]. NeuroImage, 2019, 184: 993-1004.

[353] Yee E. Abstraction and concepts: When, how, where, what and why?[J]. Language, Cognition and Neuroscience, 2019, 34(10): 1257-1265.

[354] Yeo G H, Cheah C S L, Sim T N. A tale of two countries: Singaporean and Chinese parents' emotion socialization during childhood and the relation to adolescents' emotion regulation[J]. International Journal of Psychology, 2019.

[355] Nie H. The geography of thought: How Asians and Westerners think differently and why[J]. Brock Education: A Journal of Educational Research & Practice, 2004, 13(2): 156.

[356] Wilson D M, Gross D. Parents' executive functioning and involvement in their child's education: An integrated literature review[J]. Journal of School Health, 2018, 88(4): 322.

[357] Park H J, Friston K. Structural and functional brain networks: From connections to cognition[J]. Science, 2013, 342(6158): 579.

[358] Schacter D L, Addis D R, Hassabis D, et al. The future of memory: Remembering, imagining, and the brain[J]. Neuron, 2012, 76(4): 677-694.

[359] Weiler J A, Daum I. Mental time travel—the neurocognitive basis of future thinking[J]. Fortschritte der Neurologie Psychiatrie, 2008, 76(9): 539-548.

[360] Addis D R, Schacter D L. Constructive episodic simulation: Temporal distance and detail of past and future events modulate hippocampal engagement[J]. Hippocampus, 2008, 18(2): 227-237.

[361] Zöllig J, West R, Martin M, et al. Neural correlates of prospective memory across the lifespan[J]. Neuropsychologia, 2007, 45(14): 3299-3314.

[362] Beaty R E, Seli P, Schacter D L. Thinking about the past and future in daily life: An experience sampling study of individual differences in mental time travel[J]. Psychological Research, 2019.

[363] Suddendorf T, Corballis M C. The evolution of foresight: What is mental time travel, and is it unique to humans?[J]. Behavioral and Brain Sciences, 2007, 30(3): 299-313.

[364] Manning L. Future mental time travel and the me-self[J]. Seeing The Future (Theoretical perspectives on future-oriented mental time travel), 2016.

[365] Miloyan B, Pachana N A, Suddendorf T. The future is here: A review of foresight systems in anxiety and depression[J]. Cognition and Emotion, 2014, 28(5): 795-810.

[366] Aspinwall L G. Future-oriented aspects of social comparisons: A framework for studying health-related comparison activity[M]//Health, Coping, and Well-being. New York: Psychology Press, 2013: 125-165.

[367] Duckworth A L, Kirby T A, Gollwitzer A, et al. From Fantasy to Action: Mental Contrasting with Implementation Intentions (MCII) Improves Academic Performance in Children[J]. Social Psychological & Personality Science, 2013, 4(6): 745.

[368] Liu C, Li W, Wang R, et al. Temporal features of individual and collective self-referential processing: An event-related potential study[J]. PeerJ, 2020, 8(1): e8917.

[369] Kim S, Filimonau V. On linguistic relativity and pro-environmental attitudes in tourism[J]. Tourism Management, 2017, 63: 158-169.

[370] Fadem S. Design for sensemaking in complex and ambiguous medical situations[D]. New Jersey: Rutgers The State University of New Jersey, 2021.

[371] Moulton S T, Kosslyn S M. Imagining predictions: Mental imagery as mental emulation[J]. Philosophical Transactions of the Royal Society of London, 2009, 364(1521): 1273-1280.

[372] Greene J D. An fMRI Investigation of Emotional Engagement in Moral Judgment[J]. Science, 2001, 293(5537): 2105-2108.

[373] Wang Y, Deng Y, Sui D, et al. Neural correlates of cultural differences in moral decision making: A combined ERP and sLORETA study[J]. Neuroreport, 2014, 25(2): 110.

[374] Facundo M, Barbara S, Luke C, et al. Decision-making processes following damage to the prefrontal cortex[J]. Brain, 2002(3): 624-639.

[375] Wimmer H, Perner J. Beliefs about beliefs: Representation and constraining function of wrong beliefs in young children's understanding of deception[J]. Cognition, 1983, 13(1): 103-128.

[376] Rosen J B, Brand M, Kalbe E. Empathy mediates the effects of age and sex on altruistic moral decision making[J]. Frontiers in Behavioral Neuroscience, 2016, 10: 67.

[377] Kauppinen A. Empathy and moral judgment[M]//The Routledge Handbook of Philosophy of Empathy. London: Routledge, 2017: 215-226.

[378] Hauser M, Cushman F, Young L, et al. A dissociation between moral judgments and justifications[J]. Mind & Language, 2010, 22(1): 1-21.

[379] Li Y. Cognitive and emotional factors in moral decision-making[J]. Journal of Education, Humanities and Social Sciences, 2023, 22: 774-779.

[380] Emonds G, Declerck C H, Boone C, et al. Comparing the neural basis of decision making in social dilemmas of people with different social value orientations: A fMRI study[J]. Journal of Neuroscience Psychology & Economics, 2011, 4(1): 11-24.

[381] Shafer W E, Morris R E, Ketchand A A. Effects of personal values on auditors' ethical decisions[J]. Accounting Auditing & Accountability Journal, 2001, 14(3): 254-277.

[382] Winskel H, Bhatt D. The role of culture and language in moral decision-making[J]. Culture and Brain, 2019: 1-19.

[383] Young L, Heiphetz L. A social cognitive developmental perspective on moral judgment[J]. Behaviour, 2014, 151(2-3): 315-335.

[384] Christensen J F, Flexas A, Calabrese M, et al. Moral judgment reloaded: A moral dilemma validation study[J]. Frontiers in Psychology, 2014, 5: 607.

[385] Sigmon A H. Exploratory Study of Moral Imagination in Complex Decision-Making Among Executive Healthcare Leadership During the COVID-19 Pandemic[D]. Raleigh: North Carolina Agricultural and Technical State University, 2023.

[386] Garrigan B, Adlam A L R, Langdon P E. The neural correlates of moral decision-making: A systematic review and meta-analysis of moral evaluations and response decision judgments[J]. Brain and Cognition, 2016, 108: 88-97.

第 5 章

基于言语想象的 BCI 关键技术

言语表达是一种人类重要的高级认知行为，该行为的实现与人的大脑活动密切相关，真实的言语表达和言语想象都能够激活部分相同的脑区，因此言语想象成为一种脑机交互的新型范式。基于言语想象的脑机交互（BCI）具有自发产生、无须训练、对被试者友好等优点，受到了众多学者的关注。然而，这一交互技术在实验范式的设计和想象材料的选择方面并不成熟，存在较多亟待讨论的问题。针对这些问题，本章首先阐述了言语想象的神经机制；然后综述了以往基于言语想象的 BCI 研究，系统分析了实验范式、想象材料、数据处理等方面的主流方法和核心技术；最后讨论了制约基于言语想象的 BCI 系统发展的关键问题和面临的主要挑战，并展望了基于言语想象的 BCI 系统未来的发展和应用前景。

5.1 引言

脑机交互（Brain-Computer Interaction，BCI）是一种通信或控制系统，用户发送到外部世界的消息或命令不通过大脑外围神经和肌肉的正常输出路径，而是利用计算机等外部电子设备，实现大脑与外界的交流和控制[1, 2]。BCI 系统可分为自发 BCI 系统与诱发 BCI 系统两类，前者是基于某种特定心理任务产生的神经活动，后者是在外部刺激下所诱发的。另外，自发 BCI 系统常见的心理范式（任务）是运动想象，它要求被试者在心理上模拟身体某个部位（如手或脚）运动。基于运动想象的脑机交互机制已被广泛研究，然而运动想象这一心理任务对部分被试者并不太友好，大约20%的人不能产生有效的控制，即出现"BCI 盲"现象。因此，研究者提出了其他一系列的心理范式（任务），如言语想象、视觉想象[3]、心算[4]等，利用这些任务同样可以进行 BCI 系统的研究和开发。其中，基于言语想象的 BCI 系统具有较多的优点，如自发产生、无须刺激、无须训练、对被试者友好、可直接表达真实意图，以及能够提供一种自然的交流方式等。

对言语产生时脑神经信号的研究可追溯至 1967 年，Schafer[5]发现在阅读不同字母前 525 ms 内，同一大脑皮层区域有不同的皮层电位；Hiraiwa 等[6]利用阅读 5 个日语元音时的准备电位进行分类；Suppes 等[7]发现在不同单词听觉刺激及想象过程中，可以利用脑神经信号对单词进行分类。在随后的研究中，越来越多的学者关注在言语想象过程中对脑神经信号的分析，并逐渐将其发展为 BCI 系统中一个重要的范式。对言语想象的研究由最初发现阅读不同字母时脑神经信号的不同变化，到利用想象元音进行分类，再到利用阅读连续句子进行解码，有一个缓慢的发展历程。其中，对言语想象连续句子的解码还处于发展初期，未来有广阔的发展前景。基于言语想象的 BCI 系统能够实现一种较为自然的交流方式，对言语障碍、肌萎缩侧索硬化症、闭锁综合征等疾病患者具有积极作用[8, 9]。

在基于言语想象的脑机交互研究方面，前人也有发表一些文章。陈霏等[10]讨论了基于言语想象的脑机交互技术的信号采集、信号处理技术，但并未对实验范式及想象材料等存在的问题进行归纳总结，对于句子解码任务的介绍较少。Schultz 等[11]主要介绍了言语产生时多种生物信号及其记录形式，Cooney 等[12]主要关注言语的生理学知识及其产生机制，但他们均未涉及实验范式和信号处理。Martin 等[13, 14]在其论述中仅描述了利用皮层脑电（Electrocorticography，ECoG）技术对言语想象时的脑神经信号进行解码，Pana-chakel 等[15]仅描述了头皮脑电（Electroencephalography，EEG）技术，两者都没有综合考量多种脑神经信号在言语想象领域的应用。另外，虽然言语想象任务执行起来相对容易，但在特征提取、分类、人机交互等方面存在一定的难度，实验范式的设计和想象材料的选择也没有制定统一的标准。

因此，针对上述存在的问题，本章对基于言语想象的脑机交互实验范式及想象材料的选择进行系统归纳总结，讨论处理言语想象数据的算法，阐述在线系统、实验范式、言语想象数据和解码句子等方面存在的具体问题，并展望基于言语想象的 BCI 系统未来的发展方向及应用前景。

5.2 言语想象的神经机制

5.2.1 言语想象的基础生理过程

言语想象，是指人们在心里发声，而不发出实际声音，也没有面部动作。这一现象的产生涉及人的认知、记忆、学习、思考等方面的大脑神经机制。Oppenheim 等[16]在其研究中指出，言语想象是真实发声的删减版，它能够激活发声特征，只是没有产生可以听到的声音。Palmer 等[17]通过功能磁共振成像（Functional Magnetic Resonance Imaging，fMRI）发现在真实发声期间所激活的脑区与言语想象期间所激活的脑区相似。Huang 等[18]通过 fMRI 发现真实发声与言语想象都会激活布洛卡区及其他部分脑区，但在真实发声状态下布洛卡区的激活程度更大，并且在言语想象状态下左半脑区激活尤为显著。这些研究表明，两种行为在脑区激活上存在部分重叠，这也为以后分类和解码言语想象时的脑神经信号提供了科学理论依据。

Basho 等[19]通过 fMRI 发现言语想象能够更明显地激活左侧颞中回和额上回等脑区。Shuster 等[20]通过 fMRI 测量血氧浓度依赖性（Blood Oxygen Level-Dependent，BOLD）发现，左侧中央前回和中央后回等脑区在真实发声任务中的 BOLD 响应明显大于言语想象时的响应。可以发现，两种行为在脑区激活上虽然存在重叠，但各有侧重，不能将两种行为产生的脑神经机制等同看待。

在言语想象任务中，Goto 等[21]利用脑磁（Magnetoencephalography，MEG）在左下额中回、左前颞叶皮层等脑区观察到事件相关去同步化（Event-Related Desynchronization，ERD）现象，并且具有不同的时空特征。Shergill 等[22]利用 fMRI 来检测脑活动与言语想象生成速率的关系，结果发现言语想象生成速率的增加与脑区激活相关。研究发现，自发的言语想象与任务诱发的言语想象存在差异，任务诱发的言语想象与左下额叶的激活程度增强有关，而自发的言语想象对这一区域的激活并不明显[23]。对真实发声与言语想象两种行为在神经层面的研究，使人们可以更好地将言语想象实验范式应用于 BCI 系统；而对言语想象神经影像学的不断探索，可以让人们利用其中的结论更好地设计出基于言语想象的 BCI 系统的实验范式，并选择合适的特征提取算法。

在言语想象和真实发声过程中，大脑的神经活动有重叠，但也存在部分差异，因此不能将真实发声实验得到的结论应用于言语想象实验范式，而应将言语想象与 BCI 系统结合起来对这一大脑活动机制进行研究。大脑在处理不同含义词语时有不同的激活方式，利用言语想象时大脑的神经特征，可以为 BCI 系统的分类、解码提供依据。言语想象实验范式能够得以发展，就是依托了对这些生理机制的研究。但是，在真实发声过程中嘴唇、舌头等发声器官会运动，那么利用言语想象时的脑神经信号进行分类、解码，究竟是利用了大脑处理言语信息的信号还是发声器官运动想象的信号还需要进一步探究。

5.2.2 脑神经信号采集

根据信号采集方式的不同，BCI 系统可分为侵入式 BCI 系统和非侵入式 BCI 系统两类。侵入式 BCI 系统需要通过外科手术实现，将电极植入大脑内部，使得运动和其他非神经伪迹产生的影响大大减小。在侵入式 BCI 系统中，ECoG 信号的信噪比高、具有较高的时间分辨率和空间分辨率，侵入性相对较弱，因此研究大多采集 ECoG 信号。但基于 ECoG 信号采集的言语想象 BCI 系统的被试者多为癫痫患者，他们植入电极的最初目的是治疗癫痫并非脑机交互，因此这种方式仅适用于部分特定人群[24, 25]。非侵入式 BCI 系统是一种将信号采集电极放置在头皮表面获取脑神经信号的无创途径，常见的非侵入式技术有 EEG、功能性近红外光谱（Functional Near-Infrared Spectroscopy，fNIRS）、MEG 等，它们也是目前采集脑神经信号应用最广的方式。

目前，在基于言语想象的 BCI 系统中，采集 ECoG 信号、EEG 信号的研究均得到了广泛开展。ECoG 信号采集凭借更精准、更快速的控制被应用于鼠标的一维控制[25, 26]，以及句子解码任务中[27, 28]。EEG 信号采集凭借其价格较低、便携易用等优点被广泛深入研究，因此非侵入式 BCI 系统大多采集 EEG 信号。

此外，Kaongoen 等[29]在言语想象任务中，不仅采集了头皮 EEG 信号，而且采集了耳部 EEG 信号。结果发现，两种不同形式的 EEG 信号在分类任务上并没有显著差异。因此，基于言语想象的 BCI 系统在应用过程中应结合被试者的情况选择合适的信号采集方式。另外，侵入式采集方式需要通过外科手术植入电极；非侵入式采集方式有的采用佩戴形式（如 EEG），但有的记录设备比较庞大（如 MEG）。因此，开发便携的采集系统也是未来研究的一个方向。

5.2.3 基于言语想象的 BCI 系统的脑区选择

在基于言语想象的 BCI 系统中，侵入式采集方式的电极都是预先设计好的，电极一经植入就不会再随意移动；对于非侵入式采集方式而言，可以通过不同的电极排布，筛选出对脑神经信号分类、解码起重要作用的脑区。表 5.1[8, 30-36]展示了基于言语想象的 BCI 系统的脑区选择。其中，侵入式采集方式的电极都是植入固定的脑区，非侵入式采集方式选择的都是执行分类任务准确率最高的脑区。

表 5.1 基于言语想象的 BCI 系统的脑区选择

文　献	采集方式	脑区选择
Guenther 等，2009[30]	神经营养电极（侵入式）	左侧中央前回
Brumberg 等，2011[8]	微电极（侵入式）	左侧中央前回
Pei 等，2011[31]	ECoG（侵入式）	额叶、顶叶和颞叶
Herff 等，2015[32]	ECoG（侵入式）	左侧额叶和颞叶
Sereshkeh 等，2018[33]	fNIRS（非侵入式）	左侧颞叶和左颞顶区
Lee 等，2019[34]	EEG（非侵入式）	左侧布洛卡区和韦尼克区
Riaz 等，2015[35]	EEG（非侵入式）	左侧运动皮层、布洛卡和韦尼克区
Koizumi 等，2018[36]	EEG（非侵入式）	前额叶皮层

从表 5.1 中可以看出，基于言语想象的 BCI 系统的脑区选择大多集中在左半脑。此外，Wang 等[37]设计了采集脑神经信号的两种不同电极排布的 BCI 系统，一种采集全脑信息，另一种仅采集左半脑信息。结果表明，仅利用左半脑信息也可以提取言语想象的脑神经信号特征。通过对脑区更精准的定位，可以优化电极排布，使基于言语想象的 BCI 系统的应用更加简单、轻便。

5.2.4 基于言语想象的 BCI 系统在不同波段下的表现

成年人 EEG 信号中主要包括 θ 波（频率为 4～8 Hz）、α 波（频率为 8～13 Hz）、β 波（频率为 13～30 Hz）和 γ 波（频率 > 30 Hz），并且每种频率的 EEG 信号都与大脑特定的生理现象密切相关。

在言语想象任务过程中，Jahangiri 等[38]通过音节想象分类任务发现，α 波具有最高的分类性能，其次是 β 波；D'Zmura 等[39]发现，β 波（频率为 13～18 Hz）中包含丰富的分类特征。郭苗苗等[40]对言语想象 EEG 信号进行时频分析发现，被试者默读汉字时所引起的 EEG 信号能量变化差异主要体现在 α 波和 β 波中。Sereshkeh 等[41]通过对单词想象的 EEG 信号进行分析发现，在布洛卡区和额叶皮层存在 β 波的激活。Koizumi 等[36] 通过言语想象分类任务发现，高频段 γ 波（频率为 60～120 Hz）取得了比其他频段都高的分类精度，而在频率 0～60 Hz 范围内，低频段 γ 波（频率为 30～40 Hz）的分类精度存在一个峰值。由于 EEG 信号与 ECoG 信号有相似的生理学基础，因此在利用 ECoG 信号进行言语想象研究中也有类似的结论。Ikeda 等[42]利用 ECoG 信号进行元音想象研究，发现布洛卡区的 β 波有较高的分类精度。Crone 等[43]在其研究中指出，ECoG 信号中的高频段 γ 波（频率为 80～100 Hz）可用于研究人类语言的神经解剖学和加工动力学，在利用 ECoG 信号进行言语想象解码研究中大多利用高频段 γ 波[32,44]。

因此，在后续基于言语想象的 BCI 系统研究中，研究者可关注 EEG、ECoG 信号的 α 波、β 波、高频段 γ 波。在言语想象任务中，对频段信息的研究有助于选择合适的信号采集方式和频域分析算法。

5.2.5 言语想象任务中的 EEG 动态特征

事件相关电位（Event Related Potential，ERP）是被刺激诱发的电位（相对于自发的 EEG 信号而言），或者是当某种心理因素出现时在脑区所产生的电位变化。以非侵入方式采集的 EEG 信号中，利用 EEG 信号中的 ERP 开发的 BCI 经典范式有 N170（面孔识别）、P300（打字）。

言语想象任务中同样存在 ERP。DaSalla 等[45]的研究指出，在刚开始执行元音想象时，C3、CZ 和 C4 电极（国际 10-20 系统）位置出现负波趋势，在 300 ms 左右出现正波，并且这些波形与真实语音产生的 ERP 的波形非常相似。杨晓芳等[46]发现，在执行音位想象任务时 ERP 的波形与真实发声器官运动引起的颅内及头皮电位的波形相似。Kim 等[47]提出了将 ERP 与言语想象任务相结合的范式，利用 ERP 峰值这一特征可以实现智能家居控制。

虽然 ERP 已广泛应用于脑功能及神经科学研究，但在基于言语想象的 BCI 系统中，与 ERP 相关的研究相对较少，并且没有开发出利用 ERP 进行分类识别的言语想象 BCI 系统。虽然言语想象任务中存在 ERP 现象，但在执行不同言语想象任务时 ERP 仅具有较小差异，这就使得分类识别任务变得较为困难，因此从细微的差异中区分不同的心理状态需要利用新的特征、新的算法进行分析。

5.3 基于言语想象的 BCI 系统的实验范式及想象材料

基于言语想象的 BCI 系统的实验范式可分为两类，一类是分类任务，另一类是解码任务。如图 5.1 所示为基于言语想象的 BCI 系统实验范式。分类任务的对象是两个或多个单词、音节、音位等，其目标是将脑神经信号分类为有限类别中的一类；而解码任务的对象大多是句子，其目标是利用脑神经信号重建连续的语句特征。

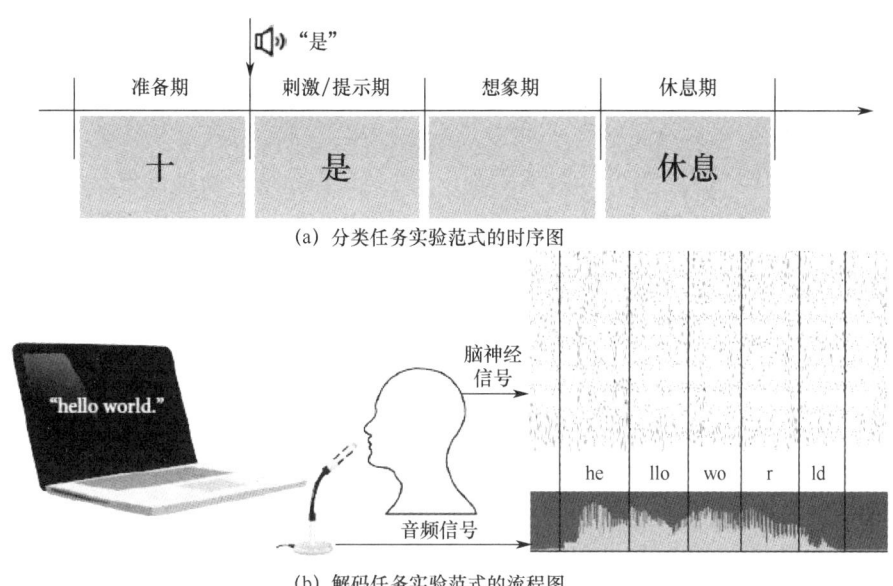

(a) 分类任务实验范式的时序图

(b) 解码任务实验范式的流程图

图 5.1 基于言语想象的 BCI 系统实验范式

5.3.1 分类任务实验范式

基于言语想象的 BCI 系统分类任务的实验范式与基于运动想象的 BCI 系统的实验范式比较相似，分类任务实验范式的单个实验试次通常包括准备期、刺激/提示期、想象期和休息期。如图 5.1（a）所示为分类任务实验范式的时序图，以想象"是"为例。

在准备期，被试者被要求注视屏幕，在一般情况下屏幕会显示"十"字符号，目的是让被试者避免头部运动，使被试者的大脑活动保持基线水平，便于实现后续异步系统想象状态与空闲状态的区分[48]。刺激/提示期给出的是被试者在想象期所执行的想象任务，较为常见的刺激/提示材料为单个汉字、单词、音节、音位等。根据刺激/提示材料呈现方式的不同，其可分为听觉提示[34,49]、视觉提示[36,38]、视听结合提示[50]3 种。在刺激/提示期，若刺激/提示为听觉提示，则系统会通过扬声器播放被试者需要想象的材料；若刺激/提示为视觉提示，则系统会通过屏幕显示被试者需要想象的材料。其中，较为常见的是视觉提示，当在线人机交互系统使用视觉提示时，被试者可以在多个提示材料中自主选择要执行的想象任务。当在线人机交互系统使用听觉提示时，被试者只能根据听觉提示进行人机交互，而不能自主选择想象材料。与此同时，使用听觉提示会激活与言语想象相关的脑区，而使用视觉提示就能够避免这个问题[51]。

Sereshkeh 等[52]通过选择一些答案为"是"或"不是"的问题进行视觉提示。若刺激/提示为视听结合提示，则将上述两种提示进行结合。Zhang 等[50]在关于汉语音节 4 种音调的研究中指出，采用视听结合提示的分类准确率要高于仅使用视觉提示。

在想象期，被试者被要求想象在刺激/提示期所提示的材料，但是言语想象任务如何执行，不同篇文献有不同的表述。例如，在心里读某个字不能移动嘴唇且不能发声[37]；想象在心里默默地说出某个字[53];想象以第一人称的方式说话,说话者感觉自己在没有任何发声动作的情况下说话[34]。通过广泛查阅文献可将言语想象任务指导语总结为:被试者应以第一人称进行想象,在想象过程中心里默读所提示的材料,但是不能发出声音,同时应确保发声器官与面部器官不运动[11, 34, 37, 40, 53]。

被试者进行言语想象的方式一般有两种:一种是在想象期不断重复想象提示材料[37,40];另一种是在想象之前或想象过程中会听到较短的周期声音,声音一般为嘟嘟声或滴答声,这样有助于形成节奏,让被试者更好地根据节奏进行想象[54, 55]。D'Zmura 等[39]通过不同节奏的言语想象,发现这种方式在提高分类自由度的同时会产生较为丰富的分类特征。在部分实验范式中,想象期和刺激/提示期是重合的,即在想象过程中视觉刺激/提示持续存在[45, 56]。图表展现形式可以清楚地表述各个实验范式的设计方法。如表 5.2[39, 54-56] 所示为包含节奏提示的想象期时序图。在休息期,被试者不需要进行任何心理想象任务,此时屏幕一般为黑屏。AlSaleh 等[57]的研究指出,准备期和想象期的二分类准确率要优于休息期和想象期的二分类准确率,这种现象的产生原因是准备期的视觉注意会激活大脑对视觉信息的处理。设置休息期的目的是让被试者进行休息,避免因连续的心理任务而产生疲劳;设置准备期的目的是提高想象期与空闲状态的可分性,进一步促进异步系统的发展。

表 5.2 包含节奏提示的想象期时序图

文　献	想象范式描述	想象期时序图
Qureshi 等,2018[54]; Mohanchandra 等,2016[55]	在想象之前会听到较短的周期声音,有助于形成节奏,让被试者更好地进行想象	执行言语想象任务 嘟嘟声　嘟嘟声　嘟嘟声
D'Zmura 等,2009[39]	在想象同一提示材料时,改变周期 T 的大小,在提高分类自由度的同时会产生较丰富的分类特征	执行言语想象任务 T 嘟嘟声　嘟嘟声　嘟嘟声
Nguyen 等,2018[56]	指示被试者在每次听到嘟嘟声时进行言语想象,并以相同的节奏继续	执行言语想象任务 嘟嘟声　嘟嘟声　嘟嘟声

对言语想象分类任务实验范式进行归纳总结,不难发现各篇文献所设计的实验范式并不一致,实验范式的确定不能单一地从准确率这个方面进行考虑,而应结合后续在线系统和用户的使用感受进行综合设计。例如,通过设置问卷、控制变量法、设置多种评价指标寻找合适的实验范式。此外,虽然使用周期性的嘟嘟声可以提高分类性能,但是持续的听觉刺激会使被试者出现听觉疲劳,进而对脑神经信号产生影响,因此言语想象实验范式的设计仍有改进空间。

5.3.2 解码任务实验范式

解码真实言语产生时的脑神经信号是利用言语想象进行人机交互的必要一步。Herff 等[32]通过采集被试者阅读句子时的 ECoG 信号实现对音素、单词的解码。Anumanchipalli

等[27]不仅能够解码阅读句子时的脑神经信号，而且在被试者默念句子时（做出必要的口形，并不发出声音）可以利用所设计的解码器合成语音。由于直接对想象句子时的脑神经信号进行解码存在一定的难度，因此需要将朗读句子时的脑神经信号与句子信息进行标定并训练，以实现对脑神经信号的解码。

解码处理句子时脑神经信号的实验范式是将被试者朗读提示材料时的脑神经信号与朗读的内容进行标定，然后利用标定的信息与脑神经信号训练解码器，最后在阅读或想象句子时对脑神经信号进行解码。如图 5.1（b）所示为解码任务实验范式的流程图，被试者阅读屏幕上提示的连续句子，并将采集的音频信息作为标签与脑神经信号一起记录。提示材料在屏幕上呈现的形式可以分为两类，一类是文本以恒定的速度从右至左在屏幕上滚动显示，另一类是在屏幕上一次显示一个句子。为了保证记录过程的连贯性，被试者在记录之前要熟悉所执行的任务。如果被试者本身是言语障碍患者，那么需要用到迁移学习，即利用健康被试者训练解码器进行解码。

5.3.3 想象音位/音节

语言的学习都是从音到字，再从词到句，循序渐进学习掌握，言语想象材料的选择同样符合这一规律。其中，音位是语言中具有区别意义作用的最基本的语音单位，音节则是由不同音位组合起来的语音单位。早期对大脑处理言语的研究都始于音位，因此在基于言语想象的 BCI 系统发展中音位/音节也是首先考虑的实验材料。如表 5.3 所示为具有代表性的音位/音节/声调想象材料，以及选择这些想象材料的原因[38, 39, 45, 50, 58]。

表5.3 具有代表性的音位/音节/声调想象材料

材料类型	想象材料	选择想象材料的原因	文　献
音位	元音/a/和/u/	在真实发声过程中嘴部肌肉活动不同	DaSalla 等，2009[45]
	元音/a/、/e/、/i/、/o/和/u/	发声平稳、简单，本身没有特定的意义	Coretto 等，2017[58]
音节	无语义的/ba/和/ku/	能够在分类性能差异方面避免语义对言语想象产生影响	D'Zmura 等，2009[39]
	有语义的"ba""fo""le""ry"表示"back""forward""left""right" 4 个方向	在认知上是合适的，并且彼此不同，适用于控制鼠标、轮椅等外部设备	Jahangiri 等，2017[38]
声调	汉语普通话"ba"的 4 个声调	声调是语言音调的变化，它在语言感知和语义理解中起着重要作用	Zhang 等，2020[50]

以上材料的选择都是基于作者的探究性目的，无论所选择的想象材料是否有意义，其结果都是可分的。因此，在后续研究中可以对选择的想象材料赋予特定的意义，这样便于产生控制输出。除了表 5.3 中列举的想象材料，有研究逐渐将想象材料拓展到辅音，如杨晓芳等选择的想象材料为 4 个元音音位/a/、/i/、/u/、/y/，以及 4 个辅音音位/m/、/n/、/ŋ/、/f/[46]；Brumberg 等对一名瘫痪患者进行研究，要求其想象 38 个美式英语音位[8]。随着研究的不断深入，更多具有可分性的想象材料被发现，这对提升基于言语想象的 BCI 系统的控制自由度具有重要的应用价值。

5.3.4 想象汉字/单词

汉字/单词材料的选择既有基于特定含义的，又有基于特定结构的。如表 5.4 所示为具有代表性的汉字/单词想象材料[31, 37, 52-54, 59-62]，以及选择这些想象材料的原因。

表5.4 具有代表性的汉字/单词想象材料

材料类型	想象材料	选择想象材料的原因	文献
汉字	"左"和"壹"	这两个汉字有不同的发音、字形和意义，并且在日常生活中较常用	Wang 等，2013[37]
单词	"yes"和"no"	回答词，用于控制开关，回答是/否问题	Sereshkeh 等，2019[52]
	"go" "back" "left" "right" 和 "stop" "ambulance" "help me" "water" 等瘫痪/失语症患者常用的高频单词	方向词，用于控制轮椅、鼠标等外部设备，为瘫痪/失语症患者提供基本的交流	Qureshi 等，2018[54]；Lee 等，2020[59]
	高音调的"um"（嗯）与警笛声"wee-woo"（呜呜）	用于在线异步系统控制与非控制状态的区分	Song 等，2017, 2020[60, 61]
	3 类不同的词语，分别为字母、数字及生活中常见的一些物品	用于区分具有不同含义言语想象的脑神经信号	Kumar 等，2018[62]
	特定结构的单词，辅音–元音–辅音(Consonant-Vowel-Consonant, CVC)，如"bet" "can" "coon"等	用于研究从脑神经信号中解码出元音或辅音成分	Pei 等，2011[31]；Chengaiyan 等，2019[53]

从表 5.4 中可以发现，目前基于单词想象的研究较多，而基于汉字想象的研究相对较少。除了表 5.4 中所罗列的，郭苗苗等[40]还选择了"喝""右""吃"和"冷"4 个汉字作为想象材料。汉语作为世界上使用人口最多的语言，基于汉语的言语想象 BCI 系统拥有很大的需求，因此对其进行研究具有深远的意义。

除了选择某种单一类型的想象材料，也有研究选择多种类型的想象材料进行对比研究。AlSaleh 等[57]根据语义上的变化选择了 11 种想象材料，包括：有无语义的音节/ba/和/ku/，方向词"left""right""up"和"down"，回答词"yes"和"no"，情绪词"happy""sad"和"help"。研究结果表明，想象不同类型的单词与空闲状态的二分类准确率并无差异。Nguyen 等[56]选择了短单词"in""out"和"up"，长单词"cooperate"和"independent"，以及音位/a/、/i/和/u/，他们选择不同类型的想象材料是为了探究影响言语想象分类效果的因素，如复杂程度、意思和发音等。实验结果指出，短单词之间和音位之间的分类性能相似，这表明影响言语想象分类效果的是发音而非意思；长单词比短单词能提供更高的 Kappa 系数（分别为 0.32 和 0.25），这表明复杂程度越高的单词越容易利用脑神经信号进行区分；一个短单词和一个长单词之间也产生了很高的分类性能，最高能达到 96.90%的二分类准确率，这表明不同复杂程度单词之间能提高分类效果。对多种类型想象材料进行对比研究，可以为后续言语想象研究在选择想象材料时提供参考。

5.3.5 想象句子

将字、词按照一定的逻辑进行组合就构成了具有特定含义的句子，如果用分类任务的思路重建连续的语句将不能表达句子连贯的意思，这时就需要综合考虑词语前后的逻辑进行解码。

Dash 等[63,64]选择了 5 个常用的短语"Do you understand me？""That's perfect.""How are you？""I need help."和"Good-bye."作为想象材料，虽然他选择的是短语，但是本质上还是进行分类研究，是将脑神经信号分类为有限数量中的一类。解码任务中选择的文本材料有童话故事[27]、演讲[32]、MOCHA-TIMIT 语料数据库[28,65]，由于 MOCHA-TIMIT 语料数据库中的句子基本上涵盖了英语中出现的所有发音形式，因此使用得较多。由于人们对解码句子的研究较少，因此选择的材料也有一定的局限性，不过在后续研究中可以选择生活中常用的一些句子，以帮助言语障碍患者实现简单的沟通交流，也可以选择包含生活中常用汉字的文章，如中小学语文教材中的课文等，并为常见的字、词建立数学模型。

5.4 数据处理的关键技术

5.4.1 特征提取

特征提取是言语想象 BCI 技术的核心，该过程的实质是从采集的脑神经信号中提取部分有用的信息，并利用这些信息进行不同脑状态的区分。特征提取算法大概可以分为 3 类：时域法、频域法和空域法。

时域法一般选取各通道信号的均值、方差、峰度等作为特征。常用时域法的脑神经信号采集方式是 EEG[66,67] 和 fNIRS[52,68]。Iqbal 等[69]发现，在元音想象的 EEG 信号中，时域特征取得了比空域特征更好的分类精度。在 fNIRS 信号中，Hwang 等[68]在单词想象二分类任务中发现所有时域特征中峰度特征的平均分类精度最高，而 Sereshkeh 等[33]选择均值作为特征对言语想象任务进行在线分类。

常用的频域法有功率谱密度（Power Spectral Density，PSD）[31,70]、离散小波变换（Discrete Wavelet Transform，DWT）[64,71]、梅尔频率倒谱系数（Mel Frequency Cepstrum Coefficient，MFCC）[72]等。其中，MFCC 是基于人耳听觉特征建立的，已广泛应用于语音识别领域，也有研究者发现 MFCC 在言语想象 BCI 系统中同样适用[73]。Riaz 等[35]、Cooney 等[74]在基于言语想象的 BCI 系统中，对比分析了不同的特征提取算法，发现利用 MFCC 进行特征提取在相关数据中取得了最好的分类效果。

空域法常用的是共空间模式（Common Spatial Patterns，CSP）。CSP 最初应用在二分类

BCI 系统中，它将两种不同类型的信号联合对角化提取相应的特征[40, 50, 59, 75, 76]。

时域法、频域法考虑了单个通道的特征，而空域法综合考虑了多个通道的特征，不同类型的特征存在互补关系，在基于言语想象的 BCI 系统中应用最多的特征提取算法为 CSP 及各种频域法。Garcia-Salinas 等[77]利用张量分解将时域、频域和空域的信息结合起来提取特征，虽然可以提高分类精度，但是需要较多的计算成本，因此在后续特征提取过程中可以利用特征选择和融合算法筛选出最具辨识度的特征。除了上述常见的特征提取算法，黎曼几何[78]、脑连接特征[53]和 EEG 皮层电流[79]也被应用于基于言语想象的 BCI 系统。

5.4.2 分类与解码

分类与解码是指进行不同脑状态的区分，确定所提取的特征与脑状态的对应关系。当前，基于言语想象的 BCI 系统的分类与解码算法主要有经典的机器学习和深度学习两类。

常用的机器学习分类算法有线性判别分析（Linear Discriminant Analysis，LDA）[80, 81]、极限学习机（Extreme Learning Machine，ELM）[29, 82]、支持向量机（Support Vector Machine，SVM）[75, 83]、随机森林（Random Forest，RF）[84, 85]等。Min 等[67]在其研究中，对言语想象 EEG 数据进行分类，结果表明，ELM 及其改进算法的性能优于 LDA 和使用径向基核函数的 SVM。Matsumoto 等[86]在其研究中同时使用了高斯核函数的相关向量机（Relevance Vector Machines，RVM）和 SVM，当训练数据较少时，使用高斯核函数的 SVM 分类效果较好，因此其适用于在线系统。值得注意的是，Sereshkeh 等在两项研究中所采集的脑神经信号不同，一种是表征神经元放电的 EEG[71]，另一种是表征脑组织血氧代谢活动的 fNIRS[33]，两种信号选择了不同的算法。对于 EEG 信号，Sereshkeh 等通过比较正则化的 LDA、SVM、朴素贝叶斯（Naive Bayes，NB）、K 近邻算法（K-Nearest Neighbor，KNN）和人工神经网络（Artificial Neural Network，ANN）（多层感知器）的分类准确率，发现 ANN（多层感知器）有最高的分类准确率。在关于 fNIRS 信号的研究中，Sereshkeh 等指出，与 SVM（分别使用线性核函数、多项式核函数、径向基核函数和 Sigmoid 核函数）、ANN（具有一个隐藏层的多层感知器）和 NB 等算法相比，正则化的 LDA 具有最高的分类准确率。另外，一些新颖的分类算法也被应用于基于言语想象的 BCI 系统，如迁移学习[87]、自适应分类器[88]等。

经典的机器学习算法的特征提取与分类是分开进行的，两个处理步骤选择的算法不一定能够达到最佳的效果，并且比较依赖研究者的经验；而深度学习算法避免了这一问题，它在部分情况下不需要进行特征提取，而是将特征提取和分类直接在数据中联合学习。深度学习算法作为一种特殊的机器学习算法，已应用在基于言语想象的 BCI 系统中，它不仅可以应用于分类任务[89]，还可以应用于解码任务[27]。从脑神经信号中解码连续的句子作为一种非线性变换存在一定的难度，而深度学习算法可以从复杂的序列中直接提取有价值的信息，并且它作为一种端到端的方式能够解决因缺少先验知识（如哪些通道在解码中起决定性作用）而造成的问题。因此，深度学习算法在提高分类、解码精度方面更具有潜力。

在基于言语想象的 BCI 系统中，常用的深度学习算法有卷积神经网络（Convolutional Neural Network，CNN）[90,91]、循环神经网络（Recurrent Neural Network，RNN）[65,92]、深度神经网络（Deep Neural Network，DNN）[93,94]、长短记忆（Long Short Term Memory，LSTM）网络[27,89]等。除了深度学习算法可以应用于解码任务，广泛应用于自然语言处理领域的维特比算法[95]也被应用于解码任务[32]。

经典的机器学习算法经过长时间的发展已经逐渐成熟，但它以应用于分类任务为主，需要与特征提取算法配合应用，存在一定的局限性。另外，深度学习算法有诸多优点，但是其在 BCI 系统中的应用也存在一些问题。例如，基于不同数据要设计不同的深度学习网络结构，通常需要大量的数据集进行训练来调整参数，在线 BCI 系统的建立存在一定的难度，等等。

5.4.3 典型算法比较

不同文献的数据采集协议不同（包括被试者、实验范式和想象材料等），为比较各种算法在言语想象数据中的性能，选择使用相同数据集的文献进行比较。表 5.5[35,45,58,66,69,74,77,78,87,89,96-98]中比较了基于言语想象的 BCI 系统的特征提取及分类算法，所有文献在进行分类研究时采用的都是言语想象期间的 EEG 信号。

表 5.5 基于言语想象的 BCI 系统的特征提取及分类算法比较

文　　献	材　　料	特征提取及分类	准　确　率
DaSalla 等，2009[45]	元音：/a/和/u/	CSP；SVM	配对二分类（平均）： /a/与空闲状态，72.33%； /u/与空闲状态，78.00%； /a/与/u/，62.67%
Riaz 等，2015[35]	元音：/a/和/u/[45]	MFCC；KNN	配对二分类（平均）： /a/与空闲状态，75.00%； /u/与空闲状态，93.83%； /a/与/u/，91.83%
Iqbal 等，2016[69]	元音：/a/和/u/[45]	均值、标准差；线性分类器	配对二分类（平均）： /a/与空闲状态，94.17%； /u/与空闲状态，100.00%； /a/与/u/，95.00%
Zhao 等，2015[66]	音位或音节：/iy/、/uw/、/piy/、/tiy/、/diy/、/m/和/n/； 单词："pat""pot""knew"和"gnaw"	均值、中值、标准差等时域统计特征；SVM	语音类别二分类：平均 55.40%，最高 79.16%
Sun 等，2016[96]	音位或音节：/iy/、/uw/、/piy/、/tiy/、/diy/、/m/和/n/； 单词："pat""pot""knew"和"gnaw"[66]	神经网络（Neural Network，NN）	语音类别二分类：平均 69.80%，最高 87.00%

续表

文　献	材　料	特征提取及分类	准　确　率
Saha 等，2019[89]	音位或音节：/iy/、/uw/、/piy/、/tiy/、/diy/、/m/和/n/； 单词："pat""pot""knew"和"gnaw"[66]	基于通道的协方差矩阵；CNN、LSTM、深度自编码器（Deep Auto-Encoder，DAE）、XGBoost 算法（Extreme Gradient Boost）	语音类别二分类：平均 77.90%，最高 85.23%
Bakhshali 等，2020[78]	音位或音节：/iy/、/uw/、/piy/、/tiy/、/diy/、/m/和/n/； 单词："pat""pot""knew"和"gnaw"[66]	基于相关熵谱密度的黎曼距离；KNN	语音类别二分类：平均 77.39%，最高 86.52%
Cooney 等，2018[74]	音位或音节：/iy/、/uw/、/piy/、/tiy/、/diy/、/m/和/n/； 单词："pat""pot""knew"和"gnaw"[66]	MFCC；SVM	十一分类：平均 20.80%，最高 33.33%
Panachakel 等，2019[97]	音节：/iy/、/uw/、/piy/、/tiy/、/diy/、/m/和/n/； 单词："pat""pot""knew"和"gnaw"[66]	DWT；DNN	十一分类：平均 57.15%，最高 84.23%
Coretto 等，2017[58]	5 个元音：/a/、/e/、/i/、/o/和/u/； 6 个西班牙单词："arriba""abajo""izquierda""derecho""adelante"和"atras"，对应汉语分别为上、下、左、右、前、后	DWT；RF	元音五分类：平均 22.32%； 单词六分类：平均 18.58%
Garcia-Salinas 等，2018[77]	6 个西班牙单词："arriba""abajo""izquierda""derecho""adelante"和"atras"[58]	张量分解；	单词六分类：平均 59.70%
Cooney 等，2019[87]	5 个元音：/a/、/e/、/i/、/o/和/u/[58]	CNN；迁移学习	元音五分类：平均 35.68%
Cooney 等，2020[98]	5 个元音：/a/、/e/、/i/、/o/和/u/； 6 个西班牙单词："arriba""abajo""izquierda""derecho""adelante"和"atras"[58]	浅层 CNN，深层 CNN；EEGNet	元音五分类：平均 30.00%； 单词六分类：平均 24.97%

注：表中第 1 列若没有引用参考文献，则表示此篇文献使用的数据为作者自己采集的数据；若有参考文献引用，则使用的数据为所引用参考文献的数据。

从表 5.5 中可以发现，不同数据集有适合其自身的算法，并没有某种算法能在所有数据集中都表现出很好的结果，选择合适的特征提取算法也能取得和深度学习算法相媲美的分类精度。因此，要结合数据的特点选择合适的算法，当数据较多时可以考虑深度学习算法，当数据较少时可以考虑迁移学习算法，在线系统则可以考虑 SVM，还可以通过改进已有的算法，使其能够处理小样本、含噪声、非平稳的数据。另外，可以选择语音、语言领域适用于基于言语想象的 BCI 系统的数据处理算法，如 MFCC（语音识别领域）、维特比算法（自然语言处理领域）。

同样，目前还没有特定的特征提取及分类算法组合能在任意言语想象数据中都取得很好的结果，虽然经典的算法组合为 CSP 与 SVM[37,45,99]，但随着算法的不断发展，自适应、黎曼几何、深度学习算法等也都得到了广泛应用。

绝大部分基于言语想象的 BCI 系统研究仅通过准确率对算法性能进行评价，仅有个别研究选择了其他的评价指标，如 Kappa 系数[56]、灵敏度、特异度[100]。因此，在后续言语想象研究中，应综合考虑其他评价指标（如信息传输速率、失效率等[101]）对算法性能进行综合性评价。

5.5 存在的问题及发展趋势

5.5.1 在线系统

从离线分析到实时在线是 BCI 系统的发展规律。早期离线分析是为了探究言语想象范式的可行性，寻找合适的实验范式及想象材料，在其不断发展过程中应选择合适的数据处理算法并逐渐将其应用于在线系统。实时在线输出/控制是衡量 BCI 系统的金标准，开发在线系统更具有实际应用价值，但目前基于言语想象的 BCI 系统大多采用离线分析方法，实现实时在线的 BCI 系统较少。

利用言语想象任务进行在线分类的系统，大多集中于二分类或三分类研究[9, 33, 102]。Sereshkeh 等[41]设计的实时在线基于言语想象的 BCI 系统想象"no"与休息状态间的平均准确率达到 75.90%，想象"no"与"yes"间的平均准确率达到 69.30%，其后续设计的在线三分类（想象"no"、"yes"与休息状态）的平均准确率达到 64.10%[33]。Chaudhary 等[9]设计的实时在线基于言语想象的 BCI 系统想象"no"与"yes"之间的准确率超过了 70.00%。Wang 等[102]设计了言语想象与运动想象结合的在线 BCI 训练系统，在线分类准确率超过了 80.00%。

在在线系统中，实时采集到的数据需要及时处理，而脑神经信号具有个体差异和非平稳性，这就使在线系统的发展存在一定的难度，而自适应算法[103]和迁移学习[104]的提出能够在一定程度上解决这个问题。另外，基于言语想象的在线 BCI 系统大多集中于二分类或三分类，因此后续开发在线实时控制的多分类 BCI 系统更有意义。

5.5.2 实验范式

基于言语想象的 BCI 系统没有固定的实验范式，但部分研究探索性地设计了实验范式。因此，可以通过对神经机制与以往实验范式的研究，设计出标准规范的实验范式，进而推进基于言语想象的 BCI 系统的发展[114]。

在之前的研究中，言语想象的材料，既有无语义的材料，也有有语义的材料。在发音过程中，无语义的音位或音节的发音部位、嘴部活动不同，利用这些材料可以实现脑活动状态的区分。由于部分语言的单词或音节是由 5 个元音中的 1 个和辅音构成（如英语、日语等），所以选择使用最多的无语义材料是 5 个元音。有语义的材料在实现可分性的同时，将有机会在现实生活中得以应用，如回答词、方向词及瘫痪/失语症患者常用的高频单词等。基于此，在后续研究中，我们应尽量使用有指代意义的音节，或者生活中常用的词语或句子，这样可以让闭锁综合征及言语障碍患者通过言语想象对设备进行控制，从而在生活中实现简单的活动和较为流畅的交流。

5.5.3 言语想象数据

言语想象研究中采集的数据大多来自正常人，而言语想象范式的目的是提高言语障碍患者的沟通能力，因此在以后的研究中应尽可能选择一部分言语障碍患者作为被试者。另外，大多数研究利用言语想象数据进行分类任务，仅有个别研究将言语想象应用于控制鼠标及智能家居。因此，在后续研究中应将言语想象实验范式与实际控制相结合，以期在拥有实际应用的同时，提高被试者参加实验的积极性和成就感。

基于言语想象的数据库比较少，已有西班牙语[58]和英语[66]的数据库；虽然汉语是世界上使用人口最多的语言，但没有基于汉字想象的数据库。因此，对基于言语想象的 BCI 系统感兴趣且有条件的学者可以将采集到的基于汉字想象的数据予以公布，以促使在汉字想象方面的分类解码算法快速发展。

5.5.4 解码句子

人们在日常生活中通常使用句子进行交流，而并非使用孤立的字、词，因此研究解码句子具有更深远的意义和应用价值。对解码句子的研究能够让人们更加全面地了解大脑关于语言的加工处理过程，对基于分类任务言语想象的 BCI 系统也能起到促进作用。基于句子想象的 BCI 系统解码研究并未广泛开展，目前的研究均需要采集被试者朗读句子时的脑神经信号进行训练并解码；随着研究的不断深入，不必阅读句子而仅通过想象就足以实现训练与解码。

Makin 等[65]将阅读句子时的 ECoG 信号到文本的转换类比为机器翻译的过程，解码被试者脑神经信号的平均单词错误率约为 3%。Sun 等[28]利用所设计的深度学习网络结构对阅读及默念句子时的 ECoG 信号进行训练与解码，其中，效果最好的单词错误率为 7%。虽然在有限句子数据集中进行解码有较高的准确性，但如果将该技术应用于自然交流中，还需要不断探索。例如，多少数据集才能够满足日常沟通交流的需求，如何获得足够多的训练数据集，等等。

从以上研究可以发现，解码处理句子时的脑神经信号一般采用的是 ECoG 信号。虽然这种信号的信噪比较高，但是其采集需要通过外科手术植入电极，因此这一研究只能在特定人群中开展。基于此，在后续研究中，利用非侵入方式获取脑神经信号，并优化改进数据处理算法以实现对句子的解码是未来的发展方向。

5.5.5 多种状态下脑神经信号分析

在采集脑神经信号进行分类任务过程中，部分研究并不仅局限于言语想象过程中的脑神经信号，真实发音和听觉刺激/提示过程中的脑神经信号同样可以被分类，这两种状态下的脑神经信号的分类准确率明显高于想象状态下的分类准确率[49,64]。也有的研究将休息期、刺激/提示期、想象期和真实发音期不同心理状态下的脑神经信号进行分类，由此可以监测被试者的大脑活动状态，从而实现在线异步系统控制与非控制状态的区分[66,105]。对各个状态下不同言语任务的脑神经信号进行分类，并对不同状态间的脑神经信号进行分类，可以更好地促进基于言语想象的 BCI 系统的发展。同样，Wang 等[106]提出了将言语想象与运动想象相结合的心理想象实验范式，这一实验范式在不增加执行任务心理负担的同时可以提高分类精度。

5.5.6 多模态信号对言语信息的解码

基于言语想象的 BCI 系统不仅可以采集一种形式的脑神经信号对言语信息进行分类、解码，还可以采集两种形式的脑神经信号，如 EEG 和 fNIRS 的混合信号[52]。不同形式间的脑神经信号可以起到互补作用，从而提高 BCI 系统的性能。

言语在产生时，会伴随大脑的神经活动、舌头等发音器官的运动，这些生物信号都提供了关于言语的信息，因此不仅可以通过采集脑神经信号进行言语信息的解码研究，还可以利用发音器官的运动和肌电信号对言语信息进行解码[107]。例如，Zhao 等[66]就利用了多种模态信息实现对音位、音节及单词的分类。未来在基于言语想象的 BCI 系统开发中，可以将脑神经信号与发音器官的运动信号、肌电信号、面部特征（舌头、喉咙和嘴唇）等生理信号结合，进而开发出自由度更高、效率更快的 BCI 系统，这对一些存在发音障碍但是发音器官可以运动的患者来说将更加适用。虽然融合多种模态的生理信号蕴含更丰富的信息，但是在采集数据时系统会变得更加复杂，因此开发轻便的多模态信号采集设备是未来需要考虑的一个问题。

5.5.7 基于言语想象的 BCI 系统未来的发展及应用

基于言语想象的 BCI 系统在多个领域将有广泛的应用，如交流功能恢复、军事、教育、娱乐等，并且有很大的研究价值和发展潜力。如图 5.2 所示为基于言语想象的 BCI 系统的应用。

基于言语想象的 BCI 系统未来最主要的应用是交流功能恢复及军事领域。应用于交流功能恢复领域的 BCI 系统的经典实验范式是稳态视觉诱发电位（Steady-State Visual Evoked Potential，SSVEP）和 P300。在这两种实验范式下，我们都可以实现打字功能，以帮助言语障碍患者获得与外界交流的能力。但是，这两种实验范式都需要刺激诱发，刺激会让被试者产生疲劳，而言语想象实验范式避免了这一弊端，能够直接表达真实的内容。随着技术的发展成熟，言语想象可以应用于军事领域，通过脑神经信号采集、分析和解码，无须使用语音即可进行人与人之间的交流，从而实现无声加密通信；还可以利用言语想象开发多人协调决策融合系统，利用群体的智慧提高决策的准确性。

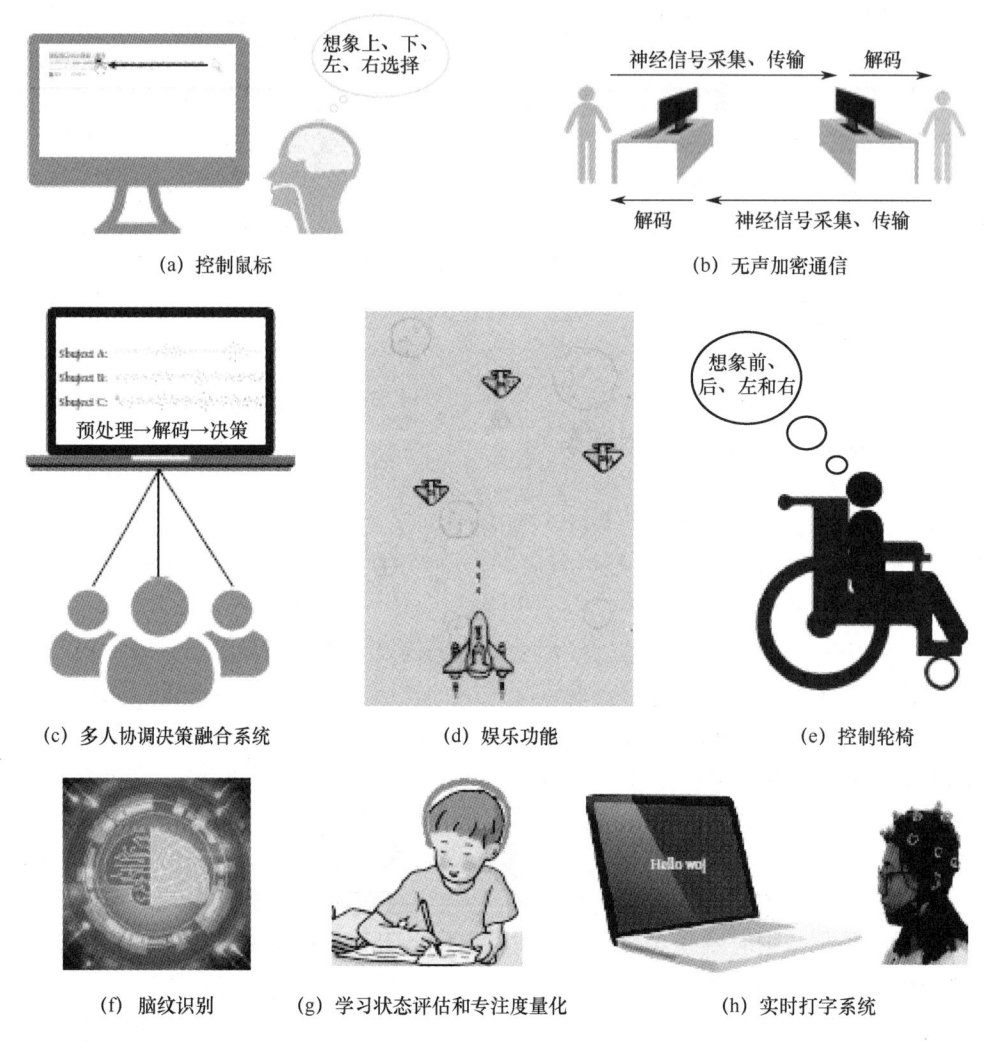

图 5.2 基于言语想象的 BCI 系统的应用

相比于运动想象实验范式，言语想象实验范式由于具有足够多的指令，因此它不仅可以实现交流通信，还可以实现对设备及环境的控制。除常规的鼠标、轮椅控制之外，基于言语想象的 BCI 系统还可以与物联网技术结合，实现对智能家居的控制；与智能驾驶技术结合，实现智能辅助驾驶；等等。未来，基于言语想象的 BCI 系统在发展过程中可以考虑引入神经反馈技术，通过可视化脑区激活等神经特征，监测和改善被试者的言语想象能力[108]。

在教育领域，基于言语想象的 BCI 系统对检测到的脑神经信号进行解码，然后将解码得到的信息与当前的学习任务进行对比，进而实现学习状态评估和专注度量化。但是，这一领域的应用不仅存在技术问题，而且存在一系列的伦理问题，如使用者的个人隐私、网络安全等。

在安全领域，可以将言语想象应用于脑纹识别。脑纹识别指的是利用脑神经信号进行身份识别和验证。大多数进行脑纹识别的研究基于静息态、运动想象、时间相关和视觉诱发[109]，利用言语想象进行脑纹识别的研究较少，因此这项技术有广阔的发展前景[110]。

在娱乐方面，基于言语想象的 BCI 系统也有很好的应用，可以利用言语想象开发打字游戏，在提供娱乐功能的同时，可以使言语障碍患者快速掌握基于言语想象的 BCI 打字系统。它还可以与虚拟现实技术结合，不需要额外的外部控制设备，可以直接通过言语想象控制游戏中的角色，以获得沉浸式体验[111, 112]。

5.6 总结

目前，基于言语想象的 BCI 技术已步入快速发展阶段，多元化的研究让该项技术日趋复杂多样，且远未形成统一标准。本章系统分析了实验范式和数据处理两大核心问题，并归纳了在线系统、实验范式、言语想象数据和解码句子这几个方面存在的具体问题。这些研究可以帮助相关学者梳理思路，为进一步发展基于言语想象的 BCI 技术提供一些有益借鉴。未来，要将言语想象实验范式发展到能够自然地交互，还需要将其与心理学、神经科学、计算机科学等相关学科结合起来，采取跨学科的方法推进这一研究的发展，并使这一实验范式产生较好的产业转化效果[113]。

参考文献

[1] Wolpaw J R, Birbaumer N, Mcfarland D J, et al. Brain-computer interfaces for communication and control[J]. Clinical Neurophysiology, 2002, 113(6): 767-791.

[2] Graimann B, et al. 脑-机接口——革命性的人机交互[M]. 伏云发，郭衍龙，张夏冰，等译. 北京：国防工业出版社，2020.

[3] 李昭阳，龚安民，伏云发. 基于 EEG 脑网络下肢动作视觉想象识别研究[J]. 南京大学学报：自然科学版，2020，56(4)：11.

[4] Yousefi R, Sereshkeh A R, Chau T. Development of a robust asynchronous brain-switch using ErrP-based error correction[J]. Journal of Neural Engineering, 2019, 16(6): 066042.

[5] Schafer E W P. Cortical activity preceding speech: Semantic specificity[J]. Nature, 1967, 216(5122): 1338-1339.

[6] Hiraiwa A, Shimohara K, Tokunaga Y. EEG topography recognition by neural networks[J]. IEEE

Engineering in Medicine and Biology, 1990, 9(3): 39-42.

[7] Suppes P, Lu Z L, Han B. Brain wave recognition of words[J]. Proceedings of the National Academy of Sciences of USA, 1997, 94(26): 14965-14969.

[8] Brumberg J S, Wright E J, Andreasen D S, et al. Classification of intended phoneme production from chronic intracortical microelectrode recordings in speech-motor cortex[J]. Frontiers in Neuroscience, 2011, 5: 00065.

[9] Chaudhary U, Xia B, Silvoni S, et al. Brain-computer interface-based communication in the completely locked-in state[J]. PLOS Biology, 2017, 15(1): e1002593.

[10] 陈霏，潘昌杰. 基于发音想象的脑机接口的研究综述[J]. 信号处理，2020，36(6)：15.

[11] Schultz T, Wand M, Hueber T, et al. Biosignal-based spoken communication: A survey[J]. IEEE-ACM Transactions on Audio Speech and Language Processing, 2017, 25(12): 2257-2271.

[12] Cooney C, Folli R, Coyle D. Neurolinguistics research advancing development of a direct-speech brain-computer interface[J]. iScience, 2018, 8: 103-125.

[13] Martin S, Millan J D R, Knight R T, et al. The use of intracranial recordings to decode human language: Challenges and opportunities[J]. Brain and Language, 2016, 193: 73-83.

[14] Martin S, Iturrate I, Millan J D R, et al. Decoding inner speech using electrocorticography: Progress and challenges toward a speech prosthesis[J]. Frontiers in Neuroscience, 2018, 12: 00422.

[15] Panachakel J T, Ramakrishnan A G. Decoding covert speech from EEG: A comprehensive review[J]. Frontiers in Neuroscience, 2021, 15: 642251.

[16] Oppenheim G M, Dell G S. Motor movement matters: The flexible abstractness of inner speech[J]. Memory & Cognition, 2010, 38(8): 1147-1160.

[17] Palmer E D, Rosen H J, Ojemann J G, et al. An event-related fMRI study of overt and covert word stem completion[J]. NeuroImage, 2001, 14(1): 182-193.

[18] Huang J, Carr T H, Cao Y. Comparing cortical activations for silent and overt speech using event-related fMRI[J]. Human Brain Mapping, 2002, 15(1): 39-53.

[19] Basho S, Palmer E D, Rŭbio M A, et al. Effects of generation mode in fMRI adaptations of semantic fluency: Paced production and overt speech[J]. Neuropsychologia, 2007, 45(8): 1697-1706.

[20] Shuster L, Lemieux S. An fMRI investigation of covertly and overtly produced mono- and multisyllabic words[J]. Brain and Language, 2005, 93(1): 20-31.

[21] Goto T, Hirata M, Umekawa Y, et al. Frequency-dependent spatiotemporal distribution of cerebral oscillatory changes during silent reading: A magnetoencephalographic group analysis[J]. NeuroImage, 2011, 54(1): 560-567.

[22] Shergill S, Brammer M, Fukuda R, et al. Modulation of activity in temporal cortex during generation of inner speech[J]. Human Brain Mapping, 2002, 16(4): 219-227.

[23] Hurlburt R T, Alderson-day B, Kuhn S, et al. Exploring the ecological validity of thinking on demand: Neural correlates of elicited vs. spontaneously occurring inner speech[J]. PlOS ONE, 2016, 11(2): e0147932.

[24] Kellis S, Miller K, Thomson K, et al. Decoding spoken words using local field potentials recorded from the cortical surface[J]. Journal of Neural Engineering, 2010, 7(5): 056007.

[25] Leuthardt E C, Gaona C, Sharma M, et al. Using the electrocorticographic speech network to control a brain-computer interface in humans[J]. Journal of Neural Engineering, 2011, 8(3): 036004.

[26] Leuthardt E C, Schalk G, Wolpaw J R, et al. A brain-computer interface using electrocorticographic signals

in humans[J]. Journal of Neural Engineering, 2004, 1(2): 63-71.

[27] Anumanchipalli G K, Chartier J, Chang E F. Speech synthesis from neural decoding of spoken sentences[J]. Nature, 2019, 568(7753): 493-498.

[28] Sun P, Anumanchipalli G K, Chang E F. Brain2Char: a deep architecture for decoding text from brain recordings[J]. Journal of Neural Engineering, 2020, 17(6): 066015.

[29] Kaongoen N, Choi J, Jo S. Speech-imagery-based brain-computer interface system using ear-EEG[J]. Journal of Neural Engineering, 2021, 18(1): 016023.

[30] Guenther F H, Brumberg J S, Wright E J, et al. A wireless brain-machine interface for real-time speech synthesis[J]. PLOS ONE, 2009, 4(12): e8218.

[31] Pei X, Barbour D, Leuthardt E C, et al. Decoding vowels and consonants in spoken and imagined words using electrocorticographic signals in humans[J]. Journal of Neural Engineering, 2011, 8(4): 046028.

[32] Herff C, Heger D, Pesters A D, et al. Brain-to-text: decoding spoken phrases from phone representations in the brain[J]. Frontiers in Neuroscience, 2015, 9: 00217.

[33] Sereshkeh A R, Yousefi R, Wong A T, et al. Online classification of imagined speech using functional near-infrared spectroscopy signals[J]. Journal of Neural Engineering, 2018, 16(1): 016005.

[34] Lee S H, Lee M, Jeong J H, et al. Towards an EEG-based intuitive BCI communication system using imagined speech and visual imagery[C]//2019 IEEE International Conference on Systems, Man and Cybernetics (SMC). Bari: IEEE, 2019: 4409-4414.

[35] Riaz A, Akhtar S, Iftikhar S, et al. Inter comparison of classification techniques for vowel speech imagery using EEG sensors[C]//The 2014 2nd International Conference on Systems and Informatics (ICSAI 2014). Shanghai: IEEE, 2015: 712-717.

[36] Koizumi K, Ueda K, Nakao M. Development of a cognitive brain-machine interface based on a visual imagery method[C]//2018 40th Annual International Conference of the IEEE Engineering in Medicine and Biology Society (EMBC). Honolulu: IEEE, 2018: 1062-1065.

[37] Wang L, Zhang X, Zhong X, et al. Analysis and classification of speech imagery EEG for BCI[J]. Biomedical Signal Processing, 2013, 8(6): 901-908.

[38] Jahangiri A, Sepulveda F. The contribution of different frequency bands in class separability of covert speech tasks for BCIs[C]//2017 39th Annual International Conference of the IEEE Engineering in Medicine and Biology Society (EMBC). Jeju: IEEE, 2017: 2093-2096.

[39] D'Zmura M, Deng S, Lappas T, et al. Toward EEG sensing of imagined speech[C]//Jacko J A. Human-Computer Interaction: New Trends. HCI 2009. Lecture Notes in Computer Science. Berlin, Heidelberg: Springer, 2009: 40-48.

[40] 郭苗苗, 齐志光, 王磊, 等. 语言脑机接口康复系统中的参数优化研究[J]. 信号处理, 2018, 34(8): 10.

[41] Sereshkeh A R, Trott R, Bricout A, et al. Online EEG classification of covert speech for brain-computer interfacing[J]. Int J Neural Syst, 2017, 27(8): 1750033.

[42] Ikeda S, Shibata T, Nakano N, et al. Neural decoding of single vowels during covert articulation using electrocorticography[J]. Frontires in Human Neuroscience, 2014, 8: 00125.

[43] Crone N E, Hao L, Hart J, et al. Electrocorticographic gamma activity during word production in spoken and sign language[J]. Neurology, 2001, 57(11): 2045-2053.

[44] Lotte F, Brumberg J S, Brunner P, et al. Electrocorticographic representations of segmental features in

continuous speech[J]. Frontiers in Human Neuroscience, 2015, 9: 00097.

[45] DaSalla C S, Kambara H, Sato M, et al. Single-trial classification of vowel speech imagery using common spatial patterns[J]. Neural Networks, 2009, 22(9): 1334-1339.

[46] 杨晓芳, 江铭虎. 基于汉语音位发音想象的脑机接口研究[J]. 中文信息学报, 2014, 28(5): 13-23.

[47] Kim H J, Lee M H, Lee M. A BCI based smart home system combined with event-related potentials and speech imagery task[C]//2020 8th International Winter Conference on Brain-Computer Interface (BCI). Gangwon: IEEE, 2020: 1-6.

[48] Wang L, Liu X, Liang Z, et al. Analysis and classification of hybrid BCI based on motor imagery and speech imagery[J]. Measurement, 2019, 147: 106842.

[49] Martin S, Brunner P, Iturrate I, et al. Word pair classification during imagined speech using direct brain recordings[J]. Scientific Reports, 2016, 6: 25803.

[50] Zhang X, Li H, Chen F. EEG-based classification of imaginary Mandarin tones[C]//2020 42nd Annual International Conference of the IEEE Engineering in Medicine and Biology Society (EMBC). Montreal: IEEE, 2020: 3889-3892.

[51] Akbari H, Khalighinejad B, Herrero J L, et al. Towards reconstructing intelligible speech from the human auditory cortex[J]. Scientific Reports, 2019, 9(1): 874.

[52] Sereshkeh A R, Yousefi R, Wong A T, et al. Development of a ternary hybrid fNIRS-EEG brain-computer interface based on imagined speech[J]. Brain-Computer Interfaces, 2019, 6(2): 1-13.

[53] Chengaiyan S, Retnapandian A S, Anandan K. Identification of vowels in consonant-vowel-consonant words from speech imagery based EEG signals[J]. Cognitive Neurodynamics, 2019, 14(1): 1-19.

[54] Qureshi M N I, Min B, Park H J, et al. Multiclass classification of word imagination speech with hybrid connectivity features[J]. IEEE Transactions on Biomedical Engineering, 2018, 65(10): 2168-2177.

[55] Mohanchandra K, Saha S. A communication paradigm using subvocalized speech: Translating brain signals into speech[J]. Augmented Human Research, 2016, 1: 3.

[56] Nguyen C H, Karavas G K, Artemiadis P. Inferring imagined speech using EEG signals: a new approach using Riemannian manifold features[J]. Journal of Neural Engineering, 2018, 15(1): 016002.

[57] AlSaleh M, Moore R, Christensen H, et al. Discriminating between imagined speech and non-speech tasks using EEG[C]//2018 40th Annual International Conference of the IEEE Engineering in Medicine and Biology Society (EMBC). Honolulu: IEEE, 2018: 1952-1955.

[58] Coretto G A P, Gareis I E, Rufiner H L. Open access database of EEG signals recorded during imagined speech[C]//12th International Symposium on Medical Information Processing and Analysis (SIPAIM). Tandil: International Society for Optics and Photonics, 2017: 1016002.

[59] Lee S H, Lee M, Lee S W. EEG representations of spatial and temporal features in imagined speech and overt speech[M]//Palaiahnakote S, Baja G S D, Wang L, et al. Pattern Recognition. Auckland: Springer, 2020: 387-400.

[60] Song Y, Sepulveda F. A novel onset detection technique for brain-computer interfaces using sound-production related cognitive tasks in simulated-online system[J]. Journal of Neural Engineering, 2017, 14(1): 016019.

[61] Song Y, Sepulveda F. Comparison between covert sound-production task (sound-imagery) vs. motor-imagery for onset detection in real-life online self-paced BCIs[J]. Journal of Neuroengineering and

Rehabilitation, 2020, 17(1): 1-11.

[62] Kumar P, Saini R, Roy P P, et al. Envisioned speech recognition using EEG sensors[J]. Personal and Ubiquitous Computing, 2018, 22(1): 185-199.

[63] Dash D, Ferrari P, Heitzman D, et al. Decoding speech from single trial MEG signals using convolutional neural networks and transfer learning[C]//2019 41st Annual International Conference of the IEEE Engineering in Medicine and Biology Society (EMBC). Berlin: IEEE, 2019: 5531-5535.

[64] Dash D, Ferrari P, Wang J. Decoding imagined and spoken phrases from non-invasive neural (MEG) signals[J]. Frontiers in Neuroscience, 2020, 14: 00290.

[65] Makin J G, Moses D A, Chang E F. Machine translation of cortical activity to text with an encoder-decoder framework[J]. Nature Neuroscience, 2020, 23(4): 575-582.

[66] Zhao S, Rudzicz F. Classifying phonological categories in imagined and articulated speech[C]//2015 IEEE International Conference on Acoustics, Speech and Signal Processing (ICASSP). South Brisbane: IEEE, 2015: 992-996.

[67] Min B, Kim J, Park H J, et al. Vowel imagery decoding toward silent speech BCI using extreme learning machine with electroencephalogram[J]. Biomed Research International, 2016: 2618265.

[68] Hwang H J, Choi H, Kim J Y, et al. Toward more intuitive brain-computer interfacing: classification of binary covert intentions using functional near-infrared spectroscopy[J]. Journal of Biomedical Optics, 2016, 21(9): 091303.

[69] Iqbal S, Shanir P P M, Khan Y U, et al. Time domain analysis of EEG to classify imagined speech[C]//Satapathy S, Raju K, Mandal J, et al. Proceedings of the Second International Conference on Computer and Communication Technologies. Advances in Intelligent Systems and Computing. New Delhi: Springer, 2016: 793-800.

[70] Tottrup L, Leerskov K, Hadsund J T, et al. Decoding covert speech for intuitive control of brain-computer interfaces based on single-trial EEG: A feasibility study[C]//2019 IEEE 16th International Conference on Rehabilitation Robotics (ICORR). Toronto: IEEE, 2019: 689-693.

[71] Sereshkeh A R, Trott R, Bricout A, et al. EEG classification of covert speech using regularized neural networks[J]. IEEE-ACM Transactions on Audio, Speech, and Language Processing, 2017, 25(12): 2292-2300.

[72] Hashim N, Ali A, Mohd-Isa W N. Word-based classification of imagined speech using EEG[C]//Alfred R, Iida H, Ag I A, et al. Computational Science and Technology. Singapore: Springer, 2018: 195-204.

[73] Muda L, Begam M, Elamvazuthi I. Voice recognition algorithms using Mel Frequency Cepstral Coefficient (MFCC) and Dynamic Time Warping (DTW) techniques[J]. Computer Journal, 2010, 2(3): 138-143.

[74] Cooney C, Folli R, Coyle D. Mel Frequency Cepstral Coefficients enhance imagined speech decoding from EEG[C]//2018 29th Irish Signals and Systems Conference (ISSC). Belfast: IEEE, 2018: 1-7.

[75] Lee S H, Lee M, Lee S W. Neural decoding of imagined speech and visual imagery as intuitive paradigms for BCI communication[J]. IEEE Transactions on Neural Systems and Rehabilitation Engineering, 2020, 28(12): 2647-2659.

[76] Blankertz B, Tomioka R, Lemm S, et al. Optimizing spatial filters for robust EEG single-trial analysis[J]. IEEE Signal Processing Magazine, 2008, 25(1): 41-56.

[77] Garcia-Salinas J S, Villasenor-Pineda L, Reyes-Garcia C A, et al. Tensor decomposition for imagined

speech discrimination in EEG[C]//Batyrshin I, Martinez-Villasenor M, Ponce E H. Advances in Computational Intelligence. Guadalajara: Springer, 2018: 239-249.

[78] Bakhshali M A, Khademi M, Ebrahimi-Moghadam A, et al. EEG signal classification of imagined speech based on Riemannian distance of correntropy spectral density[J]. Biomed Signal Proces and Control, 2020, 59: 101899.

[79] Yoshimura N, Nishimoto A, Belkacem A N, et al. Decoding of covert vowel articulation using electroencephalography cortical currents[J]. Frontiers in Neuroscience, 2016, 10: 00175.

[80] Jahangiri A, Achanccaray D, Sepulveda F. A novel EEG-based four-class linguistic BCI[C]//2019 41st Annual International Conference of the IEEE Engineering in Medicine and Biology Society (EMBC). Berlin: IEEE, 2019: 3050-3053.

[81] Deng S, Srinivasan R, Lappas T, et al. EEG classification of imagined syllable rhythm using Hilbert spectrum methods[J]. Journal of Neural Engineering, 2010, 7(4): 046006.

[82] Pawar D, Dhage S. Multiclass covert speech classification using extreme learning machine[J]. Biomedical Engineering Letters, 2020, 10(2): 217-226.

[83] Sarmiento L C, Cortes C J, Bacca J A, et al. Brain computer interface (BCI) with EEG signals for automatic vowel recognition based on articulation mode[C]//5th ISSNIP-IEEE Biosignals and Biorobotics Conference (2014): Biosignals and Robotics for Better and Safer Living (BRC). Salvador: IEEE, 2014: 1-4.

[84] Torres-Garcia A A, Reyes-Garcia C A, Villasenor-Pineda L. Toward a silent speech interface based on unspoken speech[C]//Proceedings of Biosignals 2012 (BIOSTEC). Algarve: SciTePress, 2012: 370-373.

[85] Torres-Garcia A A, Reyes-Garcia C A, Villasenor-Pineda L, et al. Implementing a fuzzy inference system in a multi-objective EEG channel selection model for imagined speech classification[J]. Expert Systems with Applications, 2016, 59: 1-12.

[86] Matsumoto M, Hori J. Classification of silent speech using support vector machine and relevance vector machine[J]. Applied Soft Computing, 2014, 20: 95-102.

[87] Cooney C, Folli R, Coyle D. Optimizing input layers improves CNN generalization and transfer learning for imagined speech decoding from EEG[C]//2019 IEEE International Conference on Systems, Man and Cybernetics (SMC). Bari: IEEE, 2019: 1311-1316.

[88] Jimenez-Guarneros M, Gomez-Gil P. Standardization-refinement domain adaptation method for cross-subject EEG-based classification in imagined speech recognition[J]. Pattern Recognition Letters, 2021, 141: 54-60.

[89] Saha P, Fels S, Abdul-Mageed M. Deep learning the EEG manifold for phonological categorization from active thoughts[C]//2019 IEEE International Conference on Acoustics, Speech and Signal Processing (ICASSP). Brighton: IEEE, 2019: 2762-2766.

[90] Cooney C, Korik A, Folli R, et al. Classification of imagined spoken word-pairs using convolutional neural networks[C]//Gernot R M P, Jonas C D, Selina C W. Proceedings of the 8th Graz Brain Computer Interface Conference 2019. Graz: Verlag der Technischen Universitat Graz, 2019: 338-343.

[91] Parhi M, Tewfik A H. Classifying imaginary vowels from frontal lobe EEG via deep learning[C]//2020 28th European Signal Processing Conference (EUSIPCO). Amsterdam: IEEE, 2021: 1195-1199.

[92] Saha P, Fels S. Hierarchical deep feature learning for decoding imagined speech from EEG [C]// Proceedings of the AAAI Conference on Artificial Intelligence. Honolulu: AAAI, 2019: 10019-10020.

[93] Panachakel J T, Ramakrishnan A G, Ananthapadmanabha T V. A novel deep learning architecture for decoding imagined speech from EEG[J]. arXiv preprint arXiv, 2020: 2003.09374.

[94] Torres J M M, Stepanov E A, Riccardi G. EEG semantic decoding using deep neural networks [C]// Concepts, Actions and Objects Workshop CAOs 2016. Rovereto: Personal Healthcare Agents, 2016: 1-2.

[95] Okhovvat M, Sharifi M, Bidgoli B M. An accurate Persian part-of-speech tagger[J]. Computer System Science and Engineering, 2020, 35(6): 423-430.

[96] Sun P, Qin J. Neural networks based EEG-speech models [J]. arXiv preprint arXiv, 2016: 1612.05369.

[97] Panachakel J T, Ramakrishnan A G, Ananthapadmanabha T V. Decoding imagined speech using wavelet features and deep neural networks[C]//2019 IEEE 16th India Council International Conference (INDICON). Rajkot: IEEE, 2019: 1-4.

[98] Cooney C, Korik A, Folli R, et al. Evaluation of hyperparameter optimization in machine and deep learning methods for decoding imagined speech EEG[J]. Sensors, 2020, 20(16): 4629.

[99] Matsumoto M. Silent speech decoder using adaptive collection[C]//Kuflik T, Stock O. Proceedings of the Companion Publication of the 19th International Conference on Intelligent User Interfaces. New York: Association for Computing Machinery, 2014: 73-76.

[100] Iqbal S, Khan Y U, Farooq O. EEG based classification of imagined vowel sounds[C]//2015 2nd International Conference on Computing for Sustainable Global Development (INDIACom). New Delhi: IEEE, 2015: 1591-1594.

[101] 吕晓彤，丁鹏，李思语，等. 脑机接口人因工程及应用：以人为中心的脑机接口设计和评价方法[J]. 生物医学工程学杂志，2021，38(2)：210-223.

[102] Wang L, Huang W, Yang Z, et al. A method from offline analysis to online training for the brain-computer interface based on motor imagery and speech imagery [J]. Biomed Signal Proces sing, 2020, 62: 102100.

[103] 熊馨，杨秋红，周建华，等. 脑机融合控制中脑电伪迹处理方法[J]. 昆明理工大学学报（自然科学版），2021，46(3)：56-70.

[104] Wan Z, Yang R, Huang M, et al. A review on transfer learning in EEG signal analysis[J]. Neurocomputing, 2021, 421: 1-14.

[105] Herff C, Heger D, Putze F, et al. Cross-subject classification of speaking modes using fNIRS [C]// International Conference on Neural Information Processing. Berlin, Heidelberg: Springer, 2012: 417-424.

[106] Wang L, Zhang X, Zhong X, et al. Improvement of mental tasks with relevant speech imagery for brain-computer interfaces[J]. Measurement, 2016, 91: 201-209.

[107] Denby B, Schultz T, Honda K, et al. Silent speech interfaces[J]. Speech Communication, 2010, 52(4): 270-287.

[108] Thomas F C. 神经反馈原理与实践[M]. 伏云发，龚安民，南文雅译. 北京：电子工业出版社，2021.

[109] 汪露雲，孔万增，张昕昱，等. 脑纹识别研究综述[J]. 中国生物医学工程学报，2017，36(5)：602-607.

[110] Brigham K, Kumar B V K V. Subject identification from electroencephalogram (EEG) signals during imagined speech[C]//2010 Fourth IEEE International Conference on Biometrics: Theory, Applications and Systems (BTAS). Washington: IEEE, 2010: 1-8.

[111] Brendan Z A, et al. 面向实用的脑-机接口——缩小研究与实际应用之间的差距[M]. 伏云发，龚安民，

陈超，等译. 北京：科学出版社，2022.

[112] Wolpaw J R, et al. 脑机接口：原理与实践[M]. 伏云发，杨秋红，徐宝磊，等译. 北京：国防工业出版社，2017.

[113] 罗建功，丁鹏，龚安民，等. 脑机接口技术的应用、产业转化和商业价值[J]. 生物医学工程学杂志，2022，39(2)：405-415.

[114] 刘艳鹏，龚安民，丁鹏，等. 基于言语想象的脑机交互关键技术[J]. 生物医学工程学杂志，2022，39(3)：596-611.

第 6 章

基于视觉想象的 BCI 范式和神经编码与解码

想象是人类的一种重要心理活动，可作为脑机交互（Brain-Computer Interaction, BCI）范式。其中，视觉想象（Visual Imagery, VI）已作为一种相对较新的 BCI 范式。视觉想象要求受试者或用户以第三人称视角在自己的脑海中清晰地看到一幅特定的画面，是一种相对易于习得和控制的心理活动。VI 对用户具有安全、易于执行、体验感和舒适度良好、想象内容丰富等优点，有望弥补传统 BCI 范式的不足。然而，基于视觉想象的 BCI（VI-BCI）在神经机制、范式设计、神经编码和神经解码等方面有待深入研究。虽然已有 VI-BCI 实验研究，但少有评述。为此，本章对 VI 神经机制（包括与视觉想象对象的物体属性、空间属性和协调整合相关的激活脑区）、VI-BCI 的范式设计（包括视觉想象静态、动态和动静态结合的画面）、VI-BCI 神经编码和神经解码（包括时域、频域、空域及联合特征提取，以及采用传统机器学习和深度学习分类等）进行了评述，并指出 VI-BCI 存在的问题和未来研究方向，包括设计出可分性好的 VI-BCI 范式、优化神经反馈和交互方式及应用研究等。期望本章可为 VI-BCI 的研究提供启发。

6.1 引言

脑机交互（Brain-Computer Interaction，BCI）旨在利用脑成像技术和计算机技术把用户感觉、知觉、表象或认知活动相关的中枢神经（Central Neural System，CNS）信号转化为指令，以绕过外周神经和肌肉实现大脑直接与外设的交流和控制[1-3]。BCI 系统中所利用的 CNS 信号可以由外部刺激诱发产生，如视觉、听觉和触觉等刺激诱发的脑信号［如 SSVEP（Steady-State Visual Evoked Potential）[4-6]、P300[7-9]、听觉诱发电位[10, 11]和触觉诱发电位[12, 13]，也可以由内部心理活动诱发产生，如传统的运动想象（Motor Imagery，MI）[14, 15]、心算[16]、心理导航[17]等，以及近些年发展起来的言语想象[18-21]等诱发的脑信号（如感觉运动节律[22-24]、事件相关去同步/同步[25, 26]等）。

有别于上述所提心理活动的 BCI 范式，视觉想象（Visual Imagery，VI）是另一种相对较新的 BCI 范式。VI 要求受试者或用户以第三人称视角在自己的脑海中清晰地看到一幅特定的画面[27, 28]。与以第一人称视角感觉自己身体特定部位（如手或脚）移动过程[29-31]的 MI 相比，VI 是一种想象内容丰富、相对易于习得和控制的心理活动。与外部刺激范式相比，VI 范式对用户具有安全、体验感和舒适度良好等优点，有望弥补传统 BCI 范式的不足。鉴于 VI 的直观易用性，VI-BCI 系统可提高可用性和用户满意度，具有潜在的应用前景[32]。

虽然 VI 具有上述优势，并且研究人员对 VI 心理活动的脑成像研究已有近 40 年，但早期的研究主要关注神经机制分析[33-35]，将 VI 应用于 BCI 系统的研究在 2010 年以前很少见[36]。近些年来，尽管 VI-BCI 的实验研究[37-42]已有不少，但 VI-BCI 的神经机制及神经编码原理仍不清晰，神经解码性能也不高。神经解码性能涉及 VI 范式设计（VI 心理活动的选择与组合）、VI 神经编码、特征提取与选择、分类、神经反馈和交互方式等方面，目前这些方面均存在一些问题。

截至目前，对 VI-BCI 的评述文献少有，为此，本章首先评述 VI 的神经机制、VI-BCI 范式设计与神经编码，然后评述 VI-BCI 神经解码方法，最后讨论 VI-BCI 存在的问题并指出未来研究方向，包括创新设计并优化 VI-BCI 范式、深入研究 VI 的神经机制和神经编码、VI-BCI 在线系统性能评价方法、与先进的 AI 技术和 VR 相结合提高系统性能及应用研究等。

6.2　视觉想象的神经机制、VI-BCI 范式设计与神经编码

6.2.1　视觉想象的神经机制

虽然视觉想象（VI）是在没有视网膜刺激情况下的一种视觉体验过程，但已有研究表明这个过程与视觉感知（Visual Perception，VP）具有相似的神经表征[43-48]。在对 VP 的研究中，通常从功能上将视觉区域划分为腹侧和背侧两个处理通路：腹侧通路（从枕叶到下颞叶）与物体属性（如颜色、形状、大小等）处理有关，用于感知物体的类别，即确定"是什么"的问题；背侧通路（从枕叶到后顶叶）与空间属性处理有关，用于空间定位或转换，即确定"在哪里"的问题[49, 50]。对 VI 的研究发现，VI 和 VP 具有相同的处理机制[51]。Mellet 等[52]和 D'Esposito 等[53]的研究显示，VI 和 VP 均激活了枕顶和枕颞视觉关联区（Occipito-Parietal and Occipito-Temporal Visual Association Areas）。图 6.1 为 VI 任务相关处理通路与激

活脑区示意图。图 6.1（a）和图 6.1（b）分别为视觉区域腹侧处理通路和背侧处理通路示意图。

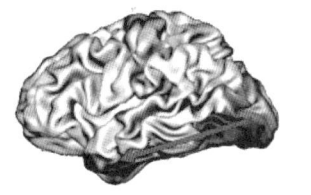
(a) 视觉区域腹侧处理通路

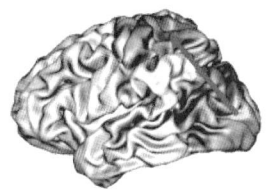
(b) 视觉区域背侧处理通路

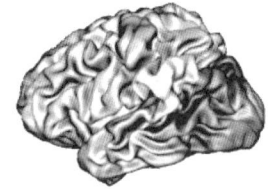
(c) 与视觉想象对象的物体属性相关的激活脑区

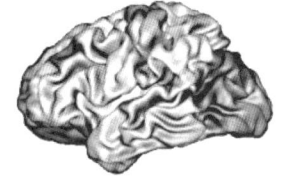
(d) 与视觉想象对象的空间属性相关的激活脑区

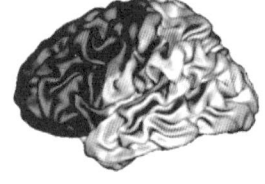
(e) 在视觉想象期间与协调整合作用相关的激活脑区

图 6.1　VI 任务相关处理通路与激活脑区示意图。本示意图为大脑左半球侧视图，其中，左边为前额叶，右边为枕叶。（a）中红色箭头表示腹侧处理通路，（b）中红色箭头表示背侧处理通路

注：本图彩色版见本书最后彩插。

1. 与视觉想象对象的物体属性相关的激活脑区

基于血氧水平依赖性（Blood Oxygen Level-Dependent，BOLD）激活水平的功能磁共振成像（Functional Magnetic Resonance Imaging，fMRI）研究表明，想象和感知在高级腹侧视觉皮层中共享对内容的表征[54]。O'Craven 等[54]的研究表明，在对面孔进行心理想象时，大脑皮层中专门负责面孔感知的梭状回面孔区（Fusiform Face Area，FFA）被激活；而在想象位置时，大脑皮层中位置选择性区域——位于腹内侧皮质区的海马旁回定位区（Parahippocampal Place Area，PPA）被激活。比较想象和感知的响应信号幅度，发现感知的响应信号幅度比想象的更大。Ishai 等[55-57]的研究表明，对面孔、房屋和椅子的视觉想象分别在枕部及腹侧颞叶的不同区域引起最大的响应，这在受试者中具有高度一致的拓扑结构。

Ishai 等[56]还发现，想象期间外侧纹状体皮质中存在与内容相关的激活，但这种激活仅是感知期间与类别相关的激活区域的一小部分。在腹侧颞叶皮层中，想象在其左侧引起更强烈的激活，而感知在其右侧引起更强烈的激活。Johnson 等[58]的研究发现，在 VP 和 VI 过程中，场景选择性皮层的多个区域会表征有关自然场景的特定信息。Stokes 等[59]通过传统的单变量分析发现，在想象任务期间，与基线的比较证实，分布在整个视觉皮层的活动相对增加，包括楔状回（Cu）、舌回（LiG）和颞中回（MTG）的活动也相对增加，在颞上沟/颞下丘脑回（STG/HG）也观察到与事件相关的活动增加；在感知任务期间，类似的脑区网络也被激活，其峰值出现在枕下回（IOG）、枕中回（MOG）、颞中回（MTG）和梭状回（FG），除了视觉皮层，中央前回也很活跃。图 6.1（c）为与视觉想象对象的物体属性相关的激活脑区示意图。

2. 与视觉想象对象的空间属性相关的激活脑区

Cichy 等[48]的研究表明，VI 和 VP 不仅共享对物体属性的表征，在低级视觉皮层的 V1、V2、V3 及高级视觉皮层还共享对位置的表征，所有的侧向类别选择区域（Lateral Category-Selective Regions）都包含了有关物体位置的信息。Lee 等[60]发现，看到的和想象的物体都可以通过腹侧视觉处理通路的活动模式来解码，由于想象和感知之间有足够的对应关系，因此可以根据感知过程中的反应对单独的想象物体（Individual Imagined Objects）进行区分；但是在想象和感知过程中，物体信息在视觉区域的分布明显不同。这也表明，视觉想象和感知虽然共享神经表征，但两者所引起的激活现象并不完全相同。图 6.1（d）为与视觉想象对象的空间属性相关的激活脑区示意图。

3. 在视觉想象期间与协调整合作用相关的激活脑区

上述研究虽然已确定 VI 的对象"是什么"（物体的详细表征）和"在哪里"（物体的空间布局）所涉及的大脑区域，但 Ishai 等[61]的研究还发现，VI 诱发了顶叶和额叶皮层的活动，这种活动与内容无关，视觉纹状外皮层中与想象期间内容相关的激活可能是通过顶叶和额叶皮层中"自上而下"的机制来实现的，顶叶和额叶皮层介导了长时程记忆中面孔和物体表征的获取及由 VI 维持的这些表征。Borst 等[62]结合 fMRI 和头皮脑电（Electroencephalography，EEG）也发现，额叶区域协调着远端的枕颞区和顶叶区，前者负责对物体的详细表征进行编码，后者负责将空间布局编码为一幅连贯的心理画面。图 6.1（e）为在视觉想象期间与协调整合作用相关的激活脑区示意图。

虽然基于 fMRI 对 VI 的成像研究取得了一些共识，为 VI-BCI 电极定位和解码奠定了一定的基础，然而人类个体对不同对象视觉想象时有更复杂的神经机制；因此未来还需要深入研究，从而为提高基于 EEG 或功能性近红外光谱（Functional Near-Infrared Spectroscopy，fNIRS）的 VI-BCI 系统的解码精度提供指导。

6.2.2 VI-BCI 范式设计

BCI 范式是研发者在特定成像技术下，精心设计或挑选的要求受试者或用户执行的心理任务或接收的外部刺激[63]，其中，心理想象是一类可作为 BCI 范式的可选心理任务。在 BCI 中，最常用的心理想象范式是运动想象（MI），包括动觉运动想象（Kinesthetic Motor Imagery，KMI）和视觉运动想象（Visual Motor Imagery，VMI）[28, 36]，大多数 MI-BCI 文献中的运动想象通常指 KMI[27, 33, 64]。视觉运动想象（VMI）也是视觉想象的一种，除此之外还有其他类型的视觉想象，图 6.2 示意了视觉想象（VI）和运动想象（MI）的关系。

已有许多有关 MI-BCI 范式的研究，VI-BCI 范式单个 Trial 的时序与 MI-BCI 范式的相似，通常包括基线期（清醒放松的基线或空闲状态）、提示期（提示 VI 任务）、执行期（执行提示的 VI 任务）和休息期，如图 6.3（a）所示。图 6.3（a）为同步 VI-BCI 范式单个 Trial 的时序，其中，每个期的持续时间设置因脑成像方法不同而不同。与同步 VI-BCI 相比，异步 VI-BCI 没有提示期，通常在 VI 状态和非 VI 状态之间切换，如图 6.3（b）所示。

第 6 章 基于视觉想象的 BCI 范式和神经编码与解码

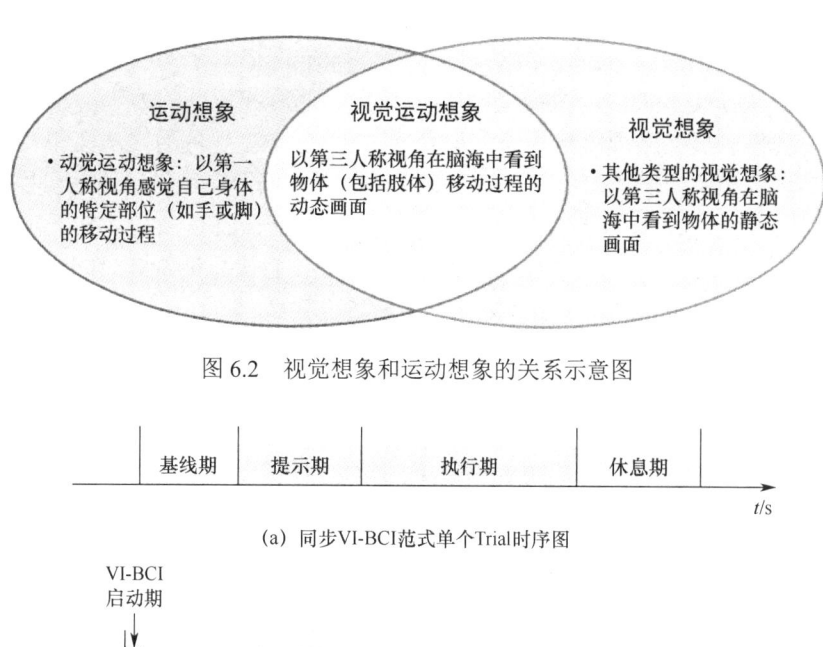

图 6.2 视觉想象和运动想象的关系示意图

(a) 同步VI-BCI范式单个Trial时序图

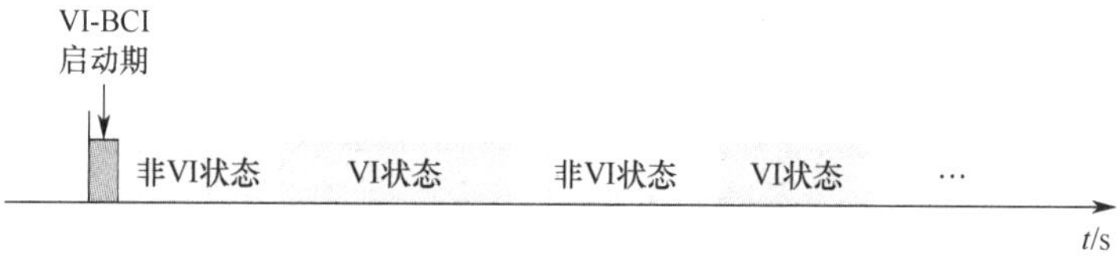

(b) 异步VI-BCI范式时序图（VI-BCI启动以后对用户一直可用）

图 6.3 VI-BCI 范式时序图

对于同步 VI-BCI 范式，在基线期，受试者保持清醒放松，注视屏幕上显示的"+"或"O"等符号，不执行心理任务和动作，在基线期可获得受试者脑信号的基线数据。对于基于 EEG 的 VI-BCI 范式，基线期持续时间的设置从 1 s 到 5 s 不等[65-67]。文献［41］报道，为了记录基线数据，要求受试者在 150 s 内想象黑屏，并将这一过程重复 5 次，然后在黑屏上呈现白色"+"，2 s 后继续后续步骤。对于基于 fMRI 的 VI-BCI 范式，基线期持续时间的设置通常比基于 EEG 的长，从 8 s 到 16 s 不等[68-71]。对于基于 fNIRS 的 VI-BCI 范式，文献［72］将基线期持续时间设置为随机出现的 1 s 或 2 s。对于基线期持续时间的设置，不同文献因实验目的不同不尽一致，但有些设置的基线期持续时间过短，不能反应基线状态脑信号，应考虑脑成像技术的时间分辨率和受试者的基线状态准备时间。

在提示期，VI-BCI 范式的提示方式可以是文字[41, 73]、声音[40, 70]或图像[72, 74, 75]等。有研究直接以要求受试者视觉想象的图像作为提示内容，也有研究将不同符号与视觉想象的图像相对应，以符号作为提示。例如，Bobrov 等[76]的研究中约定，当屏幕左侧符号变为绿色时，受试者想象"面孔"图像；反之，当屏幕右侧符号变为绿色时，受试者想象"房屋"图像。提示会诱发脑信号，提示方式会影响执行 VI 的表现，最佳提示方式可能因人而异。提示期持续时间的设置要求是，应该让受试者能够感知到所提示的任务，不应过短，但也没必要过长。对于 EEG 实验，提示期持续时间通常设置为 2～4 s[32, 73-75]；对于 fMRI 实验，有研究[70]将提示期持续时间设置为 4 s；对于 fNIRS 实验，有研究[72]将提示期持续时间设置为 1.7 s（0.6 s 用于提示图像，0.6 s 用于棋盘格，0.5 s 为空白期）。

在执行期，受试者被要求根据提示执行相应的视觉想象任务，以第三人称视角在自己的脑海中清晰地看到所提示的静态或动态画面，想象或回忆对象的颜色、形状、大小、空间位置等信息，以及运动状态，如运动方向、路径、速度和所受的力等。实验者应为受试者执行 VI 心理任务提供精准的指导语，提高受试者执行 VI 任务的依从性和表现，以采集到所设计 VI 任务相关的高质量脑信号数据，这是分析数据得到可靠结论的前提。不同研究目的和不同脑成像技术，设置的执行期持续时间不同。对于 EEG 实验，有研究[74,75]将执行期持续时间设置为 4～5 s；对于 fMRI 实验，有研究[68-70]将执行期持续时间设置为 6～30 s；对于 fNIRS 实验，有研究[72]将执行期持续时间设置为 3 s。执行期持续时间的设置要求是，让受试者有足够的时间完成所提示的心理任务。

执行期结束后，进入休息期，受试者放松，并恢复到基线状态。在不同脑成像技术的研究中，休息期持续时间的设置不同，有的 EEG 实验将休息期持续时间设置为 3～5 s[74,75,77]，有的 fMRI 实验将休息期持续时间设置为 8 s[70]，有的 fNIRS 实验将休息期持续时间设置为 2 s[72]。该设置的要求是，让受试者有适当的放松。

视觉想象的对象可以是静态的图像，也可以是动态的图像。在设计 VI-BCI 范式时，可以选择不同的静态图像进行组合，也可以选择不同的动态图像进行组合，还可以选择不同的静态图像和动态图像进行组合。此外，可以将静息态作为 VI-BCI 范式的一个类别，与 VI 任务进行对比并提供额外的指令。VI-BCI 范式设计的关键在于，为特定受试者或用户选择/筛选可分性好的一组 VI 任务。如图 6.4 所示为 VI-BCI 已发表文献所选择的视觉想象材料。

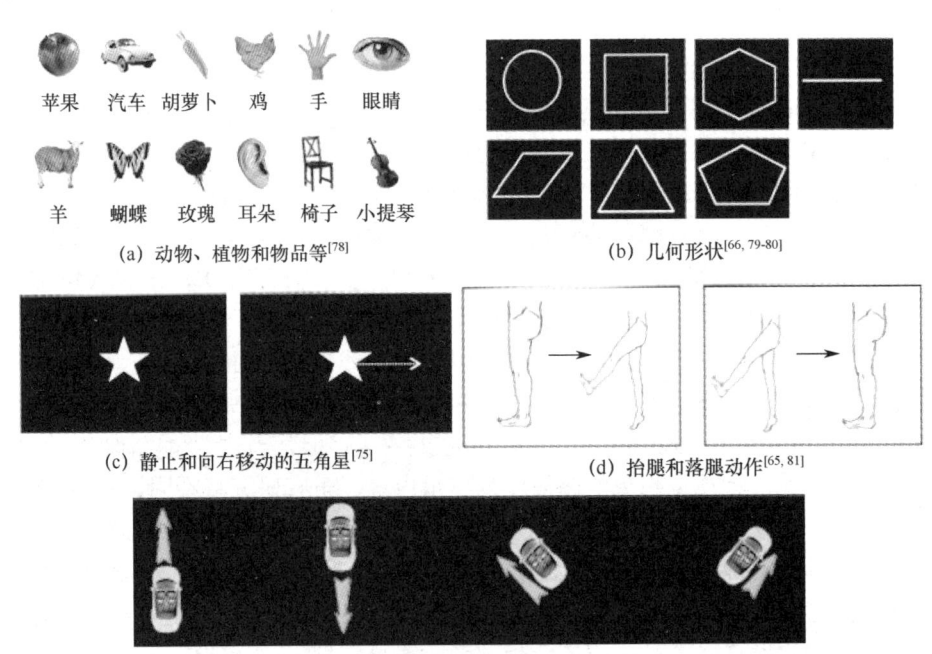

图 6.4 VI-BCI 已发表文献所选择的视觉想象材料

1. 想象静态画面的 BCI 范式

在视觉想象静态画面的 BCI 范式中，可以选择不同类别的图像，也可以选择同一类别但不同属性的图像作为视觉想象的内容。表 6.1 列出了 VI-BCI 已发表文献中选取的静态图像类型。

表 6.1 VI-BCI 已发表文献中选取的静态图像类型

类 型	已发表文献	视觉想象材料
不同类别	Bobrov 等，2011[76]	面孔和房屋
	Kosmyna 等，2018[82]	花和锤子
	Chen 等，2021[83]	积极的人、中性的事物、消极的动物
	Kilmarx 等，2022[42]	花和锤子；面孔和场景
	Llorella 等，2020[41]	树、狗、飞机和房屋
	Llorella 等，2022[78]	苹果、汽车、胡萝卜、鸡、手、眼睛、羊、蝴蝶、玫瑰、耳朵、椅子和小提琴
	Yousefi 等，2021[84]	10 张容易记住的白色背景二维单色物体照片和 10 张较难记住的具有更多细节的真实物体照片
同一类别	Llorella 等，2019[79], 2021[66], 2022[80]	7 种几何形状：三角形、圆形、正方形、五边形、直线、六边形和平行四边形
	Nieles 等，2018[85]；Castro 等，2020[86]	3 种几何形状：正方形、三角形和圆形
	Esfahani 等，2012[87]	5 种立体图形：立方体、圆柱体、球体、圆锥体和棱锥体
	Boom 等，2019[40]	3 个字符：字母"x"、加号"+"和字母"o"
	Bang 等，2021[88]	6 种不同颜色和形状的符号：红色圆圈、白色叉号、黄色横线、蓝色三角、青色加号和绿色竖线
	Goebel 等，2022[71]	2 个不同形状的字母："H"和"T"
	Sho'urie 等，2024[89]；Sho'urie 等，2018[90]	4 幅画：Jordean 的一幅《美食节》素描，Rembrand 的一幅黑笔画，Kandinsky 的一幅抽象画，Holbein 的一幅肖像
多组类别	Alazrai 等，2022[91]	2 组图像："0~9" 10 个数字和"A~Z" 26 个英文字母
	Lee 等，2022[92]	3 组图像：物品组（飞机、水杯和树木），数字组（"1、3、5"共 3 个手写数字）和形状组（红色的心形、黄色的五角星和白色的三角形）
	Alazrai 等，2020[67]	4 组图像：4 个自然物品（绿色的苹果、黄色的香蕉、棕色的大象和蓝色的小鸟），"0~9" 10 个数字，"A~Z" 26 个英文字母，16 个不同颜色、不同方向的箭头
	Kalafatovich 等，2020[93]	6 种语义类别：人类身体（HB）、人类面孔（HF）、动物身体（AB）、动物脸（AF）、水果或蔬菜（FV）和无生命物体（IO）

在选择不同类别图像的视觉想象研究中，有研究选取面孔和房屋[76]、花和锤子[82]，以及花和锤子与面孔和场景[42]组合作为视觉想象材料，也有研究选取树、狗、飞机和房屋 4 种不同类别的物体[41]，以及苹果、汽车、胡萝卜、鸡、手、眼睛、羊、蝴蝶、玫瑰、耳朵、椅子和小提琴 12 种物品[78]作为视觉想象材料，还有研究选择 10 张容易记住的照片和 10 张较难记住的照片作为视觉想象材料[84]。

在选择同一类别图像的视觉想象研究中，Llorella 等[66, 79, 80]选择三角形、圆形、正方形、五边形、直线、六边形和平行四边形 7 种几何形状；Nieles 等[85]、Castro 等[86]选择正方形、三角形和圆形；在 Esfahani 等[87]的研究中受试者想象 5 种立体图形；Boom 等[40]选择的想象材料是 3 个字符；Bang 等[88]选择的视觉想象材料是 6 种不同颜色和形状的符号；Goebel

等[71]研究了想象 2 个不同形状的字母（H、T）的解码任务；Sho'urie 等[89, 90]的研究中受试者想象的是 4 幅画。

在选择多组类别图像的视觉想象任务研究中，有的研究选择数字和英文字母 2 组图像[91]，有的研究选择物品组、数字组和形状组 3 组图像[92]，有的研究选择自然物品、数字、英文字母和箭头 4 组图像[67]作为视觉想象材料；还有的研究选择 6 种语义类别作为视觉想象材料[93]，其中，每种语义类别有 12 幅图像。

2. 想象动态画面的 BCI 范式

在视觉想象动态画面的 BCI 范式中，第一类是受试者在脑海中看到自己或他人肢体移动过程的画面（不同于以第一人称视角执行的动觉运动想象），第二类是视觉想象非肢体的物体运动过程。

在第一类情况下，Li 等[65, 81]设计了抬腿动作和落腿动作的 VI 任务；Kwon 等[94-96]使用 Unity3D 和 Blender 制作的视觉想象范式（包括拿电话、开门、吃东西、倒水）指导视觉运动想象任务。

对于第二类情况，受试者视觉想象的运动物体包括无人机和汽车等。Koizumi 等[73]设计了视觉想象无人机在 3 个平面上（上/下、左/右、前/后）运动的心理任务。Zhou 等[74]设计了视觉想象一辆轿车前进、后退、向左转和向右转的 VI 任务。Stojic 等[97]设计了视觉想象棋盘格箭头向 4 个象限移动。

3. 想象静态和动态画面混合的 BCI 范式

在视觉想象静态画面和动态画面混合的 BCI 范式中，可以选择静态画面和动态画面作为视觉想象材料，并可与静息态组合。Kwon 等[98]、Ahn 等[99, 100]、Jeong 等[101]、Kim 等[102]设计无人机群的"悬停（Hovering）""散开（Spread-out）""集结（Fall-in）""分组（Splitting）""分散（Dispersing）"和"聚集（Aggregating）"的不同组合。Paula 等[68]在定位 hMT+/V5 复合体的研究中，选用了视觉想象圆点静止、慢速移动和快速移动 3 种不同的心理任务。Teresa 等[38]选择视觉想象静止点、上下 2 个方向及上下左右 4 个方向的运动点的不同组合。Fu 等[75]设计了视觉想象静止的五角星和向右运动的五角星两种心理任务。Neuper 等[36]设计的实验范式中要求受试者以第三人称视角想象手部运动，其中包含静息态。Azmy 等[37]设计视觉想象一颗星星的顺时针旋转和静息态的实验范式。

在设计 VI-BCI 范式时，最好选择差异较大的静态或动态画面，在 VI 期间要求受试者想象对象的物体属性和空间属性，以便体现过程。

6.2.3 VI-BCI 神经编码

在视觉想象（VI）神经机制的基础上，由视觉想象诱发的脑信号特征，或者激活的脑区及激活的强度可以看作 VI-BCI 的神经编码，它是 VI-BCI 神经解码的基础，也是视觉想象相关脑信号特征提取和选择的基础。

基于 EEG 的 VI-BCI 研究中所选择的脑区与基于 fMRI 研究的结果有部分一致。Lee 等[103]的研究发现，在视觉想象期间前额叶皮层和听觉皮层锁相值（Phase-Locking Value，

PLV）显著减小；他们的另一篇文献[104]指出，前额叶皮层在视觉想象的前几秒高度激活，反映了用户的意图和出现物体的语义。Azmy 等[37]在研究星星旋转的视觉想象时，发现右额区 α 频段功率显著增加。Li 等[81]的研究发现，视觉想象下肢运动时脑功能连接主要发生在右前额。

6.3 视觉想象 BCI 神经解码方法

视觉想象 BCI 神经解码方法随所采用的脑成像方法不同而不同，因为不同的脑成像方法采集的信号类型不同。常用的脑成像方法有 EEG、fNIRS 和 fMRI。本节检索了 2005—2023 年发表的 58 篇 VI-BCI 相关文献，其中，1 篇基于 fNIRS，5 篇基于 fMRI，其余均基于 EEG（其中 1 篇为侵入式采集）。

6.3.1 视觉想象相关脑信号特征提取和选择

在视觉想象 BCI 神经解码过程中，视觉想象相关脑信号特征的提取和选择是后续分类的重要基础，该过程是指从包含用户意图的脑信号中去除多余的干扰信息，以分离出表征意图的重要特征。对于基于 EEG 的 VI-BCI，提取的脑信号特征主要有时域或频域特征、时频特征、空域特征及联合特征等。

1. 时域或频域特征

EEG 典型的时域特征包括各通道信号的均值、标准差、方差、峰度和偏度等[85, 86]。功率谱密度（Power Spectral Density，PSD）是 VI-BCI 中常用的 EEG 频域特征，其定义了信号功率随频率的分布，不同研究处理 PSD 的方法有所不同。Kilmarx 等[42]选择 1～40 Hz 频段内的全功率谱作为特征。Azmy 等[37]分析了两类任务的最大功率差。Koizumi 等[73]提取前额叶皮层 EEG 信号的 12 个频段功率，对每个频段 PSD 求和并取均值作为特征。Ahn 等[100]为研究不同频段 VI 任务之间的差异，分别选取 3 个频段（α 频段：8～13 Hz，β 频段：13～30 Hz，双频段：8～30 Hz）提取 PSD。Yousefi 等[84]在计算 PSD 后，将功率谱的非优势区域和谱分布的凹性方差作为特征。Nasrin 等[89]将不同频段（δ 频段：2～4 Hz，θ 频段：4～8 Hz，α 频段：8～13 Hz，感觉运动节律：13～15 Hz，β 低频段：15～18 Hz）的绝对功率进行归一化后用于特征提取。Neuper 等[36]对 EEG 进行频谱分析，得到给定频率范围（如 6～36 Hz）内 2 Hz 频段显著的 ERD（Event-Related Desynchronization；相对于基线频段功率下降百分比）和 ERS（Event Related Synchronization；相对于基线频段功率增加百分比），以便进行数据检验。一些文献[37, 38, 80, 87]研究发现，α 频段（8～13 Hz）是视觉想象和视觉感知相关 EEG 的重要频段，因此可选择每个通道 EEG 信号的 α 频段功率谱能量作为特征。

2. 时频特征

常见的时频分析方法有经验模式分解（Empirical Mode Decomposition，EMD）、希尔伯特-黄变换（Hilbert-Huang Transform，HHT）和 Choi-Williams 分布（Choi-Williams Distribution，CWD）技术等。EEG 信号是一种非平稳信号，近年有研究[75]将 EMD 和自回归（Autoregressive，AR）模型相结合提取特征；也有研究[74, 75, 87]利用 HHT 计算时频特征；Alazrai 等[67, 91]采用 CWD 构建时频表示，以在时频域内描述信号中封装的能量变化，分析预处理后的 EEG 信号；Lee 等[92]利用事件相关谱摄动（Event-Related Spectral Perturbation，ERSP）和 CWD 将预处理后的 EEG 数据转换为二维灰度图像作为特征；也有研究[108]利用小波变换时频分解视觉想象相关 EEG 信号。

3. 空域特征

时域特征、频域特征或时频特征未考虑电极之间的关联性，因而不可避免地忽略了多通道 EEG 信号的空间信息，而这些信息有助于识别视觉想象任务。常用的空域特征提取方法共空间模式（Common Spatial Patterns，CSP）由 Koles 等[107]于 1990 年提出。许多研究[32, 77, 79, 83, 92]利用该方法从多通道的 EEG 数据中提取每一类的空间分布成分，实现二分类任务的空域滤波；也有研究[82]采用改进的 CSP 算法，即频谱加权共空间模式（Spectrally Weighted Common Spatial Patterns，SpecCSP）在 2.5～30 Hz 宽频段提取特征，他们认为宽频段有利于选择更严格的（Tighter）频谱权重。一些研究[78, 87, 109]采用独立成分分析（Independent Component Analysis，ICA）分解 EEG 数据以去除伪迹。

4. 联合特征及其他

除了采用单一特征，也有研究将联合特征作为分类算法的输入。Kwon 等[94]、Kim 等[102]提取 α 频段能量后，利用 CSP 进行空域滤波得到频域和空域的联合特征作为分类器输入。Stojic 等[97]利用 PSD、α 纺锤波、连续小波变换（Continuous Wavelet Transform，CWT）、熵、幅度平方相关（Magnitude Squared Coherence，MSC）、交叉功率谱密度（Cross-Power Spectral Density，CPSD）计算得到 74 个特征后，利用弹性网正则化算法选择特征以降维。也有研究[86]提取均值、标准差、峰度、偏度、近似熵、Higuchi 分形维数、Hurst 指数、时间反转不对称统计量、功率谱熵、以区间计数格式的概率分布、2～20 阶中心矩、离散小波变换近似、细节系数、1～15 阶自回归特征等，再利用主成分分析（Principal Component Analysis，PCA）进行降维。

除常见的时域、频域、时频域和空域特征外，也有研究利用互信息[110]和黎曼空间[83]等方法选择特征。此外，基于 EEG/ERP 信号地形图聚类的微状态分析方法充分利用了 EEG 的空间信息，近年来得到了越来越多的应用。Li 等[65]采用微状态分析法研究 2 种 VI 任务诱发的 EEG 信号在微状态时间参数上的差异，并选用差异显著的微状态时间参数构建特征向量。

不同类特征对分类准确率会产生影响，同一类特征的数量对分类准确率也会产生影响。Chen 等[83]分析了 PSD、CSP 和黎曼切空间（Riemann Tangent Space）3 种特征，随着特征数量的增加分类准确率会发生变化，结果显示 3 种特征的分类准确率均呈现先上升后趋于平缓的趋势，相应的视觉想象最佳特征数量分别为 30 个、19 个和 100 个。

对于基于 fNIRS 的 VI-BCI，通常选择表征血液动力学响应的氧合血红蛋白

（Oxyhemoglobin，HbO）和脱氧血红蛋白（Deoxyhemoglobin，HbR）浓度变化作为特征[72]；而对于基于 fMRI 的 VI-BCI，通常采用 BOLD 信号作为特征。Boom 等[40]根据所有参与者感知任务的平均解码性能，为每个参与者视觉想象任务中的每个字符选择 105 个 t 值最高的体素，将选择的体素联合作为特征集。对于基于皮层脑电（Electrocorticography，ECoG）的 VI-BCI，Hamamé 等[106]提取高频段（50～150 Hz）包络的事件相关调制作为特征。

6.3.2 视觉想象相关脑信号特征分类

VI-BCI 神经解码的类别数与视觉想象范式相对应，有二分类和多分类两种。在二分类研究中，Li 等[65, 81]基于 EEG 对视觉想象抬腿和落腿动作进行分类，Kosmyna 等[82]基于 EEG 对视觉想象花和锤子进行分类，Zhou 等[74]基于 EEG 对多个视觉想象任务两两组合进行分类。在多分类研究中，一些研究[102, 103]对两个以上视觉想象任务进行分类，一些研究[41, 77, 104]将视觉想象任务与静息态组合后进行分类。VI-BCI 系统常用的分类算法包括传统机器学习算法和深度学习算法两类。

1. 传统机器学习算法

用于 VI-BCI 系统中的传统机器学习算法主要有支持向量机（Support Vector Machine，SVM）、线性判别分析（Linear Discriminant Analysis，LDA）、随机森林（Random Forest，RF）、K 近邻（K-Nearest Neighbors，KNN）和逻辑回归（Logistic Regression，LR）等。表 6.2 列出了 VI-BCI 系统中采用的几种传统机器学习算法。

表 6.2　VI-BCI 系统中采用的几种传统机器学习算法

文献	分类算法	VI 类别	特征提取	分类性能	脑成像技术
Sousa 等，2017[38]	SVM	静止点、上下 2 个方向、上下左右 4 个方向的运动点	PSD	87.64% ± 2.24%	EEG
Li 等，2020[81]	SVM	抬腿和落腿	互信息	90.12% ± 5.43%	EEG
Li 等，2024[65]	SVM	抬腿和落腿	微状态	80.6% ± 2.58%	EEG
Fu 等，2022[75]	SVM	静止的、向右运动的五角星	HHT	68.14% ± 3.06%	EEG
			AR 模型	56.29% ± 2.73%	
			EMD 和 AR 模型结合	78.40% ± 2.07%	
Boom 等，2019[40]	线性 SVM	字母"x"、加号"+"、字母"o"	体素联合	54% ± 23%	fMRI
Koizumi 等，2018[73]	二次多项式、核 SVM	无人机在 3 个平面上（上/下、左/右、前/后）运动	PSD	82.6%（γ 高频段功率）	EEG
Chen 等，2021[83]	RBF-SVM	3 种图片：积极的人、中性的事物、消极的动物	PSD	60.00%	EEG
			CSP	63.20%	
			黎曼空间	67.36%	

续表

文　献	分类算法	VI 类别	特征提取	分类性能	脑成像技术
Lee 等，2020[103]	RLDA Shrink	救护车、时钟、光、厕所、电视、水	CSP	前额皮层： 24.2% ± 4.3%（0~1 s）； 22.5% ± 4.2%（1~2 s） 视觉皮层： 21.0% ± 1.7%（0~1 s）； 20.2% ± 1.5%（1~2 s）	EEG
Kwon 等，2020[94]	RLDA	拿电话、开门、吃东西和倒水	α 频段功率（ERSP）和 CSP	33.03% ± 1.42%（四分类）	EEG
Jeong 等，2020[101]	LDA	无人机群不同队形①	CSP	36.7% ± 4.6%	EEG
Lee 等，2020[77]	RLDA Shrink	12 个单词和休息状态②	CSP	27.45% ± 1.28%（十三分类）	EEG
	RF			37.63% ± 4.07%	
	SVM			40.14% ± 4.17%	
Stojic 等，2020[97]	LR	棋盘格箭头向 4 个象限移动	PSD、α 纺锤波、连续小波变换、熵、MS 相干、CPSD	70.92% ± 11.33%（离线） 71.67% ± 12.32%（在线） 75.05% ± 11.90%（伪在线）	EEG
	RBF-SVM			75.43% ± 11.79%（离线）	
Nieles 等，2018[85]	SVM	3 种几何形状：正方形、三角形和圆形及中性状态（Neutral State）	均值、标准差、方差等③	97.5% 和 99.5%（有视觉提示和无视觉提示的 VI）	EEG
	KNN			97% 和 97.5%	
	LDA			96% 和 98.5%	
Rybář 等，2021[72]	L2 范数正则化逻辑回归	动物和工具	归一化血流动力学响应	77.2%（响应长度为 7 s）和 80.1%（响应长度为 9 s）	fNIRS
Bobrov 等，2011[76]	贝叶斯分类器	房屋、面孔和放松状态	协方差矩阵	73% ± 3%；70% ± 2%；64% ± 2%④	EEG
	MCSP			同贝叶斯分类器结果④	
Neuper 等，2005[36]	DSLVQ	手部运动	ERD 和 ERS	56%（Visual-Motor Imagery，VMI）	EEG

注（1）：①无人机群不同队形包括悬停（Hovering）、分组（Splitting）、分散（Dispersing）和聚集（Aggregating）。②12 个单词分别为：救护车、时钟、你好、帮助我、光、疼痛、停止、谢谢、厕所、电视、水、是。③包括均值、标准差、方差、峰度、偏度、近似熵、Higuchi 分形维数、Hurst 指数、时间反转不对称统计量、功率谱熵、通道功率谱、以 bin 计数格式的概率分布、2~20 阶中心矩、离散小波变换近似、细节系数及 1~15 阶自回归特征。④该文献中选取的分类器性能指标为混淆矩阵对角元素均值。

注（2）：RLDA—Regularized Linear Discriminant Analysis，正则线性判别分析；RBF-SVM—Radial-Basis Function SVM，基于径向基函数的 SVM；RLDA Shrink—Shrinkage of Regularized Linear Discriminant Analysis，缩减正则线性判别分析；MCSP—Multiple Common Spatial Patterns，多维共空间模式；DSLVQ—Distinction Sensitive Learning Vector Quantization，差异敏感学习向量量化。

一些研究[38, 65, 75]选择对小样本数据具有较好泛化能力的 SVM 作为分类算法，例如，Fu 等[75]采用单一 SVM 算法验证所提特征提取方法的性能；一些研究选择了不同核函数的 SVM，如线性核[40]、二次多项式[73]和 RBF[83]等；还有一些研究[94, 101]采用 LDA、RLDA 算法作为分类器。

一些研究选择同一特征提取方法以比较不同分类算法的效果。Lee 等[77]比较了 RLDA、

RF 和 SVM，结果显示 SVM 具有最高的分类精度，RLDA 的分类精度最低。在 Stojic 等[97] 的伪在线实验中，RBF-SVM 分类器允许类之间任意决策边界，这在 4 种想象类型的数据收缩为 1 个想象类别时可能是有利的，最终得到了最高分类准确度。Nieles 等[85]比较了 KNN、LDA 和 SVM，在有视觉提示和无视觉提示的两组 VI 实验中，SVM 均取得了最高的分类精度。Pavel 等[76]采用基于协方差矩阵分析的贝叶斯分类器，这种低计算成本的方法取得了与更复杂的 MCSP 分类器相似的分类精度。Rybář 等[72]在基于 fNIRS 的 VI-BCI 系统中分别对单通道数据和所有通道数据采用单变量和多变量的正则化逻辑回归算法，均得到了高于统计显著性阈值的平均分类精度。

除了以上常用的传统机器学习算法，Neuper 等[36]采用差异敏感学习向量量化（Distinction Sensitive Learning Vector Quantization，DSLVQ）方法对视觉运动想象进行分类，但并未得到可检测的 EEG 变化，这可能不是由分类算法导致的低分类精度，而是由于分类"视觉运动想象"与"无视觉运动想象"或"休息"，其挑战在于难以区分想象相关模式与休息期间难以定义的 EEG 模式。

比较以上研究发现，不同文献分别研究了离线、在线 VI-BCI，所采用的机器学习算法取得的性能各不相同，但 SVM 具有较好的分类精度。

2. 深度学习算法

传统机器学习算法在用于分类时，通常与特征提取环节分开进行，机器学习算法的性能有时依赖研究者的经验。与传统机器学习算法相比，深度学习算法可以将特征提取环节与分类环节融为一体，也可以在特征提取环节之后采用深度学习算法进行分类。表 6.3 列出了 VI-BCI 相关文献中主要采用的深度学习算法。

表 6.3　VI-BCI 相关文献中主要采用的深度学习算法

文　献	深度学习算法	VI 类别	网　络　输　入	分类性能	脑成像技术
Lee 等，2022[92]	EEGNet	3 组图像：物品组、数字组、形状组	预处理后的 EEG 时间序列	43.98%（三分类）	EEG
	1D CNN			39.75%	
	MultiRocket			46.79%	
	MobileNet V2		ERSP	35.02%	
			CWD	35.57%	
	SVM		CSP	42.35%	
Ahn 等，2022[99]	ADS-3-D-CNN	无人机群悬停（Hovering）、分组（Splitting）、分散（Dispersing）和聚集（Aggregating）	3 个频段 PSD	58%±5%	EEG
	ShallowConvNet			53%±5%	
	DeepConvNet			48%±7%	
	EEGNet			55%±6%	
Kwon 等，2022[96]	改进的 CNN	吃东西、倒水、拿电话、开门	α 频率范围内的功率变化	67.19%	EEG
	DeepConvNet			65.52%	
	EEGNet			63.48%	
Bang 等，2021[121]	改进的 CNN	6 种不同颜色和形状的符号①	预处理后的 EEG 时间序列	90.16%	EEG

续表

文 献	深度学习算法	VI 类别	网络输入	分类性能	脑成像技术
Lee 等，2021[121]	SEFE-DeepConvNet②	无人机群分散（Dispersing）、聚集（Aggregating）和悬停（Hovering）	预处理后的EEG 时间序列	72%±5%	EEG
	SEFE-ShallowConvNet②			69%±4%	
	SEFE-EEGNet②			69%±5%	
Kalafatovich 等，2020[93]	改进的 CNN	6 种语义类别：人类身体（HB）、人类面孔（HF）、动物身体（AB）、动物面孔（AF）、水果或蔬菜（FV）和无生命物体（IO），每种类别12 幅图像	预处理后的EEG 时间序列	50.37%±6.56%；26.75%±10.38%③	EEG
	LSTM			44.77%±6.40%；15.39%±6.01%③	
	LSTM + CNN			46.18%±6.79%；23.23%±10.48%③	
	Shallow ConvNet			49.04%±6.99%；23.72%±10.95%③	
Llorella 等，2020[41]	CNN+GA	4 种不同类别的物体（树、狗、飞机、房屋）及放松状态	PSD	60.50%	EEG
	SVM			37.20%	
	LDA			27.64%	
	RF			34.40%	
Llorella 等，2021[66]	CNN+BH	7 种几何形状：三角形、圆形、正方形、五边形、直线、六边形、平行四边形	预处理后的EEG 时间序列	69.57%④	EEG
				70.15%④	
				35.14%（七分类）	
Llorella 等，2022[78]	CNN+BH	12 种物品⑤	预处理后的EEG 时间序列	87.84%（VI 与休息态）24.93%⑥	EEG
Castro 等，2020[86]	LSTM	正方形、三角形、圆形	均值、标准差等⑦	87.34%	EEG
	CNN-LSTM			89.44%	
	CNN-Bi-LSTM			87.46%	
	SVM			83.06%	
	LDA			78.12%	

注（1）：①6 种不同颜色和形状的符号分别是红色圆圈、白色叉号、黄色横线、蓝色三角、青色加号、绿色竖线。②SEFE-DeepConvNet、SEFE-ShallowConvNet 和 SEFE-EEGNet 分别是以 DeepConvNet、ShallowConvNet 和 EEGNet 作为解码模型的 SEFE 编码器。③第一行均为六分类精度，第二行均为七十二分类精度。④69.57%为圆形和三角形（Circle vs Triangle）的二分类精度，70.15%为直线和平行四边形的二分类精度（Straight Line vs Parallelogram）。⑤12 种物品分别为苹果、汽车、胡萝卜、鸡、手、眼睛、羊、蝴蝶、玫瑰、耳朵、椅子和小提琴。⑥该结果是以 VP 和 rest 作为训练数据，以 VI 和 rest 作为测试数据取得的十二分类精度。⑦包括均值、标准差、峰度、偏度、近似熵、Higuchi 分形维数、Hurst 指数、时间反转不对称统计量、功率谱熵、以 bin 计数格式的概率分布、2~20 阶中心矩、离散小波变换近似、细节系数 1~15 阶自回归特征。

注（2）：CNN—Convolutional Neural Network，卷积神经网络；ADS-3D-CNN—Attention-Based Dual-Stream 3D-CNN，基于注意力的双流三维卷积神经网络；SEFE—Subepoch-Wise Feature Encoder，子周期特征编码器；LSTM—Long Short Term Memory Network，长短期记忆网络；GA—Genetic Algorithm，遗传算法；BH—Black Hole Algorithm，黑洞算法。

在基于深度学习的 VI-BCI 研究中，不同研究的侧重点不同：一些研究选择不同的网络输入比较性能，一些研究侧重对算法的改进；另一些研究比较了传统机器学习算法与深度学习算法的性能差异。

在比较不同的网络输入性能方面，Lee 等[92]将预处理后的 VI-EEG 时间序列直接输入

EEGNet、1D CNN 和 MultiRocket 网络，选择 EEG 时频特征输入由 ImageNet 预训练的 MobileNet V2 网络，以比较不同算法的性能。其中，MultiRocket 网络表现出最佳的分类性能。

在侧重对算法改进的研究中，Ahn 等[99]为了更好地利用 EEG 通道信号之间的相关性，提出 ADS-3D-CNN 算法，其分类精度优于其他 3 种常用的深度学习算法。Kwon 等[96]提出改进的 CNN 算法，主要解决因训练数据较少而导致的过拟合问题。Bang 等[88]构造的网络结构使每个卷积层分别应用于时间特征和空间特征。Lee 等[121]提出的 SEFE 特征编码器以 3 种 CNN 架构（DeepConvNet、ShallowConvNet 和 EEGNet）作为解码模型，在 3 种解码模型的 CNN 架构和密集分类层之间添加 1×1 卷积块，使分类器的结构相对加深，从而提高了独立于受试任务（Subject-Independent Task）的性能，带有 SEFE 编码器的解码模型均比不带 SEFE 的解码模型获得更高的分类精度。Kalafatovich 等[93]提出有 2 个 5 层 CNN 块的注意力驱动模型，以 ReLU（Rectified Linear Unit）作为激活函数，取得统计上优于其他常规方法的结果。

不同于以上侧重网络结构优化的研究，Llorella 等[41,66,78]把卷积神经网络与黑洞算法或遗传算法结合并为每个受试者寻找最佳的网络权重，以提高分类性能。

一些研究比较了传统机器学习算法与深度学习算法的性能差异。Castro 等[86]从准确率、精度和召回率比较传统机器学习算法（LDA、SVM 和 KNN）与 4 种深度学习网络（LSTM、Bi-LSTM、CNN-LSTM 和 CNN-Bi-LSTM CNN）。结果显示，CNN-LSTM 表现最好，LSTM 和 CNN-Bi-LSTM 表现最差，但深度学习算法的结果均优于所选择的传统机器学习算法。其中，SVM 在传统分类器中表现最好，LDA 则表现最差。

虽然目前多数 VI-BCI 研究采用传统机器学习算法，但深度学习算法在分类精度方面比传统机器学习算法具有更高的精度和准确率。然而，深度学习算法的训练数据量大、运行时间长，这是其应用于实际的主要瓶颈，其缺陷使其不易在线实施。许多用于 VI-BCI 的新分类算法有待在线测试验证并提高性能。例如，适合处理非平稳 EEG 信号的自适应分类器可以逐步在线更新参数，以跟踪随时间变化的 EEG 特征；这种分类器也可以在线学习有限的训练数据，因此不需要更多的离线训练数据[111]。此外，迁移学习也可用于解决个体内或个体间 EEG 非平稳性及有限的训练数据问题[112]。

6.4　基于视觉想象的 BCI 存在的问题及未来研究方向

6.4.1　VI-BCI 存在的问题

1. 如何设计出可分性好的 VI-BCI 范式

对于 VI-BCI，心理任务的设计十分关键，需要精心考虑视觉属性和语义类别不同的视觉想象任务，使它们诱发的脑信号特征具有显著的差异性或可分性，从而为可靠的解码提供保障。现有研究表明，不同类别图像的视觉想象区分度不同。已有的研究采用 fMRI[112]、单细胞记录[113]、脑磁[114]和 EEG[115]探索视觉观察人类面孔、人体、动物面孔、动物身体、自然物体和人造物体时大脑活动的表达相似性。这些研究表明，一些类别（如人类面孔和动物面孔）之间具有较好的可分性，而其他类别（如自然物体和人造物体）在它们的表征结构上显示出更高的相似性[42]。这为我们设计 VI-BCI 范式时选择一组可分性好的视觉想象对象提供了启发。

此外，VI-BCI 范式设计应具有较高的生态效度，视觉想象任务是受试者日常生活中经常执行的自然的心理任务，应简单且易完成（对用户友好）。如果设计的视觉想象任务难以完成或经训练也难以控制，那么这样的范式操控 BCI 的生态效度较差。还需要注意的是，在设计 VI-BCI 范式时，应考虑不同脑成像技术之间的差异。例如，基于 fNIRS 的 VI-BCI 在设计视觉想象任务时应适当选择试次之间的间隔，以避免或最小化它们的血流动力学响应之间的影响[72]。

2. 如何优化 VI-BCI 神经反馈和交互方式

神经反馈可以调节受试者视觉想象心理活动，有望提高 VI-BCI 系统的性能，这取决于设计优化的 VI-BCI 神经反馈，包括优化反馈的神经信号和呈现方式。除此之外，应设计能够吸引受试者注意力并具有奖赏机制的交互场景和交互界面，以提高交互的趣味性、沉浸性等。

3. 如何评价 VI-BCI 在线系统性能

已有的 VI-BCI 研究多为离线分析，需要在线验证离线所用方法的有效性，在线评价是金标准。研发在线 VI-BCI 系统并提高其性能具有更重要的实际应用意义，为将其转化为实际应用，应评价其可用性和用户满意度。

4. 如何融合多模态脑信号提高 VI-BCI 系统性能

如前所述，视觉想象是一种相对易于执行的心理任务，然而基于脑信号对其进行分类面临极大的挑战，目前分类精度并不高。现有 VI-BCI 研究主要基于 EEG 信号，仅有少数文献报道了基于 fNIRS 的 VI-BCI 研究；基于 fMRI 的视觉想象研究虽有报道，但少有研究将其应用于 VI-BCI。充分利用基于 fMRI 的视觉想象研究结果有望获得更多激活脑区特征，以提高编码和解码准确率。不同脑成像技术采集的脑信号具有不同的时间、空间分辨率优势，可以对它们进行联合以进一步提高对视觉想象的解码精度，这在一定程度上可以克服单模态脑成像技术解码视觉想象存在的局限性。但是，如何融合多模态脑信号以提高 VI-BCI 系统性能，通常需要将 EEG 与 fMRI 或 fNIRS 同步采集脑信号，还可以考虑在特征层或/和分类决策层进行融合。

6.4.2 VI-BCI 未来研究方向

为提高 VI-BCI 系统的性能，使其能转化为实际应用，未来 VI-BCI 研究应创新设计并优化 VI-BCI 范式，深入探索其神经机制和神经编码，通过与先进的人工智能（Artificial Intelligence，AI）技术和虚拟现实（Virtual Reality，VR）或增强现实（Augmented Reality，AR）技术结合拓展其应用领域。

1. 创新设计并优化 VI-BCI 范式

虽然 BCI 这个术语的出现已有 50 多年的历史，并取得了许多重要进展，然而现有的 3 种主要 BCI 范式（MI、SSVEP 和 P300）与实际应用还有较大差距，BCI 研究需要变革传统范式。对于相对较新的 VI-BCI 范式，现有文献的设计尚存在问题，这可能是导致可分性不高的原因之一，因此创新设计并优化 VI-BCI 范式是未来一个重要的研究方向。

2. 深入研究视觉想象的神经机制和神经编码

视觉想象的神经机制和神经编码是 VI-BCI 系统的科学基础，目前 VI-BCI 系统解码精度不高的一个重要原因可能是没有找到较好的神经表征。为此，深入研究不同视觉想象的脑区激活和脑网络特征差异，以期为 VI-BCI 范式设计和解码提供依据是未来一个重要的研究方向。

3. 与先进的 AI 技术和 VR 技术相结合提高 VI-BCI 系统性能

为大幅提升 VI-BCI 系统的可用性和用户满意度，不仅需要大幅提升 VI-BCI 系统解码精度，也要为其创建合适的或最优的运行交互环境，可考虑将其与先进的 AI 技术和 VR 技术相结合，如图 6.5 所示。在图 6.5 中，由 VR 技术和 AI 技术相结合创建 VI-BCI 系统的最佳交互环境，如提供 VI-BCI 系统运行操作的 AI 环境、VI-BCI 交互的沉浸式环境和优化的神经反馈方式；在 VI-BCI 系统中嵌入 AI 模块建立大模型处理视觉想象相关脑信号数据，并深度分析、解码视觉想象心理活动以提高 VI-BCI 系统的解码精度。

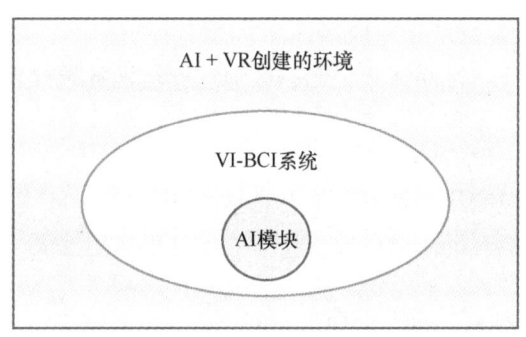

图 6.5　VI-BCI 系统与先进的 AI 技术和 VR 技术相结合示意图

4. VI-BCI 应用研究

VI-BCI 最适合的应用场景有哪些？这是未来的一个重要研究方向。图 6.6 示意了 VI-BCI 的潜在应用。

（1）VI-BCI 在医疗领域的潜在应用。

健康个体可以自由地在头脑中产生自愿的、有意识的想象，但如果缺乏自愿形成心理想象的能力，则可能会导致心盲症；如果想象能力过于强烈，则可能会导致抑郁症、焦虑症、精神分裂症、帕金森病等[51]。近年来，视觉想象训练作为一种心理治疗工具已应用于上述病症[117]。为使视觉想象训练可视化及定量可控，可把视觉想象与基于 fMRI、EEG 或 fNIRS 的 BCI 相结合，例如，fMRI 与 BCI 相结合，则 fMRI-BCI 能够靶向病变的大脑皮层，在治疗和康复某些身心疾病，如情绪障碍和注意缺陷多动障碍（Attention Deficit

Hyperactivity Disorder，ADHD）等方面有潜在应用[118]。此外，将汉字或字母作为视觉想象材料的 VI-BCI 有望为书写障碍患者提供新工具。

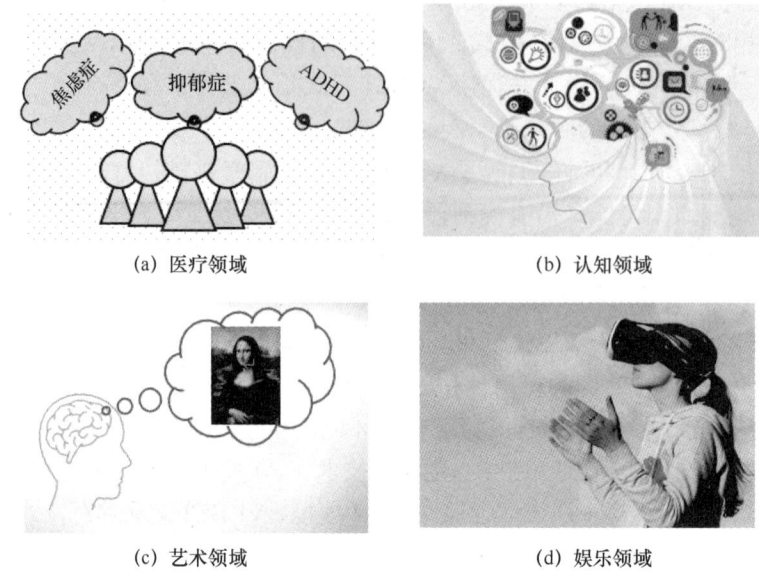

图 6.6 VI-BCI 的潜在应用示意图

（2）VI-BCI 在认知领域的潜在应用。

研究表明，视觉工作记忆和情景记忆的认知过程与视觉想象有密切关系，有心理想象能力的人（不包括幻视症患者）在很大程度上依赖心理想象维持正常功能，并把它作为一种记忆工具来执行视觉工作记忆任务[118, 119]。Lajeunesse 等[120]的一项随机对照研究表明，视觉想象训练对改善有轻度认知障碍老年人的前瞻记忆有效。受这些研究启发，VI-BCI 与神经反馈技术相结合可能有助于增强健康个体的视觉工作记忆表现，或者用于改善轻度认知障碍患者的记忆功能。

（3）VI-BCI 在艺术领域的潜在应用。

Sho'urie 等[89]研究了非艺术工作者和专业视觉艺术家在视觉想象 4 幅画期间脑信号的差异，设计了一个包含 10 次神经反馈训练的方案，比较训练前、训练中和训练后受试者大脑活动的变化，发现实验组训练后在视觉想象 4 幅画期间，β 低频段（15～18 Hz）相对于总频段（2～20 Hz）功率显著增大，但 α 频段（8～13 Hz）的相对功率有所下降。该研究认为，可以利用所设计的训练方法来提高心理想象技能，从而提高视觉艺术新手的表现。这表明将 VI-BCI 与神经反馈技术相结合，有望进一步拓展 VI-BCI 在艺术领域的应用。

（4）VI-BCI 在娱乐领域的潜在应用。

随着 BCI 技术的发展，VI-BCI 控制应用已不再局限于假肢、轮椅和拼写器等患者使用的设备，在多媒体和娱乐领域也已出现了患者和健康用户均可用的新型 BCI 应用。采用 VR、AR 设计一种比传统二维显示内容更丰富的三维场景作为 VI-BCI 的提示和反馈方式，可以提升用户的感觉体验。此外，VI-BCI 可提供更直接、更直观的交互方式，有望作为 VR、AR 一种新的输入，从而克服传统接口在虚拟环境中的一些局限性，改变与虚拟环境交互的方式[2]。

6.5 总结

VI-BCI 是一种相对较新的 BCI 范式。本章评述了视觉想象（VI）的神经机制，包括与视觉想象对象的物体属性、空间属性和协调整合相关的激活脑区；总结了 VI-BCI 的范式设计，包括视觉想象静态、动态和动静态结合的画面；详述了 VI-BCI 神经编码和神经解码，包括时域、频域、空域和联合特征提取，以及采用传统机器学习算法和深度学习算法；指出了 VI-BCI 存在的问题和未来研究方向，包括设计出可分性好的 VI-BCI 范式、深入研究视觉想象的神经机制和神经编码、优化神经反馈和交互方式、评价 VI-BCI 在线系统性能、融合多模态脑信号，并与先进的 AI 技术和 AR 技术相结合以提高 VI-BCI 系统性能，以及开展相关应用研究[82]。

参考文献

[1] Wolpaw J R, Birbaumer N, McFarland D J, et al. Brain-computer interfaces for communication and control[J]. Supplements to Clinical Neurophysiology, 2002, 113(6): 767-791.

[2] Jonathan R W, Elizabeth W W. 脑-机接口：原理与实践[M]. 伏云发, 杨秋红, 徐保磊, 等译. 北京: 国防工业出版社, 2017.

[3] Graimann B, et al. 脑-机接口——革命性的人机交互[M]. 伏云发, 郭衍龙, 张夏冰, 等译. 北京: 国防工业出版社, 2020.

[4] Luo R X, Xu M P, Zhou X Y, et al. Data augmentation of SSVEPs using source aliasing matrix estimation for brain-computer interfaces[J]. IEEE Transactions on Biomedical Engineering, 2023, 70(6): 1775-1785.

[5] Zhang R, Cao L J, Xu Z X, et al. Improving AR-SSVEP recognition accuracy under high ambient brightness through iterative learning[J]. IEEE Transactions on Neural Systems and Rehabilitation Engineering, 2023, 31: 1796-1806.

[6] Wang F, Wen Y, Bi J, et al. A portable SSVEP-BCI system for rehabilitation exoskeleton in augmented reality environment[J]. Biomedical Signal Processing and Control, 2023, 83: 104664.

[7] Gao W, Li F, Chen J, et al. Eliminating or shortening the calibration for a P300 brain–computer interface based on a convolutional neural network and big electroencephalography data: An online study[J]. IEEE Transactions on Neural Systems and Rehabilitation Engineering, 2023, 31: 1754-1763.

[8] Ma R, Zhang X, Liu Y, et al. Bayesian uncertainty modeling for P300-based brain-computer interface[J]. IEEE Transactions on Neural Systems and Rehabilitation Engineering, 2023, 31: 2789-2799.

[9] Pan J, Li W, Wang F, et al. A hybrid brain-computer interface combining P300 potentials and emotion patterns for detecting awareness in patients with disorders of consciousness[J]. IEEE Transactions on Cognitive and Developmental Systems, 2022, 15(3): 1386-1395.

[10] Wang R, Zhang H, Chen X, et al. Sound target detection under noisy environment using brain-computer interface[J]. IEEE Transactions on Neural Systems and Rehabilitation Engineering, 2022, 31: 229-237.

[11] Guo Y, Liu X, Chen Y, et al. End-to-end translation of human neural activity to speech with a dual-dual generative adversarial network[J]. Knowledge-Based Systems, 2023, 277: 110837.

[12] Novičić M, Savić A M. Somatosensory event-related potential as an electrophysiological correlate of endogenous spatial tactile attention: Prospects for electrotactile brain-computer interface for sensory training[J]. Brain Sciences, 2023, 13(5): 766.

[13] Savić A M, Petrović S, Stojanović A, et al. Novel electrotactile brain-computer interface with somatosensory event-related potential based control[J]. Frontiers in Human Neuroscience, 2023, 17: 1096814.

[14] Wang Z, Liu Y, Chen X, et al. Motor imagery and action observation induced electroencephalographic activations to guide subject-specific training paradigm: A pilot study[J]. IEEE Transactions on Neural Systems and Rehabilitation Engineering, 2023, 31: 2457-2467.

[15] Yang L, Van Hulle M M. Real-time navigation in google street view® using a motor imagery-based BCI[J]. Sensors, 2023, 23(3): 1704.

[16] Stangl M, Bauernfeind G, Kurzmann J, et al. A haemodynamic brain-computer interface based on real-time classification of near infrared spectroscopy signals during motor imagery and mental arithmetic[J]. Journal of Near Infrared Spectroscopy, 2013, 21(3): 157-171.

[17] Friedrich E V C, Scherer R, Neuper C. The effect of distinct mental strategies on classification performance for brain-computer interfaces.[J].International Journal of Psychophysiology, 2012, 84(1): 86-94.

[18] Friedrich E V C, Scherer R, Neuper C. Long-term evaluation of a 4-class imagery-based brain-computer interface[J]. Clinical Neurophysiology Official Journal of the International Federation of Clinical Neurophysiology, 2013, 124(5): 916-927.

[19] Borirakarawin M, Punsawad Y. Hybrid brain-computer interface system using auditory stimulation and speech imagination paradigms for assistive technology[J]. IEEE Access, 2023, 11: 53079-53090.

[20] Wang L, Zhang Q, Chen H, et al. Analysis and classification of speech imagery EEG for BCI[J]. Biomedical Signal Processing and Control, 2013, 8(6): 901-908.

[21] Liu Y, Huang Y, Wang Z, et al. Key technology of brain-computer interaction based on speech imagery[J]. 生物医学工程学杂志, 2022, 39(3): 596-611.

[22] Horowitz A J, Guger C, Korostenskaja M. What internal variables affect sensorimotor rhythm brain-computer interface (SMR-BCI) performance?[J]. HCA Healthcare Journal of Medicine, 2021, 2(3): 163-179.

[23] Robinson N, Thomas K P, Vinod A P. Neurophysiological predictors and spectro-spatial discriminative features for enhancing SMR-BCI[J]. Journal of Neural Engineering, 2018, 15(6): 066032.

[24] Botrel L, Kübler A. Week-long visuomotor coordination and relaxation trainings do not increase sensorimotor rhythms (SMR) based brain-computer interface performance[J]. Behavioural Brain Research, 2019, 372: 111993.

[25] Daeglau M, et al. Challenge accepted? Individual performance gains for motor imagery practice with humanoid robotic EEG neurofeedback[J]. Sensors, 2020, 20(6): 1620.

[26] Shahlaei F, et al. Quantification of event related brain patterns for the motor imagery tasks using inter-trial variance technique[J]. Engineering Applications of Artificial Intelligence, 2023, 126: 106863.

[27] Callow N, Hardy L. The relationship between the use of kinaesthetic imagery and different visual imagery perspectives[J]. Journal of Sports Sciences, 2004, 22(2): 167-177.

[28] Malouin F, Richards C L, Jackson P L, et al. The Kinesthetic and Visual Imagery Questionnaire (KVIQ) for assessing motor imagery in persons with physical disabilities: A reliability and construct validity study[J]. Journal of Neurologic Physical Therapy, 2007, 31(1): 20.

[29] Hall C R, Martin K E. Measuring movement imagery abilities: A revision of the Movement Imagery Questionnaire[J]. Journal of Mental Imagery, 1997.

[30] Roberts R, Callow N, Hardy L, et al. Movement imagery ability: Development and assessment of a revised version of the vividness of movement imagery questionnaire[J]. Journal of Sport and Exercise Psychology, 2008, 30(2): 200.

[31] Campos A, Perez M J. Vividness of Movement Imagery Questionnaire: Relations with other measures of mental imagery[J]. Perceptual & Motor Skills, 1988, 67(2): 607-610.

[32] Lee S H, Lee M, Jeong J H, et al. Towards an EEG-based intuitive BCI communication system using imagined speech and visual imagery[C]. IEEE, 2019, 000(890618).

[33] NAITO E. Controllability of motor imagery and transformation of visual imagery[J]. Perceptual & Motor Skills, 1994, 78(2): 479.

[34] Mckelvie S J. The VVIQ as a psychometric test of individual differences in visual imagery vividness: A critical quantitative review and plea for direction[J]. Perception, 1995, 24(5): 623-631.

[35] McAvinue L P, Robertson I H. Measuring visual imagery ability: A review[J]. Imagination, Cognition and Personality, 2007, 26(3): 191-211.

[36] Neuper C, Scherer R, Reiner M, et al. Imagery of motor actions: Differential effects of kinesthetic and visual-motor mode of imagery in single-trial EEG[J]. Brain Research Cognitive Brain Research, 2005, 25(3): 668-677.

[37] Azmy H, Mat Safri N. EEG based BCI using visual imagery task for robot control[J]. Jurnal Teknologi, 2013, 61(2).

[38] Sousa T, Amaral C, Andrade J, et al. Pure visual imagery as a potential approach to achieve three classes of control for implementation of BCI in non-motor disorders[J]. Journal of Neural Engineering, 2017, 14(4): 046026.

[39] Kosmyna N J, et al. Attending to Visual Stimuli versus Performing Visual Imagery as a Control Strategy for EEG-based Brain-Computer Interfaces[J]. Scientific Reports, 2018, 8(1): 13222.

[40] Boom M A V D, Vansteensel M J, Koppeschaar M I, et al. Towards an intuitive communication-BCI: Decoding visually imagined characters from the early visual cortex using high-field fMRI[J]. Biomedical Physics & Engineering Express, 2019, 5(5): 055001-050016.

[41] Llorella F R, Patow G, Azorín J M. Convolutional neural networks and genetic algorithm for visual imagery classification[J]. Physical and Engineering Sciences in Medicine, 2020, 43(3): 973-983.

[42] Kilmarx J, Gamper H, Emmanouilidou D, et al. Investigating visual imagery as a BCI control strategy: A pilot study[C]//The 10th International Winter Conference on Brain-Computer Interface (BCI), 2022.

[43] Roland P E, Eriksson L, Stone-Elander S, et al. Does mental activity change the oxidative metabolism of the brain?[J]. Journal of Neuroscience, 1987, 7(8): 2373.

[44] Farah M J, Péronnet F, Gonon M A, et al. Electrophysiological evidence for a shared representational medium for visual images and visual percepts[J]. Journal of Experimental Psychology: General, 1988,

117(3): 248.

[45] Goldenberg G, Podreka I, Steiner M, et al. Regional cerebral blood flow patterns in visual imagery[J]. Neuropsychologia, 1989, 27(5): 641-664.

[46] Ishai A, Sagi D. Common mechanisms of visual imagery and perception[J]. Science, 1995, 268(5218): 1772-1774.

[47] Reddy L, Tsuchiya N, Serre T. Reading the mind's eye: Decoding category information during mental imagery[J]. Neuroimage, 2010, 50(2): 818-825.

[48] Cichy R M, Heinzle J, Haynes J D. Imagery and Perception Share Cortical Representations of Content and Location[J]. Cerebral Cortex, 2012, 22(2): 372-380.

[49] Ungerleider L G, Haxby J V. "What" and "where" in the human brain[J]. Current Opinion in Neurobiology, 1994, 4(2): 157-165.

[50] Kosslyn S M, Ganis G, Thompson W L. Neural foundations of imagery[J]. Nature Reviews Neuroscience, 2001, 2(9): 635-642.

[51] Pearson J. The human imagination: The cognitive neuroscience of visual mental imagery[J]. Nature Reviews Neuroscience, 2019, 20(10): 624-634.

[52] Mellet E, Tzourio N, Crivello F, et al. Functional Anatomy of Spatial Mental Imagery Generated from Verbal Instructions[J]. The Journal of Neuroscience, 1996, 16(20).

[53] D'Esposito M, et al. A functional MRI study of mental image generation[J]. Neuropsychologia, 1997, 35(5): 725-730.

[54] O'Craven K M, Kanwisher N. Mental imagery of faces and places activates corresponding stimulus-specific brain regions[J]. Journal of Cognitive Neuroscience, 2000, 12(6): 1013-1023.

[55] Ishai A, Ungerleider L G, Martin A, et al. Distributed representation of objects in the human ventral visual pathway[J]. Proceedings of the National Academy of Sciences, 1999, 96(16): 9379-9384.

[56] Ishai A, Ungerleider L G, Martin A, et al. The representation of objects in the human occipital and temporal cortex[J]. Journal of Cognitive Neuroscience, 2006, 12(Supplement 2): 35-51.

[57] Ishai A. Seeing faces and objects with the "mind's eye"[J]. Archives Italiennes de Biologie, 2010, 148(1): 1-9.

[58] Johnson M R, Johnson M K. Decoding individual natural scene representations during perception and imagery[J]. Frontiers in Human Neuroscience, 2014, 8.

[59] Stokes M, Thompson R, Cusack R, et al. Top-down activation of shape-specific population codes in visual cortex during mental imagery[J]. Journal of Neuroscience, 2009, 29(5): 1565-1572.

[60] Lee S H, Kravitz D J, Baker C I. Disentangling visual imagery and perception of real-world objects[J]. Neuroimage, 2012, 59(4): 4064-4073.

[61] Ishai A, Ungerleider L G, Haxby J V. Distributed neural systems for the generation of visual images[J]. Neuron, 2000, 28(3): 979-990.

[62] Borst A W D, Sack A T, Jansma B M, et al. Integration of "what" and "where" in frontal cortex during visual imagery of scenes[J]. Neuroimage, 2012, 60(1): 47-58.

[63] Tai P, Ding P, Wang F, et al. Brain-computer interface paradigms and neural coding[J]. Frontiers in Neuroscience, 2024, 17: 1345961.

[64] Pfurtscheller G, Neuper C. Motor imagery and direct brain-computer communication[J]. Proceedings of the IEEE, 2001, 89(7): 1123-1134.

[65] Li Z, Fu Y. Identification of visual imagery based on EEG microstate method[J]. Computer Engineering & Science, 2024, 43(3): 465.

[66] Llorella F R, Iáez E, Azorín J M, et al. Classification of imagined geometric shapes using EEG signals and convolutional neural networks[J]. Neuro Science Information, 2021, 1(4).

[67] Alazrai R, Al-Saqqaf A, Al-Hawari F, et al. A time-frequency distribution-based approach for decoding visually imagined objects using EEG signals[J]. IEEE Access, 2020: 1.

[68] Paula B, et al. Visual motion imagery neurofeedback based on the hMT+/V5 complex: Evidence for a feedback-specific neural circuit involving neocortical and cerebellar regions[J]. Journal of Neural Engineering, 2015, 12(6): 066003.

[69] Teresa S, Bruno D, João L, et al. Control of Brain Activity in hMT+/V5 at Three Response Levels Using fMRI-Based Neurofeedback/BCI[J]. PLOS ONE, 2016, 11(5): e0155961.

[70] Emmerling T, Zimmermann J, Sorger B, et al. Decoding the direction of imagined visual motion using 7T ultra-high field fMRI[J]. Neuroimage, 2016, 125: 61-73.

[71] Goebel R, et al. Reading imagined letter shapes from the mind's eye using real-time 7 tesla fMRI[C]//2022 10th International Winter Conference on Brain-Computer Interface (BCI). IEEE, 2022.

[72] Rybář M, Riccardo P, Ian D. Decoding of semantic categories of imagined concepts of animals and tools in fNIRS[J]. Journal of Neural Engineering, 2021, 18(4): 046035.

[73] Koizumi K, et al. Development of a Cognitive Brain-Machine Interface Based on a Visual Imagery Method[J]. Conference Proceedings: Annual International Conference of the IEEE Engineering in Medicine and Biology Society. IEEE Engineering in Medicine and Biology Society. Annual Conference, 2018: 1062-1065.

[74] Zhou Z, Gong A, Qian Q, et al. A novel strategy for driving car brain-computer interfaces: Discrimination of EEG-based visual-motor imagery[J]. Translational Neuroscience, 2021, 12: 482-493.

[75] Fu Y, Li Z, Gong A, Qian Q, et al. Identification of visual imagery by electroencephalography based on empirical mode decomposition and an auto-regressive model[J]. Computational Intelligence and Neuroscience, 2022: 1038901.

[76] Bobrov P, Frolov A, Cantor C, et al. Brain-computer interface based on generation of visual images[J]. PLOS ONE, 2011, 6(6): e20674.

[77] Lee S H, Lee M, Lee S W. Neural Decoding of Imagined Speech and Visual Imagery as Intuitive Paradigms for BCI Communication[J]. IEEE Transactions on Neural Systems and Rehabilitation Engineering, 2020, PP(99): 1-1.

[78] Llorella F R, Azorín J M, Patow G. Black hole algorithm with convolutional neural networks for the creation of brain-computer interface based in visual perception and visual imagery[J]. Neural Computing and Applications, 2022, 35(8): 5631-5641.

[79] Llorella F R, Patow G, Azorín J M. Common Spatial Pattern for the Classification of Imagined Geometric Objects[C]//CHIRA, 2019: 152-155.

[80] Llorella R, Ianez E, Maria Azorin J, et al. Binary visual imagery discriminator from EEG signals based on convolutional neural networks[J]. Revista Iberoamericana de Automatica e Informatica Industrial, 2022, 19(1): 108-116.

[81] Li Z Y, Gong A M, Fu Y F. Identification of visual imagery of movements involving the lower limbs based on EEG network[J]. Journal of Nanjing University. 2020, 56(4): 570-580.

[82] Zhao L, Liu Y, Gao J, et al. Visual Imagery-Based Brain-Computer Interaction Paradigms and Neural Encoding and Decoding[J]. IEEE Transactions on Human-Machine Systems, 2025.

[83] Chen L, Tang C, Li C, et al. A Novel BCI Paradigm Combining Visual Imagery and Emotion: A Pilot Study[C]//Proceedings of the 2021 8th International Conference on Biomedical and Bioinformatics Engineering, 2021: 143-150.

[84] Yousefi F, Kolivand H, Baker T. SaS-BCI: A new strategy to predict image memorability and use mental imagery as a brain-based biometric authentication[J]. Neural Computing and Applications, 2021, 33(9): 4283-4297.

[85] Nieles J P M, Magdaluyo V D P, Mallari L B A, et al. Characterization of EEG Signal Patterns During Visual Imageries of Basic Structures for the Development of Brain-Computer Typing Interface for Locked-In Syndrome Patients[C]//Proceedings of the 2018 IEEE 10th International Conference on Humanoid, Nanotechnology, Information Technology, Communication and Control, Environment and Management (HNICEM). IEEE, 2018: 1-6.

[86] Castro A J F, Cruzit J N P, Guzman J J C D, et al. Development of a deep learning-based brain-computer interface for visual imagery recognition[C]. IEEE CSPA, 2020.

[87] Esfahani E T, Sundararajan V. Classification of primitive shapes using brain-computer interfaces[J]. Computer-Aided Design, 2012, 44(1): 4-11.

[88] Bang J S, Jeong J H, Won D O. Classification of Visual Perception and Imagery based EEG Signals Using Convolutional Neural Networks[C]//2021 9th International Winter Conference on Brain-Computer Interface (BCI). Gangwon, South Korea: IEEE, 2021: 1-4.

[89] Sho'urie N, Firoozabadi M, Badie K., et al. The effect of beta/alpha neurofeedback training on imitating brain activity patterns in visual artists[J]. Biomedical Signal Processing and Control, 2024, 56: 101661.

[90] Sho'urie N, Firoozabadi M, Badie K. Neurofeedback training protocols based on spectral EEG feature subset and channel selection for performance enhancement of novice visual artists[J]. Biomedical Signal Processing and Control, 2018, 43: 117-129.

[91] Alazrai R, Abuhijleh M, Ali M Z, et al. A deep learning approach for decoding visually imagined digits and letters using time-frequency-spatial representation of EEG signals[J]. Expert Systems with Applications, 2022, 203: 117417.

[92] Lee S, Jang S, Jun S C. Exploring the ability to classify visual perception and visual imagery EEG data: toward an intuitive BCI system[J]. Electronics, 2022, 11(17): 2706.

[93] Kalafatovich J, Lee M, Lee S W. Decoding visual recognition of objects from EEG signals based on attention-driven convolutional neural network[C]//2020 IEEE International Conference on Systems, Man, and Cybernetics (SMC). Toronto, Canada: IEEE, 2020: 2985-2990.

[94] Kwon B H, Jeong J H, Kim D J. A Novel Framework for Visual Motion Imagery Classification Using 3D Virtual BCI Platform[C]. IEEE CSPA, 2020.

[95] Kwon B H, Jeong J H, Cho J H, et al. Decoding of Intuitive Visual Motion Imagery Using Convolutional Neural Network under 3D-BCI Training Environment[J]. 2020.

[96] Kwon B H, et al. Decoding visual imagery from EEG signals using visual perception guided network training method[C]//2022 10th International Winter Conference on Brain-Computer Interface (BCI), 2020.

[97] Stojic F, Chau T. Non-Specific Visuospatial Imagery as a Novel Mental Task for Online EEG-Based BCI Control[J]. International Journal of Neural Systems, 2020, 30(6).

[98] Kwon H, Choi J, Choi J W, et al. Subject-aware user state classification with deep learning models: An exploratory study[C]//2023 11th International Winter Conference on Brain-Computer Interface (BCI). Gangwon, South Korea: IEEE, 2023: 1-4.

[99] Ahn H J, Lee D H. Decoding 3D representation of visual imagery EEG using attention-based dual-stream convolutional neural network[C]//2022 10th International Winter Conference on Brain-Computer Interface (BCI). Gangwon, South Korea: IEEE, 2022: 1-5.

[100] Ahn H J, Lee D H, Jeong J H, et al. Multiscale convolutional transformer for EEG classification of mental imagery in different modalities[J]. IEEE Transactions on Neural Systems and Rehabilitation Engineering, 2022, 31: 646-656.

[101] Jeong J H, Lee D H, Ahn H J, et al. Towards Brain-Computer Interfaces for Drone Swarm Control[J]. IEEE, 2020.

[102] Kim S J, Kwon B H, Jeong J H. Intuitive visual imagery decoding for drone swarm formation control from EEG signals[J]. IEEE, 2021.

[103] Lee S H, Lee M, Lee S W. Spatio-Temporal Dynamics of Visual Imagery for Intuitive Brain-Computer Interface[J]. IEEE, 2020.

[104] Lee S H, Lee M, Lee S W. Spatio-temporal dynamics of visual imagery for intuitive brain-computer interface[C]//2020 8th International Winter Conference on Brain-Computer Interface (BCI). Gangwon, South Korea: IEEE, 2020: 1-4.

[105] Hamamé C M, Vidal J R, Ossandón T, et al. Reading the mind's eye: Online detection of visuo-spatial working memory and visual imagery in the inferior temporal lobe[J]. NeuroImage, 2012, 59(1): 872-879.

[106] Rosero-Rodriguez C C, Alfonso-Morales W. Automated Preprocessing Pipeline for EEG Analysis in Visual Imagery Tasks[C]//2021 IEEE Colombian Conference on Applications of Computational Intelligence (ColCACI). IEEE, 2021.

[107] Koles Z J, Lazar M S, Zhou S Z. Spatial patterns underlying population differences in the background EEG[J]. Brain Topography, 1990, 2(4): 275-284.

[108] Verma A, Anoop, Rai R. Creating by imagining: Use of natural and intuitive BCI in 3D CAD modeling[C]//International Design Engineering Technical Conferences and Computers and Information in Engineering Conference. Portland, USA: American Society of Mechanical Engineers, 2013.

[109] Shankar S, Verma A, Rai R, Asme. Creating By Imagining: Use Of Natural And Intuitive Bci In 3D Cad Modeling[C]//ASME International Design Engineering Technical Conferences and Computers and Information in Engineering Conference (IDETC/CIE). Portland, Aug 04-07, 2013.

[110] Lotte F, Congedo M, Lécuyer A, et al. A review of classification algorithms for EEG-based brain-computer interfaces: A 10 year update.[J]. Journal of Neural Engineering, 2018, 15(3): 031005.

[111] Pan S J, Yang Q. A Survey on Transfer Learning[J]. IEEE Transactions on Knowledge and Data Engineering, 2010, 22(10): 1345-1359.

[112] Kriegeskorte N, Mur M, Bandettini P A. Representational similarity analysis-connecting the branches of systems neuroscience[J]. Frontiers in Systems Neuroscience, 2008, 2(4): 4.

[113] Kriegeskorte N, Mur M, Ruff D A, et al. Matching categorical object representations in inferior temporal cortex of man and monkey[J]. Journal of Clinical Rehabilitative Tissue Engineering Research, 2010, 60(6): 1126-1141.

[114] Cichy R M, Pantazis D, Oliva A. Resolving human object recognition in space and time. Nature

Neuroscience. 2014.

[115] Blair K, Marcos P G, Hyung-Suk K, et al. A representational similarity analysis of the dynamics of object processing using single-trial EEG classification[J]. PLOS ONE, 2015, 10(8): e0135697.

[116] Yang C, Chen Z, Wang S, et al. The impact of visual and kinesthetic motor imagery on mental fatigue and classification performance in untrained participants[J]. International Journal of Human-Computer Interaction, 2025: 1-15.

[117] Du B, Cheng X, Duan Y, et al. fMRI brain decoding and its applications in brain-computer interface: A survey[J]. Brain Sciences, 2022, 12(2): 228.

[118] Reeder R R, Pounder Z, Figueroa A, et al. Non-visual spatial strategies are effective for maintaining precise information in visual working memory[J]. Cognition, 2024, 251: 105907.

[119] Cabbai G, Racey C, Simner J, et al. Sensory representations in primary visual cortex are not sufficient for subjective imagery[J]. Current Biology, 2024, 34(21): 5073-5082.

[120] Lajeunesse A, Potvin M J, Labelle V, et al. Effectiveness of a visual imagery training program to improve prospective memory in older adults with and without mild cognitive impairment: A randomized controlled study[J]. Neuropsychological Rehabilitation[2025-06-17].

[121] Lee D H, et al. Subject-Independent Brain-Computer Interface for Decoding High-Level Visual Imagery Tasks[C]. 2021 IEEE International Conference on Systems, Man and Cybernetics (SMC), 2021.

第 7 章

基于运动想象的 BCI 神经科学原理

基于运动想象的脑机交互（MI-BCI）系统的研发不仅是一个工程问题，也包含了更重要的神经科学原理。本章首先阐述事件相关去同步化/同步化（ERD/ERS）现象及其神经科学原理，其中的事件包括各种认知或运动任务，不局限于运动想象心理活动，而是更为普遍的科学原理；然后针对运动想象，详述运动想象相关 ERD/ERS 现象及其神经科学原理；最后论述了运动准备电位（RP）与运动相关电位（MRP）的神经科学原理。这些内容都是基于运动想象脑机交互的科学基石。

7.1 事件相关去同步化/同步化（ERD/ERS）现象及其神经科学原理

本节首先给出脑科学研究及应用中涉及的事件，包括内源性事件和外源性事件，以及引发的典型大脑响应活动；然后阐述事件相关去同步化/同步化（ERD/ERS）现象，并论述 ERD/ERS 现象潜在的神经科学原理或神经机制，包括神经振荡和频带的功能性、神经网络同步化和去同步化机制、皮层活动的资源分配和复原。

7.1.1 事件

在脑科学（包括神经科学、心理学及认知科学等）的研究及应用中，直接或间接作用于大脑的事件（Events）包括内源性事件（Endogenous Events）和外源性事件（Exogenous Events）。这些事件通常指诱发大脑活动或响应的内部刺激或外部刺激。事件诱发或相关的大脑活动包括大脑的电、磁和代谢等生理活动。其中，电生理活动包括事件相关电位（Event-Related Potential，ERP）和事件相关振荡（Event-Related Oscillation，ERO），它们可表征大脑的认知加工过程。

7.1.1.1 内源性事件

1. 定义

内源性事件（Endogenous Events）是由个体的内部状态或意图驱动的事件，这类事件通常不依赖外部刺激，而是源于内部的心理、情感或认知过程。例如，记忆提取、意图生成或内部决策过程都可以视为内源性事件，这类事件通常依赖个体的主观状态，而非外界环境的直接变化。

2. 事件类型

（1）自发性记忆提取：是指在没有外部提示的情况下，个体自发地从长期记忆中提取信息。

（2）决策意图生成：是指个体在执行一项任务之前或过程中产生的决定意图，通常涉及对目标和策略的内部选择过程。

（3）情绪反应：某些情绪反应可能由个体的思维过程自发触发，而不需要外界刺激。

3. 大脑响应

内源性事件通常引发以下大脑响应。

（1）事件相关电位（ERP）。典型的内源性 ERP 成分包括 P300 波（与注意力分配和信息更新有关）和 N400 波（与语义加工有关）。

（2）事件相关振荡（ERO）。例如，α 波和 β 波的调节（分别反映与注意力和认知控制有关的内在过程）。

文献 [6] 和文献 [7] 提供了内源性事件相关的内容。

7.1.1.2 外源性事件

1. 定义

外源性事件（Exogenous Events）是由环境中的外部刺激直接引发的事件，通常包括声音、光线、触觉刺激等。这些事件不依赖个体的内部状态，而是由物理环境中的变化引发，并导致大脑的自动响应。

2. 事件类型

1）视觉刺激

视觉刺激是最常见的外源性刺激之一，通常通过闪光、图片、文字或视频等方式呈现给受试者。视觉刺激可以激活视觉皮层，研究者通过分析大脑对视觉信息的加工过程来了解视觉加工机制。例如，研究者常采用光栅或条纹图形来研究视觉空间频率和视知觉机制[8]。

2）听觉刺激

听觉刺激通常包括音调、语音、音乐等，用于激活听觉皮层和相关联的语言处理区域。通过呈现不同频率或复杂度的声音，研究者可以分析大脑的听觉处理机制及对声音特征的反应，如音高、节奏和语义处理[9]。

3）触觉刺激

触觉刺激通过皮肤的触摸、压力或振动等方式施加，可以激活大脑的体感皮层。研究者采用机械刺激或电刺激来研究大脑对不同触觉特征（如纹理、压力强度和振动频率）的感知和处理机制[10]。

4）味觉和嗅觉刺激

味觉和嗅觉刺激是化学感知类刺激，用于研究大脑对食物、气味和化学物质的感知和反应。研究者通常采用特定气味或味道的物质，通过嗅觉皮层和味觉相关区域的激活来分析这些化学刺激对情绪、记忆等方面的影响[11]。

5）痛觉刺激

痛觉刺激可以通过热、冷、压力等方式引起，常用于研究大脑的疼痛感知机制。研究表明，疼痛会激活包括体感皮层、前扣带皮层和岛叶等多个区域，反映出复杂的情绪和生理反应[12]。

6）光闪烁或声音突发等警觉性刺激

警觉性刺激通常通过快速、突发的视觉或听觉变化引起个体的注意，常用于研究警觉性和注意力机制，通常会激活顶叶、额叶及注意控制相关脑区[13]。

3. 大脑响应

外源性事件通常引发以下大脑响应。

（1）事件相关电位（ERP）。典型的外源性 ERP 成分包括 N100 波（早期的注意选择）和 P100 波（早期的视觉加工）。

（2）事件相关振荡（ERO）。例如，θ 波的增强与外源性注意力和感觉处理相关。

文献 [14] 和文献 [15] 提供了外源性事件相关的内容。

7.1.1.3 事件引发的典型大脑响应活动

1. 事件相关电位（ERP）

ERP 是一类锁时（Time-Locked）的电生理响应，反映了大脑对特定事件的即时反应。这里的"锁时"，在神经科学和心理学领域用于描述事件或信号相对于特定时间点（如刺激开始或事件发生）的同步性或固定性。ERP 通常包括但不限于以下成分。

（1）P300 波。与注意力分配和信息加工更新有关，通常在内源性事件中更为显著。

（2）N400 波。通常与语言加工和语义冲突加工有关，主要在内源性语言任务中观测到。

（3）N100 波和 P100 波。它们是早期的感觉响应成分，主要由外源性事件引发，反映大脑对外部刺激的初步感知和处理。

2. 事件相关振荡（ERO）

ERO 指与事件（包括事件开始前、期间和结束后）相关的特定频率或频段的脑电波振荡的变化。

（1）θ 波（频率为 4～8 Hz）。在加工新奇信息和执行空间注意力相关任务时显著增加，通常与外源性事件相关。

（2）α 波（频率为 8～13 Hz）和 β 波（频率为 13～30 Hz）。多与内源性注意力和任务相关，尤其是在自发的记忆提取和决策任务中出现。

上述事件定义和相关大脑响应对研究大脑功能、认知过程及心理状态的机制具有重要意义,有助于帮助人们理解不同事件类型如何影响大脑的不同加工通道。文献 [16] 和文献 [17] 提供了与事件引发的典型大脑响应相关的内容。

7.1.2 事件相关去同步化/同步化(ERD/ERS)现象

事件相关去同步化(Event-Related Desynchronization,ERD)和事件相关同步化(Event-Related Synchronization,ERS)是大脑在处理或加工特定事件或刺激时,特定频段的脑电活动出现的去同步化和同步化响应。ERD/ERS 现象反映了大脑对事件或任务的神经活动变化,尤其是在不同认知或运动任务中对特定频段(如 α 波和 β 波)的响应。通过对 ERD/ERS 现象的分析,研究者可以观察到大脑皮层的激活模式,理解不同事件或任务下神经元之间的同步性变化。

ERD 和 ERS 的计算一般基于一定时间窗口内特定频段的功率变化,即

$$\text{ERD/ERS}\ (\%) = \frac{(A_{\text{task}} - A_{\text{baseline}})}{A_{\text{baseline}}} \times 100\%$$

式中,A_{baseline} 表示基线期的功率,即任务开始前的脑电活动功率;A_{task} 表示任务期的功率,即在执行运动或运动想象任务时的脑电活动功率。这些功率可以通过 EEG 信号的时频分析得到,常用的工具包括短时傅里叶变换(STFT)或小波变换等,基于相关功率可以提取特定频段的功率变化。

ERD/ERS(%)负值表示事件相关去同步化(ERD),即任务期功率低于基线期功率,反映神经元的去同步化活动;正值表示事件相关同步化(ERS),即任务期功率高于基线期功率,反映神经元的同步化增强。通常采用相对功率-时间曲线来展示 ERD/ERS 的时间动态特征,ERD/ERS 的波形图(Waveform Plot)可以显示脑电活动中特定频段(如 α 频段或 β 频段)的功率变化。

例如,在运动想象任务期间,通常可以观察到 α 频段或 β 频段的去同步化(ERD)现象和随后的同步化(ERS)现象[18]。如图 7.1 所示为在运动想象事件开始触发(On Trigger)和结束触发(Off Trigger)前后,ERD 和 ERS 的相对功率随时间变化的动态特征。在图 7.1 中,纵轴表示相对功率(单位:%),横轴表示时间(单位:s),曲线展示了特定频段(如 α 频段或 β 频段)功率随时间的变化趋势。

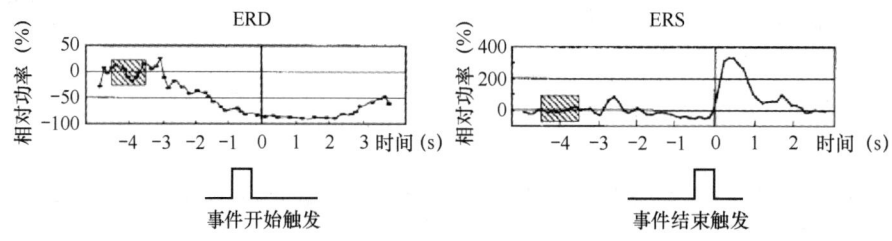

图 7.1 运动想象 ERD/ERS 现象的相对功率-时间曲线

7.1.2.1 事件相关去同步化（ERD）现象

ERD 指的是当大脑处理某一事件或执行特定任务时，特定频段的脑电波[通常为 α 频段（8～13 Hz）和 β 频段（13～30 Hz）]振幅（与功率相对应）出现降低的现象。研究人员把这种振幅降低视为神经元去同步化的表现，意味着该脑区的神经元不再以同步化方式活动，而是逐渐变为相对独立的、去同步化的状态，发挥其独特的功能。ERD 通常发生在认知、运动任务的准备或执行阶段。

1）ERD 的生理机制

ERD 现象表明大脑在进行认知任务或运动任务时，特定脑区的神经元被激活并以更独立的方式工作，从而支持更强的神经活动和信息加工能力。

2）ERD 的功能意义

ERD 现象多见于运动控制和认知任务中，反映了大脑特定区域的活跃状态。例如，在运动想象和实际运动中，运动皮层的 ERD 是大脑准备和执行动作的标志[18]。

7.1.2.2 事件相关同步化（ERS）现象

ERS 是指在某些任务或事件之后，特定频段的脑电波（通常为 β 频段）振幅增大的现象，这通常发生在任务结束或运动完成后的恢复阶段。ERS 反映了该脑区的神经元逐渐恢复到同步化状态，表明神经资源的整合和再分配过程。

1）ERS 的生理机制

ERS 现象标志着神经元活动从非同步化（去同步化）状态逐渐恢复到同步化状态，是神经资源从高负荷任务中恢复和整合到低负荷或无负荷任务（如静息态）的过程。

2）ERS 的功能意义

ERS 现象通常在任务或运动完成后出现，表明脑区逐渐恢复到稳定或无任务状态。例如，在运动任务结束后，运动皮层的 ERS 被认为是大脑在运动执行后的恢复和整合阶段[19]。

7.1.2.3 ERD/ERS 的应用及研究意义

ERD/ERS 现象为理解大脑在任务执行前、执行过程中、执行结束后的神经调节提供了关键视角，特别是在运动想象、运动控制、注意力分配等研究中。通过分析 ERD/ERS 现象，研究者可以了解大脑皮层的动态激活模式，以及不同脑区在任务中的相互作用。

文献［18］和文献［20］提供了 ERD/ERS 现象的相关信息。

7.1.3 ERD/ERS 现象潜在的神经科学原理或神经机制

ERD/ERS 现象的神经科学原理或神经机制主要与神经振荡、神经网络的去同步性和同步性，以及皮层活动的资源分配等因素有关。

7.1.3.1 ERD/ERS 现象的核心原理：神经振荡和频段的功能性

神经振荡是大脑中神经元以特定频率同步发放活动的模式，不同频段的振荡与不同的认知和运动功能相关[17]。通常，α 频段（8～13 Hz）和 β 频段（13～30 Hz）的神经振荡与静息态、注意力控制和运动抑制相关。

ERD/ERS 现象的核心原理是：当大脑区域（Brain Region）被激活以执行任务（如运动或认知任务）时，α 频段和 β 频段的同步性降低，表明神经元更独立地工作，有助于信息加工。相反，当任务完成或脑区进入静息态时，神经振荡同步性恢复，这是神经资源整合和复原的表现。ERD 通常被解释为大脑对任务的资源动员，而 ERS 被视为资源的重新分配。

7.1.3.2 ERD/ERS 潜在的神经网络同步化和去同步化机制

ERD/ERS 现象被认为是大脑的一种动态调节机制，通过调整神经元的同步性来在任务需求和资源节省之间实现平衡[18]。当脑区处于静息态或待命状态时，神经元趋于同步性，形成一种高效但相对抑制的状态。这是因为同步性限制了神经元的独立发放活动，但有利于节省能量和资源。当特定脑区需要参与任务时，神经元之间的同步性降低，允许更独立的发放活动，从而实现更复杂的信息加工和资源分配。ERD 可以理解为大脑通过去同步化机制招募特定区域资源来支持任务的执行。

7.1.3.3 ERD/ERS 涉及的皮层活动的资源分配和复原

ERD 现象反映了大脑在特定任务期间对资源的集中分配，允许更多神经元参与信息加工和运动控制[21]。ERD 是一种任务驱动的资源动员过程。ERS 现象则表示大脑区域在任务后期进入一种"恢复"状态，重新恢复到基线同步化水平。ERS 有助于神经系统从之前的活跃状态中复原，并在大脑皮层中重组资源，使大脑为下一个任务做好准备。

ERD/ERS 现象反映了大脑通过神经振荡、同步性调节、资源分配和复原机制来应对不同任务需求的能力。这些机制有助于大脑在任务需求和资源节省之间实现灵活的调整，使其能够有效地处理运动、感知和认知任务。

7.2 运动想象相关 ERD/ERS 现象及其神经科学原理

为与实际运动比较，本节首先概述实际运动和想象运动所涉及的脑结构与激活特征；然后阐述实际运动和想象运动相关 ERD/ERS 现象；最后论述运动想象相关 ERD/ERS 现象的神经机制，包括运动想象相关 ERD 现象和 ERS 现象的互补机制。

7.2.1 实际运动和运动想象涉及的脑结构与激活特征

运动想象是指个体在没有实际运动的情况下，脑中生成对运动的认知表征。这个过程涉及大脑运动皮层及相关区域的激活，具有重要的认知和心理功能。研究表明，运动想象不仅能增强运动技能的学习，还能在康复训练中发挥重要作用。

7.2.1.1 实际运动涉及的脑结构与激活特征

1. 实际运动

实际运动（Actual/Real Movement）是个体通过肌肉收缩实现肢体（Limbs），如右手、左手、脚部和舌部等动作的过程，运动过程是公开的或显式的（Overt），即明显可见。文献［22］和文献［23］为理解实际运动的定义提供了科学依据。

实际运动通常包括运动准备/运动规划、运动启动、运动过程监控、运动结束和放松恢复多个阶段，每个阶段在运动的成功执行中发挥着重要作用。以下是实际运动包含的主要阶段。

1）运动准备/运动规划

在这个阶段，个体形成对即将进行运动的计划，包括设定目标、选择合适的策略和准备身体的状态。

2）运动启动

运动启动是指从准备状态转变为运动状态的过程，涉及神经系统的激活和肌肉的收缩，以启动实际的身体动作。

3）运动过程中的监控

在运动执行过程中，个体需要对运动进行实时监控，以调整动作，确保目标的达成。这包括对身体位置、速度和环境变化的感知和反应。

4）运动结束

运动完成后，个体需要进行动作的停止和控制，以确保运动安全、有效地结束。

5）放松恢复

运动结束后，个体进入放松状态，以促进身体的恢复和心理的放松，为下一次运动做好准备。

2. 运动尝试和尝试运动

文献［23］和文献［24］探讨了实际运动过程中的各个阶段及其机制，为理解实际运动的结构提供了科学依据。值得注意的是，与实际运动相关的尝试运动和运动尝试有所不同。

1）尝试运动

尝试运动是个体在学习新运动或新技能时，进行初步的或实验性的动作。这一过程侧重于探索和实践，旨在通过反复尝试来学习和适应，而不是立刻取得成功。例如，一个人在学习打网球时，可能会尝试不同的击球方式，并逐步调整自己的动作。

2）运动尝试

运动尝试强调个体主动尝试执行特定动作，但不一定能够完成该动作。它更多地涉及意图和决策的过程，可能包括对已知技能的实践。例如，在康复训练中，受试者可能会努力执行某个动作，即使他们的能力尚不足以完全完成该动作，通常会有肌电信号。

文献［24］和文献［25］提供了对尝试运动和运动尝试的深入解读，有助于读者区分这两个概念。

3. 实际运动的心理生理机制

肢体的实际运动涉及中枢神经系统、外周神经系统、肌肉和骨骼系统及其他相关系统（包括感官系统和内分泌系统）的协同工作，包括运动计划、执行和反馈，以达到预定的运动目标。以下为每个系统在实际运动过程中的作用。

1）中枢神经系统（Central Nervous System，CNS）

CNS 包括大脑和脊髓，负责运动的规划、控制和协调。它处理来自感官的输入、生成运动指令，并整合与运动相关的信息。

2）外周神经系统（Peripheral Nervous System，PNS）

PNS 包括所有从中枢神经系统延伸到身体各部位的神经，负责将中枢神经系统发出的信号传递到肌肉，控制运动的执行。

3）肌肉系统

肌肉系统包括骨骼肌和其他类型的肌肉，直接负责执行运动指令。身体运动是通过收缩和放松肌肉实现的。

4）感觉系统

视觉、听觉、触觉和平衡觉等感觉输入在运动过程中至关重要，帮助个体进行环境感知和反馈调整。

5）内分泌系统

荷尔蒙在运动表现和恢复中的作用也不可忽视，会影响能量供应和身体适应。

文献［22］、文献［23］和文献［26］提供了实际运动的心理机制、生理机制相关信息。

4．实际运动涉及的脑结构与激活特征

实际运动涉及大脑多个区域的高度协同，它们共同处理运动的计划、准备、执行及反馈调节。如图 7.2 所示为实际运动涉及的主要脑区。大量的神经影像学研究，包括基于功能磁共振成像（fMRI）和正电子发射断层扫描（PET）等技术的研究，已经揭示了实际运动涉及的脑区功能及其在运动控制中的激活模式。这些研究为我们理解大脑如何控制运动提供了重要线索，并揭示了特定脑区在不同运动阶段的独特作用[27, 28]。

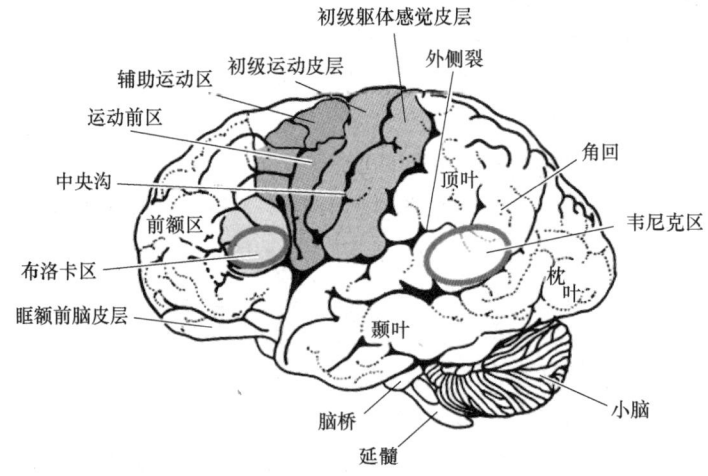

图 7.2　实际运动涉及的主要脑区（此图为大脑的横断面结构）

注：本图彩色版见本书最后彩插。

1）初级运动皮层（Primary Motor Cortex，M1）

初级运动皮层（M1）位于大脑前部。研究表明，M1 是大脑中负责执行自愿运动的核心区域，直接控制身体各部分的肌肉活动。M1 通过发出信号，调节肌肉的收缩和松弛，确保肢体能够完成精确的运动。例如，Graziano 等的研究显示，M1 的神经活动模式与运动的复杂性和方向高度相关[29]。无论是简单的手部抓握动作，还是更复杂的全身运动，M1 都会根据不同的需求进行适应性调整。

2）辅助运动区（Supplementary Motor Area，SMA）

辅助运动区（SMA）位于大脑的内侧额叶，通常在初级运动皮层（M1）之上和后方。SMA 在运动规划和协调方面发挥重要作用，尤其是在需要进行复杂或双侧运动时。SMA 在运动开始前被激活，不仅参与单一动作的编排或时序控制，还在双侧肢体动作协调中发挥关键作用。Tanji 等的研究指出，SMA 对于有意或自愿动作的规划尤其重要[30]。这意味着，当我们在没有外部提示的情况下执行某些动作时，如左、右手同时协调完成某项任务，SMA 的激活会更加显著。

3）运动前区（Premotor Cortex，PMA）

运动前区（PMA）位于初级运动皮层（M1）的前方，包括腹侧运动前区（PMv）和背侧运动前区（PMd），分别参与视觉引导运动和运动规划。运动前区主要负责运动的规划和准备，特别是与视觉和听觉刺激相关的运动。Rizzolatti 等的研究表明，PMA 通过整合感知的外界信息来规划和准备运动，尤其是在涉及自主性较强的任务时表现尤为显著[31]。例如，当一个人看到目标物体并计划如何抓取它时，PMA 的激活显著增强。这表明，PMA 不仅处理单一的运动规划，还在感知与运动之间构建了一个连接桥梁。

4）初级躯体感觉皮层（Somatosensory Cortex，S1）

初级躯体感觉皮层（S1）位于大脑的顶叶，主要负责处理运动过程中来自触觉、本体感觉及肌肉反馈的信息。研究指出，S1 不仅被动接收反馈信息，还积极参与运动的实时调整。Kaas 等的研究表明，S1 在精细运动中，如抓握物体过程中，通过反馈回路精确调整肌肉活动[32]。这种反馈机制确保了运动的准确性和适应性，特别是在复杂动作中。

需要注意的是，感觉运动皮层（Sensorimotor Cortex）和初级躯体感觉皮层（Somatosensory Cortex）是两个不同的概念。前者是一个更广泛的术语，通常指的是负责感知和运动协调的脑区，包括初级躯体感觉皮层和运动皮层（如初级运动皮层），这个区域整合感觉信息和运动控制，支持复杂的运动行为；而后者专注于感觉信息的处理。

5）基底神经节（Basal Ganglia）和小脑（Cerebellum）

基底神经节和小脑是实际运动中不可或缺的部分。基底神经节位于大脑半球的底部（深部），靠近丘脑，包括多个结构，如尾状核、壳核、苍白球和纹状体。基底神经节主要负责运动的启动、选择、调节和学习，通过复杂的神经回路确保个体能够做出合适的运动选择并过滤不必要的运动[33]。Graybiel 的研究表明，基底神经节在形成运动习惯和自动化行为中也起到了重要作用[34]。基底神经节的功能失调与运动障碍（如帕金森病）相关。

小脑位于大脑的后部，在脑干的上方和大脑半球的下方，主要负责运动协调、平衡及学习运动技能，在调节和优化运动表现中起着重要作用。Ito 的研究指出，小脑通过整合来自大脑皮层和周围感受器的信号，确保运动的平滑性和精确性[35]。

6）与实际运动相关神经回路的整合

研究表明，实际运动不仅依赖单一脑区的功能，而且是多个区域协同合作的结果。M1

负责具体的运动执行，SMA 和 PMA 则分别在运动计划和准备中发挥作用。与此同时，S1 提供实时的感觉反馈，而基底神经节和小脑确保运动的协调和流畅性[36]。这种复杂的神经回路整合使得研究者能够执行各种精确和复杂的运动，确保了运动的适应性和灵活性。

7）实际运动激活的脑区活动特征

（1）活动模式。

在实际运动过程中，M1 和 SMA 在运动准备和执行阶段表现出显著的激活。研究发现，运动的复杂性和精细程度会影响这些区域的激活强度。

（2）功能连接性。

在实际运动时，多个运动相关区域之间的功能连接性增强。研究显示，在运动执行过程中，M1 与 SMA、PMd（背侧前运动皮层）之间的连接性增强，反映出运动规划与执行的协同作用。

（3）时间特征。

在运动准备期，SMA 的激活通常早于 M1，这表明运动准备与计划在脑中优先于实际运动执行。

文献 [37]、文献 [38] 和文献 [39] 为理解实际运动的神经机制提供了详细的背景和实验支持。

7.2.1.2　运动想象涉及的脑结构与激活特征

1. 运动想象分类

运动想象（Motor Imagery，MI）是一种内隐的（Implicit）认知心理或思维活动，个体在没有外在的肢体运动表现［没有外显或公开（Overt）的隐蔽（Covert）运动］的情况下，利用感觉（Feeling）、视觉（Visual）和运动相关的内在表征来模拟（Simulating）或回忆（Recalling）特定肢体（如右手、左手、脚部和舌部等）动作或运动的过程（Process）。

运动想象主要有两类[35]，一类是动觉运动想象（Kinesthetic Motor Imagery，KMI），另一类是视觉运动想象（Visual Motor Imagery，VMI）。良好执行的 KMI 和 VMI 具有生动性（Vividness）和可控性（Controllability）。

1）动觉运动想象（KMI）

KMI 要求受试者或用户以第一人称视角（At the First-Person Perspective）心理感觉或模拟自己肢体运动的过程，但没有发生实际运动。

2）视觉运动想象（VMI）

VMI 要求受试者或用户以第三人称视角（At the Third-Person Perspective）在大脑中看到（Seeing）一幅运动的画面。

2. 运动想象的主要阶段

与实际运动包含的阶段相比，运动想象的阶段通常与实际运动相似，但在某些方面有所不同，特别是抑制实际运动的发生。以下是运动想象可能包含的主要阶段。

1）运动想象准备阶段

在这个阶段，个体准备开始运动想象，包括根据提示、回忆或设想即将进行的动作。这一过程涉及认知的准备和动机的激发。

2）运动想象阶段

个体在抑制或没有实际肢体运动发生的情况下，通过视觉或感觉的内在表征来模拟动作。

这个阶段是运动想象的核心,通常包括对动作的细节、时间过程和空间位置的想象和模拟。

在运动想象过程中,个体可能会监控想象的效果并进行在线调整,这种调整可以基于个体对动作效果的预期和神经反馈。

3)运动想象结束、恢复与反思阶段

这个阶段是个体停止想象,在运动想象结束后,个体可能会进行心理上的恢复与反思,以巩固学习和提高未来的表现。

文献[41]、文献[42]、文献[43]和文献[44]提供了有关运动想象阶段的深入阐释和科学依据。

3. 运动想象的心理生理机制

运动想象虽然不涉及实际的肢体运动,但它仍然激活多个神经系统,并且其心理生理机制相对复杂。以下是运动想象涉及的主要神经系统及心理生理机制。

1)运动想象涉及的神经系统

(1)中枢神经系统。

①初级运动皮层(M1)。在运动想象时,M1会被激活,反映对运动的内在表征。

②辅助运动区(SMA)。负责运动的规划和序列,运动想象时常表现出显著被激活。

③运动前区(PMA)。涉及运动准备和视觉引导,在运动想象时也会被激活。

④初级躯体感觉皮层(S1)。处理身体感觉信息,在运动想象中参与感觉的模拟。

(2)基底神经节。

基底神经节参与运动的调节和启动。运动想象时,基底神经节可能会为运动的计划和执行提供支持。

(3)小脑。

小脑在协调和平衡方面起重要作用。运动想象时,小脑也可能参与对运动精细控制的模拟。

2)运动想象的心理生理机制

(1)运动想象的认知过程。

运动想象涉及对运动的内部表征和模拟。个体通过视觉、感觉和运动相关的信息来构建对动作的心理图像。

(2)运动想象的神经激活。

研究表明,运动想象时的神经激活模式与实际运动相似,但激活的强度通常较低,并且涉及多个运动相关区域的协同工作。

(3)运动想象的生理反应。

尽管没有实际运动,运动想象仍可能引发一些生理反应,如心率、肌肉张力和呼吸频率的变化,这些反映了神经系统对想象活动的响应。

(4)运动想象的反馈机制。

运动想象期间,可以通过在线神经反馈向受试者或用户提供可视化的想象结果,如实时动态的脑区激活或控制结果,以方便用户调节运动想象策略。运动想象结束后,个体可能会反思和评估其想象的效果,从而加强未来的运动表现。此反馈过程对于学习和记忆也非常重要。

文献［41］、文献［43］、文献［45］和文献［49］为运动想象的神经机制和心理过程提供了科学支持和深入阐释。

运动想象与实际运动之间的心理行为存在差异，具体如下。

（1）执行与模拟。

实际运动涉及肢体的真实动作和物理执行，伴随实时的感知和反馈；而运动想象仅通过心理模拟进行，不涉及肢体的实际动作，而且依赖内在的视觉和感觉表征。

（2）意识和注意力。

实际运动通常需要集中注意力和肢体协调，且受环境和外部刺激的直接影响；而运动想象可在较少的外部干扰下进行，个体可以控制想象的内容和过程。

运动想象与实际运动之间的神经机制存在差异，具体如下。

（1）激活强度。

实际运动相关脑区的激活强度较高，包括初级运动皮层（M1）、辅助运动区（SMA）和运动前区（PMA）；而运动想象尽管激活模式类似于实际运动，但激活强度通常较低。

（2）脑区的参与。

实际运动涉及更多的感觉反馈和运动控制相关区域，如小脑和基底神经节；而运动想象主要涉及运动相关的脑区和认知处理区域，但相对较少依赖即时感觉反馈。

文献［41］、文献［43］、文献［45］和文献［48］可供读者加强对实际运动和运动想象之间心理行为和神经机制差异的深入理解。

4. 运动想象涉及的脑结构与激活特征

运动想象涉及的主要脑结构及其激活特征如下。

1）运动想象涉及的主要脑结构

（1）初级运动皮层（M1）。M1 负责计划和执行自愿运动。在运动想象时，M1 会表现出一定的被激活，尽管其激活程度通常低于实际运动。

（2）辅助运动区（SMA）。SMA 参与运动的规划和准备，尤其是复杂和序列化的动作。在运动想象时，SMA 通常表现出显著的被激活，尤其是在运动准备阶段。

（3）运动前区（PMA）。PMA 与运动规划、视觉引导和运动准备相关。在运动想象时，PMA 的激活反映了对运动的预期和准备。

（4）初级躯体感觉皮层（S1）。S1 处理身体各部位的感觉信息。在运动想象中，S1 也会被激活，参与对运动的感觉模拟。

（5）小脑。小脑负责运动的协调和平衡。在运动想象时，小脑的激活与动作的平滑性和协调性相关。

2）运动想象激活的脑区活动特征

运动想象能够激活与实际运动相似但不完全相同的神经网络的心理过程，这种激活反映了大脑在运动想象时部分地模拟实际运动的过程，但在强度和范围上有所不同。

（1）共同激活模式。研究表明，运动想象时大脑的激活模式与实际运动的相似，涉及多个运动相关区域的协同作用。

（2）时间特征。在运动想象的准备阶段，SMA 和 PMA 的激活通常早于 M1，显示出运动计划的先行过程。

（3）强度特征。虽然 M1 在运动想象中表现出激活，但其强度通常低于实际运动，这表明运动想象的神经机制和实际运动存在差异。

文献［41］、文献［43］、文献［45］、文献［46］提供了对运动想象所涉及的脑结构及其激活特征的深入阐释和科学支持。

7.2.2 实际运动和运动想象 ERD/ERS 现象

7.2.2.1 实际运动 ERD/ERS 现象

在实际运动准备和执行过程中，特定频段［主要为 μ 波（频率为 8～12 Hz）和 β 波（频率为 13～30 Hz）］的脑电活动功率降低，称为实际运动 ERD 现象。这一现象反映了运动相关神经元活动的去同步化，通常表明大脑区域正被激活以准备或执行运动任务。

在运动结束后，特定频段［主要为 β 波（频率为 13～30 Hz）］的脑电活动功率会增加，称为实际运动 ERS 现象。这一现象反映了运动相关神经元活动重新进入同步化状态，通常与运动后的神经抑制或恢复有关。

1）实际运动 ERD/ERS 的特征

（1）ERD 的时空特征。

在执行实际运动时，ERD 通常出现在运动前的准备阶段，尤其在运动相关皮层区域（如初级运动皮层和感觉运动皮层）。它反映了大脑为运动进行规划的神经活动。

（2）ERS 的时空特征。

ERS 多在运动结束后数百毫秒内出现，可能与运动后的感觉反馈和抑制过程相关，通常发生在运动控制的相关皮层区域。

（3）频段分布。

α 波（频率为 8～13 Hz）广泛参与感觉运动相关活动，β 波（频率为 13～30 Hz）更多与运动后抑制及精细动作相关。

2）相关研究

（1）运动区域定位。

运动想象 ERD/ERS 现象的空间分布与运动皮层的功能组织密切相关，特定脑区（如中央沟）活动与不同肢体运动相对应。

（2）时间特性。

运动诱发的 ERD 现象可在动作启动前 500～2000 ms 出现，ERS 现象在动作结束后 500～2000 ms 内出现。

文献［18］、文献［50］、文献［51］、文献［52］提供了与实际运动相关 ERD/ERS 现象的内容。

7.2.2.2 运动想象 ERD/ERS 现象

当个体进行运动想象时，特定的大脑区域会产生 α 波（频率为 8～13 Hz）和 β 波（频率为 13～30 Hz）的去同步化（ERD）现象。图 7.3 展示了不同运动想象任务（右手、左手、脚部、脸和舌部）所激活的皮层区域。可以看到，右手运动想象时（见图 7.3 顶层），左侧运动皮层区域产生了显著的 ERD 现象；左手运动想象时（见图 7.3 中层），右侧运动皮层区域产生了去同步化反应。这种对侧激活模式是运动控制系统的典型特征。对于脚部运动想象（见图 7.3 底层），相应的头顶中央区域同样展现了明显的 ERD 现象，这进一步表明在运动想象过程中，特定区域的神经元活动随任务变化而产生相应的去同步化。

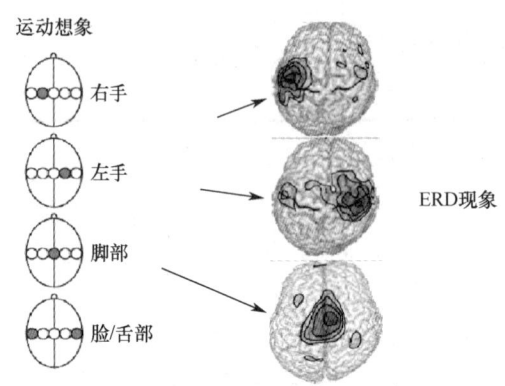

图 7.3　不同运动想象任务（右手、左手、脚部、脸和舌部）所激活的皮层区域

注：本图彩色版见本书最后彩插。

图 7.4 进一步展示了左手、右手运动想象时皮层活动的对比情况，其中左侧图为左手运动想象，右侧图为右手运动想象。可以明显看出，左手运动想象时，右侧运动皮层的 ERD 信号最为显著；而右手运动想象时，左侧运动皮层的去同步化更显著。这种对侧激活模式表明，运动想象任务依然遵循大脑半球控制对侧肢体运动的原则。图 7.4 通过不同视角展示了运动想象过程中大脑激活区域的变化，进一步佐证了运动想象与实际运动在神经激活机制上的相似性。

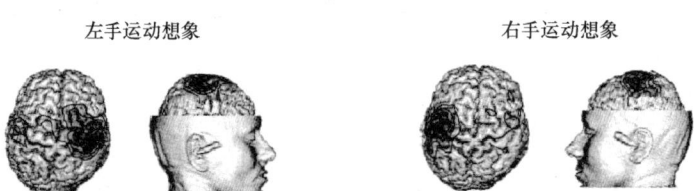

图 7.4　左手、右手运动想象时皮层活动的对比情况

这些运动想象 ERD 现象主要发生在运动皮层及相关区域，反映了大脑在没有实际运动时，仍然可以通过模拟运动意图的生成和执行来产生类似于实际运动的神经元去同步化现象。ERD 的强度和分布直接反映了个体在进行哪种类型的运动想象。例如，当右手运动想象时，左侧运动皮层的 ERD 的信号强度（相对功率变化的绝对值）明显高于其他区域，这为基于运动想象的 BCI 系统提供了可靠的信号解码依据，通过捕捉这种信号，BCI 系统能够判断用户是在进行左手还是右手的运动想象任务。

在运动想象任务结束时，皮层中的去同步化现象会逐渐减弱，紧接着出现事件相关同步化（ERS）现象，即神经元活动的重新同步化过程。ERS 现象的出现反映了大脑从运动想象激活状态恢复到静息态。ERS 信号的特征变化不仅表明运动想象任务的结束，还为 BCI

系统提供了任务终止的信号。

图7.5展示了4组受试者（S1～S4）在左、右手运动想象过程中，从左、右侧感觉运动皮层（C3、C4电极位置）记录到的8～10 Hz和10～12 Hz频段的ERD/ERS平均值和标准差。总体来看，右手运动想象（C4，灰色柱）过程中，在10～12 Hz频段中显示出更显著的ERS（正值），尤其是在S1、S2受试者组中，这表明右侧运动皮层在右手运动想象后的同步化恢复更强。相比之下，左手运动想象（C3，白色柱）过程中诱发的ERS较弱，显示出左、右侧运动皮层响应存在一定的差异。

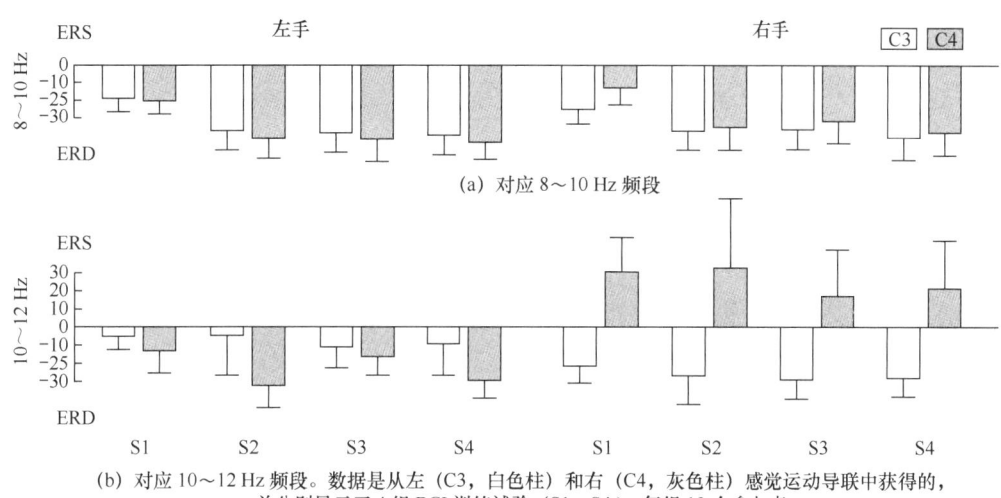

图7.5 左手（左边）相对于右手（右边）想象获得的平均ERD/ERS值（平均值和标准差）

运动想象引起的事件相关去同步化（ERD）现象和事件相关同步化（ERS）现象与实际运动的类似，但由于缺乏动作执行，其表现具有一定的独特性。

1）运动想象的ERD特征

运动想象ERD的时空特征、频段特性及与实际运动的ERD相比的强度差异如下。

（1）运动想象ERD的时空特征。运动想象ERD通常在运动想象启动前数百毫秒内开始，并在整个想象过程中持续存在，主要出现在与实际运动对应的皮层区域，如初级运动皮层（M1）、初级躯体感觉皮层（S1）和运动辅助区（SMA）。

（2）运动想象ERD的频段特性。运动想象ERD以μ波（频率为8～12 Hz）和β波（频率为13～30 Hz）的功率降低为主，尤其是μ波的减少被认为是运动想象的标志性特征。

（3）与实际运动ERD相比的强度差异。与实际运动ERD的强度相比，运动想象的ERD通常较实际运动的弱，但具有高度的特异性。

2）运动想象的ERS特征

运动想象ERS的时空特征、频段特性及与实际运动ERS相比的强度差异如下。

（1）运动想象ERS的时空特征。运动想象ERS现象通常发生在运动想象结束后的数百毫秒内。运动想象ERS的空间分布与实际运动涉及的运动区域一致，尤其是在中央沟附近的感觉运动皮层区域。

（2）运动想象ERS的频段特性。运动想象的ERS现象主要以β波功率增加为主，与运动后抑制和神经恢复过程相关。

（3）与实际运动 ERS 相比的强度差异。运动想象的 ERS 现象可能较弱且持续时间较短。

3）运动想象与实际运动 ERD/ERS 现象的异同

表 7.1 比较了运动想象与实际运动 ERD/ERS 现象的特征。

表 7.1 运动想象与实际运动 ERD/ERS 现象时间特性、强度及空间分布的比较

特 征	运 动 想 象	实 际 运 动
ERD 时间特性	从运动想象启动前到整个想象过程	在运动准备阶段开始并持续至动作执行期间
ERS 时间特性	在运动想象结束后短时间内出现	在动作结束后持续数百毫秒至数秒
ERD 强度	较弱，但具有特异性	较强，直接反映运动相关神经活动
ERS 强度	较弱	较强
空间分布	主要集中在运动相关皮层区域（SMA、M1 等）	与运动想象类似，但更为显著
应用性	常用于脑机接口（BCI）和神经康复	应用于运动行为研究和神经康复

文献［53］、文献［54］、文献［55］和文献［56］深入探讨了运动想象的 ERD/ERS 现象及其神经机制，为脑机接口和神经康复的研究提供了理论支持。

7.2.3 运动想象 ERD/ERS 现象的神经机制

7.2.3.1 运动想象事件相关去同步化（ERD）的神经机制

在运动想象过程中，ERD 现象表现为特定频段（主要是 μ 波和 β 波）功率的降低，反映了神经元活动的去同步化。其背后的神经机制包括以下几个方面。

1）运动皮层的激活

在运动想象过程中，初级运动皮层（M1）、辅助运动区（SMA）和初级躯体感觉皮层（S1）被激活。这种激活通常不涉及脊髓或外周运动神经的下行信号，但可以通过头皮脑电（EEG）或功能磁共振成像（fMRI）观测到与实际运动相似的去同步化现象。

2）神经元群体去同步化

运动想象 ERD 现象对应的去同步化是指大量神经元群体的振荡模式变得更加不一致。这种不一致表明，大脑从静息态转向与运动想象相关的动态活动。

3）任务相关的注意调节

运动想象需要调动对特定肢体动作的注意力，这个过程通过对运动相关皮层的动态调节实现，进一步导致神经振荡的去同步化。

4）运动控制网络的激活

运动想象引发了运动控制网络（初级运动皮层—基底神经节—小脑网络）的活动，虽然不涉及外周运动，但模拟了与实际运动类似的皮层活动。

5）皮层间连接的重组

在运动想象过程中，顶叶、初级运动皮层和初级躯体感觉皮层之间的功能连接加强，这种连接的变化是神经网络调整以适应运动任务的表现。

7.2.3.2 运动想象事件相关同步化（ERS）的神经机制

在运动想象结束后，ERS 现象表现为特定频段（尤其是 β 波）功率的恢复和增加，反映了神经元活动的重新同步化。其背后的神经机制包括以下几个方面。

1）运动后抑制

运动想象结束后，大脑会进入运动后抑制阶段，此时 β 波的功率增强（ERS）被认为与运动后皮层抑制和静息态的恢复有关。

2）神经元群体的同步化

运动想象结束后，神经元群体恢复到更加同步化的状态，表现为 β 波功率的增强。此过程可能与运动任务完成后皮层状态的稳定化有关。

3）感觉运动反馈的抑制

虽然运动想象没有实际的外周运动，但运动终止的感觉反馈机制在运动结束后被模拟触发。这种反馈可能触发 ERS 现象，标志着运动想象相关皮层活动的终结。

4）任务结束的皮层节律恢复

运动想象 ERS 现象反映了运动想象结束后大脑节律的重建，是相关的皮层网络从高度活跃状态恢复到低度活跃状态的表现。

5）与运动任务相关的长期记忆形成

运动想象结束后，ERS 现象可能与任务记忆的巩固相关。β 波功率的增强被认为是信息整合和运动技能存储的一部分。

7.2.3.3 运动想象 ERD 和 ERS 现象的互补机制

运动想象 ERD 和 ERS 是运动想象过程中不同阶段的神经活动特征。ERD 主要反映大脑的任务调动和资源分配，而 ERS 标志着任务完成后的恢复和抑制。

运动想象引发的 ERD 和 ERS 现象虽然不涉及实际的外周肌肉运动，但其神经机制与实际运动的神经机制高度相似，是运动相关皮层网络活动的映射。

文献[53]、文献[54]、文献[55]、文献[56]和文献[57]为运动想象 ERD/ERS 现象的神经机制提供了系统的解释，构成了运动想象研究的原理基础。

7.3 运动相关电位（MRP）的神经科学原理

本节首先给出运动准备电位（RP）的概念和特点，然后给出运动相关电位（MRP）的概念和特点，最后论述运动准备电位和运动相关电位的神经机制，包括它们的区别和联系，以及研究意义和临床应用。

7.3.1 运动相关皮层电位（MRCP）

图 7.6 展示了在右手手指运动过程中，通过电极位置（C1、Cz、C2）记录到的运动相

关皮层电位（Motor-Related Cortical Potential，MRCP）变化，通常 MRCP 与运动相关电位（Motor-Related Potential，MRP）是同一个电位。在图 7.6 中，我们可以清晰地看到 MRCP 在运动执行过程中不同阶段的变化，包括运动准备电位（Readiness Potential/Bereitschaftspotential，RP/BP）、负向斜率（Negative Slope，NS）和运动电位（Motor Potential，MP），这些电位依次出现在运动的准备、过渡和执行过程中。这些特征信号为研究运动计划、运动意图的生成及其在运动想象中的应用提供了重要的神经依据。

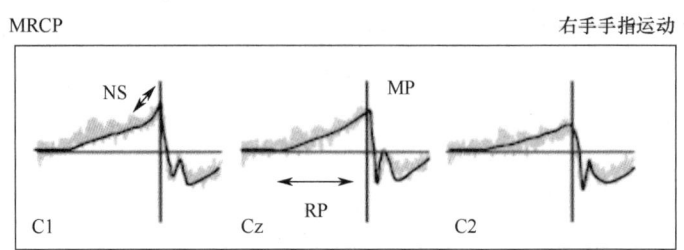

图 7.6　右手手指运动过程中在电极位置（C1、Cz、C2）记录到的运动相关皮层电位的变化

运动准备电位（RP）是最早出现的电位，通常在实际运动开始前 1.5 s 至几百毫秒出现，代表了大脑为即将发生的自主运动所做的准备。在图 7.6 中，RP 呈现为逐渐上升的负电位变化，且在感觉运动皮层区域（如 Cz 电极位置）有显著表现。RP 可以进一步划分为早期 RP 和晚期 RP，早期 RP 通常出现在运动约 1.5 s 前，主要涉及额叶区域；晚期 RP 则接近运动发生时，扩展到感觉运动皮层。

在 RP 之后，图 7.6 中 C1 电极位置的信号可以看到负向斜率（Negative Slope，NS），即 RP 的快速下降，这通常发生在运动开始前的几百毫秒内。NS 标志着大脑从运动准备阶段向运动执行阶段的过渡，反映了大脑即将发起运动的高度激活状态。图 7.6 中 Cz、C2 电极位置的信号显示了这一特点，电位曲线快速下降，表明大脑正在进入即将执行运动的状态。

在运动实际执行时，运动电位（Motor Potential，MP）出现在电位变化的末端，图 7.6 中 MP 的正向波动清晰可见。MP 代表了运动执行的过程，反映了与运动指令发出及执行相关的大脑活动。特别是在初级运动皮层（M1）和相关运动区域，MP 的变化最为明显，表明这些区域在具体运动执行过程中发挥了核心作用。图 7.6 中的 C1、C2 电极位置显示了 MP 的典型正向波动，表明运动相关区域的神经元活动达到高峰。

7.3.2　运动准备电位（RP）

7.3.2.1　运动准备电位的概念

运动准备电位（Readiness Potential，RP），也称为 Bereitschaftspotential（BP，德语原词，尤其是在经典文献中），是一种与自主运动相关的缓慢负向脑电位。它主要在运动启动前 1～2 s 出现，由头皮上的电极记录，是大脑皮层为即将进行的运动准备的电生理反映。RP 最初由 Kornhuber 和 Deecke（1965）在研究自主性运动时发现，表明其在运动计划和启动中的关键作用。

7.3.2.2 运动准备电位的特点

1）起始时间

RP 通常在运动启动前约 2 s 开始,并在运动发生时达到峰值。

2）波形特征

RP 表现为缓慢的负向电位变化,并逐渐增加,在运动启动时达到最大负值。

3）脑区分布

最初的负向电位起源于辅助运动区（SMA）,与更高层次的运动计划相关;随后扩展至初级运动皮层（M1）和运动前区（PMC）,表明具体的运动指令下达。

4）偏侧化效应

当与单侧运动相关时,RP 在对侧运动皮层更为显著。

5）功能关联

RP 与运动意图和计划密切相关,是自主性运动的早期标志。在复杂运动中,RP 的幅度和持续时间与运动的复杂性和注意力要求成正比。

6）实验条件影响

RP 的幅度可被运动的意志性、自主性和重复性所调节。例如,被动运动或外部触发的运动会导致 RP 的幅度显著减小。

文献［58］、文献［59］和文献［60］可以为进一步理解 RP 的神经机制和特点提供深入的背景信息。

7.3.3 运动相关电位（MRP）

7.3.3.1 运动相关电位的概念

运动相关电位（Motor-Related Potential,MRP）是与实际运动执行相关的脑电信号变化,反映了运动执行过程中神经元活动的时间动态和空间分布。MRP 在运动启动和执行过程中出现,表明运动皮层的激活以及它与其他神经系统结构的相互作用。MRP 包括多个阶段的电位活动,主要涵盖运动启动的早期负波和运动执行时的高频正波,这些变化在头皮脑电（EEG）中可以被记录到。

7.3.3.2 运动相关电位的特点

1）时间分布

运动相关电位（MRP）在运动启动后立即出现,通常持续整个运动执行阶段,与肌肉活动的时间进程高度吻合。

2）波形特征

MRP 主要表现为运动后负波（Post-Movement Negative Potential,PMN）和运动相关的高频段 γ 波（频率为 30～100 Hz）,表现出复杂的频率和幅度变化,反映神经元群的同步化活动。

3）脑区分布

初级运动皮层（M1）与实际运动输出直接相关，感觉运动皮层（Sensorimotor Cortex）整合反馈信息，小脑用于实时调整以使运动精细化。

4）频率特征

γ波（频率为30～100 Hz）与运动输出和皮层—肌肉同步化直接相关，显示运动的具体控制。α波和β波的事件相关去同步化（ERD）反映运动抑制的释放，低频段δ波和θ波在运动执行结束后的恢复阶段可能出现。

5）功能关联

MRP反映了运动的动力学控制，包括力量、方向和速度的调节，参与运动的实时调整和误差校正。

6）实验条件影响

自主运动（如自主伸展手指）会产生较大的MRP幅度。强迫性或被动运动的MRP幅度较小，反映出运动的意志性和自主性对脑电活动的显著影响。

文献［61］、文献［62］、文献［63］和文献［64］提供了对运动执行过程中MRP的详细解释及其应用背景。

7.3.4 运动准备电位和运动相关电位的神经机制

运动准备电位（RP）和运动相关电位（MRP）是与运动的规划、启动和执行密切相关的脑电信号，它们反映了大脑中复杂的神经网络活动。以下从神经环路、动态变化、神经元活动特征等角度论述其神经机制。

7.3.4.1 运动准备电位的神经机制

1）神经环路

运动准备电位（RP）起源于皮层运动区与基底神经节的协作活动。辅助运动区（SMA）是RP的主要起源部位，负责生成运动计划，尤其是复杂的或序列性的运动任务。基底神经节通过皮层—基底神经节—丘脑环路调节运动计划。运动前区（PMC）整合感觉信息，为运动选择提供背景支持。后顶叶皮层（PPC）参与空间感知和目标定位。这些区域的同步活动为运动意图的形成提供了生理基础。

2）动态变化

RP的动态变化过程可分为早期和晚期两个阶段。早期RP（约1.5 s前）由辅助运动区和前扣带皮层的低频活动驱动，与运动意图的形成相关。晚期RP（约0.5 s前）由初级运动皮层（M1）驱动，与具体的运动执行计划相关。

3）神经元活动特征

RP在辅助运动区和初级运动皮层的神经元群中表现为逐渐增加的放电频率。这种活动由γ-氨基丁酸（Gamma-Aminobutyric Acid，GABA）介导的抑制释放及由谷氨酸驱动的兴奋性活动共同调节。

7.3.4.2 运动相关电位的神经机制

1）神经环路

运动相关电位（MRP）的产生依赖初级运动皮层与感觉运动通路的交互作用。初级运动皮层（M1）是 MRP 的核心来源，控制下行锥体束，直接影响运动神经元的放电。感觉运动皮层通过整合感觉反馈（如触觉和本体感受），实时调整运动。小脑调节运动精度和协调性，脊髓运动神经元接收来自下行锥体束的信号，直接激活骨骼肌。

2）动态变化

MRP 在运动启动瞬间的神经元活动表现为高频段 γ 波的增强，反映了神经元同步化。随着运动执行的推进，MRP 信号逐渐转向 β 波活动，表明运动过程中的反馈控制。

3）神经元活动特征

在运动执行过程中，初级运动皮层的兴奋性活动显著增强，尤其是皮层—脊髓通路中的兴奋性神经元。γ 波（频率为 30～100 Hz）的同步化增强是 MRP 的标志，反映了肌肉与皮层活动的同步性。

7.3.4.3 运动准备电位与运动相关电位的区别与联系

表 7.2 呈现了运动准备电位（RP）与运动相关电位（MRP）的区别与联系。

表 7.2 运动准备电位（RP）与运动相关电位（MRP）的区别与联系

特 性	运动准备电位（RP）	运动相关电位（MRP）
阶段	运动启动前	运动执行阶段
主要起源	辅助运动区、运动前区和基底神经节	初级运动皮层和感觉运动皮层
波形特征	缓慢负向电位	高频段 γ 波同步
功能	运动计划和意图形成	运动执行与实时调整
联系	RP 为 MRP 提供了运动计划和启动信号，MRP 进一步完成具体的运动输出。二者都依赖初级运动皮层的动态调节，且受到感觉反馈和外部环境信息的影响	

7.3.4.4 运动准备电位与运动相关电位的研究意义和临床应用

1）基础神经科学

运动准备电位（RP）与运动相关电位（MRP）揭示了大脑皮层如何从运动计划过渡到运动执行，促进了对神经环路协同机制的理解。

2）临床应用

在运动障碍（如帕金森病、脑卒中）中，RP 和 MRP 的变化可用作诊断和康复评估的指标。在脑机接口（BCI）中，RP、MRP 信号被用于运动意图的实时解码。

文献［58］、文献［62］和文献［63］为 RP 和 MRP 的神经机制提供了实验和理论支持，是深入理解运动神经系统功能的重要依据。

7.4 总结与展望

本章重点论述了基于运动想象的脑机交互（MI-BCI）的神经科学原理，包括运动想象 ERD/ERS 现象及其神经科学原理，以及运动相关电位（MRP）的神经科学原理。随着更先进的神经科学研究方法和工具的出现，研究者将更深入、细致地研究实际运动和运动想象的神经机制，为 MI-BCI 提供更详细的神经科学原理，这有利于研发性能更好的 MI-BCI 系统。

参考文献

[1] Nick F. Ramsey, et al. 脑-计算机接口[M]. 伏云发，王帆，丁鹏，等译. 北京：国防工业出版社，2023.

[2] Brendan Z. Allisor, et al. 面向实用的脑-机接口：缩小研究与实际应用之间的差距[M]. 伏云发，龚安民，陈超，等译. 北京：科学出版社，2022.

[3] Thomas F. Collura. 神经反馈原理与实践[M]. 伏云发，龚安民，南文雅，译. 北京：电子工业出版社，2021.

[4] Bernhard Graimann. 脑-机接口——革命性的人机交互[M]. 伏云发，郭衍龙，张夏冰，译. 北京：国防工业出版社，2020.

[5] Jonathan R. Wolpaw, Elizabeth Winter Wolpaw. 脑-机接口原理与实践[M]. 伏云发，杨秋红，徐保磊，等译. 北京：国防工业出版社，2017.

[6] Polich J. Updating P300: An integrative theory of P3a and P3b[J]. Clinical Neurophysiology, 2007, 118(10): 2128-2148.

[7] Kutas M, Federmeier K D. Thirty years and counting: Finding meaning in the N400 component of the event-related brain potential (ERP)[J]. Annual Review of Psychology, 2011, 62: 621-647.

[8] Hubel D H, Wiesel T N. Receptive fields, binocular interaction and functional architecture in the cat's visual cortex[J]. Journal of Physiology, 1962, 160(1): 106-154.

[9] Petkov C I, Kayser C, Augath M, et al. Functional imaging reveals numerous fields in the monkey auditory cortex[J]. PLoS Biology, 2008, 6(9): e214.

[10] Mountcastle V B. The Sensory Hand: Neural Mechanisms of Somatic Sensation[M]. Cambridge: Harvard University Press, 2005.

[11] Zald D H, Pardo J V. Emotion, olfaction, and the human amygdala: Amygdala activation during aversive olfactory stimulation[J]. Proceedings of the National Academy of Sciences, 1997, 94(8): 4119-4124.

[12] Apkarian A V, Bushnell M C, Treede R D, et al. Human brain mechanisms of pain perception and regulation in health and disease[J]. European Journal of Pain, 2005, 9(4): 463-484.

[13] Corbetta M, Shulman G L. Control of goal-directed and stimulus-driven attention in the brain[J]. Nature

Reviews Neuroscience, 2002, 3(3): 201-215.
- [14] Luck S J. An Introduction to the Event-Related Potential Technique[M]. Cambridge: MIT Press, 2014.
- [15] Makeig S, Debener S, Onton J, et al. Mining event-related brain dynamics[J]. Trends in Cognitive Sciences, 2004, 8(5): 204-210.
- [16] Buzsáki G, Draguhn A. Neuronal oscillations in cortical networks[J]. Science, 2004, 304(5679): 1926-1929.
- [17] Klimesch W. EEG alpha and theta oscillations reflect cognitive and memory performance: A review and analysis[J]. Brain Research Reviews, 1999, 29(2-3): 169-195.
- [18] Pfurtscheller G, Lopes da Silva F H. Event-related EEG/MEG synchronization and desynchronization: Basic principles[J]. Clinical Neurophysiology, 1999, 110(11): 1842-1857.
- [19] Neuper C, Pfurtscheller G. Event-related dynamics of cortical rhythms: Frequency-specific features and functional correlates[J]. International Journal of Psychophysiology, 2001, 43(1): 41-58.
- [20] Neuper C, Wörtz M, Pfurtscheller G. ERD/ERS patterns reflecting sensorimotor activation and deactivation[C]//Event-Related Dynamics of Brain Oscillations, 2006: 211-222.
- [21] Foxe J J, Snyder A C. The role of alpha-band oscillations as a sensory suppression mechanism during selective attention[J]. Frontiers in Psychology, 2011, 2: 154.
- [22] Schmidt R A, Lee T D. Motor Control and Learning: A Behavioral Emphasis[M]. Champaign: Human Kinetics, 2014.
- [23] Shumway-Cook A, Woollacott M H. Motor Control: Translating Research into Clinical Practice[M]. Alphen: Wolters Kluwer, 2016.
- [24] Newell K M. Constraints on the development of coordination[C]//Motor Development in Children: Aspects of Coordination and Control, 1986: 341-351.
- [25] Cresswell A G, et al. Motor imagery and the activation of motor areas[J]. Neuroscience Letters, 1997, 223(2): 65-68.
- [26] Gazzaniga M S, Ivry R B, Mangun G R. Cognitive Neuroscience: The Biology of the Mind[M]. 5th Edition. New York: W. W. Norton & Company, 2018.
- [27] Jeannerod M. Motor cognition: What actions tell the self[M]. Oxford: Oxford University Press, 2006.
- [28] Hanakawa T, et al. Neural correlates underlying motor control and motor imagery in the human brain[J]. Neuroimage, 2008, 39(1): 131-142.
- [29] Graziano M S A, Aflalo T N. Mapping behavioral repertoire onto the cortex[J]. Neuron, 2007, 56(2): 239-251.
- [30] Tanji J. The supplementary motor area in the cerebral cortex[J]. Neuroscience Research, 1996, 20(3): 191-214.
- [31] Rizzolatti G, Luppino G. The cortical motor system[J]. Neuron, 2001, 31(6): 889-901.
- [32] Kaas J H. Somatosensory System[M]//The Human Nervous System. Pittsburgh: Academic Press, 2004: 1057-1088.
- [33] Hikosaka O, Isoda M. Switching from automatic to controlled behavior: Corticobasal ganglia mechanisms[J]. Trends in Cognitive Sciences, 2010, 14(4): 154-161.
- [34] Graybiel A M. Habits, rituals, and the evaluative brain[J]. Annual Review of Neuroscience, 2008, 31: 359-387.
- [35] Ito M. Cerebellar circuitry as a neuronal machine[J]. Progress in Neurobiology, 2006, 78(3-5): 272-303.
- [36] Picard N, Strick P L. Imaging the premotor areas[J]. Current Opinion in Neurobiology, 2001, 11(6):

663-672.

[37] McGregor C P, et al. The role of the primary motor cortex in motor imagery[J]. Neuroscience Letters, 2007, 427(2): 67-71.

[38] Grafton N G E M, et al. Functional imaging of the human brain during motor tasks[J]. Neuroscience & Biobehavioral Reviews, 2004, 28(6): 643-652.

[39] Haggard R B H S, et al. The role of the cerebellum in motor control[J]. Nature Reviews Neuroscience, 2006, 7(8): 575-586.

[40] Crammond D J. Motor imagery: The relationship between visual and kinesthetic modalities[J]. Journal of Neurophysiology, 1997, 78(6): 2651-2656.

[41] Jeannerod M. The representing brain: Neural correlates of motor intention and imagery[J]. Behavioral and Brain Sciences, 1994, 17(2): 187-202.

[42] Decety J. Do imagined and executed actions share the same neural substrate?[J]. Cognitive Brain Research, 1996, 3(2): 123-128.

[43] Munzert J, Lorey B, Zentgraf K. Cognitive motor processes: The role of motor imagery in movement preparation[J]. Cognitive Processing, 2009, 10(3): 203-215.

[44] Malouin F, Richards C L. Mental practice for relearning locomotor skills[J]. Physical Therapy, 2010, 90(2): 240-251.

[45] Decety J, Grèzes J. Neural mechanisms subserving the perception of human actions[J]. Trends in Cognitive Sciences, 1999, 3(5): 172-178.

[46] Haggard P. Human volition: Towards a neuroscience of will[J]. Nature Reviews Neuroscience, 2008, 9(12): 934-946.

[47] Murata A, et al. Neural mechanisms of motor imagery: A functional magnetic resonance imaging study[J]. Neuroscience Letters, 2000, 285(1): 95-98.

[48] Kosslyn S M, Ganis G, Thompson W L. Neural foundations of imagery[J]. Nature Reviews Neuroscience, 2001, 2(9): 635-642.

[49] Haggard P, Eimer M. On the relation between brain potentials and the awareness of voluntary movements[J]. Experimental Brain Research, 1999, 126(1): 128-133.

[50] Kilavik B E, Zaepffel M, Brovelli A, et al. The ups and downs of beta oscillations in sensorimotor cortex[J]. Frontiers in Systems Neuroscience, 2013, 7: 43.

[51] Neuper C, Pfurtscheller G. Event-related dynamics of cortical rhythms: frequency-specific features and functional correlates[J]. International Journal of Psychophysiology, 2001, 43(1): 41-58.

[52] Pfurtscheller G, Neuper C. Event-related synchronization in the alpha band during self-paced finger movements[J]. Clinical Neurophysiology, 1997, 103(6): 805-816.

[53] Pfurtscheller G, Neuper C. Motor imagery and direct brain-computer communication[J]. Proceedings of the IEEE, 2001, 89(7): 1123-1134.

[54] Lotze M, Halsband U. Motor Imagery[J]. Journal of Physiology-Paris, 2006, 99(4-6): 386-395.

[55] Jeannerod M. The representing brain: Neural correlates of motor intention and imagery[J]. Behavioral and Brain Sciences, 1994, 17(2): 187-202.

[56] Neuper C, Pfurtscheller G. Neurofeedback training for BCI control[J]. Human-Computer Interaction, 2010, 50(1): 100-110.

[57] Pascual-Leone A, Amedi A, Fregni F, et al. The plastic human brain cortex[J]. Annual Review of

Neuroscience, 2005, 28: 377-401.

[58] Kornhuber H H, Deecke L. Changes in brain potential in voluntary movements and passive movements in man: readiness potential and reafferent potentials[J]. Pflügers Archiv für die gesamte Physiologie des Menschen und der Tiere, 1965, 284(1): 1-17.

[59] Shibasaki H, Hallett M. What is the Bereitschaftspotential?[J]. Clinical Neurophysiology, 2006, 117(11): 2341-2356.

[60] Bianco V, Arrigoni E, Di Russo F, et al. Top-down reconfiguration of SMA cortical connectivity during action preparation[J]. iScience, 2023, 26(8).

[61] Bardel B, Chalah M A, Bensais-Rueda R, et al. Event-related desynchronization and synchronization in multiple sclerosis[J]. Multiple Sclerosis and Related Disorders, 2024, 86: 105601.

[62] Vecchio F, Nucci L, Pappalettera C, et al. Time-frequency analysis of brain activity in response to directional and non-directional visual stimuli: an event related spectral perturbations (ERSP) study[J]. Journal of Neural Engineering, 2022, 19(6): 066004.

[63] Knyazeva V M, Plakkhin A M, Aleksandrov A A. Voluntary Movements Performance during the Involuntary Attention Activation[J]. Journal of Evolutionary Biochemistry and Physiology, 2022, 58(5): 1604-1612.

[64] Bogler C, Grujičić B, Haynes J D. Clarifying the nature of stochastic fluctuations and accumulation processes in spontaneous movements[J]. Frontiers in Psychology, 2023, 14: 1271180.

第 3 篇

基于运动想象的脑机交互（MI-BCI）实践与应用

第 8 章

BCI 中运动想象的执行及能力的评估和提高方法

> 运动想象（MI）是驱动脑机交互（BCI）的一种重要范式，但 MI 心理活动不易控制或习得，MI-BCI 系统的性能严重依赖被试者 MI 的表现。因此，MI 心理活动的正确执行及能力的评估和提高对 MI-BCI 系统的性能提升及应用具有重要的甚至关键性的作用。然而，在 MI-BCI 系统的研发中，已有研究主要聚焦于解码 MI 的算法，对 MI 心理活动的其他方面并没有足够的重视。本章针对 MI-BCI 系统的这些问题进行详细论述，指出被试者易把动觉运动想象执行为视觉运动想象；未来需要研发客观的、定量可视化的 MI 能力评估方法，并且需要研发有效的、训练时间短的 MI 能力提高方法，也需要在一定程度上解决个体之间和内部 MI 的差异性、共性及 MI-BCI 系统的低效问题。

8.1 引言

脑机交互（Brain-Computer Interaction，BCI）是一种变革性的人机交互[1-4]。在典型的 BCI 范式中，运动想象（Motor Imagery，MI）是一种重要的 BCI 范式，MI-BCI 系统在运动功能障碍康复训练中具有重要的应用价值[5-7]，也能用于脑控智能设备（如脑控智能机器人[8, 9]），如图 8.1 所示。

在图 8.1 中，执行 MI 心理活动的人是整个 MI-BCI 系统的控制器，MI-BCI 系统的性能严重依赖被试者 MI 的表现。然而，MI 心理活动不易控制或习得，存在 BCI 盲或操控 BCI 较差的被试者[10]。因此，MI 心理活动的正确执行、能力的评估、能力的提高 3 个方面的研究对 MI-BCI 系统性能的提升及应用具有重要的作用。迄今为止，已有的 MI-BCI 系统研究主要聚焦于解码 MI 的算法[11-13]，对上述 MI 心理活动的 3 个方面研究不多或不够深入，也没有足够的重视，也少有文献对 MI 心理活动的这些内容进行阐述。本章针对 MI-BCI 系统的这些问题进行详细论述，指出存在的问题和需要注意的事项，并提出未来的研究方向。

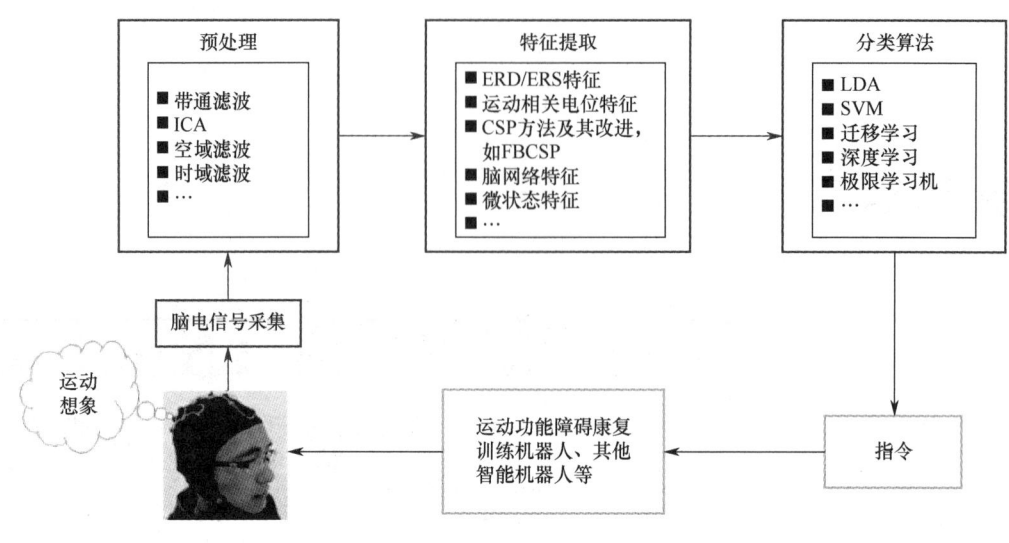

图 8.1 MI-BCI 系统示意图

8.2 实际运动、动觉运动想象与视觉运动想象

肢体或身体其他部位的运动对人们的日常生活极为重要，运动功能的障碍或丧失会给患者的生活带来极大的不便[5, 6]。MI-BCI 系统有望为运动功能障碍患者提供可选的康复训练新方法[7,14,15]，改善其与外界的交流。BCI 中的 MI 范式涉及肢体或身体其他部位运动的想象，大多数 MI-BCI 相关文献报道的是动觉运动想象（Kinesthetic Motor Imagery，KMI），但实际上还有另一类 MI，即视觉运动想象（Visual Motor Imagery，VMI）[16, 17]。

8.2.1 实际运动的执行

在日常生活中，人们频繁地执行一些肢体或身体其他部位的运动（实际运动的执行），如步行、左右手臂运动、左右手部运动、头部运动、眼球运动、面部肌肉运动及舌部运动、咀嚼或咬牙等。除此之外，人们也执行不同肢体的一些协调运动或复合运动，其方式具有多样性。一些肢体和身体其他部位的运动示例如图 8.2 所示。

当个体准备 ME（可见的显式运动）时，个体的中枢神经系统（Central Nervous System，CNS）会进行运动规划，即产生运动意图，特定的脑区或脑网络会被激活[1, 2]。之后，CNS 传出的运动控制信号通过外周神经系统被发送到相应的肌肉组织，产生相应的运动，如图 8.3（a）所示。运动的意图或想象可以通过 BCI 进行探测，直接产生运动，而旁路肌肉组织不会被激活，如图 8.3（b）所示。

在图 8.3（a）中，CNS 控制 ME 通常包括 3 个阶段：运动准备和规划阶段，运动执行阶段，运动精确控制阶段[18]。这 3 个阶段分别诱发 3 种不同的电位：运动准备电位，运动电

第 8 章　BCI 中运动想象的执行及能力的评估和提高方法

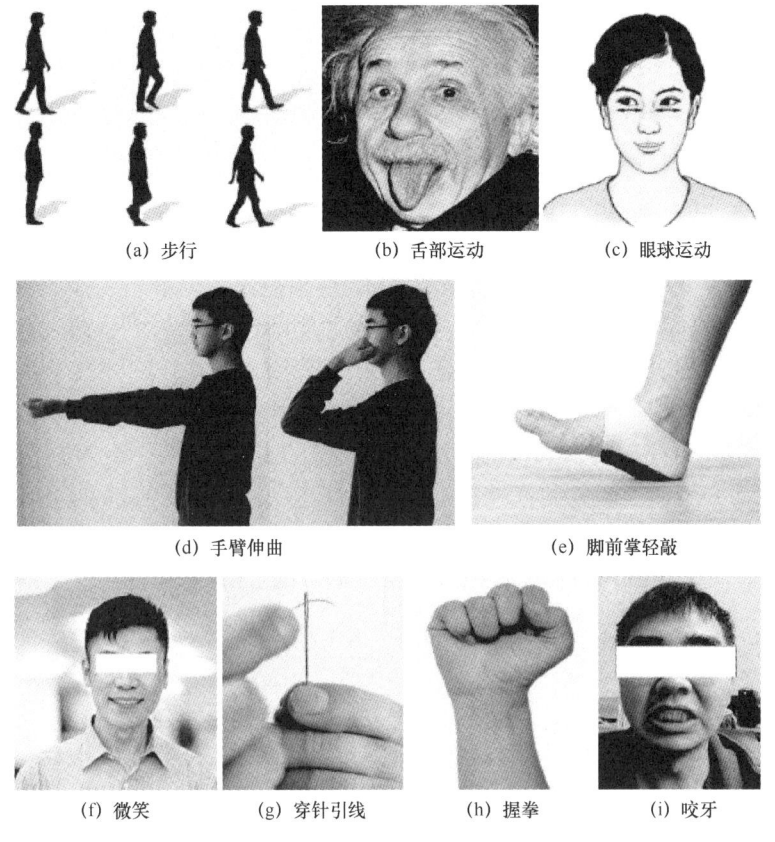

图 8.2　肢体和身体其他部位运动示例

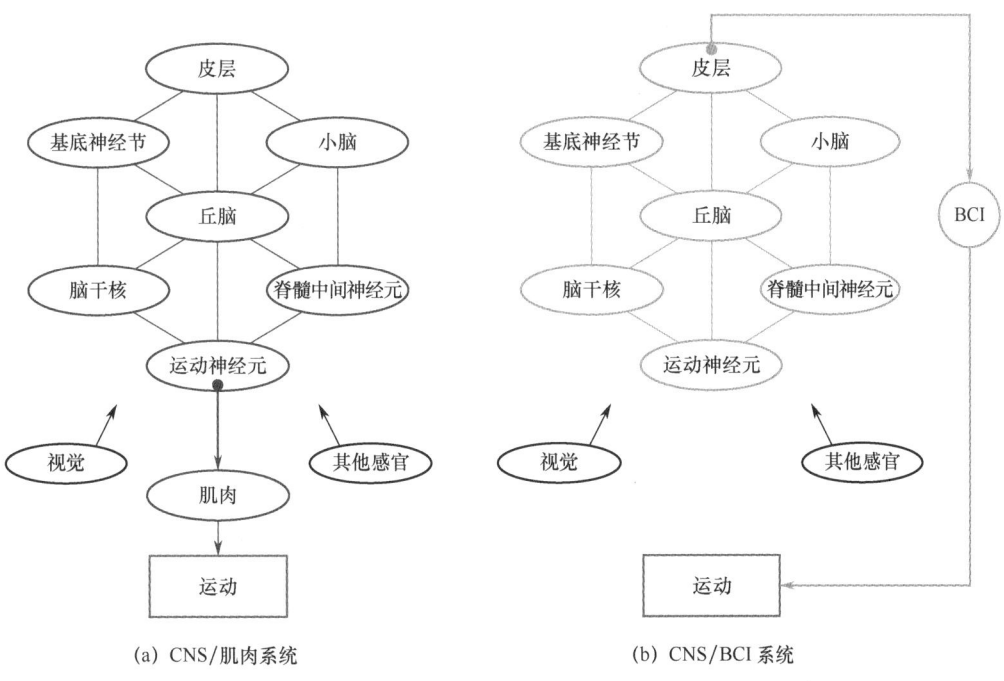

图 8.3　CNS 产生的基于肌肉的动作与基于 BCI 的动作的比较[1, 2]

位,运动监测电位。CNS"自上而下"地把运动意图、执行和精确控制的指令传递给外周神经和肌肉以实现运动,运动的结果又通过肌肉和外周神经"自下而上"地传递到 CNS,通过比较运动或动作的目标与系统的当前状态来控制动作,以达成运动目标。

8.2.2 动觉运动想象的执行

与上述 ME(可见的显式运动)相比,KMI 要求被试者以第一人称视角在心里感觉或排演自己肢体或身体其他部位的运动过程但不发生实际运动[16, 19, 20],即 KMI 要求个体在心里创建运动的心理表征和肌肉收缩的感觉,但又要阻止该动作实际发生[21],这是一种矛盾的对抗过程,是一种不自然的心理活动,不易执行和控制该心理活动[22]。

KMI 能力的习得往往需要大量的训练,因为人们在日常生活中很少进行这种心理活动,所以缺少操控该心理活动的经验或技能,存在较严重的运动想象盲(MI Illiteracy)[23]。这里,运动想象盲主要是指没有 MI 能力或者 MI 能力很差的被试者,即使经过训练也难以获得 MI 能力[23]。图 8.4(a)为被试者在心里执行握拳的 KMI 示意图。

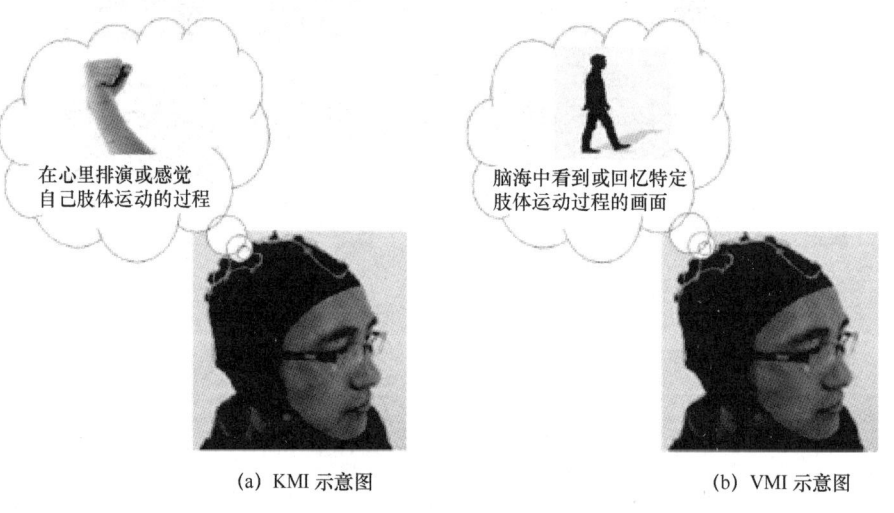

(a) KMI 示意图 (b) VMI 示意图

图 8.4 KMI 和 VMI 示意图

8.2.3 视觉运动想象的执行

还有一类 MI 是 VMI,目前已有基于 VMI 的 BCI 研究[24, 25]。VMI 要求被试者在心里可视化特定肢体或身体其他部位的动作,即被试者应以第三人称视角在脑海中清晰地看到自己或他人特定肢体或身体其他部位运动过程的画面[26]。与需要大量训练的 KMI 心理活动相比,VMI 心理活动仅需要少量的训练,甚至不需要训练,因为人们在日常生活中经常进行视觉想象(Visual Imagery,VI),例如,在脑海中回忆或看到某个情景或图片[25]。VI 是一种自然的心理活动,被试者往往可以熟练地、自由地操控此心理活动。例如,我们能在脑海中浮现自己母亲清晰的面孔,更能够在脑海中浮现自己的形象,也能够轻易地在脑海中浮现一个物体,并在心里操控该物体做各种运动,如旋转,还能够在脑海中回忆一段电影里的视频或日常生活中的一个社交场景,这些均是 VI 心理活动。VMI 是 VI 中的一种,图 8.4(b)为被试者在心里执行步行的 VMI 示意图。

8.2.4 实际运动、动觉运动想象和视觉运动想象的比较

1. 执行的差异

ME 是自己执行的显式运动,自己和他人往往能够观察到该运动的外在表现,是长期大量训练而习得的自然运动,已习惯或自动化了,容易执行,通常不需要投入过多的心理资源或脑力。与 ME 相比,KMI 和 VMI 都是内隐性或内源性的心理活动,即隐式的运动,自己和他人往往观察不到该运动的外在表现。然而,KMI 和 VMI 是两种不同的心理活动,KMI 是以第一人称视角在心里感觉或排演一个实际运动过程但不显示出来,而 VMI 是以第三人称视角在心里看到或回忆之前观察到的运动画面。表 8.1 列举了 5 种运动的 ME、KMI、OOM 和 VMI 的执行比较。其中,OOM 为观察运动(Observation of Movement),是指个体观察特定肢体或身体其他部位运动的过程或观看计算机屏幕上显示的特定肢体或身体其他部位运动过程的动画或视频[16]。

表 8.1　5 种运动的 ME、KMI、OOM 和 VMI 的执行比较

运动类型	ME	KMI	OOM	VMI
左手食指轻敲	被试者左手食指平放于桌面,轻轻抬起至一定高度,然后返回桌面	被试者在心里排演自己的左手食指轻敲运动的动觉体验(将注意力集中于左手食指)	被试者观察计算机屏幕上显示的左手食指轻敲运动的动画或视频	被试者在脑海中清晰地看到此前观察到的左手食指轻敲运动的心理画面
脚前掌轻敲	被试者脚前掌平放于地面,轻轻抬起至一定高度,然后返回地面	被试者在心里排演自己的脚前掌轻敲运动的动觉体验(将注意力集中于脚上)	被试者观察计算机屏幕上显示的脚前掌轻敲运动的动画或视频	被试者在脑海中清晰地看到此前观察到的脚前掌轻敲运动的心理画面
舌部舔冰激淋	被试者张开嘴巴,伸出舌头舔冰激淋,并恢复到舌部原来的位置	被试者在心里排演自己舌部舔冰激淋的动觉体验(将注意力集中于舌部)	被试者观察计算机屏幕上显示的舌部舔冰激淋运动的动画或视频	被试者在脑海中清晰地看到此前观察到的舌部舔冰激淋运动的心理画面
步行	被试者以正常步速步行到指定的终点,再从终点返回起点	被试者在心里以正常步速步行到指定的终点,再返回起点,感受步行的动觉体验(将注意力集中于下肢双腿的交替抬腿、迈步、落腿)	被试者观察计算机屏幕上显示的步行的动画或视频,要求着重观察下肢双腿的交替抬腿、迈步、落腿	被试者在脑海中清晰地看到此前观察到的步行画面,着重回忆下肢双腿的交替抬腿、迈步、落腿的画面
穿针引线	被试者左手拿针,右手拿线头,眼睛观察针孔和线头的位置和距离,通过眼手的协作,完成穿针引线	被试者在心里排演穿针引线的动觉体验过程(将注意力集中于眼手的协作)	被试者观察计算机屏幕上显示的穿针引线的动画或视频,要求着重观察眼手的协作	被试者在脑海中清晰地看到此前观察到的穿针引线,着重回忆眼手的协作画面

2. 脑成像的差异

上述 4 种运动模式（ME、KMI、OOM 和 VMI）的执行在心理和行为上存在差异，这些执行上的差异会使它们的脑成像存在差异。在 MI-BCI 的研发中，需要特别注意这些差异。除了执行上的差异，不同肢体的不同运动方式或不同的运动学和动力学参数（如运动时间、运动路径、运动速度和作用力等）也可能诱发不同脑区和脑网络回路的激活[23,27]，如左、右脚 MI 的成像就有差异[28, 29]。因此，在 MI-BCI 系统的研发中，需要指明参与运动的肢体及具体的运动方式和运动参数，即明确特定肢体的特定运动。

关于 MI 激活的脑区目前还没有统一的结论，这是因为不同研究采用的实验范式存在差异（MI 涉及的肢体不同，运动方式也不同）。尽管如此，通过总结 MI 脑成像的相关文献[30-32]，仍然可以发现一些目前已达成共识的激活脑区，如表 8.2 所示。

表 8.2 ME、OOM 和 MI 激活的脑区比较

任务类型	激活的脑区
ME	激活了感觉运动皮层和运动前区，包括顶下小叶的小部分区域，也发现皮层下双侧丘脑、壳核和小脑有激活。虽然在左侧半球激活的区域更大，但双侧脑区两个激活簇跨越了运动前区和躯体感觉皮层，激活簇前部延伸至背侧运动前区。运动前区的激活簇有 3 个：一个横跨双侧辅助运动区并向下延伸至扣带回，另两个双侧激活簇横跨腹侧运动前区。皮层下活动区包括丘脑的双侧激活簇（主要左侧化）和小脑第六小叶的双侧激活簇（主要右侧化）
OOM	激活了运动前区和顶叶区的双侧脑网络，也包括较大的顶枕区和更多的双侧激活簇。两个较大的双侧激活簇横跨背侧运动前区和腹侧运动前区，而在辅助运动区前部（pre-SMA）发现了第三个较小的运动前区激活簇。其中，较小的激活簇包括右侧枕上回，两个较大的激活簇覆盖了双侧顶枕区，横跨了顶上小叶和顶下小叶，以及部分枕叶皮层。值得注意的是，OOM 并不总是激活皮层下区域。虽然激活的顶枕簇包括小脑的一小部分，但这些区域不出现最大峰值
MI	激活了双侧运动前区、中上顶叶及下顶叶头侧、基底神经节和小脑区域的脑网络，并激活了背外侧前额叶的左侧。两个较大的双侧运动前区激活簇横跨辅助运动区，延伸至背侧运动前区和腹侧运动前区。左运动前区激活簇也延伸至扣带回和壳核（一个单独的较小的激活簇，其包括了右壳核）。两个双侧顶叶激活簇跨越顶下小叶和顶上小叶，在顶叶下回右侧激活

为了使读者更好地理解表 8.2 的内容，图 8.5 示意了 ME、OOM 和 MI 激活脑区的元分析[28]。

从表 8.2、图 8.5 中可以看出，MI 与 ME 激活的区域较为接近，这与许多已有研究的结果一致，即 MI 与 ME 具有相似的神经机制，都会诱发与运动相关的脑节律事件相关去同步化（Event-Related Desyn-Chronization，ERD）[17]。需要注意的是，由于 MI 心理活动需要抑制实际运动的发生，因此，MI 与 ME 激活的脑区或脑网络并不完全一样。关于 MI 的神经机制，还有很多存在争议的地方，如因脑区定义不清晰而导致存在争议的初级运动皮层[17]、早期视觉皮层[33]等。

如前所述，KMI 与 VMI 是两种不同的心理活动，可以假定这两种心理活动激活的脑区存在差异。归纳关于这两种心理活动脑成像的研究，目前为止发现具有统计学意义的差异是：与 KMI 相比，在 VMI 期间，视觉皮层的活动抑制程度更高[30, 31]。这也提示我们在

研发 KMI-BCI 和 VMI-BCI 时，需要注意脑区激活和抑制的差异，并选择合适的电极。对这两种不同的 MI 心理活动，未来需要深入研究它们的神经机制。

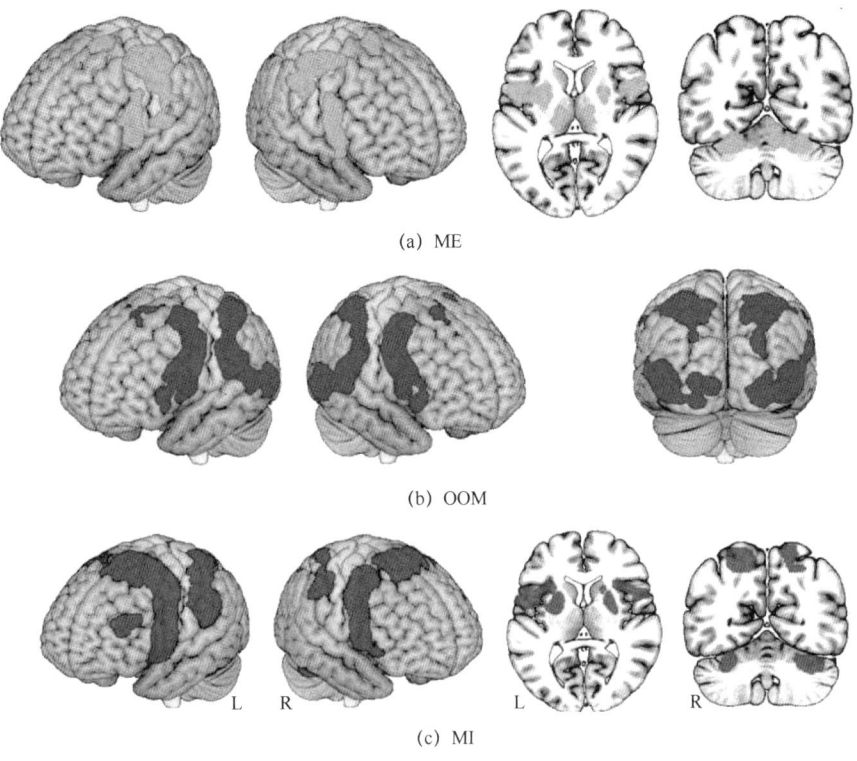

图 8.5 ME、OOM 和 MI 激活脑区的元分析

注：本图彩色版见本书最后彩插。

8.2.5 特别值得注意的问题

（1）MI 不是瞬间完成的，需要持续一段时间着重感觉运动的过程，且 MI 过程的时间与相应的 ME 过程的时间一致[34]。因此，无论是 KMI-BCI，还是 VMI-BCI，都要求被试者控制自己想象过程的时间和相应的 ME 过程时间一致，避免仓促完成 MI 而导致 MI-BCI 系统性能降低。

（2）在构建 MI-BCI 系统的过程中，既要构建基于 KMI 的 BCI，也要构建基于 VMI 的 BCI[35, 36]。目前，对训练有素的 MI 被试者，KMI-BCI 的分类精度要高于 VMI-BCI 的分类精度[14]。尽管 VMI 要比 KMI 容易执行，但 VMI 的分类挑战性比 KMI 的分类挑战性更高。

目前已有少量研究对 VMI-BCI 进行了探索[35-37]，但总体而言，实验范式的设计尚存在局限，这严重影响了分类精度[24]。从这个方面来看，VMI-BCI 还需要更深入的研究。未来，VMI-BCI 需要精心设计 VMI 任务组，使得与任务组相关的脑电特征具有显著的差异，或者进一步提取具有可分性的特征。

（3）被试者易把 KMI 执行为 VMI，反过来则较少。这是因为对大多数人来说，VMI 要比 KMI 容易执行。为了确保被试者正确地执行 KMI 或 VMI，需要设计精确的实验指导语（如左手食指轻敲的实验指导语，可以参考表 8.1），并在实验开始之前对被试者进行离线训练。例如，对于 KMI-BCI 实验，可以先让被试者执行肢体或身体其他部位的实际运动，紧接着要求被试者在心里排演或感觉实际运动的过程，重复训练一定时间；对于 VMI-BCI 实验，可以先让被试者观看肢体或身体其他部位运动的过程，紧接着要求被试者在心里回忆或观看运动过程画面，并重复训练一定时间。

为评估被试者是否正确执行 KMI 或 VMI 心理活动，可通过下文介绍的 MI 能力评估方法确定，如脑功能成像方法或神经反馈（Neurofeedback，NF）可视化方法等。

（4）在 MI-BCI 范式创新设计时，可供考虑的建议包括：①与单个肢体 MI 相比，涉及多个肢体参与的协调 MI 或复合 MI，具有重要的研究意义和价值，如表 8.1 中的步行和穿针引线；②与粗略的肢体 MI 解码相比，更加精细的肢体 MI 解码更具有挑战性和价值，如不同手指的运动；③与识别参与 MI 的肢体类型相比，解码 MI 的运动学参数（如运动时间、运动轨迹、运动速度）和动力学参数（如作用力的变化和加速度）更具有挑战性和潜在的价值，如步行的速度、轨迹等[27]。

8.3 动觉运动想象和视觉运动想象能力的评估方法

一些被试者运动想象（MI）能力较强，但也有一些被试者 MI 能力较差甚至没有 MI 能力（MI 盲[23]）。在 MI-BCI 的研发中，对被试者 KMI 和 VMI 能力的评估至关重要，可以根据评估结果初步确定其是否有操控这类 BCI 的潜在能力，也可为提高这类被试者或用户的 MI 能力提供解决方案。

尽管 MI 是一种主观的心理体验，但在过去的几十年中，许多研究表明，对 MI 的能力进行客观的评估和分析是可能的[38,40]。目前常用的 MI 能力评估方法有问卷调查法（或国际量表）[7,40]、心理测时法（Mental Chronometry）[34]、脑功能成像方法、NF[41]、心理旋转法（Mental Rotation）[38,42]等。MI 是由一系列过程组成的，包括运动图像（Motor Images）的生成、维持、操控及可控性[43,44]，这 4 个成分代表了 MI 的不同阶段或维度[34,44]，并分别可以采用问卷调查法、心理测时法、心理旋转法和可控性测试进行评估[45]。

8.3.1 国际量表

迄今为止，业界已有若干评估 KMI 和 VMI 能力的国际量表，有的国际量表针对健康个体，如运动想象问卷调查（Movement Imagery Questionnaire，MIQ）[46]；有的国际量表针对运动障碍患者，如动觉想象和视觉想象问卷调查（Kinesthetic and Visual Imagery Questionnaire，KVIQ）[40]；有的国际量表针对 MI 的可控性，如运动想象的可控性测试（Controllability of Motor Imagery Test，CMI Test）[47]；有的国际量表针对 MI 的生动性，如运动想象生动性问卷调查（Vividness of Motor Imagery Questionnaire，VMIQ）[48]。MI 能力的两个关键特征是生动性和可控性[49]，MI 能力问卷调查量表主要围绕这两个关键特征进行评估。下面介绍常用的 4 种 MI 问卷调查量表。

1. 运动想象问卷调查

MIQ[46]从视觉和动觉各 9 个任务项目评估被试者的 MI 能力，采用 7 分制打分表，是一种依赖被试者自我报告的调查问卷形式。该问卷要求被试者在 MI 前执行实际运动，并为被试者提供 MI 实验指导语。由于 MIQ 需要参与者执行一些实际运动，在运动功能障碍人群中难以推广，因此常用于健康人群和运动员。目前，其有 MIQ 和 MIQ-R 两个版本。

2. 运动想象生动性问卷调查

MI 的生动性及其评估很重要。VMIQ 旨在评估 MI 在视觉和动觉方面的生动性，其从第一人称视角和第三人称视角两个角度评估被试者的 MI 能力，每个角度各 24 个任务项目，采用 5 分制打分表，被试者在 MI 评估之前无须进行实际运动。MI 的清晰度或生动性评估量表如表 8.3 所示[48]。目前，其有 VMIQ 和 VMIQ-R[50]两个版本。

表 8.3 MI 的清晰度或生动性评估量表

评 价 等 级	想象引起画面的清晰度或生动性
5	非常清晰，像正常看到的画面一样生动
4	画面清晰且相当生动
3	画面中等程度清晰、生动
2	画面模糊不清
1	完全想象不出画面，不是想象，只知道思考该技能

对 VMIQ 的可靠性和有效性的研究表明，它是一种很有前景的方法，但该问卷目前设计的任务项目更侧重于评估运动的视觉想象而不是动觉想象（Kinesthetic Imagery，KI）的生动性[50]。然而，评估运动的动觉想象的生动性极为重要，因为目前的 MI-BCI 研究主要采用的是 KMI，具有生动性的 KMI 可能会诱发显著的 EEG 特征，更有利于 KMI-BCI 的分类。此外，通常来说，KMI 不容易被正确执行，往往缺少生动性；而 VMI 相对容易执行，其生动性较高。因此，更需要侧重评价 KMI 的生动性。

3. 运动想象的可控性测试问卷调查

CMI 是指被试者根据顺序运动的指示，自主地按顺序想象操控自己肢体的能力，可以采用 CMI Test 来评估这项能力[47]。CMI Test 由 15 个不同的任务项目构成，每个任务项目有 6 个想象控制项（测试指导语）。表 8.4 为 CMI Test 中 1 个任务项目的 6 个想象控制项示例。

表 8.4 CMI Test 中 1 个任务项目的 6 个想象控制项示例

序　　号	想象控制项
1	双脚并拢站立
2	右腿前伸 50 cm
3	躯干左转 90°
4	头部右转 90°
5	右臂水平前伸
6	左臂水平向左

CMI Test 要求被试者想象一种基本的运动姿势（第 1 个想象控制项），然后根据实验指导语依次想象控制或操纵该运动姿势。在连续想象 6 个想象控制项后，要求被试者从 6 个想象控制项（包括 5 种不同的肢体姿势及忘记选项，以图片的形式展示）中选择与内心想象的肢体姿势相匹配的选项。被试者完成 15 个任务项目的测试后，根据被试者选择的正确率来评估被试者 MI 的可控性，准确率越高，说明被试者 MI 的可控性越好。

上述 MI 的可控性及其测试很重要，因为 MI 要求被试者在心里排演相应的实际运动过程，想象该过程的顺序控制和所需时间要求与实际运动过程一致，良好的 MI 可控性可能诱发显著的头皮脑电（Electroencephalography，EEG）特征，进而有利于 MI-BCI 的解码。

4. 动觉想象和视觉想象问卷调查

KVIQ[39, 40, 51]综合了 MIQ 和 VMIQ 的优缺点（MIQ 在评测前需要被试者执行实际动作，不适合运动功能障碍患者；VMIQ 更侧重 VI），问卷调查者根据被试者执行 KMI 或 VMI 时的主观感受进行评分。也就是说，在想象结束后，被试者根据评分等级的评估词，如"不能想象"或者"没有感觉"等，向问卷调查者描述 VI 内容的清晰度和 KI 的感觉强度，然后由问卷调查者按 5 分制进行评估，如表 8.5 所示[52]。被试者在 KVIQ 评估之前无须进行 ME，因此，该问卷调查适合那些因故不能站立或执行复杂动作的人，如脑卒中患者[39, 51]。目前，KVIQ 有 KVIQ-20 和 KVIQ-10 两个版本，其中，KVIQ-20 有 20 个任务项目，而 KVIQ-10 只有 10 个任务项目。KVIQ-10 耗时短，常用于临床。

表 8.5 KVIQ 评分表

评价等级	VI 内容的清晰度	KI 的感觉强度
5	非常清晰，像看到的画面	像执行实际动作一样强烈的感觉
4	清晰的画面	强烈的感觉
3	中等程度清晰、生动的画面	中等程度的感觉
2	模糊不清的画面	轻度的感觉
1	完全想象不出画面	没有感觉

以上介绍的问卷调查评估方法具有一定的局限性，因为被试者心理想象的过程和结果只有被试者本人知道，实验者无法知道，被试者做出选择的正确与否或评分依赖被试者的判断，具有一定的主观性。NF 等评估方法可以在一定程度上克服这个局限。

8.3.2 心理测时法和心理旋转法

除了上述问卷调查法，还可采用心理测时法针对 MI 的执行时间评估 MI 的能力[34]。此外，肢体的心理旋转法也是一种 MI，可以作为驱动 BCI 的一种心理任务，其往往与心理测时法相结合使用。

1. 心理测时法

心理测时法是对人脑信息加工的时序或心理活动过程的精确测量[34]。执行心理任务所花费的时间反映出该心理任务的认知过程，心理测时法可评测认知加工速度。认知加工速度通常采用反应时间（Reaction Time，RT）衡量，RT 是从刺激（如视觉刺激或听觉刺激）或提示出现到被试者做出反应所需的时间。心理测时法通常采用基本的、简单的认知任务，包含的心理过程或操作数量相对较少，RT 为毫秒级。

MI 是一个过程，往往不是瞬间就完成的，需要花费一定的时间，因此心理测时法可以作为评估被试者 MI 能力的一个指标[53, 54]。在周期性的运动中，MI 和相应的 ME（如抓握、书写和跑步）的持续时间相一致[34]，因此，被试者执行 MI 的持续时间与相应实际运动的持续时间越接近，该被试者的 MI 能力越强。MI 能力的心理测时法是对 MI 感知加工速度的测量，执行 MI 所花费的时间反映出该心理任务的感知过程。

MI 的 RT 可以这样测量：提示 MI 开始的时刻与 MI 结束时被试者的按键反应时刻之差，反映了在心里排演一个实际运动的感知过程或处理速度。

2. 心理旋转法

心理旋转法是一种在心里操控物体旋转的认知任务，要求被试者"旋转"二维或三维物体的心理表示[55]。研究表明，肢体某部分或整体（不一定是被试者的）的心理旋转过程也会使被试者的相应肢体参与心理旋转运动[38]。这提示我们，在运动功能障碍康复训练的 BCI 研发中，可以设计肢体的心理旋转作为驱动 BCI 的一种心理任务，把肢体的旋转图像先呈现给被试者，然后让被试者在心里旋转该肢体。

由上可知，心理旋转是一种心理任务，而心理测时法是一种测量心理加工速度的方法，心理旋转因其可操控性，可作为心理测时法的心理任务，因此通常把心理旋转法和心理测时法结合起来进行研究和应用。作为具体应用，肢体的心理旋转及其心理测时法评估通常分为以下几个认知阶段：①从所要求的角度在心里创建肢体旋转的图像（旋转的起始位置）；②在心里旋转肢体图像，直到可以进行比较（旋转的目标位置）；③执行比较；④确定肢体的心理旋转角度是否达到要求；⑤做出决策（按下按钮时记录 RT）。被试者完成肢体心理旋转的反应时间越短，准确率越高，表明被试者的 MI 能力越强[38]。

8.3.3 脑功能成像

MI 期间的脑功能成像特征可以作为评估 MI 能力的一种客观指标。目前，常用的脑功能成像方法有 EEG[16]、功能磁共振成像（Functional Magnetic Resonance Imaging，fMRI）[56-58]、功能性近红外光谱（Functional Nearinfrared Spectroscopy，fNIRS）[59]等。其中，fMRI 具有较高的空间分辨率[56, 57]，可以定位特定感觉、知觉或认知任务下大脑的功能激活分布[58]，因此可以用来评估 MI 期间大脑激活的分布特征。可选的方法是，首先在被试者 KMI 和 VMI 任务期间进行 fMRI 并提取特征，然后以具有较强 MI 能力被试者的 fMRI 特征作为参考进行比较，如果具有可比性，则可评估为具有较强的 MI 能力，如果没有可比性，则可评估为 MI 能力较差[60]。

除此之外，有研究采用静息态下的 fMRI 和 EEG 来评估 MI 能力[61]，但这两种方法不是在 MI 任务状态下进行评估，可作为参考。

8.3.4 神经反馈（NF）

NF 是生物反馈的一种，有若干可以实现 NF 的脑信号采集方法[如 EEG、fMRI、fNIRS[59]

和神经元脉冲发放（Spike）等]，其中，EEG 具有较高的时间分辨率，基于 EEG 的 NF 可以在线实时可视化呈现被试者大脑活动的分布特征[62]，如 MI 期间大脑活动分布特征的实时呈现。

如前所述，MI 是一种隐式的运动或心理活动，实验者无法直接得知被试者想了没有及想象进度如何，也观察不到该运动的外在表现，因此难以评价被试者 MI 的能力或表现[27]。然而，MI 期间的 EEG-NF 能够可视化地显示 MI 诱发的 EEG 特征，因此，EEG-NF 可以作为评估被试者 MI 能力的一种方法，具有一定的客观性。利用 EEG-NF 评价 MI 能力的一种可选方法是：呈现被试者的 MI 脑电特征分布的地形图、分类结果或控制外部设备的效果，并将其作为评价被试者 MI 的能力。

8.3.5 事件相关同步化/去同步化

在执行左、右手 MI 时，对侧感觉运动皮层 EEG 中 μ 频段和 β 频段的振幅降低，即出现事件相关去同步化（ERD）现象，表示感觉运动皮层激活。同时，同侧感觉运动皮层 EEG 中 μ 频段和 β 频段的振幅增加，即事件相关同步化（ERS），表示该运动皮层去激活[59]。基于 MI 的 BCI 主要利用这一差异对 MI 任务进行解码[29]。ERD/ERS 现象可以用来反映被试者脑区的激活强度[63]，通过观察 ERD/ERS 特征是否稳定来判断被试者的 MI 能力。

8.4 动觉运动想象和视觉运动想象能力的提高方法

目前，要熟练操控 BCI 系统，通常需要掌握相关的操作技能，这种技能可以通过训练获得。有研究表明，被试者或用户需要学会调节或控制自己的脑活动以产生差异显著的特定 EEG 成分，从而驱动 BCI 系统。该研究认为，BCI 技术依赖个体自主、可靠地产生脑电活动变化的能力[64]。

迄今为止，MI 是 BCI 中最常用的任务，然而 MI-BCI 的性能严重依赖被试者或用户的 MI 能力或表现，为提高该类 BCI 系统的可控性，被试者或用户需要接受一定量甚至是大量的训练。无论是 KMI-BCI，还是 VMI-BCI，均需要相应提高 KMI、VMI 能力。

8.4.1 动觉运动想象能力的提高方法

通常采用两种方法提高 KMI 能力：离线训练和 NF 训练。

1. 离线训练

被试者离线操控 BCI 系统，首先以特定的肢体（需要明确参与运动的肢体，如右手食指）和运动方式（需要明确运动方式，如轻敲、屈伸或按压）及运动参数[需要明确运动参数，如轻敲或屈伸的速度（0.5 Hz、1 Hz、2 Hz 等）、按压力的大小（如最大、中等、最小等）]执行实际运动，获得ME过程的体验，然后在心里排演或模拟刚才执行的ME过程，但不发生实际运动[27,65-67]，要求KMI过程与ME过程所用时间一致。重复以上过程，通过一定的训练量，直到获得一定程度的KMI生动性和可控性，并在训练后填写KMI能力问卷调查表进行评估[68]。特别值得注意的是，不同的肢体以不同的运动方式和运动参数进行运动，其诱发的脑信号可能不完全相同，对应的KMI相关的脑信号也可能不完全相同[27]。经离线训练后具有一定KMI能力的被试者可作为MI-BCI的候选被试者，其他被试者可以排除。由于此种方法是离线训练，因此其提高KMI的能力有限[69]，训练后的问卷调查评估具有一定的主观性，可能纳入或排除了不合适的被试者。

2. NF训练

NF除了可以作为评估被试者MI能力的一种方法，还可以作为训练并提高被试者MI能力的手段，它是一种在线训练方法。研究表明，被试者可以通过脑电NF训练学习调节感觉运动皮层的脑电活动[70]，这样自我诱发的脑电变化可以作为BCI的控制信号[62]。在反馈调节KMI期间，所有被试者在对侧中央区域均出现显著的ERD，与无反馈的初始对照实验相比，ERD/ERS显示出增强的半球不对称性，NF训练后，所有被试者的分类准确率达到85%～95%[71]。其他MI-BCI研究[69,72]也表明，NF训练可以在一定程度上提高被试者的MI表现或能力。

用NF训练提高被试者的MI能力，通常的方法是：被试者根据计算机显示器上呈现的视觉提示执行相应的KMI。被试者KMI的表现由设计的反馈形式（如反馈条[73]、脑激活地形图[74]、控制光标移动[75]、控制移动机器人[8]、控制机械臂[76]、控制智能小车[72]、控制简单有趣的游戏[77]等）在线实时可视化呈现，这些反馈形式代表了当前的脑电模式。被试者根据呈现的结果可以了解自己的KMI表现，同时可以调整自己的KMI心理策略，直到看到满意的反馈结果[15]。通过这样的NF训练，被试者可以找到适合自己的KMI执行方式，从而提高自己的KMI能力。图8.6为KMI-BCI控制机器人的神经反馈训练示意图。

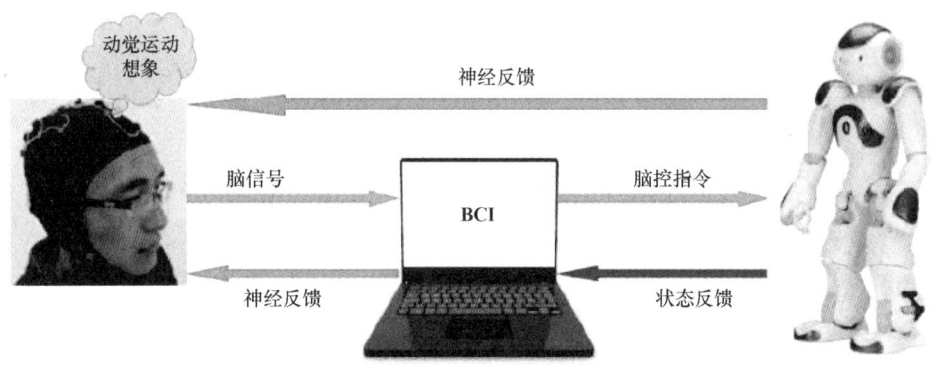

图8.6　KMI-BCI控制机器人的神经反馈训练示意图

与离线训练方法相比，NF训练方法的独特优势是在线实时学习和调节，把隐式的KMI心理活动以可视化的反馈形式呈现出来，实现"所想即所见"，从而提高KMI的表现或能力。

8.4.2 视觉运动想象能力的提高方法

对被试者的 VMI 进行提高,可以先为被试者示范相应的动作,或者播放演示动作的视频,然后要求被试者在内心可视化之前观看到的肢体动作[68]。也就是说,被试者先仔细观察运动过程和细节,进行记忆(情景记忆),然后在脑海中回忆观察到的运动过程(情景回忆)。对于大多数人来说,其无须训练即可获得正常的 VMI 能力,并且该能力比 KMI 能力强[45]。

8.4.3 冥想训练

冥想训练是一种提高正念和意识的心理训练方法,对人的精神状态有积极作用。冥想训练也是提高 MI 能力的一种方法,因为冥想可增强注意力和控制脑节律[78, 79]。例如,在使用 MI 控制一维、二维光标的任务中,冥想训练者的表现均优于无冥想经验者;另外,在冥想训练者组中,BCI 盲的人数较少[78]。最后,对冥想训练者组和无冥想经验者组进行神经生理学分析,结果表明冥想训练者在任务期间的静息感觉运动节律预测因子更高,静息态 μ 节律更稳定,并且控制信号能力比对照组更强[78]。值得一提的是,冥想训练和 MI-BCI 是相互促进的,MI-BCI 也可以提高冥想训练者的专注度[80]。

8.5 BCI 中运动想象的执行、能力的评估和提高方法:未来趋势

8.5.1 运动想象的自动化执行、实时可视化客观评估和高效的神经反馈训练

1. BCI 中 MI 的执行

无论是采用 KMI,还是采用 VMI 心理活动驱动 MI-BCI 系统,在最初阶段都需要正确的实验指导语来指导被试者正确地执行这两种心理活动,以诱发出期望的脑信号特征。随着被试者操控 MI-BCI 系统经验的积累,可通过操作性条件反射训练找到适合被试者自己的 MI 心理策略,甚至有望达到不需要投入过多的脑力资源,也能自动化地执行 MI,并很好地操控 MI-BCI 系统[64]。

2. BCI 中 MI 能力的评估:在线实时可视化的客观评估

由于 MI 是一种隐式的心理活动,被试者和实验者均难以显式地进行监测或评估,因此需要采用脑功能成像的方法把 MI 期间激活的脑区分布或脑网络特征(定量指标)可视化地呈现出来。除此之外,离线的问卷调查存在一定的主观性,为弥补此缺点,需要在线实时、

定量、客观地评估 MI 表现。总之，未来需要研发客观的、定量的 MI 能力评估方法[86]。

3. BCI 中 MI 能力的提高：在线实时高效的 NF 训练方法

为提高被试者 MI 的能力，离线训练可以作为初级阶段的训练，进一步的训练则需要通过 NF 进行。基于精准的时—频—空特征［精准的脑区（对应电极）、精准的频率、精准的时间］的 NF 调节训练是未来的研究方向之一。这种训练需要对 MI 相关脑区［KMI 激活的感觉运动皮层、VMI 激活的额叶和顶枕区（与电极位置对应）］的神经振荡频段或频率（如 μ 频段、β 频段和 γ 频段）的功率、运动相关电位的成分进行精准的调节。

除了上面精准特征的 NF 调节训练，NF 的形式设计也很重要，反馈信号丰富的视觉再现可以促进被试者的学习，并且呈现 NF 内容的可视化界面应易理解、直观、美观。总之，NF 的内容和形式要求能够集中被试者的注意力，若可以将 MI-BCI 和虚拟现实（Virtual Reality，VR）相结合，构建高度逼真、沉浸感强的 NF 训练系统[81]，则训练效果可能会更好。因此，未来需要研发新的、更有效的、训练时间更短（5~10 min）的 MI 能力提高方法。

8.5.2 个体之间和内部运动想象的差异性、共性及 MI-BCI 盲问题

1. 个体之间和内部 MI 的差异性、共性问题

充分考虑个体之间 MI 诱发脑信号的差异性，需要为特定个体定制 MI-BCI 系统；另外，要考虑个体之间 MI 诱发脑信号的共性，可以采用迁移学习[11,82]构建具有一定通用性的 MI-BCI 基本模型。除此之外，要充分考虑个体内部不同时间段 MI 的差异性和共性，可以采用自适应的机器学习算法[83]、自适应的通道选择[84]和深度学习[85]等方法进行优化。

2. MI-BCI 盲

没有 MI 能力或经过 MI 能力提高训练之后 MI 表现依然较差的被试者，可以建议不选用 MI-BCI 系统，而是考虑其他类型的 BCI 系统。通过 MI 能力提高训练后，原来 MI 能力较差的被试者若 MI 表现提高了，则可以考虑采用 MI-BCI 系统。

8.6 总结

MI-BCI 是一种重要的 BCI，其中，MI 心理活动的正确执行、能力的评估和提高方法对该类 BCI 具有重要的作用。本章首先阐述了与 MI-BCI 相关的 ME、KMI 和 VMI 的执行，进而对它们进行了比较，并指出需要特别注意的问题；其次论述了 KMI、VMI 能力的评估方法，包括评估两者能力的国际量表，主要是 CMI Test、VMIQ、KVIQ；再次介绍了心理测时法、脑功能成像及 NF 评估 MI 的能力，概述了 KMI、VMI 能力的提高方法，包括离线训练、在线 NF 调节训练和冥想训练；最后指出 MI-BCI 中 MI 执行、能力的评估和提高方法是未来需要进一步研究的问题。希望本章能够启示和促进 MI-BCI 系统的研发，并使其走向实用化。

参考文献

[1] Jonathan R. Wolpaw, Elizabeth Winter Wolpaw. 脑-机接口原理与实践[M]. 伏云发, 杨秋红, 徐宝磊, 等译. 北京：国防工业出版社, 2017.

[2] Graimann B, et al. 脑-机接口——革命性的人机交互[M]. 伏云发, 郭衍龙, 张夏冰, 等译. 北京：国防工业出版社, 2020.

[3] Brendan Z. Allison, et al. 面向实用的脑-机接口：缩小研究与实际应用之间的差距[M]. 伏云发, 龚安民, 陈超, 等译. 北京：科学出版社, 2021.

[4] 许敏鹏, 魏泽, 明东. 基于脑卒中后运动康复领域的运动想象的研究[J]. 生物医学工程学杂志, 2020, 37(1)：5.

[5] 徐宝国, 何小杭, 魏智唯, 等. 基于运动想象脑电的机器人连续控制系统研究[J]. 仪器仪表学报, 2018, 39(9)：10.

[6] Saduanov B, Tokmurzina D, Kunanbayev K, et al. Design and Optimization of a Real-Time Asynchronous BCI Control Strategy for Robotic Manipulator Assistance[C]//2020 8th International Winter Conference on Brain-Computer Interface (BCI), 2020.

[7] Min-Ho L, O-Yeon K, Yong-Jeong K, et al. EEG dataset and OpenBMI toolbox for three BCI paradigms: an investigation into BCI illiteracy[J]. GigaScience, 2019(5): 5.

[8] Lotte F, Bougrain L, Cichocki A, et al. A review of classification algorithms for EEG-based brain-computer interfaces: A 10 year update[J]. Journal of Neural Engineering, 2018, 15(3): 031005.

[9] Fu R, Li W, Chen J, et al. Recognizing single-trial motor imagery EEG based on interpretable clustering method[J]. Biomedical Signal Processing and Control, 2021, 63: 102171.

[10] Al-Saegh A, Dawwd S A, Abdul-Jabbar J M. Deep learning for motor imagery EEG-based classification: A review[J]. Biomedical Signal Processing and Control, 2021, 63: 102172.

[11] Foong R, Ang K K, Quek C, et al. Assessment of the efficacy of EEG-based MI-BCI with visual feedback and EEG correlates of mental fatigue for upper-limb stroke rehabilitation[J]. IEEE Transactions on Biomedical Engineering, 2019, PP(99): 1.

[12] 李青敏, 李忠正, 邱继文, 等. 基于EEG脑机接口的研究现状及在康复中的应用[J]. 北京生物医学工程, 2017, 36(3)：310-316.

[13] Neuper C, Scherer R, Reiner M, et al. Imagery of motor actions: Differential effects of kinesthetic and visual-motor mode of imagery in single-trial EEG[J]. Brain Research Cognitive Brain Research, 2005, 25(3): 668-677.

[14] Chholak P, Niso G, Maksimenko V A, et al. Visual and kinesthetic modes affect motor imagery classification in untrained subjects[J]. Scientific Reports, 2019, 9(1): 1-10.

[15] Fu Y, Xu B, Li Y, et al. Single-trial decoding of imagined grip force parameters involving the right or left hand based on movement-related cortical potentials[J]. Chinese Science Bulletin, 2014, 59(16): 1907-1916.

[16] Feng Z, He Q, Zhang J, et al. A hybrid BCI system based on motor imagery and transient visual evoked potential[J]. Multimedia Tools and Applications, 2019, 78(2): 1973-1993.

[17] Fuchs C T, Becker K, Austin E, et al. Accuracy and vividness in motor imagery ability: Differences between children and young adults[J]. Developmental Neuropsychology, 2020, 45(5): 322-337.

[18] Madiha T, Trivailo P M, Milan S. EEG-Based BCI Control Schemes for Lower-Limb Assistive-Robots[J]. Frontiers in Human Neuroscience, 2018, 12: 312.

[19] Igasaki T, Takemoto J, Sakamoto K. Relationship Between Kinesthetic/Visual Motor Imagery Difficulty and Event-Related Desynchronization/Synchronization[C]//2018 40th Annual International Conference of the IEEE Engineering in Medicine and Biology Society (EMBC), IEEE, 2018.

[20] Thompson M C. Critiquing the Concept of BCI Illiteracy[J]. Science and Engineering Ethics, 2018: 1-17.

[21] Nataliya, Kosmyna, Jussi, et al. Attending to Visual Stimuli versus Performing Visual Imagery as a Control Strategy for EEG-based Brain-Computer Interfaces[J]. Scientific Reports, 2018.

[22] 李昭阳, 龚安民, 伏云发. 基于 EEG 脑网络下肢动作视觉想象识别研究[J]. 南京大学学报（自然科学版）, 2020(4): 56.

[23] Gerven V, Marcel A J, Dijkstra, et al. Vividness of Visual Imagery Depends on the Neural Overlap with Perception in Visual Areas[J]. The Journal of Neuroscience: The Official Journal of the Society for Neuroscience, 2017.

[24] Fu Y, Xiong X, Jiang C, et al. Imagined Hand Clenching Force and Speed Modulate Brain Activity and Are Classified by NIRS Combined With EEG[J]. IEEE Transactions on Neural Systems & Rehabilitation Engineering, 2017(9): 1.

[25] Phang C R, Ko L W. Global Cortical Network Distinguishes Motor Imagination of the Left and Right Foot[J]. IEEE Access, 2020, PP(99): 1.

[26] Tariq M, Trivailo P M, Simic M. Mu-Beta event-related (de) synchronization and EEG classification of left-right foot dorsiflexion kinaesthetic motor imagery for BCI[J]. PLOS ONE, 2020, 15(3).

[27] Kilintari M, Narayana S, Babajani-Feremi A, et al. Brain activation profiles during kinesthetic and visual imagery: An fMRI study[J]. Brain Research, 2016, 1646: 249-261.

[28] Fulford J, Milton F, Salas D, et al. The neural correlates of visual imagery vividness: An fMRI study and literature review[J]. Cortex, 2017, 105.

[29] Hardwick R M, Caspers S, Eickhoff S B, et al. Neural correlates of action: Comparing meta-analyses of imagery, observation, and execution[J]. Neuroscience & Biobehavioral Reviews, 2018, 94: 31-44.

[30] Monaco S, Malfatti G, Culham J C, et al. Decoding motor imagery and action planning in the early visual cortex: Overlapping but distinct neural mechanisms[J]. NeuroImage, 2020, 218: 116981.

[31] Williams S E, Guillot A, Di Rienzo F, et al. Comparing self-report and mental chronometry measures of motor imagery ability[J]. European Journal of Sport Science, 2015, 15(8): 703-711.

[32] Koji, Koizumi, Kazutaka, et al. Development of a Cognitive Brain-Machine Interface Based on a Visual Imagery Method[C]. Conference proceedings: Annual International Conference of the IEEE Engineering in Medicine and Biology Society, IEEE Engineering in Medicine and Biology Society, Annual Conference, 2018: 1062-1065.

[33] Sousa T, Amaral C, Andrade J, et al. Pure visual imagery as a potential approach to achieve three classes of control for implementation of BCI in non-motor disorders[J]. Journal of Neural Engineering, 2017, 14(4): 046026.1-046026.11.

[34] Mizuguchi N, Suezawa M, Kanosue K. Vividness and accuracy: Two independent aspects of motor imagery[J]. Neuroscience Research, 2019, 147: 17-25.

[35] 周慧琳，左国坤，万小平，等. 基于心理旋转的运动想象行为学实证探索[J]. 生物医学工程学杂志，2017，34(2)：7.

[36] 刘华，程钰琦，李洋，等. 动觉—视觉想象问卷的结构效度[J]. 中国康复理论与实践，2017，23(5)：4.

[37] Nakano H, Kodama T, Ukai K, et al. Reliability and validity of the Japanese version of the Kinesthetic and Visual Imagery Questionnaire (KVIQ)[J]. Brain Sciences, 2018, 8(5): 79.

[38] Lioi G, Butet S, Fleury M, et al. A Multi-Target Motor Imagery Training Using Bimodal EEG-fMRI Neurofeedback: A Pilot Study in Chronic Stroke Patients[J]. Frontiers in Human Neuroscience, 2020, 14: 37.

[39] 王鹤玮，贾杰. 心理旋转实验在脑卒中患者运动想象能力评估中的应用[J]. 中国康复医学杂志，2020，35(10)：4.

[40] Ptak R, Schnider A, Fellrath J. The Dorsal Frontoparietal Network: A Core System for Emulated Action[J]. Trends in Cognitive Sciences, 2017, 21(8): 589.

[41] Cumming J, Eaves D L. The nature, measurement, and development of imagery ability[J]. Imagination, Cognition and Personality, 2018, 37(4): 375-393.

[42] Kraeutner S N, Eppler S N, Stratas A, et al. Generate, maintain, manipulate? Exploring the multidimensional nature of motor imagery[J]. Psychology of Sport and Exercise, 2020, 48: 101673.

[43] Butler A J, Stevens C A, Orsillo S M, et al. The movement imagery questionnaire-revised, (MIQ-RS) is a reliable and valid tool for evaluating motor imagery in stroke populations[J]. Evidence-Based Complementary and Alternative Medicine, 2012: 497289.

[44] NAITO E. Controllability of motor imagery and transformation of visual imagery[J]. Perceptual & Motor Skills, 1994, 78(2): 479.

[45] Campos A, Perez M J. Vividness of Movement Imagery Questionnaire: Relations with other measures of mental imagery[J]. Perceptual & Motor Skills, 1988, 67(2): 607-610.

[46] Start K B, Richardson A. Imagery and mental practice[J]. British Journal of Educational Psychology, 1964, 34(3): 280-284.

[47] Ross R, Roberts N, Nichola S, et al. Movement imagery ability: development and assessment of a revised version of the vividness of movement imagery questionnaire[J]. Journal of Sport & Exercise Psychology, 2008, 30(2): 200-221.

[48] 刘华，程钰琦，李洋，等. 动觉—视觉想象问卷在不同年龄、性别正常人群中的信度[J]. 中国康复医学杂志，2017，32(6)：4.

[49] Malouin F, Richards C L, Jackson P L, et al. The Kinesthetic and Visual Imagery Questionnaire (KVIQ) for assessing motor imagery in persons with physical disabilities: a reliability and construct validity study[J]. Journal of Neurologic Physical Therapy, 2007, 31(1): 20.

[50] Subirats L, Allali G, Briansoulet M, et al. Age and gender differences in motor imagery[J]. Journal of the Neurological Sciences, 2018, 391: 114-117.

[51] Cuenca-Martínez F, Suso-Martí L, Grande-Alonso M, et al. Combining motor imagery with action observation training does not lead to a greater autonomic nervous system response than motor imagery alone during simple and functional movements: a randomized controlled trial[J]. PeerJ, 2018, 6.

[52] Shepard R N, Metzler J. Mental Rotation of Three-Dimensional Objects[J]. Science, 1971, 171(3972): 701-703.

[53] 李梦晨. 基于fMRI的运动想象大尺度脑网络研究[D]. 成都：电子科技大学，2024.

[54] 周伊婕，宋西姊，何峰，等. 基于脑电的多模态神经功能成像新技术研究进展[J]. 中国生物医学工程学报，2020，39(5)：8.

[55] Drishti Y, et al. A comprehensive assessment of Brain Computer Interfaces: Recent trends and challenges[J]. Journal of Neuroscience Methods, 2020, 346: 108918.

[56] Ota Y, Takamoto K, Urakawa S, et al. Motor imagery training with neurofeedback from the frontal pole facilitated sensorimotor cortical activity and improved hand dexterity[J]. Frontiers in Neuroscience, 2020, 14: 34.

[57] 张锐. 运动想象脑−机接口的神经机制与识别算法研究[D]. 成都：电子科技大学，2015.

[58] Zhang R, Yao D, Valdes-Sosa P A, et al. Efficient resting-state EEG network facilitates motor imagery performance[J]. Journal of Neural Engineering, 2015, 12(6): 066024.

[59] Thomas F. Collura. 神经反馈原理与实践[M]. 伏云发，龚安民，南文雅，译. 北京：电子工业出版社，2021.

[60] Wang Z, Chen L, Yi W, et al. Enhancement of cortical activation for motor imagery during BCI-FES training[C]. Conference proceedings: Annual International Conference of the IEEE Engineering in Medicine and Biology Society, IEEE Engineering in Medicine and Biology Society, Annual Conference, 2018.

[61] Curran E A. Learning to control brain activity: A review of the production and control of EEG components for driving brain-computer interface (BCI) systems[J]. Brain & Cognition, 2003, 51(3): 326-336.

[62] 陈睿，伏云发. 基于EEG握力变化及想象单次识别研究[J]. 南京大学学报（自然科学版），2020，56(2)：8.

[63] 伏云发，徐保磊，李永程，等. 基于运动相关皮层电位握力运动模式识别研究[J]. 自动化学报，2014，40(6)：13.

[64] Liu C, Fu Y, Yang J, et al. Discrimination of motor imagery patterns by electroencephalogram phase synchronization combined with frequency band energy[J]. IEEE/CAA Journal of Automatica Sinica, 2016, 4(3): 551-557.

[65] Lebon F, Horn U, Domin M, et al. Motor imagery training: Kinesthetic imagery strategy and inferior parietal fMRI activation[J]. Human Brain Mapping, 2018, 39(4): 1805-1813.

[66] Lee D, Jang C, Park H J. Neurofeedback learning for mental practice rather than repetitive practice improves neural pattern consistency and functional network efficiency in the subsequent mental motor execution[J]. NeuroImage, 2019, 188: 680-693.

[67] Choi W, Huh S, Jo S. Improving performance in motor imagery BCI-based control applications via virtually embodied feedback[J]. Computers in Biology and Medicine, 2020, 127: 104079.

[68] Neuper C, Schlögl A, Pfurtscheller G. Enhancement of left-right sensorimotor EEG differences during feedback-regulated motor imagery[J]. Journal of Clinical Neurophysiology, 1999, 16(4): 373-382.

[69] 李松，熊馨，伏云发，等. 基于脑电信号神经反馈控制智能小车的研究[J]. 生物医学工程学杂志，2018，35(1)：10.

[70] Omura T, Kanoh S. A basic study on neuro-feedback training to enhance a change of sensory-motor rhythm during motor imagery tasks[C]//2017 10th Biomedical Engineering International Conference (BMEiCON), IEEE, 2017: 1-4.

[71] Hwang H J, Kwon K, Im C H. Neurofeedback-based motor imagery training for brain-computer interface (BCI)[J]. Journal of Neuroscience Methods, 2009, 179(1): 150-156.

[72] Jo S, Choi J W. Effective Motor Imagery Training with Visual Feedback for Non-Invasive Brain Computer

Interface[C]. Balkan Conference in Informatics, 2018: 1-4.

[73] Faiz M Z A, Al-Hamadani A A. Online Brain Computer Interface Based Five Classes EEG to Control Humanoid Robotic Hand[C]//2019 42nd International Conference on Telecommunications and Signal Processing (TSP), IEEE, 2019.

[74] Yang C, Ye Y, Li X, et al. Development of a neuro-feedback game based on motor imagery EEG[J]. Multimedia Tools and Applications, 2018, 77(12): 15373-15386.

[75] Jiang X, Lopez E, Stieger J R, et al. Effects of long-term meditation practices on sensorimotor rhythm-based brain-computer interface learning[J]. Frontiers in Neuroscience, 2021, 14: 584971.

[76] Stieger J R, Stephen E, Haiteng J, et al. Mindfulness improves brain-computer interface performance by increasing control over neural activity in the alpha band[J]. Cerebral Cortex, 2020, 30(1): 1-12.

[77] 宋逍雄，高瞻，周海昌，等. 基于脑机接口的虚拟冥想训练系统研究[J]. 软件导刊，2018：19-22.

[78] 胡晨潇，杨帮华，汪金龙，等. 基于 VR-BCI 的上肢康复训练系统设计[C]//2017 中国自动化大会（CAC2017）暨国际智能制造创新大会，2017.

[79] Zheng X, Li J, Ji H, et al. Task Transfer Learning for EEG Classification in Motor Imagery-Based BCI System[J]. Computational and Mathematical Methods in Medicine, 2020(10): 1-11.

[80] Raza H, Rathee D, Zhou S M, et al. Covariate shift estimation based adaptive ensemble learning for handling non-stationarity in motor imagery related EEG-based brain-computer interface[J]. Neurocomputing, 2019, 343: 154-166.

[81] Zhang H, Zhao X, Wu Z, et al. Motor imagery recognition with automatic EEG channel selection and deep learning[J]. Journal of Neural Engineering, 2020.

[82] Zhang K, Robinson N, Lee S W, et al. Adaptive transfer learning for EEG motor imagery classification with deep Convolutional Neural Network[J]. Neural Networks: The Official Journal of the International Neural Network Society, 2021, 136: 136-145.

[83] 田贵鑫，陈俊杰，丁鹏，等. 脑机接口中运动想象的执行与能力的评估和提高方法[J]. 生物医学工程学杂志，2021，38(3): 434-446.

[84] Tian G, Chen J, Ding P, et al. Execution, assessment and improvement methods of motor imagery for brain-computer interface[J]. 生物医学工程学杂志, 2021, 38(3): 434-446.

第 9 章

运动想象相关脑信号分类方法

目前，大多数基于运动想象的脑机交互（MI-BCI）信号的解码依赖传统机器学习算法。然而，随着深度学习（DL）和迁移学习（TL）等新算法的发展，许多新的分类算法已经被广泛开发和测试应用于 MI-BCI 信号分类。因此，有必要对当前的 MI-BCI 分类算法进行综述总结，以推动该领域的研究发展，并为 MI-BCI 技术的应用和改进提供坚实的理论基础和方法支持。本章系统地回顾了自 2000 年以来的相关文献，分析并总结了用于 MI-BCI 的主要分类算法。本章不仅介绍了这些算法的基本原理，还详细阐述了它们的实际应用、性能表现，以及各自的优劣势。MI-BCI 的分类算法主要分为两大类：基于头皮脑电（EEG）的分类器，其他神经活动测量技术的分类器。在 EEG 分类中，传统机器学习方法，如线性判别分析（LDA）和支持向量机（SVM）表现突出，尤其是在精度和计算效率之间取得平衡。此外，黎曼几何分类器，如黎曼距离最小均值法（RMDM），在提升 BCI 可靠性方面显示出巨大的潜力。迁移学习技术则在无校准 BCI 操作模式和数据不足的情况下表现出色。尽管深度学习已有广泛应用，但尚需要在在线 BCI 系统中证明其一致的优势，而在基于 fMRI 和 MEG 等技术的分类算法中，LDA 和 SVM 依然是主流选择。近年来，卷积神经网络（CNN）和循环神经网络（RNN）在侵入式 BCI 研究中日益常见，尤其是在 Spike 信号解码中。本章系统性地总结了 MI-BCI 的分类算法，讨论了相关算法的原理和最新进展，为改善 BCI 性能、扩展应用领域及提升用户体验提供了支持。

9.1 引言

脑机交互（Brain-Computer Interaction，BCI）系统可以定义为将用户的大脑活动模式转换为交互式应用程序的消息或命令的系统，大脑活动由 BCI 系统测量和处理[1, 2]。BCI 用户的大脑活动测量可以采用侵入式和非侵入式两种方法。侵入式方法是指通过植入电极或探针直接接触大脑组织来记录电活动，这些电极能够获取到更直接、更精确的神经信号，如皮层脑电（Electrocorticography，ECoG）和尖峰电位（Spikes）。非侵入式方法可以通过外部设备来记录大脑活动，如头皮脑电（Electroencephalography，EEG）、功能磁共振成像（Functional Magnetic Resonance Imaging，fMRI）、功能性近红外光谱（Functional Near-Infrared Spectroscop，fNIRS）和脑磁（Magnetoencephalography，MEG）等。其中，EEG 由于具有较高的时间分辨率、低成本、便携和非侵入式等优势而常被用于 BCI 神经活动测量，这使其成为一种广泛应用于研究和临床实践的有力工具[3]。基于运动想象（Motor Imagery，MI）的 BCI 则是其中一种备受关注的研究方向。MI-BCI 利用大脑皮层激活模式的特征，使用户可以通过想象特定的运动活动来控制外部设备。这种技术为运动受限或完全瘫痪的人群提供了一种新的交互方式，帮助他们重建运动能力和提高生活质量[4]。

MI-BCI 分类算法作为 MI-BCI 系统的核心组成部分，起着至关重要的作用，它能够将大脑神经活动数据转化为可识别、可解读的控制信号。这些分类算法负责对大脑神经活动信号中提取的特征与预定义的动作或意图进行分类，从而准确地区分不同的运动想象状态，如想象手臂的运动或者想象腿部的运动。MI-BCI 分类算法主要利用 EEG 信号或其他神经成像技术获得的大脑活动数据，并结合机器学习和模式识别方法进行分类。通过不断优化这些分类算法，MI-BCI 技术有望实现更加精准的运动想象控制，并推动康复治疗、运动辅助及交互式应用等领域的进一步发展。

随着 MI-BCI 技术的快速发展，越来越多的研究致力于开发新的分类算法，以提高 MI-BCI 系统的准确性和可用性。在这个领域，对 MI-BCI 分类算法进行全面的总结非常重要，以系统分析目前存在的各种分类算法的原理、优势和局限性，并为相关研究者提供参考和指导。本章旨在深入综述 MI-BCI 分类算法的相关研究，帮助读者了解目前该领域的最新进展和面临的挑战。首先对 MI-BCI 的基本原理和工作流程进行介绍，以确保读者对该技术有一个清晰的理解；接下来详细探讨常用的 MI-BCI 分类算法，鉴于 EEG 相较其他 BCI 神经活动测量技术的独特优势和研究进展，本章将重点介绍 MI-EEG 信号的分类算法，其他神经活动测量技术的 MI-BCI 分类算法将结合 EEG 的共性和差异性进行总结和分析讨论；最后重点关注这些分类算法在 MI-BCI 系统中的应用、性能评估和存在的挑战。

9.2 传统机器学习算法

传统机器学习算法原理简单、技术成熟，在 MI-EEG 信号分类的发展中一直扮演着重要角色。这些算法具有较好的解释性，特别是在小样本数据集上表现出色。本节概述了几种用于设计 BCI 系统的常用传统机器学习分类算法及其改进方法。这些算法可分为 5 个不同的类别：线性分类器、非线性贝叶斯分类器、最近邻分类器、神经网络分类器和集成分类器。

9.2.1 线性分类器

线性分类器是采用线性决策边界来区分不同类别的特征向量之间的判别分类器[10]。它易于建模和解释,其表达形式一般为

$$f(\boldsymbol{x}) = \boldsymbol{w}^\mathrm{T}\boldsymbol{x} + b \tag{9.1}$$

式中,$\boldsymbol{w}$ 表示权重向量,用于线性组合输入特征,决定了不同特征对分类决策的重要性,同时在特征空间中定义了一个超平面,用于将不同类别的样本分开;b 表示偏差,是线性分类器中的一个常数偏移量,可以看作超平面与原点的距离,控制了线性分类器对样本空间的平移。只有得到 $\boldsymbol{w}$ 和 b 后,该线性分类器才能最终确定。两种主要的线性分类器已被广泛应用于 BCI 设计(研究),分别为线性判别分析(Linear Discriminant Analysis,LDA)和支持向量机(Support Vector Machine,SVM)。

9.2.1.1 线性判别分析

LDA(也称为 Fisher's LDA)的目标是,寻找一个超平面来区分不同类别的数据,通过最大化类间散度矩阵与类内散度矩阵的比值,找到一个投影,使不同类别之间的差异最大化,同时使类别内部的方差最小化[11]。对于二分类问题,特征向量的类取决于向量在超平面的哪一侧(见图 9.1)。解决一个 N 分类问题($N>2$),通常需要将其转化为多个二分类问题。在多分类 BCI 中通常使用的策略是"一对剩余"(One-vs-Rest,OVR)策略,该策略的基本思想是将每个类别与其余所有类别进行区分,从而将多分类问题转化为多个二分类问题。

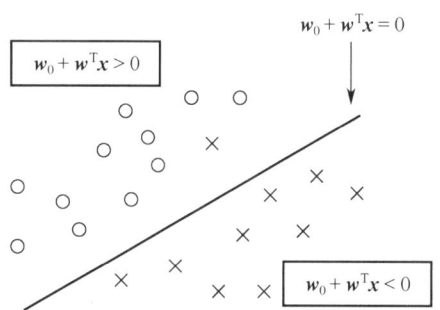

图 9.1 一个超平面,它将两个类分开:"圆圈"和"叉"

LDA 因计算需求低和操作简单,被广泛应用于 MI-BCI 系统中。Pfurtscheller 等[12]通过 LDA 实现了四肢瘫痪患者的手部运动想象控制,并结合功能性电刺激技术恢复了手握功能。Fu 等[13]结合 LDA 和共空间模式(Common Spatial Pattern,CSP),从 EEG 信号中提取 β 节律,提高了运动想象任务的分类准确率和计算效率。Barachant 等[14]利用 LDA 和黎曼几何的方法来提取运动想象的脑电特征,在 MI-BCI 系统中取得了较高的分类准确率。然而,LDA 具有线性特性,在处理复杂的非线性 EEG 数据时,表现可能不足,因此需要探索结合更复杂技术的方法以增强其性能[15, 16]。

收缩线性判别分析(shrinkage LDA,sLDA)和正则化 Fisher's LDA(Regularized Fisher's

LDA，RFLDA）也常用于 MI-EEG 信号解码中[17-19]。sLDA 使用收缩率对类间协方差矩阵进行正则化，具有更强的稳健性，适用于训练样本较少的情形，有助于实现少校准的在线 MI-EEG 信号分类。RFLDA 引入了正则化参数 C，允许惩罚训练集上的分类错误，从而构建更具泛化能力的分类器，并能够容纳离群值。由于异常值在 EEG 数据中较为常见，因此这两种正则化版本的 LDA 通常比非正则化版本的 LDA 在 BCI 中表现更好[17-19]。然而，令人意外的是，这两种改进方法在 BCI 应用中的使用频率仍然低于传统 LDA。

9.2.1.2 支持向量机

支持向量机（Support Vector Machine，SVM）的核心思想是在特征空间中找到一个超平面，最大化不同类别之间的间隔，从而实现正确分类[21]。在 SVM 中，所选择的超平面是使类别间的边缘最大化的超平面，即最大化到最近训练点的距离（见图 9.2）。SVM 关注的是与超平面距离最近的一组样本点，这组样本点被称为支持向量，它们决定了超平面的位置和方向。由于最大化间隔（最大化裕度）可以增强泛化能力，因此 SVM 与 RFLDA 一样，使用正则化参数 C，能够适应离群值并允许训练集上的分类错误。这样的 SVM 被称为线性 SVM，其能够通过线性决策边界进行分类，并已成功应用于大量同步 BCI 问题[23]。

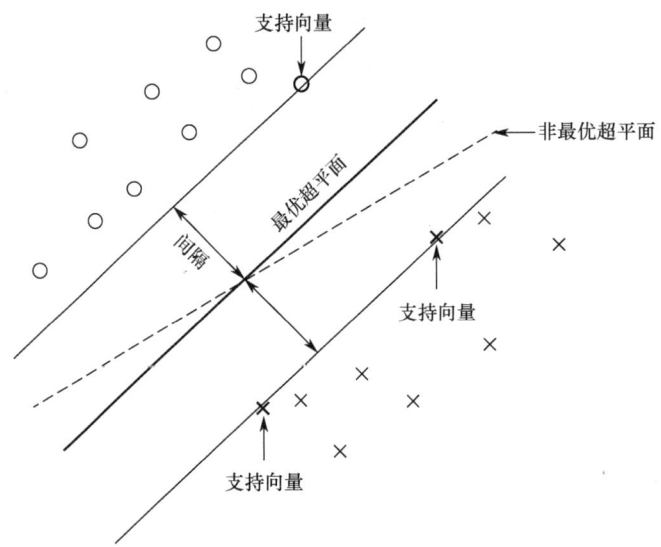

图 9.2 SVM 找到最优的超平面进行泛化

SVM 还可以通过核技巧创建非线性决策边界，通过使用核函数 $K(x,y)$ 将数据隐式映射到一个更高维的空间。在 MI-EEG 研究中，通常使用的是高斯核函数或径向基函数（Radial Basis Function，RBF）内核：

$$K(x,y) = \exp\left(\frac{-\|x-y\|^2}{2\partial^2}\right) \quad (9.2)$$

相应地，SVM 被称为高斯 SVM 或 RBF SVM[24, 25]。RBF SVM 在 MI-EEG 中的应用也

取得了非常好的效果[26-28]。同上述 LDA 一样，SVM 在多分类问题上一般采用 OVO 策略和 OVR 策略。相比其他线性分类器，SVM 在 BCI 应用中展现出多个优势。首先，SVM 能通过核函数将输入空间映射到高维特征空间，有效处理复杂的非线性脑电信号[2]。其次，SVM 在高维和小样本数据中表现出较强的稳健性，适合处理维度较高、样本量较少的 BCI 数据[29]。再次，SVM 能最大化决策边界与训练样本之间的间隔，具备良好的泛化能力，在面对未见样本时仍能保持较高的分类准确率[23]。基于坚实的统计学理论，SVM 不仅有助于理解和优化分类结果，还能有效抵抗噪声和异常值的干扰[29, 30]。最后，与一些复杂的黑盒模型相比，SVM 具有较好的可解释性，能够提供决策函数和支持向量等信息，便于用户理解分类依据[2]。综上所述，SVM 的这些优势使其在 BCI 应用中表现出优于其他分类器的性能。

9.2.2 非线性贝叶斯分类器

本节介绍用于 MI-EEG 的两种贝叶斯相关方法：贝叶斯二次分类器和隐马尔可夫模型（Hidden Markov Model，HMM）[31-33]，其中，后者依赖贝叶斯推理进行序列建模。这些分类器能够在某些情况下产生非线性的决策边界，并且它们是生成模型，相较于判别分类器，在处理具有不确定性或噪声的样本时通常更为有效。然而，在 BCI 应用中，尤其是与线性分类器或神经网络相比，这些贝叶斯分类器的应用相对有限[2]，主要是由于它们在高维数据处理、计算复杂及假设条件（如数据分布假设）方面的局限性。

9.2.2.1 贝叶斯二次分类器

贝叶斯分类器的目的是根据给定的特征和已知类别的训练数据，通过建立概率模型来进行分类决策。贝叶斯二次分类器基于概率统计，使用先验概率和条件概率来计算后验概率，从而进行分类决策[34, 35]。贝叶斯分类器的优势在于能够处理不确定性和复杂的分类问题，并且可以通过引入先验知识和领域专家的经验来提高分类性能。然而，贝叶斯分类器也面临数据分布假设和参数估计的挑战，需要合理选择适当的先验和概率模型。

贝叶斯二次分类器的名称来源于其假设数据服从不同的正态分布，这导致了二次决策边界的形成。贝叶斯二次分类器通过建立每个类别的高斯模型来描述数据分布，进而计算后验概率进行分类决策。在二次决策边界的情况下，贝叶斯二次分类器能够较好地适应非线性和复杂的数据分布。尽管贝叶斯二次分类器没有广泛用于 BCI，但它已成功地应用于 MI-BCI[36, 37]。

9.2.2.2 隐马尔可夫模型（HMM）

隐马尔可夫模型（HMM）主要应用于序列数据的建模和预测，尤其是在语音识别、自然语言处理和生物信息学等领域得到了广泛应用[38]。HMM 可以视为一种有限状态自动机，它包含若干隐含的离散状态，每个状态在每个时间点生成一个特征向量，该特征向量依赖当前状态。每个状态的观测值通常通过多个高斯分布构成的高斯混合模型（GMM）进行建模。状态之间的转移概率通过转移矩阵来描述，转移矩阵捕捉了系统在不同状态间转移的概率[39]。由于 EEG 信号具有特定的时间依赖性，因此 HMM 被广泛应用于 BCI 中对 EEG 特征时间序列的分类[39, 40]。

HMM 提供了一种有效的方法来处理 MI-EEG 分类任务，其原理是对脑电信号进行分段，并将每个时间段的特征向量与对应的隐藏状态相关联。在训练阶段，HMM 通过估计模型参数，如混合高斯模型参数和状态转移概率，可以从训练数据中学习到不同的认知活动或运动意图的模式。在分类阶段，使用训练好的 HMM，可以将未知脑电信号映射到最有可能的隐藏状态序列中，从而实现 MI-EEG 分类。结合 HMM 的时序性质和脑电信号的动态特征，可以提高 MI-EEG 分类的准确性和可靠性[41]。

在运用 HMM 进行 MI-EEG 分类时，一些具体的改进方法可以提高分类性能。例如，Kwang-Eun 等[42]采用灵活的和谐搜索算法来优化隐马尔可夫模型的参数配置，从而简化了烦琐的参数分配过程。Lederman 等[43]提出了一种基于并行隐马尔可夫模型（PHMM）的多通道 EEG 分类方法，利用 HMM 的并行组合对 EEG 信号进行处理。此外，高斯混合模型-隐马尔可夫模型（GMM-HMM）作为一种非线性状态转移模型，能够更好地捕捉 EEG 信号的时序特征，从而提高 MI-EEG 信号的建模和分类性能[44]。

9.2.3 最近邻分类器

本节介绍的分类器是一类简单的非线性分类器，其基本原理是基于最近邻的思想，即通过计算待分类特征向量与训练集样本之间的距离，将其分配到距离最近的类别。最近邻分类器可以采用不同的邻居选择策略来进行分类决策。一种常见的策略是使用训练集中的特征向量作为邻居，如 K 最近邻（K Nearest Neighbors，KNN）算法。另一种常见的策略是基于类原型（如类均值或类中心）来选择邻居，这在使用马氏距离分类器时尤为常见。

9.2.3.1 KNN 分类器

KNN 分类器是一种基于实例的非参数型分类方法，它基于最近邻的思想，通过计算待分类样本与训练集中 K 个最近邻样本之间的距离来决定样本的类别。KNN 分类器不依赖数据的先验假设，而是直接根据训练样本的分布进行分类决策[45]。在 BCI 中，通常通过度量不同类型的距离（如欧氏距离、曼哈顿距离或闵可夫斯基距离等）来寻找这些最近的邻居[10]。当 K 足够大且训练样本数量充足时，KNN 分类器能够近似任意函数，并且可以产生复杂的非线性决策边界。

KNN 分类器在 BCI 分类任务中面临维度灾难、邻居数选择、计算复杂度等限制因素，这些挑战在一定程度上降低了 KNN 分类器在 BCI 研究中的受欢迎程度[46-48]。研究者们对 KNN 分类器在 BCI 中的应用仍持保留态度。尽管该分类器在高维空间中处理特征存在困难，但仍有潜力在 BCI 分类任务中发挥作用。大量研究正在致力于克服这些限制，如使用维度缩减方法、优化邻居选择策略、降低计算复杂度等。这些努力旨在提升 KNN 分类器的性能，推动其在 BCI 研究与应用中得到更广泛的采用和认可[49]。

9.2.3.2 马氏距离

马氏距离是印度统计学家 Prasanta Chandra Mahalanobis 于 1936 年提出的一种距离度量方法,用于测量一个点与数据集中各类别中心的距离。与欧氏距离不同,马氏距离考虑了数据的协方差,能够更好地反映各维度之间的关系[10, 50]。该方法首先计算每个类别的中心及其协方差矩阵,然后计算每个待分类样本与各类别中心的马氏距离,并将其归类为距离最近的类别。由于马氏距离的计算涉及逆协方差矩阵,能够考虑特征之间的关系,因此在处理特征之间存在关联的数据时,能有效地提升性能。

基于马氏距离的分类器假设类别 c 的每个原型的高斯分布为 $N(\mu_c, M_c)$,然后根据马氏距离 $d_c(x)$ 将特征向量 x 分配给对应于最近原型的类[51]:

$$d_c(x) = \sqrt{(x - \mu_c) M_c^{-1} (x - \mu_c)^{\mathrm{T}}} \tag{9.3}$$

马氏距离分类器在 EEG 解码中的优势主要体现在其卓越的高维数据处理能力、抗噪声性能及对个体差异的适应性。基于特征间的协方差,马氏距离优化了高维信号的处理,提升了分类精度。此外,马氏距离提供了准确的特征空间度量,能够适应不同个体的差异,从而保持高解码准确率。同时,马氏距离对信号中的噪声具有较强的抗性,有助于解决类间重叠问题,在多通道、高维 EEG 信号解码中展现出显著优势[52, 53]。

9.2.4 神经网络分类器

在 MI-EEG 解码中,传统神经网络(Neural Network,NN)分类器被广泛应用,并取得了显著效果[54, 55]。常见的神经网络结构,如多层感知机(MLP)、径向基函数网络(RBFN)和自组织映射(SOM),因具有灵活的拟合能力和强大的分类性能而被广泛使用。同时,传统神经网络分类器能够有效处理非线性和时序相关特征,适用于时序信号分析与模式识别。本节首先介绍脑机接口中最常用的神经网络——多层感知机(Multilayer Perceptron,MLP),然后简要介绍其他应用于脑机接口的神经网络结构。

9.2.4.1 多层感知机

多层感知机由多个层次的神经元组成,包括输入层、一个或多个隐藏层、输出层。每个神经元接收前一层的输出作为输入,并根据权重和激活函数对其进行加权求和,产生非线性激活响应。输出层的神经元通过一组权重和激活函数,将隐藏层的输出映射为最终的分类结果或预测值[56, 57]。

神经网络分类器,特别是 MLP,被广泛认为是通用的函数逼近器,即当具备足够数量的神经元和层数时,可以近似地表示任意连续函数。此外,神经网络分类器具有多分类的灵活性,能够适应任意类别数量的任务。这些特性使得神经网络分类器成为高度灵活的分类器,适用于解决各种问题[10]。因此,MLP 是分类任务中应用最广泛的神经网络分类器之一,已被广泛应用于几乎所有 BCI 领域,包括二分类任务和多分类任务[58],以及同步/异步 BCI 任务[59]。然而,尽管 MLP 作为通用近似器得到广泛应用,但它在 MI-EEG 分类任务中仍面临一些挑战,如维度灾难、过拟合等问题[60, 61]。为应对这些挑战,研究者们提出了多种改进方法来增强 MLP 的性能和泛化能力。这些改进方法包括正则化技术、深度学习模型的应用，以及特征选择、降维技术等[61]，旨在减小模型的复杂度和减少模型的参数量，提取关键的时空特征信息，并有效缓解维度灾难、过拟合问题。

9.2.4.2 其他神经网络架构

在 BCI 领域，研究人员还探索了使用其他类型的神经网络（NN）架构，其中一个备受关注的架构是高斯分类器。高斯分类器专为 BCI 应用而设计，其中每个神经元都是一个高斯判别函数，代表类别的原型。根据相关研究，高斯分类器在 BCI 数据上的表现优于 MLP，并且能够有效地识别和拒绝不确定的样本[62, 63]。因此，高斯分类器已成功地用于 MI 和其他心理任务分类，特别是在异步实验的情况下[62,64]。这些结果表明，高斯分类器作为一种有效的神经网络架构，在处理 BCI 数据时具有独特的优势，能够提供更精确的分类性能，并增强对不确定样本的稳健性。

除了高斯分类器，BCI 领域还涌现了多种其他神经网络架构，包括卷积神经网络（CNN）、循环神经网络（RNN）、长短时记忆网络（LSTM）、深度信念网络等。在后续的深度学习部分，我们将详细介绍这些网络架构，并探讨它们在 BCI 领域的应用。

9.2.5　集成分类器

集成学习策略通过结合多个简单且表现良好的弱分类器，对 MI-EEG 信号进行分类。套袋法（Bagging）和提升法（Boosting）是两种常见的集成学习策略[65]。套袋法通过对原始数据集进行有放回的随机抽样，并行训练多个弱分类器，最终通过投票或平均等方式汇总这些分类器的预测结果，从而获得集成分类器的输出[66]。这种方法有助于减小模型的方差，提高其稳定性和泛化能力。与套袋法不同，提升法侧重于对被弱分类器错误分类的数据样本进行加权调整，使后续的分类器更加关注这些难以分类的样本[65]。在提升法中，每轮迭代通过串行训练弱分类器，并根据前一轮的分类结果调整样本权重，逐步改进整体分类性能。最终，集成分类器通过加权平均或其他方式结合多个弱分类器的预测结果，提高分类准确性和稳健性。基于套袋法的随机森林（Random Forest，RF）分类器和基于提升法的 Adaboost（Adaptive Boosting）分类器是 BCI 研究中最常使用的分类器。因此，本节将重点介绍这两种分类器的原理及其在 BCI 研究中的应用。

9.2.5.1　随机森林（RF）分类器

随机森林（RF）分类器利用随机抽样和决策树构建的方法，通过集成多个随机构建的决策树来进行预测，具有计算速度快、非线性建模和抗干扰能力强等优点[67, 68]。RF 分类器在 BCI 研究中有广泛的应用，并取得了良好的效果[69-71]。

尽管 RF 分类器通常在 BCI 分类任务中表现出色，但其应用也存在一些挑战和缺陷。首先，RF 分类器在处理高维数据时可能面临计算效率低的问题，因为决策树构建和预测过程会消耗更多的计算资源和时间[67]。其次，在小规模训练数据或高噪声环境下，RF 分类器容易过拟合，从而降低分类性能[72]。最后，RF 分类器的参数调优过程复杂，不同的参数组合可能显著影响分类性能，这增加了分类器使用的复杂性[73, 74]。由于 BCI 中难以获得大量标记样本，这也可能限制 RF 分类器的实际表现。为了解决这些问题，研究人员已经通过改进决策树构建算法和并行算法等方法来提升 RF 分类器的性能[76]。这些改进方法使得 RF 分类器不仅在 BCI 离线研究分析中表现优异，而且在实时在线预测中也展示出更高的可靠性和有效性[75]。

9.2.5.2　Adaboost 分类器

Adaboost 分类器是一种迭代的集成分类器，通过自适应调整样本权重，迭代加权组合多个弱分类器的结果，从而生成一个强分类器，提高分类准确性。它对特征选择不敏感，能够有效处理高维数据和噪声，具有较强的稳健性和泛化能力[77]。Adaboost 分类器是 MI-BCI 分类任务中广泛应用的分类器之一，并在 BCI 研究中展现了诸多潜力和成功案例。例如，Boostani 等[77]通过结合分形维度特征与 Adaboost 分类器，成功实现了对 MI 任务的有效分类，为 Adaboost 分类器在 MI 任务中的应用提供了有价值的参考。Hou 等[78]通过比较 SVM、RF 分类器、朴素贝叶斯分类器、LDA、KNN 分类器、XGBoost 分类器和 Adaboost 分类器等多种分类器的结果，证明了 Adaboost 分类器在 MI-BCI 分类任务中的有效性和应用潜力。

在 BCI 应用中，Adaboost 分类器的一个主要问题是对噪声和异常值的敏感性。因为在迭代过程中，异常样本可能被错误地赋予更高的权重，从而影响最终强分类器的预测准确性[80]。为了解决这一问题，Rätsch 等[79]提出了一种基于凸优化的稳健 Adaboost 分类器。该分类器引入核范数作为稳健性度量，并使用凸优化方法解决 Adaboost 分类器的优化问题，从而减少了对异常样本的过度依赖，提高了对噪声和异常值的稳健性。此外，Nguyen 等[80]针对 EEG 信号的非线性特性和异常值问题，结合小波变换和 IT2FLS 分类系统，并采用 Adaboost 分类器进行优化，实现了对 MI-EEG 信号的准确分类，且具备较低的计算成本和较高的实时性能。因此，在 MI-BCI 研究中，若能有效解决特征高维、计算复杂和异常值影响等问题，Adaboost 分类器将成为一种适用、高效的分类器。

9.2.6　小结

综上所述，本节综述了传统机器学习方法在 BCI 领域的应用。首先，本节讨论了线性分类器，它通过线性决策边界对 BCI 数据进行分类，适用于简单的线性可分问题。其次，本节介绍了非线性贝叶斯分类器，该方法利用贝叶斯决策理论建模数据的概率分布，并通过合理的假设提高分类性能。再次，本节探讨了最近邻分类器，该方法通过将未知样本分配给与其距离最近的训练样本的标签来进行分类，适用于复杂的非线性问题。最后，本节讨论了集成分类器，并重点介绍了随机森林（RF）分类器和 Adaboost 分类器；分析了传统神经网络分类器，特别是 BCI 分类任务中常用的多层感知机（MLP）和高斯分类器。

通过对这些传统机器学习方法的介绍，我们可以看出它们在 BCI 数据分类中的优势和局限性。线性分类器简单且易于实现，但对于复杂的非线性问题效果有限。非线性贝叶斯分类器通过概率建模能更好地处理不确定性，但其对数据分布的假设较为严格，可能无法有效处理复杂的非线性关系。最近邻分类器利用相似性度量，灵活性较高，但对训练样本非常敏感，且计算复杂度较大。传统神经网络分类器（如 MLP）通过学习输入与输出之间的非线性映射进行分类，但它们通常需要大量标记数据，并且调参过程复杂。集成分类器能够结合多个分类器的预测结果，提高分类准确性，但也存在计算复杂度较高、对噪声敏感等问题。高斯分类器基于高斯分布假设，通过计算样本与各类别的距离进行分类，但在面对高维数据和复杂的非线性决策边界时效果较差。

由此可见，理解和应用这些传统机器学习方法为 BCI 研究提供了多样化的工具和技术选择。然而，随着深度学习的快速发展，更复杂的神经网络架构，如卷积神经网络（CNN）、循环神经网络（RNN）和注意力机制网络等，已在 BCI 领域展现出巨大的潜力。在接下来的章节中，我们将进一步探讨这些新兴的神经网络架构，并讨论它们如何推动 BCI 研究的前沿发展和应用拓展。

9.3 深度学习

尽管传统机器学习方法及其改进版本已广泛应用于 MI-EEG 任务的分类，但它们在 MI-EEG 信号解码方面仍存在一些局限性。例如，传统机器学习方法通常依赖手动特征提取，而 MI-EEG 信号具有高维且复杂的时间序列特征，这使得手动提取有效特征变得困难，并且难以捕捉复杂的时序模式和空间拓扑结构。因此，自动化特征提取方法变得尤为重要。近年来，深度学习（Deep Learning，DL）被应用于解决 MI-EEG 信号分类中的这些挑战。与传统机器学习方法不同，深度学习通过深度神经网络架构能够自动从原始 MI-EEG 数据中学习到高级且潜在的复杂特征，且无须进行烦琐的预处理和手动特征提取[81]。深度学习在多个领域已经取得了显著成果，且随着训练数据集规模的增大，其性能持续提升。除了在计算机视觉[82]和语音分析[83]等领域取得突破，深度学习模型在医疗诊断[84-86]等任务中同样展现了卓越的性能。这些成功的案例促使研究人员将深度学习引入 MI-EEG 数据分类任务，期望通过自动化特征表示学习和抽象特征提取来克服传统机器学习方法的局限，从而挖掘 MI-EEG 数据中更深层次的信息，并为脑机接口（BCI）研究带来更有突破性的进展。

目前，已有多种深度学习方法被广泛应用于 MI-EEG 信号的分类任务，包括卷积神经网络（Convolutional Neural Network，CNN）、循环神经网络（Recurrent Neural Network，RNN）、堆叠式自动编码器（Stacked Auto-Encoder，SAE）和深度信念网络（Deep Belief Network，DBN）。这些深度学习方法能够有效应对 MI-EEG 信号的高维特征和低信噪比等挑战。本节将重点探讨这 4 种深度学习方法及其变体，并讨论它们在 BCI 领域的应用。

9.3.1 原理

9.3.1.1 卷积神经网络（CNN）

卷积神经网络（CNN）作为一种备受关注的深度学习架构，已在多个领域取得显著成就，包括图像处理、音频分析、视频分析等。同时，CNN 在特定信号分析领域，如 EEG（头皮脑电）分析中等也得到了广泛应用[87-89]。CNN 的核心思想是通过卷积操作从输入数据中提取局部特征，并逐步构建层次化的信息表示[90]。这种信息表示方式使卷积神经网络能够从低级特征（如边缘和纹理）到高级抽象（如物体部件和整体结构）逐渐提取信息，从而实现更加有效且丰富的数据表达。已有研究表明，CNN 在 MI-BCI 任务中是一个高效的深度学习模型，能够有效提取关键特征，并学习高维 EEG 时间序列数据的分层表示[112-116]。

如图 9.3 所示，典型的 CNN 通常包括一系列关键层次，包括输入层、卷积层、池化层、全连接层和输出层。在这些层中，卷积层通过将输入数据与一组二维滤波器（卷积核）进行卷积操作，实现对不同尺度和不同方向特征的提取和捕获[82]。这些卷积核在特征提取过程中扮演着重要角色，从底层特征（如边缘）逐渐演化至更高层次的特征（如物体部件和整体结构）。在反向传播训练中，卷积核的权重通过优化算法调整，以最小化分类误差[91, 92]。

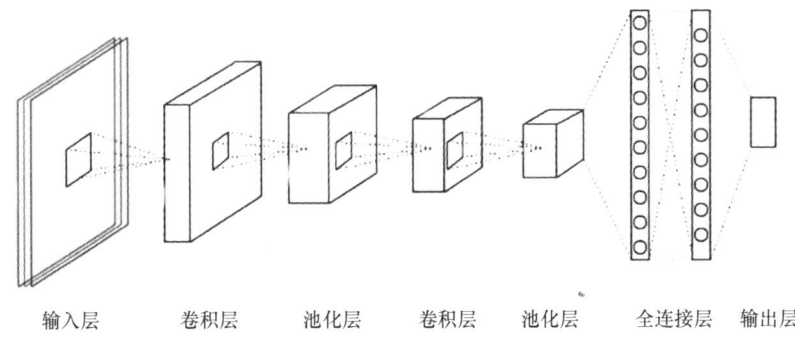

图 9.3 CNN 模型基本结构

池化层作为一种下采样策略，有助于降低数据的复杂度，并减小特征图的尺寸。池化操作可以采用不同策略，如最大池化、平均池化等，在有效保留主要特征的同时减小计算负担。CNN 的独特性在于其内置的卷积层和池化层，这些层次化操作使得网络能够自动学习局部特征的空间关系和层次结构，从而将原始数据转化为一系列有意义的抽象特征。卷积操作通过对局部感受野应用共享权重，赋予特征平移不变性，从而增强网络对数据的稳健性。池化操作则有助于降低数据维度、减小计算量，并引入空间不变性。

在构建通用 CNN 时，需要充分考虑各种超参数，包括卷积层数量、卷积核的大小和数量、池化窗口大小、步幅、池化策略等。这些超参数的选择会显著影响网络的性能和效果。然而，目前并没有固定的规则来指导如何设定这些超参数的取值[88]，因此在实际应用中，通常需要通过广泛的实验和反复迭代，以确定最佳的超参数组合。同时，随着网络层数的增加，网络的抽象能力也相应增强，但是，过深的网络结构可能会导致产生过拟合问题[93]。

为有效应对过拟合问题，学术界提出了多种解决方案，涉及正则化技术、数据增强策略和模型集成方法等，相关内容将在接下来的部分进行详细阐述。

9.3.1.2 循环神经网络（RNN）

RNN 作为一种常见的深度学习模型，专门用于处理序列数据，如时间序列和文本序列。其独特的循环结构赋予了模型记忆能力，使其能够有效捕捉序列数据中的时序关系及长期依赖性[94]。本小节将详细阐述 RNN 的工作原理和关键组成部分。

顾名思义，RNN 在计算过程中表现出循环特性。这意味着 RNN 能够接受序列数据作为输入，并通过其循环结构在每个时间步对当前输入与前一个时间步的输出进行处理，如图 9.4 所示。具体而言，RNN 模型的计算过程可以表示为

$$s_t = f(\boldsymbol{U}x_t + \boldsymbol{W}s_{t-1} + b_h) \tag{9.4}$$

式中，s_t 是当前时间步的隐藏状态，x_t 是当前时间步的输入，$\boldsymbol{U}$ 和 $\boldsymbol{W}$ 分别是输入和隐藏状态之间的权重矩阵，b_h 是偏置项，f 是激活函数，通常为 tanh 或 ReLU。这种循环结构使得 RNN 在处理每个时间步时都考虑了之前时间步的信息，从而实现了对序列数据的建模。

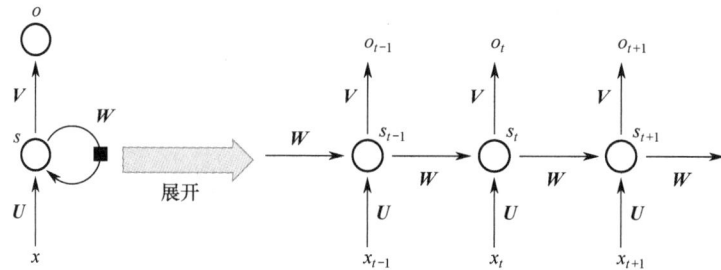

图 9.4 循环神经网络及其前向计算中所涉及的时间展开计算[91]

然而，传统的 RNN 存在梯度消失、梯度爆炸等问题，这限制了其在处理长序列数据时的表现。为了解决这些问题，业界提出了更为高效的 RNN 变体，如长短期记忆网络（Long Short-Term Memory，LSTM）、门控递归单元（Gated Recurrent Unit，GRU）等。

1. 长短期记忆网络（LSTM）

LSTM 是一种专门设计用于捕捉长期依赖关系的 RNN 变体[95, 96]。通过引入包括输入门、遗忘门和输出门在内的门控机制，LSTM 能够有效地捕捉并管理序列数据中的长期依赖性，具体结构如图 9.5 所示。输入门和遗忘门协同作用，控制信息的输入和保留，而输出门决定从当前时间步传递到下一个时间步的信息。这种门控机制使 LSTM 能够选择性地接收、遗忘和输出信息，从而在处理时间序列、序列数据和自然语言处理任务时表现优异。

在 LSTM 中，每个时间步的隐藏状态由以下公式计算：

$$I_t = \partial(\boldsymbol{W}_{xi}x_t + \boldsymbol{W}_{hi}h_{t-1} + b_i) \tag{9.5}$$

$$F_t = \partial(\boldsymbol{W}_{xf}x_t + \boldsymbol{W}_{hf}h_{t-1} + b_f) \tag{9.6}$$

$$O_t = \partial(\boldsymbol{W}_{xo}x_t + \boldsymbol{W}_{ho}h_{t-1} + b_o) \tag{9.7}$$

$$\tilde{C}_t = \tanh(\boldsymbol{W}_{xc}x_t + \boldsymbol{W}_{hc}h_{t-1} + b_c) \tag{9.8}$$

$$C_t = f_t \odot C_{t-1} + I_t \odot \tilde{C}_t \tag{9.9}$$

$$h_t = O_t \odot \tanh(C_t) \tag{9.10}$$

式中，I_t、F_t、O_t 分别表示输入门、遗忘门和输出门的门控值，C_{t-1} 是候选记忆单元，C_t 是当前时间步的记忆单元，h_{t-1} 是候选隐藏状态，$\odot$ 表示逐元素乘积，tanh 表示双曲正切函数。

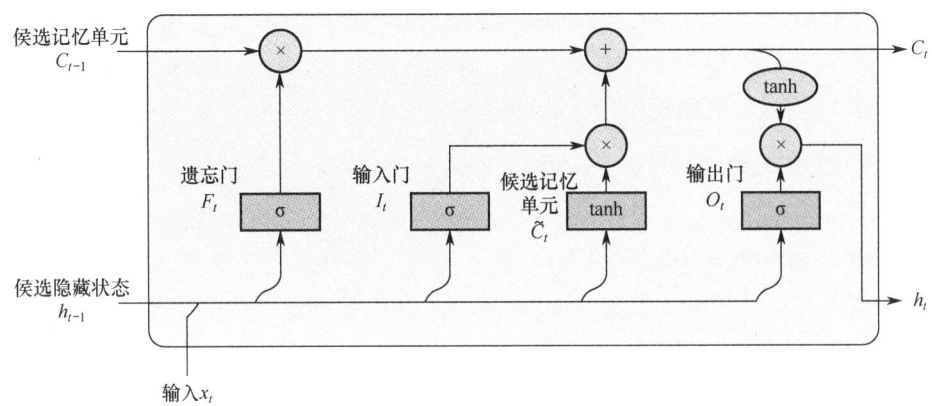

图 9.5　LSTM 具体结构

LSTM 的门控机制使网络能够选择性地存储和遗忘信息，从而更好地处理长序列数据中的依赖关系。具体而言，输入门控制新信息的输入，遗忘门决定是否保留旧信息，输出门则决定哪些信息会被输出。这一机制使得 LSTM 在处理时序数据中的长期依赖关系时表现优异，因此广泛应用于文本生成、语音识别等任务。

2．门控递归单元（GRU）

GRU 是另一种常用的 RNN 变体，其设计旨在减弱梯度消失问题并降低模型复杂度[97]。GRU 将输入门和遗忘门合并成一个更新门和一个复位门，从而减少了参数数量，具体见如图 9.6 所示的 GRU 结构。

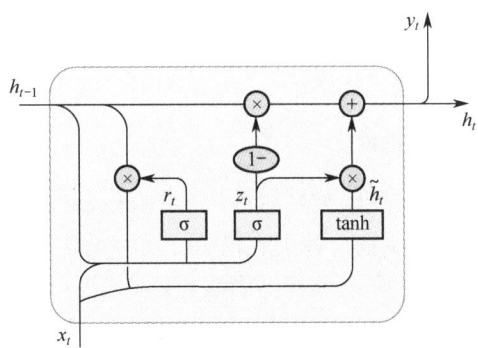

图 9.6　GRU 结构

GRU 的计算过程可以描述为

$$z_t = \partial(W_{xz}x_t + W_{hz}h_{t-1} + b_z) \tag{9.11}$$

$$r_t = \partial(W_{xr}x_t + W_{hr}h_{t-1} + b_r) \tag{9.12}$$

$$\tilde{h}_t = \tanh(W_{xh}x_t + W_{hh}(r_t \odot h_{t-1}) + b_h) \tag{9.13}$$

$$h_t = (1-z_t) \odot h_{t-1} + z_t \odot \tilde{h}_t \tag{9.14}$$

式中，z_t 是更新门的门控值，r_t 是复位门的门控值，h_{t-1} 是候选隐藏状态，h_t 是当前时间步的隐藏状态。

GRU 的设计旨在通过复位门控制是否保留之前的隐藏状态信息，通过更新门控制新信息的输入和旧信息的保留，从而实现了对长期依赖关系的建模。GRU 的简化结构和高效的训练过程使其成为很多序列建模任务的首选。

9.3.1.3 堆叠式自动编码器（SAE）

自动编码器（Auto-Encoder，AE）是一种简单而强大的无监督神经网络，在数据降维、特征学习和生成数据等领域得到了广泛应用。其核心原理是通过训练编码器网络和解码器网络，实现在低维空间对输入数据的编码和解码，从而捕捉数据中的重要特征和模式[98, 99]。

自动编码器包括两个主要部分：编码器（Encoder）和解码器（Decoder）。编码器将输入数据映射到一个较低维度的表示，该表示捕捉了数据的关键特征。解码器则将低维表示映射回原始数据空间，以重构出与原始数据尽可能相似的输出。在训练过程中，自动编码器通过最小化输入数据与重构数据之间的差异来学习有效的特征表示。具体而言，对于标准的自动编码器，编码和解码过程可以表示为

$$\text{编码器：} z = f_{\text{encode}}(x) \tag{9.15}$$

$$\text{解码器：} \hat{x} = f_{\text{decode}}(x) \tag{9.16}$$

式中，x 是输入数据，z 是低维表示，$\hat{x}$ 是重构数据，$f_{\text{encode}}(\cdot)$ 和 $f_{\text{decode}}(\cdot)$ 分别是编码器和解码器的函数。训练目标是最小化输入数据 x 与重构数据 $\hat{x}$ 之间的误差，通常使用均方误差（Mean Squared Error，MSE）或其他合适的损失函数。

堆叠式自动编码器（Stacked Auto-Encoder，SAE），也被称为深度自动编码器，通过将多个自动编码器层堆叠在一起来构建更深层次的特征表示。每个自动编码器层的编码器部分的输出作为下一层的输入，这样逐层堆叠可以逐步学习更抽象、更复杂的特征。

9.3.1.4 深度信念网络（DBN）

深度信念网络是一种由多层受限玻尔兹曼机（Restricted Boltzmann Machines，RBM）叠加而成的神经网络结构。RBM 是一种生成模型，采用无监督方式进行训练。它由输入层或可见层、隐藏层及两层之间的双向连接器组成。输入层中的每个节点连接到隐藏层中的所有节点。输入数据由隐藏层中的潜在特征表示，反之亦然，即潜在特征可用于在反向过程中重建输入数据，因此可生成新的数据点[100, 101]。在训练过程中，DBN 中的第一层被认为是可见层，第二层被认为是隐藏层；在此之后，DBN 中的第二层被认为是可见层，第三层是隐藏层；以此类推。该过程继续进行，直到网络中的所有层都被训练。

9.3.1.5 深度学习混合方法（DL-Hybriid）

深度学习混合方法通过将不同类型的深度学习技术相互结合，以期获得更好的性能和

效果[108]。Zhang 等[109]针对 MI-EEG 中个体差异大的挑战，将 CNN 与 LSTM 结合，用于同时解码 MI 信号的空间特征和时间特征。Sun等[110]将 Transformer 的注意力机制与 CNN 相结合应用于 MI-EEG 分类研究。Tabar 等[104]提出了一种结合 CNN 和堆叠式自动编码器（SAE）的新的深度网络。该网络通过深度网络 SAE 对 CNN 中提取的特征进行分类。实验结果表明，与当时其他最先进的网络相比，该网络在 MI-EEG 分类任务中表现出更优的分类性能。

9.3.2 深度学习中输入形式的重要性

在基于 MI 的 EEG 信号分析中，对输入信号进行形式变化或预处理是一项重要且具有挑战性的任务。在引入深度学习算法之前，适当的信号形式变化能够直接提升所设计模型的性能。选择合适的输入信号处理方法主要取决于研究目标和深度学习架构的特点。研究表明，时频短时傅里叶变换（Short Time Fourier Transform，STFT）图像表示是最常见的输入形式，该方法能够将原始的一维 EEG 信号转换为信息更丰富的二维时频表示。此外，其他方法，如连续小波变换（Continuous Wavelet Transform，CWT）、功率谱密度（Power Spectral Density，PSD）和共空间模式（CSP）滤波器等，已被证明在 MI 分类中表现出色。进一步的研究还发现，将输入数据表示为图像形式也是进行 MI 分类时常用且有效的输入方法。

与 EEG 数据相关的图像输入形式可以通过多种方法实现，如谱图、小波时频图和空间滤波。所得的特征图可以是二维矩阵或三维矩阵。STFT 和小波变换分别用于生成谱图和小波时频图。然而，这些频谱图像丢失了空间信息及时间样本之间的相关性，而这两类信息在 EEG 信号分析中至关重要[112]。因此，考虑 EEG 信号的频谱、空间和时间关系，有助于构建更强大的分类模型。

时间序列输入的形式利用了时间域中的振幅来表达，具有神经网络端到端训练的优势，即无须预处理或特征计算。在这种输入形式下，原始数据可以直接输入深度神经网络的输入层[113, 114]。随着深度学习技术的发展和计算硬件的不断进步，研究人员已广泛采用这种输入方式。然而，当使用小数据集进行训练时，过拟合问题仍然存在[115]。尽管如此，采取裁剪等训练策略，仍能在小数据集上取得更好的效果。

9.3.3 最新进展

近年来，深度学习在 MI-EEG 信号解码中取得了显著进展，并在多个应用领域表现出广泛的潜力，如轮椅控制、瘫痪患者行走辅助及上肢外骨骼移动等[102-107]。

在运用卷积神经网络（CNN）进行 MI-BCI 的研究中，Lawhern 等[117]提出了 EEGNet 模型，通过深度卷积和可分离卷积设计了一个适用于 EEG 信号的紧凑架构，取得了较好的泛化性能和分类效果。Schirrmeister 等[118]聚焦于深度 CNN 在端到端 EEG 分析中的应用，通过结合批量归一化、指数线性单元和裁剪式训练策略，提升了深度 CNN 的解码性能，其性能与传统的滤波器组公共空间模式（Filter Bank CSP，FBCSP）算法相当。

针对 CNN 在 EEG 解码中的可解释性问题，Borra 等[119]提出了 Sinc-ShallowNet 模型，

通过时域 Sinc 卷积层和空间深度卷积层减少了可训练参数，并利用核可视化技术增强了模型的可解释性，适用于认知和运动相关 EEG 特征的研究。Sakhavi 等[120]提出了一种新的分类框架，通过修改 FBCSP 算法和设计优化 CNN，取得了在 BCI 竞赛 IV-2a 数据集上 7%的分类性能提升。

Dai 等[121]针对传统 CNN 使用单一卷积尺度的问题，提出了混合卷积尺度 CNN（HS-CNN）架构，通过采用不同卷积核大小来提取 EEG 信号的时域特征，并结合数据增强方法显著提高了分类精度。Ortiz-Echeverri 等[122]提出了结合盲源分离（BSS）和 CNN 的新方法，获得了 94.66%的分类准确率。

此外，Chaudhary 等[123]通过短时傅里叶变换（STFT）和连续小波变换（CWT）将 EEG 信号转换为时频图像，并应用预训练的 DCNN 模型 AlexNet 进行分类，获得了 99.35%的最高分类准确率。Amin 等[124]提出了基于多层 CNN 的方法，通过融合不同特征和架构的 CNN 提升了分类准确性。Liu 等[125]提出了一种端到端的紧凑多分支一维卷积神经网络（CMO-CNN），该网络无须预处理步骤，通过一维卷积提取多层次特征，显著提升了分类性能。上述研究代表了近年来在 MI-EEG 领域应用 CNN 的典型进展与创新。

关于 RNN 及其变体在 MI-BCI 中的应用，Luo 等[126]通过 FBCSP 算法提取空间特征，并结合改进的 RNN 模型（包括 GRU 和 LSTM）进行分类，以增强记忆处理能力。Ma 等[127]采用双向 LSTM 并行处理空间和时间序列数据，并在 eegmmidb 数据集上取得了优越的分类性能。Wang 等[128]结合 LSTM 与通道加权技术，提升了信号特征提取和分类精度。Sun 等[129]则证明，基于 Transformer 的模型在处理长序列依赖方面表现出色，超越了传统的 CNN 和 RNN 模型。这些创新方法不仅提高了分类准确性，还有效克服了个体差异。

在堆叠式自动编码器（SAE）和深度置信网络（DBN）应用于 MI-EEG 分类的研究中，Tang 等[131]提出了一种创新的半监督模型——基于 KNN 的平滑堆叠式自动编码器（K-SAE）。与传统 SAE 不同，K-SAE 通过利用 KNN 构建新的输入并进行重构，从而提高特征表示的稳健性，实验结果表明，该方法在识别任务时具有较好的性能。An 等[132]提出了一种基于 DBN 的弱分类器集成方法，借鉴 Adaboost 思想，将多个单通道弱分类器组合为强分类器，实验结果显示，采用 8 个隐藏层在多个受试者上的分类性能最佳。Tabar 等[104]结合 CNN 和 SAE，提出了一种深度网络架构，通过短时傅里叶变换（STFT）将 MI 信号转化为二维图像，使用 CNN 提取特征，再通过 SAE 进行分类。

关于深度学习混合方法（DL-Hybrid）在 MI-BCI 中的应用，Khademi 等[133]提出了一种结合 CNN 和 LSTM 的混合模型，以应对数据集大小和信噪比等问题，实验结果表明，该方法有效提升了分类性能并平衡了不同受试者间的分类准确率。Wang 等[134]也提出了 CNN 与 LSTM 结合的二维混合算法，针对 EEG 信号分类中的准确性和稳健性问题，取得了 98.5%的平均准确率和 93.3%的测试集准确率。Zhang 等[135]则通过引入一对多的 FBCSP 方法进行预处理，结合 CNN 和 LSTM 提取 MI-EEG 信号的时空特征，提升了在多人建模场景中的分类性能，为解决个体间的差异性提供了新思路。Dai 等[136]提出了结合 CNN 和变分自动编码器（VAE）的分类框架，利用 VAE 的解码器适应 EEG 信号的分布特性，实验结果表明，该分类框架在公开数据集上也取得了较好的效果。Yang 等[137]则提出了一个主体无关的深度学习框架，结合 CNN 特征和 RNN-LSTM 时间依赖性，通过端到端学习和生成对抗网络（GAN）增加样本容量，进一步提高了 MI 分类准确率和稳健性。Cai 等[138]结合 CNN 和 GRU 提出了卷积门控循环神经网络模型（Conv-GRU），以提高 MI-EEG 信号的识别准确度，实验结果表明其优于传统方法。Ju 等[189]则提出了一种基于张量 CSPNet 的几何深度学习框架，通过 SPD 流形上的协方差矩阵捕捉时间—空间—频率模式，优化后该方法在多个常用数据集上取得了最先进的分类性能。

9.3.4 利弊分析

  CNN 是 MI-EEG 信号分类中最常用的深度学习架构，因其能够自动从高维特征空间中提取有用信息，减小了手动特征设计的复杂性。CNN 结构包括卷积层、池化层和全连接层，选择合适的卷积核和池化策略，能够有效提取特征并提高训练效率。卷积层通过应用滤波器生成特征映射，池化层通过下采样保留关键信息，全连接层则学习特征空间中的非线性函数并进行分类。值得注意的是，CNN 在 MI-EEG 信号分类中的应用占据了超过 70%的研究份额[139]，这表明其在该领域的有效性。然而，CNN 模型也面临一些挑战，如对个体差异的适应能力较弱、需要大量训练数据、高计算需求等。

  在 EEG 数据处理过程中，RNN 通常将一系列 EEG 信号作为输入，并通过多个隐藏层将其转换为输出向量。为解决长期依赖问题，常用的递归单元包括长短期记忆网络（LSTM）和门控循环单元（GRU）。尽管 GRU 结构简洁高效，但 LSTM 在实践中展示了更优的性能。统计研究表明，LSTM 在 MI 分类任务中被广泛应用[126-128]。LSTM 通常用于捕捉数据的时间特征，而基于 RNN 的并行方法使用两个 LSTM 分别编码空间信息和时间信息。在 MI 分类任务中，LSTM 通常与 CNN、SAE、DBM 等混合架构结合使用[133-138]。将 CNN 与 LSTM 等深度学习方法结合，可以有效提取空间特征和时序特征，增强多层次特征表示能力，提升抗噪声能力，并通过迁移学习和强化学习优化任务性能。然而，选择合适的网络架构、调整超参数及进行适当的数据预处理是实现最佳分类效果的关键。

  SAE 和 DBN 作为深度学习方法，能够提取高层次的抽象特征，减少噪声和变异性，并从多个时间尺度理解数据[131,132]。在 MI-EEG 研究中，它们通常与其他深度学习方法（如 CNN、LSTM）结合使用，以获得更丰富的特征表示及提升分类性能[117,136]。

  深度学习在数据驱动的特征学习方面具有显著优势。然而，其对大规模数据集的依赖在 MI-EEG 研究中受到限制，主要由于 EEG 数据采集的复杂性，以及个体差异和噪声干扰，使可用数据量较少[140]。此外，深度学习模型在数据稀缺的情况下容易发生过拟合，尽管在训练集上表现优异，但对新数据的泛化能力较弱。虽然深度学习在无监督学习中表现突出，但其"黑盒"特性使模型决策过程缺乏透明度，这在需要高可解释性的应用中尤为重要。

  深度学习模型涉及大量超参数是其使用受到限制的原因之一。另外，网络结构和学习率的调整，需要大量专业知识，这增加了应用的复杂性。同时，深度学习模型通常对计算资源需求较高，尤其是在处理大规模神经网络时，这也可能限制其实际应用。更进一步地，深度学习模型的泛化性能在数据集迁移和个体差异方面仍面临困难，这使其在不同数据集或应用场景中的适应性较差。

  统计研究表明，当前 MI-EEG 研究中的大多数深度学习模型仅限于离线阶段的应用[10, 140]，将这些模型转化为实时处理模型仍面临性能瓶颈，尤其是模型的复杂性和计算资源需求限制了其在实时环境下的表现。因此，未来的研究需要着重开发能够支持实时运行的深度学习方法，以克服从离线到实时应用转换的挑战，并充分发挥其潜力。

9.4 自适应分类器

9.4.1 原理

自适应分类器是一种基于实时数据更新的技术，用于处理动态变化的信号数据。在 MI-EEG 信号解码中，自适应分类器通过不断获取新的 MI-EEG 数据并相应调整分类器参数来工作。具体地说，当新的 MI-EEG 数据可用时，自适应分类器会增量地重新估计线性判别超平面中特征的权重，并随时间对其进行更新[141, 142]。这个过程使自适应分类器能够有效跟踪变化的特征分布，因此，即使在处理像 EEG 这样的非平稳信号时，自适应分类器也能保持较好的性能。自适应分类器首次应用于 BCI 领域是在 21 世纪初[143-146]，其已在离线分析中展现出潜力。此后，相关研究持续推进，研究人员探索了更先进的自适应技术，包括在线实验。

自适应分类器根据输入数据是否带有真实类别标签，采用监督、无监督和半监督等不同的适应策略。在监督适应策略中，当新的 EEG 信号具有已知类别标签时，自适应分类器会重新训练或更新参数，以有效融入这些新增的带有类别标签的数据，从而提升模型性能。无监督适应策略则处理没有类别标签的 EEG 数据，通常基于已有数据的类别标签重新训练，或者采用无特定类别标签的自适应方法，例如，更新所有类别标签数据的均值或协方差矩阵。半监督适应策略结合有类别标签数据和无类别标签数据，首先利用有类别标签数据训练自适应分类器，然后通过推断无类别标签数据的类别标签进一步调整自适应分类器。该过程会在获取新的无类别标签 EEG 数据时持续执行，以实现动态调整。这些自适应策略赋予自适应分类器灵活性，使其能够根据数据特性进行优化，从而在 BCI 应用中提升解码精度和分类效果。

9.4.2 最新进展

在从校准到反馈应用的过程中，BCI 常常面临一系列挑战，而自适应分类器被认为是有效的解决方案。迄今为止，大多数关于 BCI 自适应分类器的研究主要集中在监督自适应分类器上。许多研究离线探讨了不同的自适应分类器，如自适应线性判别分析（LDA）、自适应二次判别分析（QDA）[141]，并将其应用于基于 MI 的 BCI 研究中。例如，基于卡尔曼滤波的自适应 LDA 被提出用于跟踪每个类别的分布[147]。为了应对监督自适应策略中的类别标签不完整问题，Yoon 等[148]提出了基于顺序蒙特卡罗采样的自适应贝叶斯分类器，并对其进行了离线评估，显式建模了类别标签中的不确定性。

此外，自适应分类器常与模糊系统结合，以进一步提高分类效果。针对 MI-EEG 信号分类效果不佳的问题，Güler 等[149]提出了一种自适应神经模糊推理系统（ANFIS），该系统融合了神经网络的自适应能力与模糊逻辑的优点，评估结果表明其在 EEG 信号分类中具有潜力。Jafarifarmand 等[153]提出了一种基于自适应共振理论的神经模糊分类器（SRSG-FasArt），用于处理 MI-EEG 信号的非稳定性问题。该分类器还结合了元认知自我调节学习算法，通过优先捕获训练样本和自动调整模糊规则来提高泛化能力，防止过拟合。

BCI 系统通常需要在线或实时应用，这要求分类算法能够适应 MI 过程中 EEG 信号的变化。在在线 BCI 系统中，监督自适应分类器仍是主流。Vidaurre 等[150]探索了自适应 LDA、自适应 QDA，发现在线自适应分类器优于不连续更新策略。为了应对 MI-BCI 的离线训练与日常变异性挑战，Hazrati 等[151]提出了自适应概率神经网络（APNN），实验结果表明，APNN 能在没有离线训练的情况下，通过反馈直接实现较高的手部动作分类准确率，且在不同实验组和受试者间展现出稳健性。APNN 通过非参数化方式建模每个类别标签的特征分布，并在新实验数据到来时进行动态更新。

针对时变 MI-EEG 信号的分类，Sun 等[152]提出了一种自适应分类器，结合高斯混合模型（GMM）与贝叶斯分类器来在线分类 EEG 信号，并引入了随机逼近方法（SAM）来更新参数。通过 SAM，贝叶斯分类器的均值和协方差矩阵可以批处理更新，从而实现了动态优化。此外，Li 等[154]提出了一种新的方法，为每一批新的有类别标签的 EEG 数据训练一个新的 SVM，并将其加入分类器集合，同时移除最初的 SVM，形成一个动态的分类器集合。该分类过程，加权集成了每个 SVM 的输出，提升了分类的准确性和适应性。

在监督自适应策略中，自适应空间滤波器的提出尤为重要。自适应共空间模式（ACSP）及其变种模式，区别于传统方法，在自适应学习中不需要估计目标数据的类别标签，并同时更新两类空间滤波器。ACSP 具有实时性能，已被证明适用于各种基于 EEG 的脑机接口应用[155, 156]。

无监督自适应分类器的适应性相较于监督自适应分类器更为复杂，缺乏类别标签导致类别特性的不确定性。为了解决这一问题，研究者提出了多种方法来估计新样本的类别标签并调整自适应分类器。已有研究探讨了在离线环境下的相关技术[158, 159]，有研究提出结合高斯混合模型（GMM）来估计样本类别，从而对自适应 LDA 进行适应[160]。此外，模糊 C 均值（FCM）被用于替代 GMM，以跟踪自适应 LDA 中的类别均值和协方差矩阵变化[161]。Vidaurre 等[157]提出的 PMean 方法，通过调整 LDA 的偏差来应对 EEG 信号的非类别相关变化，取得了优于传统无监督框架（如协变量转移方法）的结果。Raza 等[162]提出了一种协变量转移估计与无监督自适应集成学习（CSE-UAEL）结合的方法，即检测特征中的协变量转移，并在数据分布变化时更新分类器集合，提升分类性能。类似地，Nicolas 等[163]提出了一种基于谱回归核判别分析（SRKDA）的序列更新半监督分类方法，利用自训练算法和指数加权移动平均（EWMA）来处理数据非平稳性，实现了较好的在线、离线分类效果。这些无监督自适应方法在 MI-EEG 信号的离线分析和在线实验中都取得了优异的成果。

自适应分类器可通过强化信号（Reinforcement Signals，RS）进行调整，强化信号能够指示分类错误的发生。通常，强化信号源自错误相关电位（Error-Related Potentials，ErrP），该电位在感知错误事件后出现，可反映系统或用户的误判[164]。Llera 等[165]提出了一种增量式 Logistic 模型分类器，利用 ErrP 判断分类错误后，分类器沿错误梯度方向更新，并根据 ErrP 的发生概率调整更新的程度。这种方法提高了分类器的灵活性，使其能够根据错误信号进行动态调整，进而提升系统性能。Llera 等[166]还提出了一种基于 RS 的高斯概率分类器，其中，每个类别的均值和协方差矩阵的更新规则依赖 RS 的概率。当 RS 概率为 0 或 1 时，高斯概率分类器采用监督自适应模式；当 RS 概率均匀分布时，高斯概率分类器采用无监督模式；当 RS 概率存在不确定性时，高斯概率分类器则使用半监督模式。通过模拟监督 RS，实验结果表明，高斯概率分类器优于静态线性判别分析（LDA）及其他监督和无监督自适应 LDA。然而，现有 ErrP 检测研究大多在离线条件下进行，且分类准确率较低，ErrP 错误率通常被预设，而在实际应用中这一假设过于理想化。为此，Liu 等[167]提出了一种结合自适应回归（AAR）和 CSP 特征提取，以及自适应阈值的谱回归判别分析（SRDA）。SRDA 在提高 ErrP 检测准确性和降低假阳性率方面表现优越。此外，将 ErrP 引入多类别 MI-BCI 系统中，在 ErrP 检测后纠正 MI 解码结果，避免执行错误指令，从而显著提升 BCI 分类准确性，为 MI-BCI 的实际应用奠定了基础。

近年来，协同自适应训练已成为 MI-BCI 在线系统研究中的关键方法，其核心原理是通过自适应特征和分类器实现系统与用户的持续相互学习。这个双向适应机制有助于不断调整系统参数，以适应用户个体差异和脑信号模式的变化，从而在实时交互中提供更加可靠、精准的控制。Vidaurre 等[168]探讨了协同自适应训练，其中，机器和用户通过自适应特征与 LDA 的不断学习，使得一些最初无法控制脑机接口的用户表现出比偶然分类更好的性能。Jafarifarmand 等[153]提出了一种联合近似对角化的 CSP 多类别扩展特征提取方法和自适应共振理论（ART）神经模糊分类器的协同处理框架，结果表明，在实时应用中该框架显著提高了多类别分类精度。同时，结合自适应 CSP 与其他分类方法的协同自适应训练在 MI-EEG 中得到了广泛应用，并表现出优于其他组合方法的性能[153, 169, 170]。

9.4.3 利弊分析

在 MI-BCI 系统中，自适应分类器已多次被证明优于非自适应分类器[149, 153, 157]。其中，监督自适应分类器因能够利用真实类别标签支持，通常展现出明显的优势[150-152, 154]。尽管如此，多项研究表明，无监督自适应分类器在某些情况下优于静态分类器[157, 162, 163]，在一些研究中它甚至被用来减小或消除校准需求[150-152, 154, 165, 167, 168]。然而，考虑到 MI-EEG 的实际应用，研究者仍需要开发更稳健的无监督自适应分类器，因为大多数 BCI 应用场景难以提供真实类别标签，只能依赖无监督自适应分类器。

在无监督自适应分类器中，奖励信号特别是错误相关电位（ErrP）被广泛研究[164, 165, 167]。然而，ErrP 分类准确率较低，特别是错误分类（假阳性）的存在已成为主要挑战。Zeyl 等[171]指出，在 ErrP 有效应用于 BCI 系统之前，关键是尽可能降低假阳性，并综合考虑 BCI 系统的置信度。Margaux 等[173]提出了一种基于 ErrP 的自动校正方法，即在检测到错误时选择排名第二的选项。研究表明,当 ErrP 具有低特异性时,BCI 系统的性能往往下降;而具有高特异性的 ErrP 有助于提升 BCI 系统的性能。这些研究支持将 ErrP 用于自动校正,但前提是必须准确检测到 ErrP。因此,要使基于 ErrP 的自适应或自校正发挥作用,必须提高错误检测的精度[172]。改进 ErrP 检测精度的一个潜在方向是结合初始分类的置信度信息。例如,如果 BCI 系统对初始选择有较高的置信度,则可降低 ErrP 的影响,以减少误报;如果 BCI 系统的初始选择不确定,则应更重视 ErrP 检测。如何有效地将这些信息结合起来以优化 BCI 系统的性能,仍需要进一步研究。

当然,在 BCI 系统的 MI-EEG 研究中,自适应分类器同样面临一些挑战。首先,自适应分类器需要实时调整以适应不断变化的脑电信号,响应用户的状态和意图。然而,这种实时自适应性可能导致自适应分类器过拟合当前信号的变化,从而在长期使用中影响系统的稳定性和泛化能力。过拟合现象可能源于缺乏足够的历史数据,或未充分考虑不同用户之间的个体差异。其次,自适应分类器的训练与调整依赖实时数据,但实时数据的获取和处理在实际应用中面临诸多挑战。在线 BCI 研究需要持续收集和处理大量脑电信号,这可能导致数据的不稳定性、噪声干扰及数据缺失,进而影响自适应分类器的性能和可靠性。值得注意的是,某些特定任务可能要求特定的实验环境或设备,因而限制了自适应分类器在现实场景中的广泛应用。

此外,自适应分类器的设计与优化需要平衡计算复杂性和实时性。一些复杂的自适应算法可能会增加计算负担,影响系统的响应速度和实用性。有研究表明,自适应过快或过慢都可能对用户学习产生负面影响[174]。因此,适当调整自适应速度对于提升用户的学习效果和整体 BCI 系统的用户友好性同样至关重要。

综上所述,在 MI-BCI 研究中,尽管自适应分类器在理论上具有潜力,但在实际在线 BCI 应用中仍然面临诸多挑战。解决这些问题需要在算法设计、数据处理、个体差异等方面进行深入研究,以实现自适应分类器在真实场景中的有效应用。

9.5　黎曼几何分类器

9.5.1　原理

在 BCI 系统中,黎曼几何分类器(Riemannian Geometry Classifier,RGC)的引入对传统分类方法提出了全新的挑战。黎曼几何分类器突破了传统空间滤波器估计和特征选择的局限,直接将数据映射到具有适当度量的抽象几何空间。在这个抽象几何空间中,数据具有更高的操作灵活性,支持平均、平滑、插值、外推、分类等多种操作,为 BCI 领域的数据分析和模式识别提供了新的方法论[10]。

以 EEG 数据为例,实现这种映射需要计算协方差矩阵的某种形式。该映射假设脑电信号源的功率和空间分布在特定精神状态下相对稳定,因此可以通过协方差矩阵编码这些信息。黎曼几何研究聚焦于可局部线性近似的光滑曲面空间，即流形。在流形中，每个点的线性近似构成切线空间；而在黎曼流形中，这些切线空间配备内积结构，并在不同点之间平滑变化。这一概念引入了非欧几里得的距离度量，用于描述任意两点之间的距离。例如，每个点可以表示一个实验。黎曼流形还支持定义任意数量点的质心，这为数据映射提供了更精准的内部距离，而非传统的外部距离（如欧几里得距离），这种内部距离更符合数据在流形上的几何结构[175, 176]。黎曼流形及其切线空间示意如图 9.7 所示[10]。

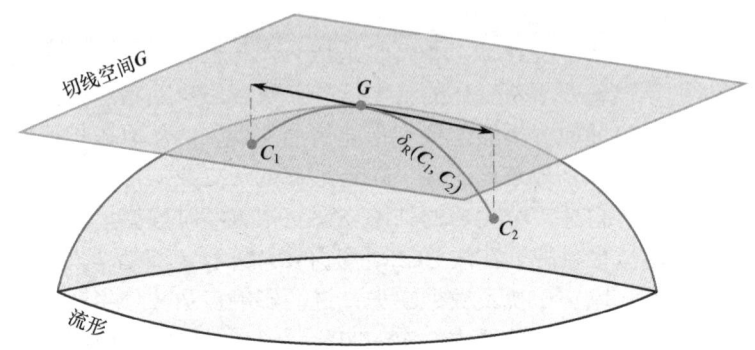

图 9.7　黎曼流形及其切线空间示意[10]

通过前述分析可以得知，在黎曼几何学中，由 MI-EEG 信号样本的协方差矩阵构成的空间被称为黎曼流形。黎曼距离则可以用来度量黎曼流形中不同协方差矩阵之间的关系[177]，即

$$C = U\mathbf{diag}(\lambda_1, \lambda_2, \cdots, \lambda_n)U^{\mathrm{T}}, \quad \lambda_1, \lambda_2, \cdots, \lambda_n > 0 \tag{9.17}$$

$$\delta_{\mathrm{R}}(C_1, C_2) = \left\| \log\left(C_1^{-\frac{1}{2}} C_2 C_1^{-\frac{1}{2}}\right) \right\|_{\mathrm{F}} = \left(\sum_{n=1}^{N} \log^2 \lambda_n\right)^{\frac{1}{2}} \tag{9.18}$$

式（9.17）中，$\mathbf{diag}(\cdot)$ 表示对角矩阵，$\lambda_1, \lambda_2, \cdots, \lambda_n$ 为矩阵的 n 个特征值。式（9.18）中的 $\delta_{\mathrm{R}}(C_1, C_2)$ 即协方差矩阵 C_1 与 C_2 之间的黎曼距离。另外，对于 k 个试次的协方差矩阵，可以通过计算它们的黎曼均值来进行切线空间映射：

$$C_{\mathrm{av}} = \arg\min_{C} \sum_{k=1}^{k} \delta_{\mathrm{R}}^2(C_k, C) \tag{9.19}$$

$$V_k = \mathrm{upper}\left(C_{\mathrm{av}}^{-\frac{1}{2}} \log_{C_{\mathrm{av}}} C_k C_{\mathrm{av}}^{-\frac{1}{2}}\right) \tag{9.20}$$

式中，C_{av} 为黎曼流形上 k 个试次样本协方差矩阵的黎曼均值；函数 upper($\cdot$) 表示提取矩阵的上三角元素并将其加权展平为一维向量，V_k 表示第 k 个试次样本协方差矩阵映射到切线空间后得到的特征向量。

基于黎曼几何分类器（RGC）的方法大致可分为两类。

第一类方法通过将实验样本映射到协方差矩阵空间，结合黎曼距离和几何平均值的概念，采用简单的最近邻方法来快速分类实验样本。例如，黎曼最小距离均值（Riemannian Minimum Distance to Mean，RMDM）分类器首先使用训练数据计算每个类别的几何平均值，然后将无类别标签的实验样本分配给与其几何平均值最接近的类别，如图 9.8 所示[10, 178]。

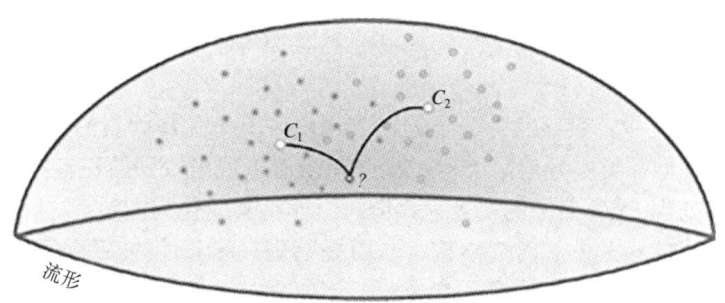

图 9.8 黎曼最小距离均值分类器示意

第二类方法将数据点投影到切线空间，并利用传统分类器（如 LDA、SVM、逻辑回归等）进行分类。该方法充分利用了黎曼几何分类器的特性，并通过专门的分类器执行更复杂的决策函数[179,180]，如切线空间线性判别分析（Tangent Space LDA，TSLDA）[175]。

还有一类替代方法，即将数据投影到切线空间进行筛选（如通过 LDA 等），然后将筛选后的数据映射回流形，最终使用 RMDM 分类器进行分类。这些方法提供了多种选择，便于人们在基于 RGC 的分类任务中进行灵活处理和实验。

9.5.2 最新进展

如前文所述，黎曼分类器可以直接操作流形（如 RMDM 分类器），或者将数据投影到切线空间进行处理。与传统的 MI-EEG 分类器相比，RGC 已被证明具有竞争力。例如，Barachant 等[178]提出的切线空间 LDA（TSLDA）将协方差矩阵映射到黎曼切线空间，再通过 LDA 进行分类，并在 BCI 竞赛Ⅳ多类别数据集 2a 上实现了 70.2% 的平均分类准确率，优于其他分类算法。Mishra 等[181]提出了一种结合 Kullback-Leibler 正则黎曼均值（KLRRM）与线性 SVM 的实时特征提取与分类体系，分析结果表明其在 4 类 MI 数据集 2a 上对良好对象和噪声对象的分类准确率分别为 74.43% 和 51.53%。Gao 等[182]提出了一种结合 CNN 和 RGC 的 MI 分类方法，通过多尺度时间卷积提取时域特征，并通过空间卷积学习空间特征，最后映射到黎曼切线空间，解决噪声和极值问题，结果表明其在 BCI 竞赛Ⅳ数据集 2a 上优于其他方法。Shuqfa 等[183]在大型离线数据集上比较了多种黎曼几何解码算法，发现 RMDM 分类器获得了最高分类精度。Uehara 等[184]的研究表明，修剪几何平均值可改善基于 MI 的 BCI 分类性能。这些研究进一步验证了在 MI-EEG 信号解码中，基于黎曼几何框架的复杂分类方法通常优于传统分类方法。同样，基于切线空间投影的 RGC 在准确性上明显优于其他方法[178,179]，Congedo 等[175]在 5 次国际 BCI 竞赛中获得的优异成绩证明了这一点。有关 BCI 研究中的黎曼几何方法，读者可参考文献 [175, 176]。

9.5.3 利弊分析

正如 Yger 等[176]所强调的，黎曼几何方法（如 RMDM 分类器）相比传统分类方法的处理过程更简洁，所需步骤较少。与多数分类方法不同，RMDM 分类器是无参数的，无须进行参数调整，如交叉验证。因此，黎曼几何分类器为构建简单、稳健且准确的预测模型提供了新的思路。

在 MI-BCI 研究中，黎曼几何分类器的应用受到几个关键因素的推动。首先，得益于黎曼距离的对数性质，黎曼几何分类器对噪声和极值表现出较强的稳健性[181]。其次，黎曼几何分类器直接处理 EEG 信号的协方差矩阵，而非将其简化为向量。这种处理方法能够更好地捕捉信号之间的相关性和时空结构，从而提取更具区分性的特征。由于脑电信号的协方差矩阵具有正定对称特性，构成了黎曼流形，使分类过程得以在这一流形上进行，避免了欧几里得空间的局限。另外，黎曼几何为这一流形提供了更精确的数学框架，能够有效处理信号的非线性特征。最后，通过切线空间投影和黎曼距离等方法，黎曼几何分类器在特征选择和分类决策中提升了性能和稳健性。

尽管黎曼几何分类器在 MI-BCI 研究中展现了良好的性能，但仍有改进空间。首先，黎曼几何分类器通常具有较高的计算复杂性，尤其是当电极数量增加时，计算量呈现立方增长。为了解决 MDRM 分类器在高维数据下的性能瓶颈，Singh 等[185]提出了正则化黎曼最小距离均值（RMDRM）分类器，通过正则化技术有效缓解了协方差矩阵维度大于试次数的问题。其次，Jiang 等[188]提出利用偏最小二乘回归算法，减小从 MI-EEG 研究的协方差矩阵中提取的切线空间特征的维数，从而获得更可分离、更紧凑的特征表示。与此同时，Guan 等[190]结合半监督联合互信息（semi-JMI）和一般判别分析（GDA），提出了一种降维方法，显著提高了黎曼切线空间中向量的可分性。还有一些研究采用传统无监督方法（如 PCA）或监督方法（如 CSP）来降低黎曼几何分类器的计算复杂度[186, 187]。

随着 RGC 在 MI-EEG 信号解码领域的进一步发展，一些研究尝试将黎曼几何分类器与传统分类方法（如 CSP）相结合，以弥合两者之间的差距[191-193]。CSP 曾被视为黄金标准，其方法与黎曼几何分类器的框架有所不同，通过结合这两种方法的优势，特别是在信息压缩方面有望实现更加稳健的解码性能。这一研究为 MI-EEG 信号解码方法提供了新的视角，并在融合不同方法的过程中取得了有益的启示。未来的研究可以进一步探索如何更好地结合黎曼几何分类器与传统分类方法，以进一步提升解码的准确性和稳健性。

9.6 迁移学习

9.6.1 原理

机器学习的一项假设是，用于训练分类器的训练数据和用于评估分类器的测试数据属于相同的特征空间，并且遵循相同的概率分布[10]。然而，EEG 信号对于噪声和伪影非常敏感，受试者的个体差异如性别、年龄、情绪等因素也会显著地影响受试者在 MI 任务中的表现，这导致受试者内部和受试者间数据分布的变异性（这些数据的统计分布在不同的受试者之间及个体受试者内部的不同实验组之间是不同的，这限制了训练数据或训练模型之间的可转移性)。因此，在基于 MI-EEG 信号的 BCI 系统中，构建一个能够适用于不同受试者和个体受试者内部不同实验组的最优通用模式识别模型非常困难[194]。一般而言，人们可以通过校准过程来收集新的受试者数据，然而这一步骤需要耗费大量的时间，并且对用户不够友好。

迁移学习的目的是解决违反上述假设的情况，其核心在于利用从已学习任务中获得的知识和技能，解决不同但相关的新任务。在这个过程中，迁移学习被视为一种通过在学习其他任务时积累的信息，提升针对特定任务(或领域)的分类器性能的方法。BCI 系统在此过程中具备识别和应用从先前任务中获得的知识和技能的能力，并将其迁移到新任务中。与多任务学习不同，迁移学习不需要同时学习所有源任务和目标任务，而是更加注重提升目标任务的性能。因此，在迁移学习中，源任务和目标任务的角色不再对称，系统的重点是如何有针对性地将已有知识应用于目标任务。迁移学习的有效性主要取决于源任务和目标任务之间的关联程度。

迁移学习在特定情景下具有重要意义，尤其是当特定任务的源领域拥有丰富的有类别标签的数据，然而另一任务(目标领域)所面临的数据却稀缺且获取成本高昂时。实际上，针对这种情况，将源领域积累的知识迁移至目标领域，已成为完成目标任务所必需的倾向性措施或规范性实践。图 9.9 显示了对传统机器学习和迁移学习的比较，清晰地呈现了学习过程的差异。在传统机器学习中，每个任务都从零开始学习，而迁移学习力图将从先前任务中获得的知识传递到目标任务，特别是在目标任务缺乏高质量训练数据的情况下，其价值更加凸显，这一观点得到了 Pan 等研究[195]的支持。

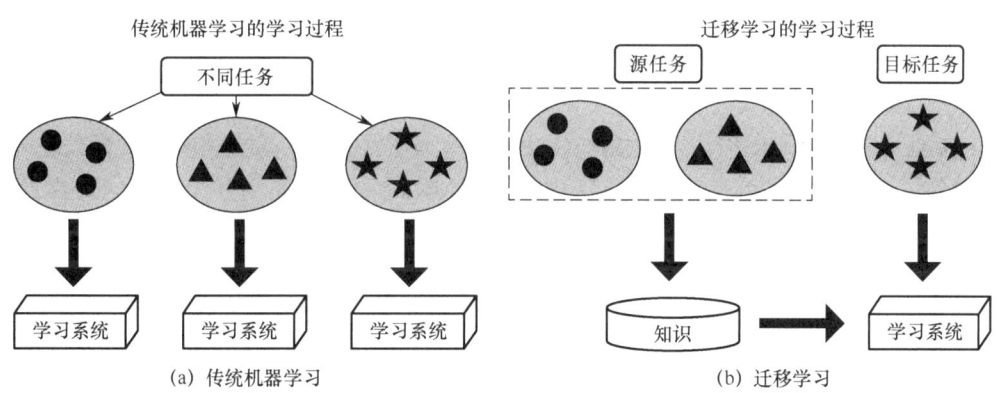

图 9.9　传统机器学习和迁移学习之间的不同学习过程的比较

更正式地说，一个域可以用 $D=\{\chi, P(X)\}$ 表示，它包含两部分：特征空间 χ 和边缘概率分布 $P(X)$，其中，$X=\{x_1, x_2 \cdots, x_n\} \in \chi$。一个任务可以用 $T=\{y, f(x)\}$ 表示，它是由标记空间 y 和目标预测函数 $f(x)$ 两部分组成的。$f(x)$ 同样可以看作一个条件概率函数 $P(y|x)$。对于源域 D_S 和目标域 D_T 及其对应的源任务 T_S 与目标任务 T_T，迁移学习可以定义为：在 $D_S \neq T_S$ 或 $D_T \neq T_T$ 的前提下，利用 D_S 和 T_S 学习到的知识来改善目标预测函数 $f_T(\cdot)$，即在源域和目标域不同或者源任务和目标任务不同的情况下，通过源域和目标域中的知识，来改善目标任务完成情况[177, 196]。

9.6.2 最新进展

近年来，迁移学习在 MI-EEG 信号的分类中得到了广泛应用，尤其是在传导性迁移学习中，其中，源任务与目标任务相同。在 BCI 竞赛数据集中，研究者们广泛地测试了基于 MI-EEG 数据集的迁移学习方法[197-204]。Li 等[204]提出了一种跨通道特定—共同特征迁移学习（Cross-Channel Specific-Mutual Feature Transfer Learning，CCSM-FT）网络模型，该模型通过多分支网络提取大脑多区域信号的特定特征和共同特征，并采用有效的训练技巧最大化这两者之间的差异。Kant 等[199]提出了一种将连续小波变换（CWT）与基于深度学习的迁移学习相结合的方法，通过 CWT 将一维 EEG 信号转换为二维的时间—频率—幅度表示，再通过迁移学习应用现有深度网络进行分类。这些方法在 BCI 竞赛数据集上均取得了良好的分类效果。

在 MI-BCI 研究中，还有一种被广泛采用的策略是集合分析，而非单一地考虑源域和目标域。集合分析将来自不同受试者的多个预先采集的实验组联合分析，主要针对数据稀缺问题，尤其是在涉及带类别标签的数据时，容易导致过拟合。在实施集成学习时，首先需要确保源域特征和分类器的质量。Raza 等[205]针对 EEG 信号中存在的不同实验组间和实验组内的协变量转移问题，提出了一种新颖的协变量转移估计与无监督自适应集成学习方法（Covariate Shift Estimation and Unsupervised Adaptive Ensemble Learning，CSE-UAEL）。该方法首先使用指数加权移动平均模型检测与 MI 相关的脑反应中提取的 CSP 特征的协变量转移，随后创建并动态更新分类器集合，以适应数据流的分布变化，并根据估计的转移向集合中添加新的分类器。实验结果表明，该基于主动学习方案的集成学习算法显著提升了 MI 分类的性能。Dai 等[206]提出了一种新的领域转移多核增强（Domain Transfer Multiple Kernel Boosting，DTMKB）框架，旨在解决 MI-BCI 分类框架中数据训练需求量大的问题。该框架通过增强技术扩展了域转移多核学习（DTMKL）算法，基于多个核的分类器学习实现了多核转移。实验结果表明，所提框架仅利用少量 MI-EEG 信号便在 BCI 竞赛数据集上实现了高分类精度。

迁移学习的挑战是处理不同受试者或实验组之间数据的可变性。为应对这一问题，许多研究采用了自适应方法与迁移学习的有效结合。Feng 等[207]提出了一种结合核均值匹配（Kernel Mean Matching，KMM）与迁移学习自适应增强（TrAdaboost）的自适应跨受试者迁移学习算法，旨在解决单个受试者 MI-EEG 训练样本稀缺和受试者间个体差异较大的问题。Peterson 等[208]则针对 MI-BCI 中跨实验组的可变性问题，提出了一种名为域自适应的向后最优传输（BOTDA）方法，以避免每次使用冗长解码方法的重新校准步骤。BOTDA 通过转换目标样本来提升已训练分类器的性能，显著减小了实验组间的变异性问题。BOTDA 是一种高效的反向方法，无须重新训练分类器，从而缩短了 BCI 的启动时间，使其在几分钟内即可投入使用，这对于基于运动康复的 BCI 应用尤其重要。

还有一种有趣的自适应方法是，将目标数据的特征传回源域，利用源域分类器对目标数据进行分类。Arvaneh 等[209]提出了一种创新的数据空间适应技术——EEG 数据空间适应（EEG-DSA）。该技术通过线性转换目标空间（评估实验组）的 EEG 数据，使其与源空间

（训练实验组）的分布差异最小化；同时，基于 Kullback-Leibler（KL）散度准则，设计了 EEG-DSA 算法的有监督版本（适用于评估实验组中有标记数据的情况）和无监督版本（适用于评估实验组中无标记数据的情况）。实验结果表明，EEG-DSA 算法，无论是有监督版本还是无监督版本，都显著提高了分类准确率。类似地，有研究表明最优传输方法非常适合域自适应，因为其可以有效地将概率分布从一个域传输到另一个域[210]。例如，Peterson 等[208]提出的域自适应的向后最优传输（BOTDA）框架，通过转换目标样本来提升已训练分类器的性能。

9.6.3 利弊分析

如前文所述，迁移学习在实验组间和受试者间的解码性能中发挥着关键作用，这对于实现真正的无校准 BCI 操作模式至关重要，从而提升了 BCI 的可用性和可接受性。实际上，学术界普遍认识到，对于认知资源有限的临床用户来说，校准实验组可能会导致过度疲劳，而健康用户通常认为这种步骤存在不便。Sanelli 等[211]的研究指出，在 BCI 体验的初期就提供反馈，能够对初学者用户产生显著的激励作用，这一发现进一步支持了迁移学习在 MI-BCI 系统中的应用。

迁移学习可以通过借鉴相关任务或领域中的知识和经验，提升受试者/用户在 BCI 系统中的表现。通过迁移学习，先前获得的知识和模型可被迁移到新任务中，减少了初学者在 BCI 系统中的努力，缩短了校准时间。此外，迁移学习通过在训练阶段共享特征表示或利用预训练模型，使受试者/用户能够从丰富的数据和模型中获益，不仅提高了受试者/用户的学习效果，还能增强其对 BCI 研究的积极性和参与度。

迁移学习面临一些关键问题，尤其是如何避免负迁移和迁移不足。许多现有的迁移学习假设源域和目标域之间存在某种关联，但当这一假设不成立时，可能会发生负迁移，从而导致学习者的表现比没有迁移时更差。因此，避免负迁移是迁移学习的关键问题。为此，需要首先评估源域与目标域之间的迁移性。适当的可迁移性度量，可以帮助人们选择相关的源域或源任务来提取知识，从而更好地学习目标任务。衡量源域和目标域相似性的标准也是关键，基于距离度量可以对域或任务进行聚类，从而度量可迁移性。另外，当完整的域无法用于迁移时，是否可以迁移部分域知识来实现有效学习是一个关键问题[195]。迁移不足是指迁移学习效果不明显或未达到预期，通常是由于迁移的知识与目标域不匹配，这时就需要调整训练方式，学习更适合目标域的表示方法[177]。

此外，还需要注意避免异质迁移学习的问题。大多数现有的迁移学习侧重于提升源域和目标域在不同分布下的泛化能力，通常假设源域和目标域具有相同的特征空间。然而，在许多应用场景中，这一假设并不成立，特别是当我们希望在特征空间不同的域或任务之间进行知识转移时，异质迁移学习问题便会出现。在这种情况下，源域和目标域之间存在显著的特征差异，需要采取适当的方法进行处理。域自适应、集成学习及特征选择与转换等方法，都是解决异质迁移学习的有效策略[205, 206, 208, 210]。

尽管面临上述挑战，但迁移学习在跨实验组、跨受试者乃至跨数据集的 MI-EEG 信号分类中依然发挥着至关重要的作用，并被视为实现无须校准的 BCI 系统的关键步骤[195]。

9.7 其他类型神经活动测量技术的分类算法

在 MI-BCI 分类研究中,除了 EEG 信号,研究者还探讨了多种其他类型神经活动测量技术。根据是否需要在大脑内植入电极,这些测量技术可分为侵入式测量技术和非侵入式测量技术两类。侵入式测量技术包括皮层脑电(ECoG)和尖峰(Spikes),非侵入式测量技术则包括脑磁(MEG)、功能性近红外光谱(fNIRS)和功能磁共振成像(fMRI)。本节将分别介绍这 5 种常见测量技术信号的分类方法。

9.7.1 MI-MEG 的分类方法

脑磁(MEG)是一种通过记录大脑神经活动引起的磁场变化,在头皮外进行脑功能成像的技术。MEG 具有卓越的时间分辨率和相对较高的空间分辨率,被广泛认为是重要的非侵入式脑功能成像技术之一[212, 213]。在基于运动想象(MI)的 BCI 研究中,MI-EEG 信号和 MI-MEG 信号均来源于大脑执行 MI 任务时的脑电生理活动。尽管两者的物理性质不同(EEG 测量电位差,而 MEG 测量磁场),但它们反映的神经活动模式相似,因此常使用相同或类似的分类方法和解码方法对其进行分析。

以往的研究统计分析表明,许多研究者通常在离线的 MI-EEG 和 MI-MEG 公共数据集上验证所提出的解码框架,若新解码框架相较于传统解码框架表现更佳,通常会在这两种不同脑功能成像技术的数据集上都显示出明显的性能提升[214-220]。例如,Halme 等[215]提出了一种基于其他受试者数据训练分类器的方法,旨在解决 MI-BCI 系统中的长时间校准问题。该研究比较了左手、右手 MI 的跨受试者解码方法,包括 6 种不同的解码方法,如共空间模式(CSP)、逻辑回归等。Roy 等[217]采用 EEG 中常用的 4 种通道选择方法优化 MI-MEG 解码,发现将通道选择与 CSP 结合能够显著提升 MEG-BCI 系统的分类精度。Rathee 等[220]发布了一个包含多种心理想象任务的 MEG 数据集,该数据集可以用于开发新的模式识别算法,以便更精确地检测与 MI 和其他认知任务相关的脑神经活动。该研究同样采用常用的 MI-EEG 解码算法(CSP+SVM、FBCSP+SVM)进行了解码尝试。

尽管 MI-EEG 和 MI-MEG 反映了相似的神经活动模式,但由于信号的物理性质不同,MI-MEG 通常具有更高的空间分辨率,这使其在捕捉脑活动的空间分布方面具有优势。因此,MI-MEG 的分类方法常采用不同于 MI-EEG 的特征提取和分类策略,以充分发挥这一优势。例如,MI-EEG 分类常使用时域特征(如功率谱密度)、频域特征(如带通滤波后的频谱)和时频域特征(如小波变换),以捕捉不同频率成分的神经活动。相比之下,MI-MEG 分类由于空间分辨率更高,常采用基于源的空间特征提取方法,即将 MEG 信号投影到大脑不同区域,以揭示脑区的活动模式。这种方法更好地反映了大脑区域活动的空间分布,有助于提高分类性能[221, 222]。此外,EEG 与 MEG 的多模态融合在 MI-BCI 研究中成为一种趋势。融合两种信号可以充分利用其各自的优势：EEG 的高时间分辨率适合捕捉事件相关电位，而 MEG 的高空间分辨率有助于定位神经源[214,223]。通过融合这两种信号，研究者能够更全面地理解大脑的时空特性，从而改进解码算法、提高分类准确性。

9.7.2 MI-fNIRS 的分类方法

功能性近红外光谱（fNIRS）是一种非侵入式神经影像学技术，其基于近红外光穿透生物组织的特性监测大脑活动。fNIRS 系统通过发射近红外光（波长通常为 650~1000 nm）入射到头皮，随后探测经过组织后的散射光。大脑活动引起局部血流量的变化，进而影响血红蛋白和氧合血红蛋白（HbO）的浓度。fNIRS 通过测量这些光谱变化，推断脑区的氧合血红蛋白和脱氧血红蛋白（HbR）浓度，从而间接反映脑活动。与 EEG 信号和 MEG 信号不同，fNIRS 信号较不容易受到电噪声的干扰，因为它是一种光学成像技术。HbO 和 HbR 对不同波长的近红外光有不同的吸收系数，可以通过出射光子强度与入射光子强度之间的关系，基于修正的 Beer-Lamberts 定律，计算沿光子路径的 HbO、HbR 浓度变化[224]。这种方法通过测量光子在组织中的传播和吸收，推断脑区的血红蛋白浓度动态变化，从而实现脑活动监测。在 MI-fNIRS 分类研究中，研究者广泛探索了传统分类方法与最新分类进展两条互补的路径。

1. 传统分类方法

对传统分类方法的调研表明，fNIRS-BCI 系统广泛采用的分类方法包括线性判别分析（LDA）、支持向量机（SVM）、隐马尔可夫模型（HMM）和人工神经网络（ANN）等[225]，如图 9.10 所示。其中，LDA 是最常用的分类方法，其通过判别超平面将不同类别的数据进行分离。许多 MI-fNIRS 研究已验证了 LDA 在 BCI 系统中的有效性[226-232]。例如，Naseer 等[228]使用 fNIRS 技术区分右手腕和左手腕的 MI 血流动力学反应，提取 HBO 均值和变化斜率作为特征，采用 LDA 进行分类，结果显示在 10 s 的任务周期内分类准确率分别达到 73.35%和 83.0%。同样，SVM 在 MI-fNIRS 研究中表现出了优良的性能[232-236]。例如，Sitaram 等[234]在研究中采用多通道 fNIRS 系统测量 MI 任务中的血流动力学响应，应用 SVM 和 HMM 进行离线分类，研究表明 fNIRS 在改善残障患者生活质量方面具有重要应用潜力。ANN 作为非线性分类器，能够适应多种不同的结构，如多层感知器、高斯分类器、学习向量量化和 RBF 神经网络等，详细结构可参考 Anthony 等[239]的研究。ANN 已在一些 MI-fNIRS 研究中得到应用[237,238]，例如，Erdoğan 等[238]提出了一种新的方法，对 fNIRS 在休息、MI 和运动执行（ME）期间收集的血流动力学响应进行分类。该研究通过训练每个分类器使用受试者特定的特征，计算了 RF、SVM 和 ANN 的分类准确率。HMM 是一种非线性概率分类器，适用于时间序列分类。大量研究证明，HMM 在 MI-fNIRS 研究中具有较强的分类能力[234,240,241]。例如，Sitaram 等[234]的研究表明，SVM 在分类所有受试者的右手 MI 任务时，平均准确率为 73%，而 HMM 的分类准确率更高，达到 89%。

在 MI-fNIRS 研究中，LDA 的改进算法，如偏最小二乘判别分析（PLS-DA）和二次判别分析（QDA）也显示了良好的分类性能[242,243]。尽管一些非线性分类器已被证明能提高分类精度，但线性分类器因具有高速执行特性，依然是 MI-fNIRS 研究中首选的分类方法。

约 45% 的 fNIRS-BCI 研究采用 LDA 进行分类,因为其在分类精度和执行速度之间提供了良好的平衡[225]。

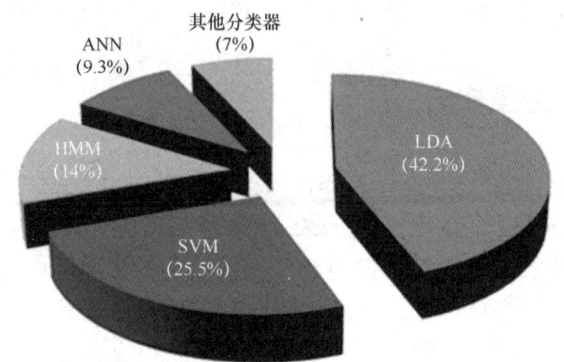

图 9.10 fNIRS-BCI 系统中分类器的类型(2004—2014 年)[225]

注:本图彩色版见本书最后彩插。

2. 最新分类进展

近年来,MI-fNIRS 分类算法在应用深度学习(DL)方面取得了显著进展。研究者通过引入卷积神经网络(CNN)和循环神经网络(RNN)等技术,能够更精准地捕捉脑活动的时空特征,从而提升分类性能。例如,Chhabra 等[244]在 MI-fNIRS-BCI 应用中,除了采用传统机器学习算法(如 SVM 和 MLP),还特别引入 CNN 进行信号分类,结果显示 CNN 优于传统机器学习算法。Ma 等[245]结合 CNN 与基于 fNIRS 信号的时间序列分类方法,对 BCI 任务进行分类,结果显示左手、右手 MI 任务的分类准确率分别高达 98.6%、100%。此外,Eastmond 等[246]回顾了 DL 在 fNIRS 中的应用,指出深度学习模型在分类任务中普遍优于传统机器学习方法。尽管深度学习在 MI-fNIRS 中的应用潜力巨大,但在实际应用中仍面临数据处理、模型选择和可解释性等挑战,亟须进一步研究以克服这些困难。

同时,将 fNIRS 与其他神经影像学技术(如 EEG)相结合的多模态融合方法,已成为 MI-fNIRS 研究的热点,为相关研究发展开辟了新的前景[247-252]。例如,Fazli 等[231]提出了同时测量 EEG 和 NIRS 的方法,并将其应用于实时 MI-BCI 系统,结果表明,结合 EEG 和 NIRS 显著提高了 MI 分类准确性。该研究还发现,EEG 与 NIRS 在信息内容上存在互补性,这使 NIRS 成为一种有效的多模态成像技术。Xu 等[251]结合 EEG 与 fNIRS,以提高 MI-BCI 系统的解码性能,他们通过 CSP 从两种信号中提取特征,并采用 PCA 进行处理,再使用 SVM 进行分类,结果表明,融合后的信号使 MI 分类准确率提高至 92.25%,相比单独使用 EEG 信号和 fNIRS 信号,分类准确率提高了 5%~10%。此外,fNIRS 分析显示,辅助运动区在 MI 过程中显著激活。这些结果表明,融合策略能够显著提升 MI-BCI 系统的分类性能。

9.7.3 MI-ECoG 的分类方法

在 BCI 研究中,许多侵入式、非侵入式神经影像学方法用于记录大脑活动,其中,皮层内神经元记录和皮层脑电(ECoG)是广泛应用的侵入式神经影像学技术。近年来的研究表明，ECoG 和 EEG 分别是目前最有效的侵入式 BCI 模式和非侵入式 BCI 模式[253]。尽管 ECoG 是一种侵入式技术，但其主要优势在于优异的信噪比（SNR）和更高的空间分辨率。与 EEG 类似，许多 MI-ECoG 信号分类研究中采用与 MI-EEG 相似的分类方法，同 MI-MEG 的研究一样，很多新提出的分类方法会在 MI-EEG 和 MI-ECoG 数据集上进行验证，以证实其有效性[254-260]。

Rashid 等[253]提出了一种基于集成学习的随机子空间 KNN 分类算法。该研究在 4 个公开的 MI 数据集上进行了验证，其中，1 个为 MI-ECoG 数据集，其他 3 个为 MI-EEG 数据集。结果表明，随机子空间 KNN 分类算法在这些数据集上的分类准确率明显优于其他算法，如 LDA、SVM、RF、朴素贝叶斯和传统的 KNN 分类算法。随机子空间 KNN 分类算法在 MI-ECoG 数据集上表现最佳，分类准确率接近 100%。Li 等[256]使用 CSP 结合 SVM 在 MI-ECoG 数据集上进行验证，分类准确率为 83%，结果表明 SVM 在 ECoG 信号分类中有潜力。Zhang 等[260]提出了一种优化极限学习机（OELM），并采用 CSP 提取特征，结果显示 OELM 在 BCI 系统中的分类准确率接近 92.31%，远高于传统的 SVM 和 ELM，后者的最高分类准确率不超过 81%。

近年来，随着 MI-ECoG 研究的发展，深度学习（DL）算法如 CNN、RNN 等广泛应用于 MI-ECoG 信号解码。例如，Xu 等[261]设计了一种融合模型，通过长短期记忆（LSTM）递归神经网络解码多通道 EEG 信号和 ECoG 信号。该模型在 MI-EEG 数据集和 MI-ECoG 数据集上的分类准确率分别达到 99% 和 100%。Tragoudaras 等[262]提出了一种基于 Transformer 模型的优化方法，旨在提高深度 CNN 架构在 EEG 信号和 ECoG 信号解码中的分类准确率。研究结果表明，该方法在 EEG 数据集和 ECoG 数据集上将基线模型的分类准确率分别提高了 3.4% 和 29.8%。ŚLiwowski 等[263]针对现有基于线性模型的 ECoG 信号解码器提出了深度学习架构的替代方案，包括 MLP、CNN 和 LSTM。通过从 ECoG 信号中提取时频特征，该研究使用余弦相似度评估了 DL 模型与传统多线性模型的性能。结果显示，基于 CNN 和 LSTM 的架构优于现有多线性模型，尤其是在四肢瘫痪患者的三维手部运动预测中，基于深度学习的模型显著提升了 BCI 系统的分类准确率。

综上所述，MI-ECoG 信号分类研究取得了显著进展，不仅在传统分类方法中取得了优异成果，还在深度学习算法应用方面取得了突破。作为一种侵入式技术，ECoG 凭借卓越的信噪比、高空间分辨率和优良的分类准确率，已成为 BCI 研究的重要方向。未来，MI-ECoG 分类器将更多聚焦于提高实时性和便携性，以更好地满足临床和康复需求，同时深度学习领域的持续创新将为 MI-ECoG 研究开辟新的可能性。

9.7.4 MI-fMRI 的分类方法

功能磁共振成像（fMRI）是一种非侵入式脑功能成像技术，广泛应用于大脑功能研究。现有的基于 fMRI 的技术主要侧重于捕捉与特定任务或范式相关的神经活动，通常通过测量血氧水平依赖（Blood-Oxygenation-Level-Dependent，BOLD）信号的参数图来实现。随着技术的进步，激活区域的空间分布分析逐渐依赖基于算法的高级模式分类方法，并逐步取代传统的手动分析。

在 MI-fMRI 研究领域,许多研究主要聚焦于探讨 MI 任务相关的脑活动激活情况,而不是直接解码脑活动信号[265-269]。例如,André 等[265]通过 fMRI 扫描研究了 MI 与复杂日常运动之间的神经解剖关联,探讨了 MI 是否激活明显运动的神经网络。该研究要求参与者想象不同类型的上肢和全身运动,并分析了激活的脑区域,以及不同运动类型之间的差异。结果表明,MI 能够激活与明显运动相似的脑网络,这对于临床应用,尤其是对低运动能力或无残余运动能力的患者具有重要意义。此外,一些研究采用传统机器学习方法进行 MI-fMRI 信号的解码与分类。例如,Lee 等[264]探索了 6 种认知想象任务(包括右手、左手、右脚运动想象,以及心理计算、内部语言/词汇生成、视觉想象)下的 fMRI 信号解码,实验对象为 5 名健康志愿者。通过采用自动化特征提取和 SVM 算法,该研究成功分类了不同的思维任务。结果显示,该方法能够高准确度地分类这些任务。Song 等[276]指出,SVM 作为一种可靠的方法,已被广泛应用于 fMRI 数据的脑模式解码,并提供了线性和径向基函数(RBF)SVM 在结合体素选择的 fMRI 分类中的经验结果。研究表明,如果关注分类精度,则使用适当体素数目的 RBF SVM 和更多体素的线性 SVM 较为有效;而如果更注重计算时间,则当保留部分主成分时,体素数目较少的 RBF SVM 是更优的选择[注:体素是"三维体素"(或称"立方体素")的缩写,通常用于表示图像数据的立体元素。每个三维体素代表一个体积元素,类似于立方体的一个体积单位。fMRI 图像由许多三维体素组成,每个三维体素包含有关脑部活动的信号信息]。

随着 fMRI-BCI 的不断发展,基于 EEG、MEG、ECoG 和 fMRI 的多模态研究已成为一个引人注目的新兴趋势[270-275, 277]。例如,Formaggio 等[272]探讨了 MI 任务期间大脑振荡活动的地形变化与血氧水平依赖(BOLD)信号之间的相关性。该研究结合 EEG 信号和 fMRI 信号,揭示了 MI 期间大脑振荡活动的变化及其与 BOLD 信号的关联,提供了关于这些活动源的有价值信息。将 BOLD 信号与事件相关去同步化(ERD)/事件相关同步化(ERS)活动结合,可以更准确地定位那些对电响应变化有贡献的大脑区域,从而推动 EEG 和 fMRI 多模态研究的发展。Burianová 等[274]利用 MEG 和 fMRI 揭示了 MI 和 ME 之间的神经机制重叠及差异,为进一步理解运动障碍患者的运动回路功能状态提供了重要洞察。Hermes 等[277]研究了 MI 过程中哪些大脑区域被激活,以期为微创 BCI 的发展提供准确的植入区域。该研究结合 fMRI、EEG、ECoG 数据,首先在健康受试者中进行实验,然后使用 ECoG 数据集验证癫痫患者的结果。研究发现,在 MI 过程中,前运动皮质的激活较为可靠,相较于主要运动皮质,前运动皮质可能是侵入式 BCI 植入的更佳区域。

因此,基于多种神经成像技术(如 EEG、MEG、ECoG、fMRI)的多模态研究已成为一个引人注目的趋势,其可以帮助我们更全面地理解大脑功能和神经机制。这些研究不仅揭示了 MI、大脑振荡活动与 BOLD 信号之间的关系,还为微创 BCI 的发展提供了重要信息,特别是在确定适合植入的脑区方面。

综上所述,MI-fMRI 研究已取得了显著进展。BOLD-fMRI 广泛用于测量大脑功能,并假设血液动力学变化能反映神经元活动。在 MI-fMRI 分类研究中,SVM 已成为许多研究者的首选方法。随着多模态神经成像研究的兴起,结合 EEG、MEG、ECoG 和 fMRI 等技术的研究成为重要趋势,旨在更全面地揭示大脑功能和神经机制。此外,fMRI 及其多模态信号在确定侵入式 BCI 电极植入区域方面也发挥了重要作用[277, 278]。

9.7.5 MI-Spike 的分类方法

在 BCI 研究中，"Spike"信号指的是神经元的动作电位，也被称为神经放电。这些电信号反映了大脑神经元活动的电生物学过程，神经元在兴奋时会产生瞬时的电压波动，通过这些信号在神经元之间传递信息，记录神经元的活动模式和时序。在侵入式 BCI 研究中，微型电极被植入大脑组织，用于检测和记录这些动作电位。通过分析 Spike 信号的模式和时序，研究人员可以解码用户的意图，实现大脑与计算机或外部设备的直接通信与控制。Spike 信号的解码对于开发高精度脑机接口系统至关重要，特别是在侵入式 BCI 应用中。

在 Spike-BCI 研究中，研究对象通常是四肢瘫痪或严重脊髓损伤等运动功能受损的患者，开发的 BCI 系统可以帮助他们恢复或替代运动功能。例如，Hochberg 等[280]针对如何利用神经运动假肢（NMPs）恢复瘫痪患者的运动功能，采用 96 通道微电极阵列植入主要运动皮层，记录神经群体活动。通过 LDA 解码器，该研究实现了将神经活动转化为控制信号，使患者能够操作设备、使用假肢手或机器人手臂完成动作。结果表明，基于皮层内神经元 Spike 信号活性的 NMP 可为瘫痪患者提供有效的独立性恢复方案。随后，Hochberg 等[279]进一步探讨了严重上肢瘫痪或肢体缺失患者是否能通过皮层神经元群信号控制手臂运动。在该研究中，参与者未经过特别训练，研究人员从 96 通道微电极阵列记录的一小群局部运动皮层神经元信号中解码，成功实现了控制手臂、手部的任务。在该研究中，研究者通过卡尔曼滤波器（Kalman Filter）解码伸手信号，并使用线性判别分析（LDA）区分手部状态。

以往的 Spike-BCI 研究表明，即使患者的运动功能受损，但运动皮层中仍能编码诸如伸手、抓握或控制计算机光标等较大动作技能的运动意图。随着 Spike-BCI 技术的发展，对快速和精细运动技能的神经表征已成为新的研究热点。例如，Willett 等[281]探讨了 BCI 是否能帮助失去行动或说话能力的患者恢复运动或交流能力，特别是通过解码手写动作将其实时转化为文本。该研究通过记录中央前回（运动前区）中两个微电极阵列的神经活动，分析参与者试图手写字母和符号的运动信号。使用 RNN 解码方法，该研究成功实现了手写 BCI。结果显示，参与者在使用该 BCI 时能够达到 90 个字符/分钟的在线打字速度，准确率为 94.1%；在离线测试中，借助自动纠错功能，准确率超过 99%。这项研究为 Spike-BCI 技术开辟了新的方向，证明了即使长期瘫痪后精细运动的准确解码仍然可行，对改善残障患者的生活质量和交流能力具有重要意义。

Spike-BCI 研究在神经科学和 BCI 领域取得了显著进展。最初的研究主要集中在帮助运动功能受损的患者，通过记录神经元动作电位实现大脑与外部设备的直接通信和控制，包括假肢和机器人手臂的操作。这些研究通常采用传统分类方法，如卡尔曼滤波和 LDA[279, 280]。随着技术的进步，Spike-BCI 的应用范围逐步扩大，包括将神经编码用于实时将手写信号转换为文本，帮助失去行动或说话能力的人恢复行动能力或交流能力。为实现手写信号的转换，相关研究逐渐采用深度学习方法，如 RNN、GRU 等[281]。

9.7.6 小结

研究除 EEG 信号外的其他神经活动测量技术在 MI 分类中的应用，可以发现这些信号分类方法与 MI-EEG 分类方法有显著重叠。常用的分类方法[220, 242, 243, 256, 264, 276, 279, 280]包括 LDA、SVM 等。然而，随着深度学习（DL）技术的迅速发展，CNN 和 RNN 等方法也已广泛应用于解码这些神经活动信号[244, 245, 261-263, 281]。

在研究这些信号的分类方法时，许多研究还关注了多模态信号解码，即对来自不同神经活动测量技术的信号结合进行分类，以提高分类准确率[247-252]。尽管如此，大多数研究仍然采用单一模态的分类方法，通过在特征层面融合特征以增强分类性能。另外，fMRI 技术被广泛应用于研究不同 MI 任务范式下脑区的活动，并为确定侵入式技术中的电极植入区域提供重要信息。这些研究为理解大脑在 MI 任务中的活动提供了宝贵的见解，有助于深入探索 MI 的神经基础。

9.8 总结与展望

本章对已有的 MI-BCI 分类方法进行了综述，重点讨论了其在 BCI 系统设计中的应用。研究主要分为两大类：MI-EEG 分类方法，基于其他神经活动测量技术的 MI 分类方法。首先，本章深入探讨了 MI-EEG 分类方法，针对其中的多种方法进行了分类，主要分为 5 个类别：传统机器学习、深度学习、自适应分类器、黎曼几何分类器和迁移学习。其次，本章分析了基于其他神经活动测量技术的 MI 分类方法，包括 MI-MEG、MI-fNIRS、MI-ECoG、MI-fMRI、MI-Spike 分类方法。

总体来说，自适应分类器（无论是监督自适应分类器还是无监督自适应分类器）通常优于静态分类器。在传统分类器中，LDA、SVM 是最常用且适合同时考虑分类准确率和计算复杂度的选择。黎曼几何分类器也展示了巨大的潜力，尤其是在提升 BCI 可靠性方面。当前，黎曼最小距离均值（RMDM）分类器是最常用的黎曼几何分类器。迁移学习对于实现真正的无校准 BCI 至关重要，尤其是在训练数据有限的情况下，它能显著提高 BCI 的可用性和可接受性。然而，迁移学习的性能差异较大，需要进一步研究其在标准 BCI 设计中的应用价值。近年来，深度学习方法在 MI-BCI 信号解码中得到了广泛应用，但目前仍主要用于离线分析，尚未在 BCI 的最新进展中展现出显著且一致的改进。最后，除了 EEG，其他神经活动测量技术的 MI 分类方法与 MI-EEG 存在显著重叠，LDA 和 SVM 仍是最常用的分类器。近几年，深度学习在这些信号解码中的应用逐渐增多，CNN 和 RNN 成为最常用的深度学习方法，尤其是在侵入式 BCI 研究中，RNN 及其变种在各种 Spike 信号解码中的高频出现尤为突出。

参考文献

[1] Blankertz B, Tangermann M, Mller K R. 23-BCI Applications for the General Population[J]. Brain-Computer Interfaces: Principles and Practice, 2012, 363.

[2] Wan Z, Yang R, Huang M, et al. A review on transfer learning in EEG signal analysis[J]. Neurocomputing, 2021, 421: 1-14.

[3] Makeig S, Debener S, Onton J, et al. Mining event-related brain dynamics[J].Trends in Cognitive Sciences, 2004, 8(5): 204-210.

[4] Wolpaw J R, Birbaumer N, McFarland D J, et al. Brain-computer interfaces for communication and control[J]. Clinical Neurophysiology, 2002,113(6): 767-791.

[5] Ang K K, Guan C, Chua K S G, et al.A clinical study of motor imagery-based brain-computer interface for upper limb robotic rehabilitation[C]. Annual International Conference of the IEEE Engineering in Medicine and Biology Society, IEEE, 2009.

[6] Ramos-Murguialday A, Birbaumer N. Brain oscillatory signatures of motor tasks[J]. Journal of Neurophysiology, 2015, 113(10): 3663-3682.

[7] Lécuyer A, Lotte F, Reilly R B, et al. Brain-Computer Interfaces, Virtual Reality, and Videogames[J]. Computer, 2008, 41(10): 66-72.

[8] Park C, Looney D, Rehman N, et al. Classification of motor imagery BCI using multivariate empirical mode decomposition[J]. IEEE Transactions on Neural Systems and Rehabilitation Engineering, 2012, 21(1): 10-22.

[9] Wang L, Wu X P. Classification of four-class motor imagery EEG data using spatial filtering[C]//2008 2nd International Conference on Bioinformatics and Biomedical Engineering, IEEE, 2008: 2153-2156.

[10] Lotte F, Congedo M, Anatole Lécuyer, et al. A review of classification algorithms for EEG-based brain-computer interfaces[J]. Journal of Neural Engineering, 2007, 4(2).

[11] Fukunaga K. Statistical Pattern Recognition[M]. 2nd Edition. New York: Academic Press, 1990.

[12] Pfurtscheller G. Thought—control of functional electrical stimulation to restore hand grasp in a patient with tetraplegia[J]. Neuroscience Letters, 2003, 351(1): 33-36.

[13] Fu R, Tian, et al. Improvement Motor Imagery EEG Classification Based on Regularized Linear Discriminant Analysis[J]. Journal of Medical Systems, 2019(6): 43.

[14] Barachant A, Bonnet S, Congedo M, et al. Multiclass Brain-Computer Interface Classification by Riemannian Geometry[J]. IEEE Transactions on Biomedical Engineering, 2012, 59(4): 920-928.

[15] Bashashati A, Fatourechi M, Ward R K, et al. A survey of signal processing algorithms in brain-computer interfaces based on electrical brain signals[J]. Journal of Neural Engineering, 2007, 4(2):R32.

[16] Lebedev M A, Nicolelis M A L. Brain-machine interfaces: Past, present and future[J]. Trends in Neurosciences, 2006, 29(9): 536-546.

[17] Lotte F. Signal Processing Approaches to Minimize or Suppress Calibration Time in Oscillatory Activity-Based Brain-Computer Interfaces[J]. Proceedings of the IEEE, 2015, 103(6): 871-890.

[18] Blankertz B, Curio G, Muller K R. Classifying Single Trial EEG: Towards Brain Computer Interfacing[M]. Advances in Neural Information Processing System 14. Cambridge: MIT Press, 2002.

[19] Müller K R, Krauledat M, Dornhege G, et al. Machine learning techniques for brain-computer interfaces[J]. Biomedical Engineering, 2004, 49(1): 11-22.

[20] Blankertz B, Muller K R, Krusienski D J, et al. The BCI competition III: Validating alternative approaches to actual BCI problems[J]. IEEE Transactions on Neural Systems and Rehabilitation Engineering, 2006, 14(2): 153-159.

[21] Cortes C, Vapnik V. Support-Vector Networks[J]. Machine Learning, 1995, 20(3): 273-297.

[22] Vapnik V, Golowich S E, Smola A. Support Vector Method for Function Approximation, Regression Estimation, and Signal Processing[J]. Advances in Neural Information Processing Systems, 2008, 9: 281-287.

[23] Garrett D, Peterson, et al. Comparison of linear, nonlinear, and feature selection methods for EEG signal classification[J]. IEEE Transactions on Neural Systems and Rehabilitation Engineering, 2003.

[24] Burges C J C. A Tutorial on Support Vector Machines for Pattern Recognition[J]. Data Mining and Knowledge Discovery, 1998, 2(2): 121-167.

[25] Bennett K P, Campbell C. Support Vector Machines: Hype or Hallelujah?[J]. ACM SIGKDD Explorations Newsletter, 2000, 2(2): 1-13.

[26] Hou Y, Chen T, Lun X, et al. A novel method for classification of multi-class motor imagery tasks based on feature fusion[J]. Neuroscience Research, 2022, 176: 40-48.

[27] Jin J, Miao Y, Daly I, et al. Correlation-based channel selection and regularized feature optimization for MI-based BCI[J]. Neural Networks, 2019, 118.

[28] Safdarian N, Nezhad S Y D, Dabanloo N J. Detection and classification of myocardial infarction with support vector machine classifier using grasshopper optimization algorithm[J]. Medknow Publications, 2021(3).

[29] Hamedi M, Salleh S H, Noor A M, et al. Neural network-based three-class motor imagery classification using time-domain features for BCI applications[C]//2014 IEEE Region 10 Symposium, IEEE, 2014: 204-207.

[30] Hekmatmanesh A, Jamaloo F, Wu H, et al. Common spatial pattern combined with kernel linear discriminate and generalized radial basis function for motor imagery-based brain computer interface applications[J]. American Institute of Physics Conference Series, 2018, 1956: 020003.

[31] Tavakolian K, Rezaei S. Classification of mental tasks using Gaussian mixture Bayesian network classifiers[C]//IEEE International Workshop on Biomedical Circuits & Systems, IEEE, 2005.

[32] Rezaei S, Tavakolian K, Nasrabadi A M, et al. Different classification techniques considering brain computer interface applications[J]. Journal of Neural Engineering, 2006, 3(2): 139.

[33] Rosipal R, Björn Peters, Göran Kecklund, et al. EEG-Based Drivers' Drowsiness Monitoring Using a Hierarchical Gaussian Mixture Model[M]. Berlin Heidelberg: Springer, 2007.

[34] Bishop C M, Nasrabadi N M. Pattern recognition and machine learning[M]. New York: Springer, 2006.

[35] Murphy K P. Machine Learning: A Probabilistic Perspective[M]. Cambridge：MIT Press, 2012.

[36] Lemm S, Christin Schäfer, Curio G. BCI Competition 2003-Data Set III: Probabilistic Modeling of Sensorimotor Mu Rhythms for Classification of Imaginary Hand Movements[J]. IEEE Transactions Biomedical Engineering, 2004, 51(6): 1077-1080.

[37] Solhjoo S, Moradi M H. Mental task recognition: A comparison between some of classification methods[C]//Proceedings of Biosignal 2004 International Eurasip Conference, 2004.

[38] Rabiner L R. A tutorial on hidden Markov models and selected applications in speech recognition[J]. Proceedings of the IEEE, 1989, 77.

[39] Obermaier B, Guger C, Neuper C, et al. Hidden Markov models for online classification of single trial EEG data[J]. Pattern Recognition Letters, 2001.

[40] Cincotti F, Scipione A, Timperi A, et al. Comparison of different feature classifiers for brain computer interfaces[C]//International IEEE EMBS Conference on Neural Engineering, 2003.

[41] Wissel T, Pfeiffer T, Frysch R, et al. Hidden Markov model and support vector machine based decoding of finger movements using electrocorticography[J]. Journal of Neural Engineering, 2013, 10(5):056020.

[42] Kwang-Eun K, et al. Harmony search-based hidden Markov model optimization for online classification of single trial eegs during motor imagery tasks[J].International Journal of Control Automation & Systems, 2013.

[43] Lederman D, Tabrikian J. Classification of multichannel EEG patterns using parallel hidden Markov models[J]. Medical & Biological Engineering & Computing, 2012, 50(4): 319-328.

[44] Sharon R A, Murthy H A. Comparison of Feature-Model Variants for coSpeech-EEG Classification[C]//2020 National Conference on Communications (NCC), 2020.

[45] Cover T, Hart P. Nearest neighbor pattern classification[J]. IEEE Transactions on Information Theory, 1967, 13(1): 21-27.

[46] Friedman J H. On Bias, Variance, 0/1-Loss, and the Curse-of-Dimensionality[J]. Data Mining & Knowledge Discovery, 1997, 1(1): 55-77.

[47] Blankertz B, Curio G, Müller K R. Classifying single trial EEG: Towards brain computer interfacing[J]. Advances in Neural Information Processing Systems, 2001, 14.

[48] Nurse E S, Karoly P J, et al. A Generalizable Brain-Computer Interface (BCI) Using Machine Learning for Feature Discovery[J]. PLOS ONE, 2015, 10(6): eo131328.

[49] Birjandtalab J, Pouyan M B, Cogan D, et al. Automated seizure detection using limited-channel EEG and non-linear dimension reduction[J]. Computers in Biology and Medicine, 2017, 82(C): 49-58.

[50] Mahalanobis P C. On the generalized distance in statistics[J]. Sankhyā: The Indian Journal of Statistics, Series A, 2018, 80: S1-S7.

[51] Cincotti F, Scipione A, Timperi A, et al. Comparison of different feature classifiers for brain computer interfaces[C]//International IEEE EMBS Conference on Neural Engineering, 2003.

[52] Bashashati A, Fatourechi M, Ward R K, et al. A survey of signal processing algorithms in brain-computer interfaces based on electrical brain signals[J]. Journal of Neural Engineering, 2007, 4(2): R32.

[53] Friman O, Volosyak I, Graser A. Multiple Channel Detection of Steady-State Visual Evoked Potentials for Brain-Computer Interfaces[J]. IEEE Transactions on Biomedical Engineering, 2007, 54(4): 742-750.

[54] Subasi A, Ercelebi E. Classification of EEG signals using neural network and logistic regression[J]. Computer Methods and Programs in Biomedicine, 2005, 78(2): 87-99.

[55] He Y, Lu Z, Wang J, et al. A self-supervised learning based channel attention MLP-mixer network for motor imagery decoding[J]. IEEE Transactions on Neural Systems and Rehabilitation Engineering, 2022, 30: 2406-2417.

[56] Theodoridis S, Koutroumbas K. Pattern recognition[M]. Amsterdam：Elsevier, 2006.

[57] Popescu M C, Balas V E, Perescu-Popescu L, et al. Multilayer perceptron and neural networks[J]. WSEAS Transactions on Circuits and Systems, 2009, 8(7): 579-588.

[58] Oliva J T, Joo Luís Garcia Rosa. Binary and multiclass classifiers based on multitaper spectral features for epilepsy detection[J]. Biomedical Signal Processing and Control, 2021, 66: 102469.

[59] Raghu S, Sriraam N, Hegde A S, et al. A novel approach for classification of epileptic seizures using matrix determinant[J]. Expert Systems with Applications, 2019, 127: 323-341.

[60] Romero G, Arenas M G, Castillo P A, et al. Evolutionary design of a brain-computer interface[C]//Computational Intelligence and Bioinspired Systems: 8th International Work-Conference on Artificial Neural Networks, IWANN 2005, Vilanova i la Geltrú, Barcelona, Spain, June 8-10, 2005.

[61] Tuan A M, Rossi A C, Francisco R D, et al. Dimensionality reduction for EEG-based sleep stage detection: comparison of autoencoders, principal component analysis and factor analysis[J]. Biomedical Engineering/Biomedizinische Technik, 2021, 66(2): 125-136.

[62] Millan J D R, Mourino J, Babiloni F, et al. Local neural classifier for EEG-based recognition of mental tasks[C]//IEEE-INNS-ENNS International Joint Conference on Neural Networks, IEEE, 2000.

[63] Janapati R, Dalal V, Govardhan N, et al. Review on EEG-BCI classification techniques advancements[C]//IOP Conference Series: Materials Science and Engineering, IOP Publishing, 2020, 981(3): 032019.

[64] Solhjoo S, Moradi M H. Mental task recognition: A comparison between some of classification methods[C]//Proceedings of Biosignal 2004 International Eurasip Conference, 2004.

[65] Sun S, Zhang C, Zhang D. An experimental evaluation of ensemble methods for EEG signal classification[J]. Pattern Recognition Letters, 2007, 28(15):2157-2163.

[66] Chatterjee R, Datta A, Sanyal D K. Ensemble Learning Approach to Motor Imagery EEG Signal Classification[M]//Machine Learning in Bio-Signal Analysis and Diagnostic Imaging. New York: Academic Press, 2019.

[67] Breiman. Random forests[J]. Machine Learning, 2001, 45(1): 5-32.

[68] Rigatti S J. Random forest[J]. Journal of Insurance Medicine, 2017, 47(1): 31-39.

[69] Bentlemsan M, Zemouri E T, Bouchaffra D, et al. Random Forest and Filter Bank Common Spatial Patterns for EEG-Based Motor Imagery Classification[C]//IEEE-INNS-ENNS International Joint Conference on Neural Networks, IEEE, 2015.

[70] Usama N, Kunz-Leerskov K, Niazi I K, et al. Classification of error-related potentials from single-trial EEG in association with executed and imagined movements: A feature and classifier investigation[J]. Medical & Biological Engineering & Computing, 2020, 58: 2699-2710.

[71] Liu D, Chavarriaga, et al. Brain-actuated gait trainer with visual and proprioceptive feedback[J]. Journal of Neural Engineering, 2017.

[72] Lotte F, Congedo M, Anatole Lécuyer, et al. A review of classification algorithms for EEG-based brain-computer interfaces[J]. Journal of Neural Engineering, 2007, 4(2).

[73] Probst P, Wright M, Boulesteix A L. Hyperparameters and Tuning Strategies for Random Forest[J]. Wiley Interdisciplinary Reviews Data Mining & Knowledge Discovery, 2019, arXiv: 1804.03515v2.

[74] Fernandez-Delgado M, Cernadas E, Barro S, et al. Do we Need Hundreds of Classifiers to Solve Real World Classification Problems?[J]. Journal of Machine Learning Research, 2014, 15: 3133-3181.

[75] Schwarz A, Scherer R, Steyrl D, et al. A co-adaptive sensory motor rhythms brain-computer interface based on common spatial patterns and random forest[C]//2015 37th Annual International Conference of the IEEE Engineering in Medicine and Biology Society (EMBC), IEEE, 2015: 1049-1052.

[76] Sesa O, Haikal A Y, Elhosseini M A, et al. Smart Bagged Tree-based Classifier optimized by Random

Forests (SBT-RF) to Classify Brain-Machine Interface Data[J]. International Journal of Electrical and Computer Engineering Systems, 2022, 13(10): 895-908.

[77] Boostani R, Moradi M H. A new approach in the BCI research based on fractal dimension as feature and Adaboost as classifier[J]. Journal of Neural Engineering, 2004, 1(4): 212.

[78] Hou Y, Chen T, Lun X, et al. A novel method for classification of multi-class motor imagery tasks based on feature fusion[J]. Neuroscience Research, 2022, 176: 40-48.

[79] Gunnar Rätsch. Robust Boosting via Convex Optimization[D]. Potsdam: University of Potsdam, 2005: 96-97.

[80] Nguyen T, Khosravi A, Creighton D, et al. EEG signal classification for BCI applications by wavelets and interval type-2 fuzzy logic systems[J]. Expert Systems with Application, 2015, 42(9): 4370-4380.

[81] Altaheri H, Muhammad G, Alsulaiman M, et al. Deep learning techniques for classification of electroencephalogram (EEG) motor imagery (MI) signals: A review[J]. Neural Computing and Applications, 2023, 35(20): 1-42.

[82] Krizhevsky A, Sutskever I, Hinton G E. Imagenet classification with deep convolutional neural networks[C]. Advances in Neural Information Processing Systems, 2012, 25.

[83] Awni H, Case C, Casper J, et al. Deep Speech: Scaling Up End-to-end Speech Recognition[OB/EL]. [2024-11-04].

[84] Muhammad G, Hossain M S, Kumar N. EEG-Based Pathology Detection for Home Health Monitoring[J]. IEEE Journal on Selected Areas in Communications, 2020, PP(99):1.

[85] Muhammad G, Alhamid M F, Long X. Computing and Processing on the Edge: Smart Pathology Detection for Connected Healthcare[J]. IEEE Network, 2019, 33(6): 44-49.

[86] Muhammad G, Rahman S M M, Alelaiwi A, et al. Smart Health Solution Integrating IoT and Cloud: A Case Study of Voice Pathology Monitoring[J]. IEEE Communications Magazine, 2017, 55(1): 69-73.

[87] Li F, He F, Wang F, et al. A Novel Simplified Convolutional Neural Network Classification Algorithm of Motor Imagery EEG Signals Based on Deep Learning[J]. Applied Sciences, 2020, 10(5):1605.

[88] Mammone N, Ieracitano C, Morabito F. A deep CNN approach to decode motor preparation of upper limbs from time-frequency maps of EEG signals at source level[J]. Neural Networks: The Official Journal of The International Neural Network Society, 2020, 124: 357-372.

[89] Tran D, Bourdev L, Fergus R, et al. Learning Spatiotemporal Features with 3D Convolutional Networks[C]. IEEE International Conference on Computer Vision, IEEE, 2015.

[90] Schirrmeister R T, Springenberg J T, Fiederer L D J, et al. Deep learning with convolutional neural networks for EEG decoding and visualization[J]. Human Brain Mapping, 2017, 38(11): 5391-5420.

[91] LeCun Y, Bengio Y, Hinton G. Deep learning[J]. Nature, 2015, 521(7553): 436-444.

[92] Simonyan K. Very deep convolutional networks for large-scale image recognition[J]. Computer Science 2014: 1409-1556.

[93] Kim J, Lee J K, Lee K M. Accurate Image Super-Resolution Using Very Deep Convolutional Networks[C]// IEEE Conference on Computer Vision & Pattern Recognition, IEEE, 2016.

[94] Lipton Z C, Berkowitz J, Elkan C. A Critical Review of Recurrent Neural Networks for Sequence Learning[J]. Computer Science, 2015.

[95] Greff K, Srivastava R K, Koutnik J, et al. LSTM: A Search Space Odyssey[J]. IEEE Transactions on Neural Networks & Learning Systems, 2016, 28(10): 2222-2232.

[96] Graves A, Mohamed A R, Hinton G. Speech recognition with deep recurrent neural networks[C]. International Conference on Acoustics, Speech, and Signal Processing, 2013.

[97] Cho K, Van Merrienboer B, Gulcehre C, et al. Learning Phrase Representations using RNN Encoder-Decoder for Statistical Machine Translation[J]. Computer Science, 2014.

[98] Hinton G E, Salakhutdinov R R, et al. Reducing the Dimensionality of Data with Neural Networks[J]. Science, 2006.

[99] Vincent P, Larochelle H, Lajoie I, et al. Stacked Denoising Autoencoders: Learning Useful Representations in a Deep Network with a Local Denoising Criterion[J]. Journal of Machine Learning Research, 2010,11(12): 3371-3408.

[100] Faust O, Hagiwara Y, Hong T J, et al. Deep learning for healthcare applications based on physiological signals: A review[J]. Computer Methods & Programs in Biomedicine, 2018: S0169260718301226.

[101] Li J, Yu Z L, Gu Z, et al. A Hybrid Network for ERP Detection and Analysis Based on Restricted Boltzmann Machine[C]//International Conference of the IEEE Engineering in Medicine and Biology Society.Institute of Electrical and Electronics Engineers (IEEE), 2018.

[102] Rim B, Sung N J, Min S, et al. Deep Learning in Physiological Signal Data: A Survey[J]. Sensors, 2020, 20(4):969.

[103] Sakhavi S, Guan C, Yan S. Learning Temporal Information for Brain-Computer Interface Using Convolutional Neural Networks[J]. IEEE Transactions on Neural Networks and Learning Systems, 2018: 1-11.

[104] Tabar Y R, Halici U. A novel deep learning approach for classification of EEG motor imagery signals[J]. Journal of Neural Engineering, 2017, 14(1):016003.

[105] Ron-Angevin R, Velasco-Álvarez F, Fernández-Rodríguez Á, et al. Brain-Computer Interface application: Auditory serial interface to control a two-class motor-imagery-based wheelchair[J]. Journal of Neuroengineering and Rehabilitation, 2017, 14: 1-16.

[106] Yu H, Lu H, Wang S, et al. A General Common Spatial Patterns for EEG Analysis with Applications to Vigilance Detection[J]. IEEE Access, 2019, PP(99): 1.

[107] Souto D O, Cruz T K F, Kênia C, et al. Effect of motor imagery combined with physical practice on upper limb rehabilitation in children with hemiplegic cerebral palsy[J]. Neurorehabilitation, 2020, 46(3): 1-11.

[108] Alzahab N A, Apollonio L, Iorio A D, et al. Hybrid Deep Learning (hDL)-Based Brain-Computer Interface (BCI) Systems: A Systematic Review[J]. Brain Sciences, 2021(1).

[109] Zhang R, Zong Q, Dou L, et al. Hybrid deep neural network using transfer learning for EEG motor imagery decoding[J]. Biomedical Signal Processing and Control, 2021, 63: 102144.

[110] Sun J, Xie J, Zhou H. EEG Classification with Transformer-Based Models[C]. 2021 IEEE 3rd Global Conference on Life Sciences and Technologies, Nara Japan, 2021: 92-93.

[111] Al-Khassaweneh M, Alshorman O. Frei-Chen Bases Based Lossy Digital Image Compression Technique[J]. Applied Computing and Informatics, 2020, ahead-of-print(ahead-of-print).

[112] Li Y, Zhang X R, Zhang B, et al. A Channel-Projection Mixed-Scale Convolutional Neural Network for Motor Imagery EEG Decoding[J]. IEEE Transactions on Neural Systems and Rehabilitation Engineering, 2019, 27(6): 1170-1180.

[113] Ahn H J, Lee D H, Jeong J H, et al. Multiscale convolutional transformer for EEG classification of mental imagery in different modalities[J]. IEEE Transactions on Neural Systems and Rehabilitation Engineering,

2022, 31: 646-656.

[114] Cai Z, Luo T J, Cao X. Multi-branch spatial-temporal-spectral convolutional neural networks for multi-task motor imagery EEG classification[J]. Biomedical Signal Processing and Control, 2024, 93.

[115] Wu H, Niu Y, Li F, et al. A Parallel Multiscale Filter Bank Convolutional Neural Networks for Motor Imagery EEG Classification[J]. Frontiers in Neuroscience, 2019, 13.

[116] Shin H C, Roth H R, Gao M, et al. Deep Convolutional Neural Networks for Computer-Aided Detection: CNN Architectures, Dataset Characteristics and Transfer Learning[J]. IEEE Transactions on Medical Imaging, 2016, 35(5): 1285-1298.

[117] Lawhern V J, Solon A J, Waytowich N R, et al. EEGNet: A Compact Convolutional Network for EEG-based Brain-Computer Interfaces[J]. arXiv E-prints, 2016.

[118] Schirrmeister R T, Springenberg J T, Fiederer L D J, et al. Deep learning with convolutional neural networks for EEG decoding and visualization[J]. Human Brain Mapping, 2017, 38(11): 5391-5420.

[119] Borra D, Fantozzi S, Magosso E. Interpretable and lightweight convolutional neural network for EEG decoding: Application to movement execution and imagination[J]. Neural Networks, 2020, 129.

[120] Sakhavi S, Guan C, Yan S. Learning Temporal Information for Brain-Computer Interface Using Convolutional Neural Networks[J]. IEEE Transactions on Neural Networks and Learning Systems, 2018: 1-11.

[121] Dai G, Zhou J, Huang J, et al. HS-CNN: A CNN with hybrid convolution scale for EEG motor imagery classification[J]. Journal of Neural Nngineering, 2020, 17(1): 016025.1-016025.11.

[122] Ortiz-Echeverri C J, Salazar-Colores S, Rodríguez-Reséndiz J, et al. A new approach for motor imagery classification based on sorted blind source separation, continuous wavelet transform, and convolutional neural network[J]. Sensors, 2019, 19(20): 4541.

[123] Chaudhary S, Taran S, Bajaj V, et al. Convolutional Neural Network Based Approach Towards Motor Imagery Tasks EEG Signals Classification[J]. IEEE Sensors Journal, 2019:1.

[124] Amin S U, Alsulaiman M, Muhammad G, et al. Deep Learning for EEG motor imagery classification based on multi-layer CNNs feature fusion[J]. Future Generation Computer Systems, 2019, 101.

[125] Liu X, Xiong S, Wang X, et al. A compact multi-branch 1D convolutional neural network for EEG-based motor imagery classification[J]. Biomedical Signal Processing and Control, 2023, 81:104456.

[126] Luo T J, Zhou C L, Chao F. Exploring spatial-frequency-sequential relationships for motor imagery classification with recurrent neural network[J]. BMC Bioinformatics, 2018, 19(1).

[127] Ma X, Qiu S, Du C, et al. Improving EEG-based motor imagery classification via spatial and temporal recurrent neural networks[C]//2018 40th Annual International Conference of the IEEE Engineering in Medicine and Biology Society (EMBC), IEEE, 2018: 1903-1906.

[128] Wang P, Jiang A, Liu X, et al. LSTM-based EEG classification in motor imagery tasks[J]. IEEE Transactions on Neural Systems and Rehabilitation Engineering, 2018, 26(11): 2086-2095.

[129] Sun J, Xie J, Zhou H. EEG classification with transformer-based models[C]//2021IEEE 3rd Global Conference on Life Sciences and Technologies (Lifetech), IEEE, 2021: 92-93.

[130] Liu J, Ye F, Xiong H. Multi-class motor imagery EEG classification method with high accuracy and low individual differences based on hybrid neural network[J]. Journal of Neural Engineering, 2021, 18(4): 0460f1.

[131] Tang X, Wang T, Du Y, et al. Motor imagery EEG recognition with KNN-based smooth auto-encoder[J].

Artificial Intelligence in Medicine, 2019, 101:101747.

[132] An X, Kuang D, Guo X, et al. A Deep Learning Method for Classification of EEG Data Based on Motor Imagery[J]. Springer International Publishing, 2014.

[133] Khademi Z, Ebrahimi F, Kordy H M. A transfer learning-based CNN and LSTM hybrid deep learning model to classify motor imagery EEG signals[J]. Computers in Biology and Medicine, 2022, 143: 105288.

[134] Wang J, Cheng S, Tian J, et al. A 2D CNN-LSTM hybrid algorithm using time series segments of EEG data for motor imagery classification[J]. Biomedical Signal Processing and Control, 2023, 83: 104627.

[135] Zhang R, Zong Q, Dou L, et al. A novel hybrid deep learning scheme for four-class motor imagery classification[J]. Journal of Neural Engineering, 2019, 16(6): 066004.1-066004.11.

[136] Dai M, Zheng D, Na R, et al. EEG Classification of Motor Imagery Using a Novel Deep Learning Framework[J]. Sensors, 2019, 19(3).

[137] Yang B, Fan, Guan C, et al. A Framework on Optimization Strategy for EEG Motor Imagery Recognition[C]. 2019 41st Annual International Conference of the IEEE Engineering in Medicine & Biology Society (EMBC), IEEE, 2019.

[138] Cai J, Wei C, Tang X L, et al. The Motor Imagination EEG Recognition Combined with Convolution Neural Network and Gated Recurrent Unit[C]//2018 37th Chinese Control Conference (CCC), 2018.

[139] Guragai B, Alshorman O, Masadeh M, et al. A Survey on Deep Learning Classification Algorithms for Motor Imagery[C]. IEEE, 2020.

[140] Al-Saegh A, Dawwd S A, Abdul-Jabbar J M. Deep learning for motor imagery EEG-based classification: A review-ScienceDirect[J]. Biomedical Signal Processing and Control, 63[2024-11-06].

[141] Schlögl A, Vidaurre C, Müller K R. Adaptive methods in BCI research-an introductory tutorial[M]// Brain-Computer Interfaces: Revolutionizing Human-Computer Interaction. Berlin, Heidelberg: Springer, 2010: 331-355.

[142] Shenoy P, Krauledat M, Blankertz B, et al. Towards adaptive classification for BCI[J]. Journal of Neural Engineering, 2006, 3(1): R13.

[143] Buttfield A, Ferrez P W, Millan J R. Towards a Robust BCI: Error Potentials and Online Learning[J]. IEEE Transactions on Neural Systems and Rehabilitation Engineering, 2006, 14(2): 164-168.

[144] Gan J Q. Self-adapting BCI Based on Unsupervised Learning[J]. International Workshop on Brain, 2006, 50-51.

[145] Kang H, Choi S. Bayesian common spatial patterns for multi-subject EEG classification[J]. Neural Networks, 2014, 57: 39-50.

[146] Millan J R, Renkens F, Mourino J, et al. Noninvasive brain-actuated control of a mobile robot by human EEG[J]. IEEE Transactions on Biomedical Engineering, 2004, 51(6): 1026-1033.

[147] Hsu W Y. EEG-based motor imagery classification using enhanced active segment selection and adaptive classifier[J]. Computers in Biology & Medicine, 2011, 41(8): 633-639.

[148] Yoon J W, Roberts S J, Dyson M, et al. Adaptive classification for Brain Computer Interface systems using Sequential Monte Carlo sampling[J]. Neural Networks, 2009, 22(9): 1286-1294.

[149] Güler I, Ubeyli E D. Adaptive neuro-fuzzy inference system for classification of EEG signals using wavelet coefficients[J]. Journal of Neuroscience Methods, 2005, 148(2): 113-121.

[150] Vidaurre C, Schlogl A, Cabeza R, et al. Study of On-Line Adaptive Discriminant Analysis for EEG-Based Brain Computer Interfaces[J]. IEEE Transactions on Biomedical Engineering, 2007, 54: 550-556.

[151] Hazrati M K, Erfanian A. An online EEG-based brain-computer interface for controlling hand grasp using an adaptive probabilistic neural network[J]. Medical Engineering & Physics, 2010, 32(7): 730-739.

[152] Sun S, Lu Y, Chen Y. The stochastic approximation method for adaptive Bayesian classifiers: Towards online brain-computer interfaces[J]. Neural Computing & Applications, 2011, 20(1): 31-40.

[153] Jafarifarmand A, Badamchizadeh M A, Khanmohammadi S, et al. A new self-regulated neuro-fuzzy framework for classification of EEG signals in motor imagery BCI[J]. IEEE Transactions on Fuzzy Systems, 2018, 26(3): 1485-1497.

[154] Li J, Zhang L. Bilateral adaptation and neurofeedback for brain computer interface system[J]. Journal of Neuroscience Methods, 2010, 193(2): 373-379.

[155] Song X, Yoon S C. Improving brain-computer interface classification using adaptive common spatial patterns[J]. Computers in Biology and Medicine, 2015, 61: 150-160.

[156] Talukdar U, Hazarika S M, Gan J Q. Adaptation of Common Spatial Patterns based on mental fatigue for motor-imagery BCI[J]. Biomedical Signal Processing and Control, 2020, 58: 101829.

[157] Vidaurre C, Kawanabe M, et al. Toward Unsupervised Adaptation of LDA for Brain–Computer Interfaces[J]. IEEE Transactions on Biomedical Engineering, 2011, 58(3):587-597.

[158] Blumberg J, Rickert J, Waldert S, et al. Adaptive classification for brain computer interfaces[C]//2007 29th Annual International Conference of the IEEE Engineering in Medicine and Biology Society, IEEE, 2007: 2536-2539.

[159] Liu G, Huang G, Meng J, et al. Improved GMM with parameter initialization for unsupervised adaptation of Brain-Computer interface[J]. Communications in Numerical Methods in Engineering, 2010, 26(6): 681-691.

[160] Hasan B A S, Gan J Q. Hangman BCI: An unsupervised adaptive self-paced Brain-Computer Interface for playing games[J]. Computers in Biology & Medicine, 2012, 42(5):598-606.

[161] Liu G, Zhang D, Meng J, et al. Unsupervised adaptation of electroencephalogram signal processing based on fuzzy C-means algorithm[J]. International Journal of Adaptive Control & Signal Processing, 2012, 26(6):482-495.

[162] Raza H, Rathee D, Zhou S M, et al. Covariate shift estimation based adaptive ensemble learning for handling non-stationarity in motor imagery related EEG-based brain-computer interface[J]. Neurocomputing, 2019, 343: 154-166.

[163] Nicolas-Alonso L F, Corralejo R, Gomez-Pilar J, et al. Adaptive semi-supervised classification to reduce intersession non-stationarity in multiclass motor imagery-based brain-computer interfaces[J].Neurocomputing, 2015, 159(2): 186-196.

[164] Ferrez P W, José del R Millan. Error-Related EEG Potentials Generated During Simulated Brain–Computer Interaction[J]. IEEE Transactions on Biomedical Engineering, 2008, 55(3):923-929.

[165] Llera A, Gerven M A J V, Gómez V, et al. On the use of interaction error potentials for adaptive brain computer interfaces[J]. Neural Networks, 2011, 24(10): 1120-1127.

[166] Llera A, Gómez V, Kappen H J. Adaptive Classification on Brain-Computer Interfaces Using Reinforcement Signals[J]. Neural Computation, 2012, 24(11): 2900.

[167] Liu Q, Zheng W, Ma L, et al. Online detection of class-imbalanced error-related potentials evoked by motor imagery[J]. Journal of Neural Engineering, 2021, 18(4): 046032.

[168] Vidaurre C, Sannelli C, Miiller K R, et al. Co-adaptive calibration to improve BCI efficiency[J]. Journal of

Neural Engineering, 2011, 8(2): 025009.

[169] Song X, Yoon S C. Improving brain-computer interface classification using adaptive common spatial patterns[J]. Computers in Biology & Medicine, 2015, 61: 150-160.

[170] Lotte F, Guan C. Regularizing Common Spatial Patterns to Improve BCI Designs: Unified Theory and New Algorithms[J]. IEEE Transactions on Biomedical Engineering, 2011, 58(2): 355-362.

[171] Zeyl T. Adaptive Brain-computer Interfacing Through Error-related Potential Detection[D]. Toronto: University of Toronto (Canada), 2016.

[172] Seno B D, Matteucci M, Mainardi L T. The Utility Metric: A Novel Method to Assess the Overall Performance of Discrete Brain-Computer Interfaces[J]. IEEE Transactions on Neural Systems & Rehabilitation Engineering, 2010, 18(1): 20.

[173] Margaux P, Emmanuel M, Daligault Sébastien, et al. Objective and subjective evaluation of online error correction during P300-based spelling[J]. Hindawi, 2012.

[174] Mueller J S, Vidaurre C, Schreuder M, et al. A mathematical model for the two-learners problem[J]. Journal of Neural Engineering, 2017, 14(3): 036005.1-036005.11.

[175] Congedo M, Barachant A, Bhatia R. Riemannian geometry for EEG-based brain-computer interfaces: A primer and a review[J]. Brain Computer Interfaces, 2017, 4(1): 1-20.

[176] Yger F, Berar M, Lotte F. Riemannian approaches in Brain-Computer Interfaces: A review[J]. IEEE Transactions on Neural Systems & Rehabilitation Engineering, 2017, 25(12): 1753-1763.

[177] 刘拓, 叶阳阳, 王坤, 等. 运动想象脑电信号分类算法的研究进展[J]. 生物医学工程学杂志, 2021, 38(3): 589-600.

[178] Barachant A, Bonnet S, Congedo M, et al. Multiclass Brain-Computer Interface Classification by Riemannian Geometry[J]. IEEE Transactions on Biomedical Engineering, 2011, 59(4): 920-928.

[179] Barachant A, Bonnet S, Congedo M, et al. Classification of covariance matrices using a Riemannian-based kernel for BCI applications[J]. Neurocomputing, 2013, 112(18): 172-178.

[180] Xie X, Zou X, Yu T, et al. Multiple graph fusion based on Riemannian geometry for motor imagery classification[J]. Applied Intelligence, 2022, 52(8): 9067-9079.

[181] Mishra P K, Jagadish B, Kiran M P R S, et al. A Novel Classification for EEG Based Four Class Motor Imagery Using Kullback-Leibler Regularized Riemannian Manifold[C]//2018 IEEE 20th International Conference on e-Health Networking, Applications and Services (Healthcon), IEEE, 2018.

[182] Gao C, Liu W, Yang X. Convolutional neural network and riemannian geometry hybrid approach for motor imagery classification[J]. Neurocomputing, 2022, 501: 604-615.

[183] Shuqfa Z, Belkacem A N, Lakas A. Decoding multi-class motor imagery and motor execution tasks using Riemannian geometry algorithms on large EEG datasets[J]. Sensors, 2023, 23(11): 5051.

[184] Uehara T, Tanaka T, Fiori S. Robust Averaging of Covariance Matrices by Riemannian Geometry for Motor-Imagery Brain-Computer Interfacing[M]. Singapore: Springer, 2016.

[185] Singh A, Lal S, Guesgen H W. Small Sample Motor Imagery Classification Using Regularized Riemannian Features[J]. IEEE Access, 2019, 7: 92070-92079.

[186] Horev I, Yger F, Sugiyama M. Geometry-Aware Principal Component Analysis for Symmetric Positive Definite Matrices[C]//Asian Conference on Machine Learning, 2015: 1-16.

[187] Rodrigues P, Bouchard F, Congedo M, et al. Dimensionality Reduction for BCI classification using Riemannian geometry[J]. Journal of Neural Engineering, 2017, 14(5): 056014.

[188] Jiang J, Wang C, Wu J, et al. Temporal Combination Pattern Optimization Based on Feature Selection Method for Motor Imagery BCIs[J]. Frontiers in Human Neuroscience, 2020, 14: 231.

[189] Ju C, Guan C. Tensor-CSPNet: A Novel Geometric Deep Learning Framework for Motor Imagery Classification[J]. IEEE Transactions on Neural Networks and Learning Systems, 2023(12): 34.

[190] Guan S, Zhao K, Yang S. Motor Imagery EEG Classification Based on Decision Tree Framework and Riemannian Geometry[J]. Computational Intelligence and Neuroscience, 2019, 1-13.

[191] Yger F, Lotte F, Sugiyama M. Averaging Covariance Matrices for EEG Signal Classification based on the CSP: an Empirical Study[C]//2015 23rd European Signal Processing Conference(EUSIPCO), IEEE, 2015.

[192] Kumar S, Mamun K, Sharma A. CSP-TSM: Optimizing the performance of Riemannian tangent space mapping using common spatial pattern for MI-BCI[J]. Computers in Biology & Medicine, 2017, 89: 231-242.

[193] Barachant A, Bonnet S, Congedo M, et al. Common Spatial Pattern revisited by Riemannian Geometry[C]. IEEE International Workshop on Multimedia Signal Processing, IEEE, 2010.

[194] Wu D, Xu Y, Lu B L. Transfer Learning for EEG-Based Brain-Computer Interfaces: A Review of Progress Made Since 2016[J]. IEEE Transactions on Cognitive and Developmental Systems, 2020, 12(3): 1.

[195] Pan S J, Yang Q. A survey on transfer learning[J]. IEEE Transactions on Knowledge and Data Engineering, 2009, 22(10): 1345-1359.

[196] Tan C, Sun F, Kong T, et al. A survey on deep transfer learning[C]//Artificial Neural Networks and Machine Learning-ICANN 2018, 27th International Conference on Artificial Neural Networks, Rhodes, Greece, October 4-7, 2018.

[197] Zhang K, Robinson N, Lee S W, et al. Adaptive transfer learning for EEG motor imagery classification with deep Convolutional Neural Network[J]. Neural Network, 2021, 136: 1-10.

[198] Fazli S, Popescu F, Danóczy M, et al. Subject-independent mental state classification in single trials[J]. Neural Networks, 2009, 22(9): 1305-1312.

[199] Kant P, Laskar S H, Hazarika J, et al. CWT Based Transfer Learning for Motor Imagery Classification for Brain computer Interfaces-ScienceDirect[J]. Journal of Neuroscience Methods, 2020, 345: 108894.

[200] Wu D, Jiang X, Peng R. Transfer learning for motor imagery based brain-computer interfaces: A tutorial[J]. Neural Networks, 2022, 153: 235-253.

[201] Zheng M, Yang B, Xie Y. EEG classification across sessions and across subjects through transfer learning in motor imagery-based brain-machine interface system[J]. Medical & Biological Engineering & Computing, 2020, 58(7):1515-1531.

[202] Cho H, Ahn M, Kim K, et al. Increasing session-to-session transfer in a brain-computer interface with on-site background noise acquisition[J]. Journal of Neural Engineering, 2015, 12(6):066009.

[203] Dai M, Wang S, Zheng D, et al. Domain Transfer Multiple Kernel Boosting for Classification of EEG Motor Imagery Signals[J]. IEEE Access, 2019, 7: 49951-49960.

[204] Li D, Wang J, Xu J, et al. Cross-channel specific-mutual feature transfer learning for motor imagery EEG signals decoding[J]. IEEE Transactions on Neural Networks and Learning Systems, 2023, 34(8):4374-4385.

[205] Raza H, Rathee D, Zhou S M, et al. Covariate shift estimation based adaptive ensemble learning for handling non-stationarity in motor imagery related EEG-based brain-computer interface[J]. Neurocomputing, 2019, 343: 154-166.

[206] Dai M, Wang S, Zheng D, et al. Domain Transfer Multiple Kernel Boosting for Classification of EEG

Motor Imagery Signals[J]. IEEE Access, 2019, 7: 49951-49960.

[207] Feng J, Li Y, Jiang C, et al. Classification of motor imagery electroencephalogram signals by using adaptive cross-subject transfer learning[J]. Frontiers in Human Neuroscience, 2022, 16: 1068165.

[208] Peterson V, Nieto N, Wyser D, et al. Transfer learning based on optimal transport for motor imagery brain-computer interfaces[J]. IEEE Transactions on Biomedical Engineering, 2021, 69(2): 807-817.

[209] Arvaneh M, Guan C, Ang K K, et al. EEG Data Space Adaptation to Reduce Intersession Nonstationarity in Brain-Computer Interface[J]. Neural Computation, 2013, 25(8): 2146-2171.

[210] Redko I, Habrard A, Sebban M. Theoretical Analysis of Domain Adaptation with Optimal Transport[C]// Springer, Cham.Springer, Cham, 2017.

[211] Sannelli C, Vidaurre C, Müller K R, et al. CSP patches: an ensemble of optimized spatial filters. an evaluation study[J]. Journal of Neural Engineering, 2011, 8(2): 025012.

[212] Jürgen Mellinger, Schalk G, Braun C, et al. An MEG-based brain-computer interface (BCI)[J]. NeuroImage, 2007, 36(3): 581-593.

[213] Waldert S, Preissl H, Demandt E, et al. Hand movement direction decoded from MEG and EEG[J]. Journal of Neuroscience, 2008, 28(4):1000-1008.

[214] Corsi M C, Chavez M, Schwartz D, et al. Integrating EEG and MEG signals to improve motor imagery classification in brain-computer interfaces[J]. International Journal of Neural Systems, 2017, 27(3): 1750032.

[215] Halme H L, Parkkonen L. Across-subject offline decoding of motor imagery from MEG and EEG[J]. Cold Spring Harbor Laboratory, 2018(1): 266726.

[216] Minkyu A, Sangtae A, Hong J H, et al. Gamma band activity associated with BCI performance-Simultaneous MEG/EEG study[J]. Frontiers in Human Neuroscience, 2013, 7: 848.

[217] Roy S, Rathee D, Chowdhury A, et al. Assessing impact of channel selection on decoding of motor and cognitive imagery from MEG data[J]. Journal of Neural Engineering, 2020, 17(5): 056037.

[218] Tang C, Gao T, Wang G, et al. Coherence-based channel selection and Riemannian geometry features for magnetoencephalography decoding[J]. Cognitive Neurodynamics, 2024, 18: 1-14.

[219] Hatipoglu B, Yilmaz C M, Kose C. A signal-to-image transformation approach for EEG and MEG signal classification[J]. Signal, Image and Video Processing, 2019, 13: 483-490.

[220] Rathee D, Raza H, Roy S, et al. A magnetoencephalography dataset for motor and cognitive imagery-based brain-computer interface[J]. Scientific Data, 2024, 11: 456.

[221] Haufe S, Tomioka R, Dickhaus T, et al. Large-scale EEG/MEG source localization with spatial flexibility[J]. NeuroImage, 2011, 54(2): 851-859.

[222] Kraeutner S, Gionfriddo A, Bardouille T, et al. Motor imagery-based brain activity parallels that of motor execution: Evidence from magnetic source imaging of cortical oscillations[J]. Brain Research, 2014, 1588: 81-91.

[223] Babiloni F, Babiloni C, Carducci F, et al. Multimodal integration of EEG and MEG data: a simulation study with variable signal-to-noise ratio and number of sensors[J]. Human Brain Mapping, 2004, 22(1): 52-62.

[224] Delpy D T, Cope M, Zee P V D, et al. Estimation of optical pathlength through tissue from direct time of flight measurement[J]. Physics in Medicine & Biology, 1988, 33(12): 1433.

[225] Naseer N, Hong K S. fNIRS-based brain-computer interfaces: A review[J]. Frontiers in Human Neuroscience, 2015, 9: 3.

[226] Zhang S, Zheng Y, Wang D, et al. Application of a common spatial pattern-based algorithm for an fNIRS-based motor imagery brain-computer interface[J]. Neuroscience Letters, 2017, 655: 35-40.

[227] Vera KaiserGunther, et al. Cortical effects of user training in a motor imagery based brain-computer interface measured by fNIRS and EEG[J]. NeuroImage, 2014, 85(1): 348-360.

[228] Naseer N, Hong K S. Classification of functional near-infrared spectroscopy signals corresponding to the right- and left-wrist motor imagery for development of a brain-computer interface[J]. Neuroscience Letters, 2013, 553: 84-89.

[229] Yin X, Xu B, Jiang C, et al. NIRS-based classification of clench force and speed motor imagery with the use of empirical mode decomposition for BCI[J]. Medical Engineering & Physics, 2015, 37(3): 280-286.

[230] Luu S, Chau T. Decoding subjective preference from single-trial near-infrared spectroscopy signals[J]. Journal of Neural Engineering, 2009, 6(1): 016003.

[231] Fazli S, Mehnert J, Steinbrink J, et al. Enhanced performance by a hybrid NIRS-EEG brain computer interface[J]. NeuroImage, 2012, 59(1): 519-529.

[232] Ghaffar M S B A, Khan U S, Iqbal J, et al. Improving classification performance of four class FNIRS-BCI using Mel Frequency Cepstral Coefficients (MFCC)[J]. Infrared Physics & Technology, 2021, 112: 103589.

[233] Li C, Xu Y, He L, et al. Research on fNIRS Recognition Method of Upper Limb Movement Intention[J]. Electronics, 2021, 10(11): 1239.

[234] Sitaram R, Zhang H, Guan C, et al. Temporal classification of multichannel near-infrared spectroscopy signals of motor imagery for developing a brain-computer interface[J]. NeuroImage, 2007, 34(4): 1416-1427.

[235] Hosni S M, Borgheai S B, Mclinden J, et al. An fNIRS-Based Motor Imagery BCI for ALS: A Subject-Specific Data-Driven Approach[J]. IEEE Transactions on Neural Systems and Rehabilitation Engineering, 2020, PP(99): 1.

[236] Moslehi A H, Bagheri M, Ludwig A M, et al. Discrimination of Two-Class Motor Imagery in a fNIRS Based Brain Computer Interface[J]. IEEE Transactions on Neural Systems and Rehabilitation Engineering, 2000, 28(2): 541-550.

[237] Abibullaev B, An J, Moon J I. Neural network classification of brain hemodynamic responses from four mental tasks[J]. International Journal of Optomechatronics, 2011, 5(4): 340-359.

[238] Erdoğan S B, Özsarfati E, Dilek B, et al. Classification of motor imagery and execution signals with population-level feature sets: implications for probe design in fNIRS based BCI[J]. Journal of Neural Engineering, 2019, 16(2): 026029.

[239] Anthony M, Bartlett P L, Bartlett P L. Neural network learning: Theoretical foundations[M]. Cambridge: Cambridge University Press, 1999.

[240] Matthews F, Pearlmutter B A, Ward T E, et al. Hemodynamics for Brain-Computer Interfaces[J]. IEEE Signal Processing Magazine, 2008, 25(1): 87-94.

[241] Hong K S, Ghafoor U, Khan M J. Brain-machine interfaces using functional near-infrared spectroscopy: A review[J]. Artificial Life and Robotics, 2020, 25(4): 457-463.

[242] Khan H, Noori F M, Yazidi A, et al. Classification of Individual Finger Movements from Right Hand Using fNIRS Signals[J]. Sensors, 2021, 21(11):3726.

[243] Bauernfeind G, Steyrl D, Brunner C, et al. Single trial classification of fNIRS-based brain-computer interface mental arithmetic data: A comparison between different classifiers[C]. Proceedings of the 6th International IEEE/EMBS Conference on Neural Engineering, 2013: 1380-1383.

[244] Chhabra H, Shajil N, Venkatasubramanian G. Investigation of deep convolutional neural network for classification of motor imagery fNIRS signals for BCI applications[J]. Biomedical Signal Processing and Control, 2020, 62: 102133.

[245] Ma T, Wang S, Xia Y, et al. CNN-based classification of fNIRS signals in motor imagery BCI system[J]. Journal of Neural Engineering, 2021, 18(5): 056019.

[246] Eastmond C, Subedi A, De S, et al. Deep learning in fNIRS: A review[J]. Neurophotonics, 2022, 9(4): 041411.

[247] Chiarelli A M, Croce P, Merla A, et al. Deep learning for hybrid EEG-fNIRS brain-computer interface: application to motor imagery classification[J]. Journal of Neural Engineering, 2018, 15(3): 036028.

[248] Kaiser V, Bauernfeind G, Kreilinger A, et al. Cortical effects of user training in a motor imagery based brain-computer interface measured by fNIRS and EEG[J]. Neuroimage, 2014, 85: 432-444.

[249] Yin X, Xu B, Jiang C, et al. A hybrid BCI based on EEG and fNIRS signals improves the performance of decoding motor imagery of both force and speed of hand clenching[J]. Journal of Neural Engineering, 2015, 12(3):036004.

[250] He Q, Feng L, Jiang G, et al. Multimodal multitask neural network for motor imagery classification with EEG and fNIRS signals[J]. IEEE Sensors Journal, 2022, 22(21): 20695-20706.

[251] Xu T, Zhou Z, Yang Y, et al. Motor imagery decoding enhancement based on hybrid EEG-fNIRS signals[J]. IEEE Access, 2023, 11: 65277-65288.

[252] Zhang Y, Qiu S, He H. Multimodal motor imagery decoding method based on temporal spatial feature alignment and fusion[J]. Journal of Neural Engineering, 2023, 20(2): 026009.

[253] Rashid M, Bari B, Hasan M, et al. The classification of motor imagery response: An accuracy enhancement through the ensemble of random subspace KNN[J]. PeerJ Computer Science, 2021, 7:e374.

[254] An B, Ning Y, Jiang Z, et al. Classifying ECoG/EEG-based motor imagery tasks[C]//2006 International Conference of the IEEE Engineering in Medicine and Biology Society, IEEE, 2006: 6339-6342.

[255] Liu C, Zhao H, Li C, et al. Classification of ECoG motor imagery tasks based on CSP and SVM[C]//2010 3rd International Conference on Biomedical Engineering and Informatics, IEEE, 2010, 2: 804-807.

[256] Li M, Yang J, Hao D, et al. ECoG recognition of motor imagery based on SVM ensemble[C]//2009 IEEE International Conference on Robotics and Biomimetics (ROBIO), IEEE, 2009: 1967-1972.

[257] Xu F, Zheng W, Shan D, et al. Decoding spectro-temporal representation for motor imagery recognition using ECoG-based brain-computer interfaces[J]. Journal of Integrative Neuroscience, 2020, 19(2): 259-272.

[258] Rathipriya N, Deepajothi S, Rajendran T. Classification of motor imagery ecog signals using support vector machine for brain computer interface[C]//Proceeding of the 2013 5th International Conference on Advanced Computing (ICoAC). [2024-11-07].

[259] Li L, Xiong D, Wu X. Classification of Imaginary Movements in ECoG[J]. Journal of Neural Engineering, 2011, 8(3): 036021.

[260] Zhang X, Xiong Q, Dai Y, et al. An ECoG‐Based Binary Classification of BCI Using Optimized Extreme Learning Machine[J]. Complexity, 2020(1): 2913019.

[261] Xu F, Xu X, Sun Y, et al. A framework for motor imagery with LSTM neural network[J]. Computer Methods and Programs in Biomedicine, 2022, 218: 106692.

[262] Tragoudaras A, Fanaras K, Antoniadis C, et al. Data-Driven Offline Optimization of Deep CNN Models for EEG and ECoG Decoding[C]//2023 IEEE International Symposium on Circuits and Systems (ISCAS), IEEE, 2023: 1-5.

[263] ŚLiwowski M, Martin M, Souloumiac A, et al. Decoding ECoG signal into 3D hand translation using deep learning[J]. Journal of Neural Engineering, 2022, 19(2): 026023.

[264] Lee J H, Marzelli M, Jolesz F A, et al. Automated classification of fMRI data employing trial-based imagery tasks[J]. Medical image analysis, 2009, 13(3): 392-404.

[265] André J S, Shen S, Sterr A. Motor imagery of complex everyday movements: An fMRI study[J]. NeuroImage, 2007, 34(2): 702-713.

[266] Kasess C H, Windischberger C, Cunnington R, et al. The suppressive influence of SMA on M1 in motor imagery revealed by fMRI and dynamic causal modeling[J]. NeuroImage, 2008, 40(2): 828-837.

[267] Nikhil S, Jean-Claude B. Does motor imagery share neural networks with executed movement: A multivariate fMRI analysis[J]. Frontiers in Human Neuroscience, 2013, 7(564): 564.

[268] Taube W, Mouthon M, Leukel C, et al. Brain activity during observation and motor imagery of different balance tasks: An fMRI study[J]. Cortex, 2014, 64: 102-114.

[269] Gilles A, Marian V D M, Olivier B, et al. The neural basis of age-related changes in motor imagery of gait: An fMRI study[J]. Journals of Gerontology Series A-Biological Sciences and Medical Sciences, 2014(11): 1389-1398.

[270] Amin S U, Alsulaiman M, Muhammad G, et al. Deep learning for EEG motor imagery-based cognitive healthcare[M]//Connected Health in Smart Cities. Berlin: Springer, 2020: 233-254.

[271] Zich C, Debener S, Kranczioch C, et al. Real-time EEG feedback during simultaneous EEG-fMRI identifies the cortical signature of motor imagery[J]. NeuroImage, 2015, 114: 438-447.

[272] Formaggio E, Storti S F, Cerini R, et al. Brain oscillatory activity during motor imagery in EEG-fMRI coregistration[J]. Magnetic Resonance Imaging, 2010, 28(10):1403-1412.

[273] Yuan H, Liu T, Szarkowski R, et al. Negative covariation between task-related responses in alpha/beta-band activity and BOLD in human sensorimotor cortex: An EEG and fMRI study of motor imagery and movements[J]. NeuroImage, 2010, 49(3): 2596-2606.

[274] Burianová H, Marstaller L, Sowman P, et al. Multimodal functional imaging of motor imagery using a novel paradigm[J]. NeuroImage, 2013, 71: 50-58.

[275] Burianova H, Marstaller L, Rich A N, et al. Motor neuroplasticity: A MEG-fMRI study of motor imagery and execution in healthy ageing[J]. Neuropsychologia, 2020, 146: 107563.

[276] Song S, Zhan Z, Long Z, et al. Comparative Study of SVM Methods Combined with Voxel Selection for Object Category Classification on fMRI Data[J]. PLOS ONE, 2011, 6(2): e17191.

[277] Hermes D, Vansteensel M J, Albers A M, et al. Functional MRI-based identification of brain areas involved in motor imagery for implantable brain-computer interfaces[J]. Journal of Neural Engineering, 2011, 8(2): 025007.

[278] Ojemann G A, Ojemann J, Ramsey N F. Relation between functional magnetic resonance imaging (fMRI) and single neuron, local field potential (LFP) and electrocorticography (ECoG) activity in human cortex[J]. Frontiers in Human Neuroscience, 2013, 7:34.

[279] Hochberg L R, Bacher D, Jarosiewicz B, et al. Reach and grasp by people with tetraplegia using a neurally controlled robotic arm[J]. Nature, 2013, 485(7398):372-375.

[280] Hochberg L R, Serruya M D, Friehs G M, et al. Neuronal ensemble control of prosthetic devices by a human with tetraplegia[J]. Nature, 2006, 442(7099): 164-171.

[281] Willett F, Avansino D T, Hochberg L, et al. High-performance brain-to-text communication via handwriting[J]. Nature, 2021, 593: 249-254.

第 10 章

运动想象 BCI 实验研究

脑机交互（BCI）一直是安徽大学智能信息处理与人机交互（IIP-HCI）实验室的主要研究方向。IIP-HCI 实验室近年来先后承担国家自然科学基金项目、博士点基金项目、安徽省自然科学基金项目 20 余项，承担多项企事业单位委托的横向应用项目；自主设计和实现了系列生物电信号放大器和采集设备，建立多套基于 EOG 和 EEG 信号的人机交互系统及开源脑电数据库；在生物医学信号检测与处理和脑机接口等方面取得了若干有价值的理论和应用成果。

10.1 引言

基于运动想象的脑机交互（MI-BCI）是 IIP-HCI 实验室的主要研究课题之一。该实验室的研究工作包括建立了目前国内外规模最大的开源运动想象脑电（MI-EEG）数据集，在此基础上开展了 MI-BCI 算法与系统实现及其应用研究[1-11]，具体如下。

1. 传统 MI-BCI 研究

（1）设计了适合多导运动想象脑电（MI-EEG）分析的独立分量分析（Independent Component Analysis，ICA）算法——sInfomax。实验结果表明，sInfomax 算法相比经典的 ICA 算法（FastICA、Jade、Infomax 和 SOBI 等），在所得 ICA 空域滤波模型的稳定性和可迁移性方面，均具有明显的优势，因此在基于 ICA 的 MI-BCI 系统实现中取得了良好的实际应用效果。

（2）提出了一种基于 ICA 的 MI-EEG 样本质量评估方法，可有效检测出 MI-EEG 训练集中低质量样本。实验结果表明，训练样本的优化可有效改善传统 MI-BCI 系统的分类性能。

（3）建立了基于 ICA 空域滤波模型的在线 MI-BCI 系统。

2. 基于深度神经网络（Deep Neural Network，DNN）的 MI-BCI 研究

（1）设计了一种用于 EEG 节律分析的一维卷积神经网络 EhythmNet，可精准分析不同被试者运动相关的 β 节律成分。

（2）研究了基于 DNN 的传统 MI-BCI 优化方法，提出用 EhythmNet 的一维卷积核替代传统 MI-BCI 系统中的常规时域带通滤波器（Conventional Bandpass Filter，CBF），可明显改善 MI-BCI 系统的识别率和迁移性能。特别是在跨被试者迁移性能方面，基于卷积核带通滤波器（Kernal Bandpass Filter，KBF）的传统 MI-BCI 系统要明显优于基于 DNN 的 MI-BCI（DNN-BCI）系统。

10.2 基于 ICA 的运动想象脑机接口研究

10.2.1 MI-EEG 开源数据库

针对 MI-EEG 训练/测试样本不足问题，IIP-HCI 实验室在过去的近 10 年内逐步建立了较大规模的 3 类（少量 4 类）MI-EEG 数据库（全部数据于 2019 年公开，可自由下载，详细信息参见实验室网站。实验时间范式和导联分布如图 10.1 所示。数据采集设备为 NeuroScan-40，相关信息如表 10.1 所示。

参与数据采集实验的被试者 79 人。有 10 多位被试者参与数据采集实验的时间超过 3 年，最长的为 8 年（OYR）。导联分布如下。①14 导联：Fp1，Fp2，FC3，FCz，FC4，C3，Cz，C4，CP3，CPz，CP4，O1，Oz，O2；②26 导联：Fp1，Fp2，F3，Fz，F4，FT7，FC3，FCz，FC4，FT8，T3，C3，Cz，C4，T4，TP7，CP3，CPz，CP4，TP8，P3，Pz，P4，O1，Oz，O2。采样频率为 25 Hz。单次实验时长为 10 s 左右，每次实验的开始是"Beep"提示音，1 s 后计算机屏幕出现运动想象类型提示符，被试者开始时长 5 s 的运动想象（MI）；此后计算机屏幕黑屏 2~3 s，被试者安静休息等待下一次实验。另外，在 MI-EEG 采集过程中，实验操作者还全程录制了每位被试者的面部视频［见图 10.1（c）］。同步采集的视频数据不仅可用于记录实验过程中被试者的面部动作（包括测试环境变化），还可以用于分析被试者的心率/呼吸率等生命体征。希望利用同步视频和被试者生命体征信息，为实验范式的设计和改进提供帮助，同时可以了解被试者在 MI 实验过程中的精神状态和突发干扰的生成原因等。为此，实验专门设计了时长为 3 min 的单次 MI-EEG 实验，前两分钟被试者进行运动想象，后 1 min 被试者静息，利用 rPPG 技术分析被试者的面部视频[12]，可获取被试者在整个 MI 实验过程中的心率（Heart Rate，HR）变化。图 10.2（a）是被试者面部视频截图，图 10.2（b）是该被试者连续进行 6 个加长的单次实验时的动态心率。可以看到，每个单次实验中"运动想象"和"静息"两种不同状态的心率存在明显差异。类似的实验设计和结果还可用于对被试者的专注度水平（Attention Level）和运动想象能力评估。

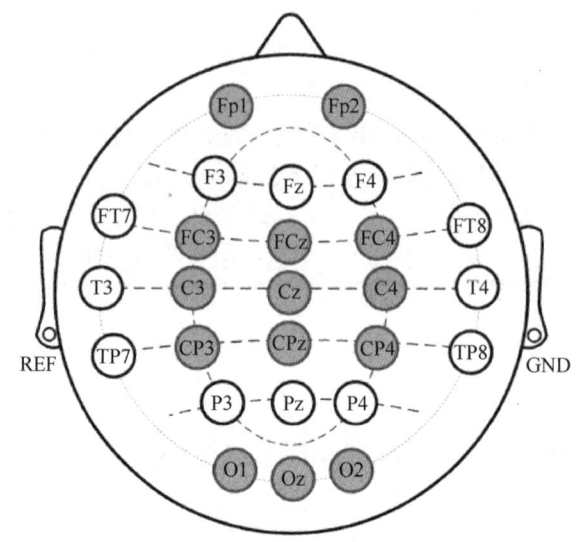

(a) 导联分布

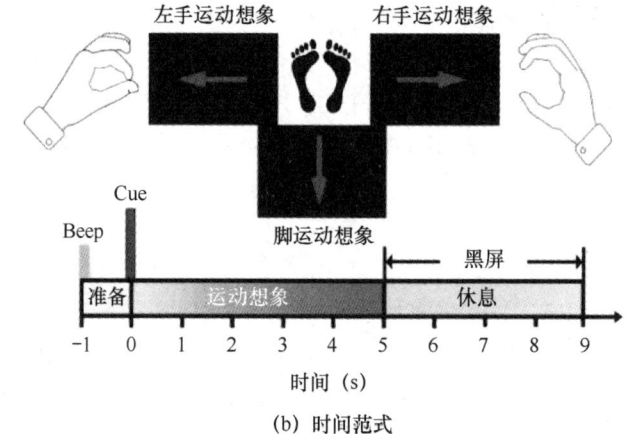

(b) 时间范式

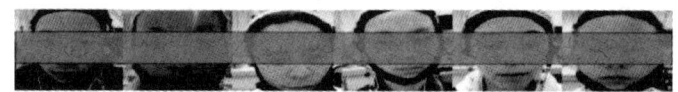

(c) 参与MI-EEG采集的部分被试者面部视频图

图 10.1 MI-EEG 采集实验的导联分布、时间范式和参与 MI-EEG 采集的部分被试者面部视频图

注：本图彩色版见本书最后彩插。

表 10.1 EEG 采集实验设备及其系统参数

EEG 采集设备型号	数 据 精 度	采 样 频 率	滤 波 参 数	数据存储格式
NeuroScan-40 导联 EEG/ERP 采集系统	16 bit	250 Hz	0.5～100 Hz 带通滤波，50 Hz 陷波滤波	CNT

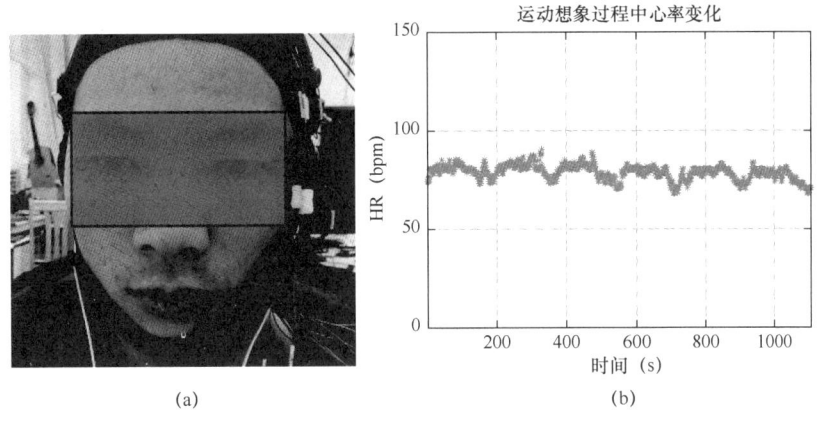

图 10.2　运动想象过程中被试者及其心率变化

10.2.2　ICA 在 MI-BCI 中应用的背景知识

ICA 是一种公认的优秀盲源分离方法，在 EEG 消噪和特征提取等方面取得了很多成功的应用[13]。但相比共空间模式（Common Spatial Pattern，CSP）在 MI-BCI 领域中的应用规模和效果[14-16]，ICA 明显不足。表 10.2 列出了已报道的 ICA-MI-BCI 代表性论文，包括不同研究工作所采用的 MI 类型、EEG 导联数、ICA 算法、分类器学习算法及主要结论等。

从表 10.2 中可以看到，不同研究工作在 ICA 算法的选用、导联分布和分类器等方面均有不同。此外，在原始 EEG 预处理（ICA 之前）、ICA 输入的构成、特征提取、运动相关独立分量（Motor Related Independent Component Analysis，MRICs）选择等方面的差别也比较明显（详见参考文献）。总体来看，虽然 ICA-MI-BCI 系统实现研究已有了一定积累，但从现有的工作中还难以总结出相对明确的 ICA-MI-BCI 实现思路。我们认为这一问题的存在可能与下列因素有关。

（1）ICA 计算对 EEG 导联数、输入样本长度和算法初始化参数的初始设置均比较敏感，这使得算法超参数的优化过程比较复杂。

（2）噪声独立分量（Noise Independent Components，NICs）和 MRICs 的识别通常需要综合运用神经电生理知识和独立分量（Independent Components，ICs）的时/频/空三域特征信息，且具有很强的个体差异性。因此，通用 NICs 和 MRICs 自动选择算法的建立比较困难，这也是表 10.1 所列工作中讨论最多的问题。

（3）目前，业界已有多种 ICA 算法，如 Infomax、FastICA、JADE 和 SOBI 等[24, 26-28]。在对实测 MI-EEG 进行分析时，不同 ICA 算法所得结果往往存在一定的差异。同时，BCI 研究者在 ICA 算法选择上也持有不同的观点。

需要说明的是，表 10.2 给出了 2015 年之前有关 ICA 应用于 MI-BCI 的代表性论文，该时期是传统 MI-BCI 研究的鼎盛时期，研究人员发表了大量基于空域滤波技术的 MI-BCI 论文，其中有关 CSP-MI-BCI 的报道最为丰富。此后，该领域的关注点逐渐转向了基于 DNN

的"端到端"MI-BCI系统实现方法，ICA通常只是作为一种预处理手段出现在DNN-MI-BCI的相关研究中，但代表性研究成果很少。

表10.2 已报道的代表性ICA-MI-BCI研究工作

作 者	EEG	导联数	ICA算法	分类器	结 论
Qin等，2004[17]	两类MI（左、右手）	15	FastICA	零训练	ICA在左、右手运动相关EEG特征提取方面起到重要的作用
Brunner等，2007[18]	四类MI（左手、右手、脚和舌）	22	Infomax、FastICA、SOBI、CSP等	FDA	Infomax获得了比CSP更好的应用效果；FastICA和SOBI与Infomax相比有较大差距
Naeem等，2006[19]	四类MI（左手、右手、脚和舌）	22	Infomax、FastICA、SOBI、CSP等	FDA	在全部ICA算法中，Infomax获得了最好的识别率，但与CSP方法相比有一定差距
Hung等，2005[20]	两类MI（左、右手）	62	FastICA	FDA、BP、RBF、SVM	ICA算法能有效提高BCI系统的运动想象识别率
Bai，2007[21]	两类运动想象EEG（左、右手）	122	Infomax、CSP、SLD、PCA	LMD、BSC、SVM	Infomax获得了最好的识别率，CSP识别效果最差。CSP性能不佳可能与过拟合和伪迹干扰有关
Kachenoura等，2008[13]	仿真EEG	6	SOBI、COM2、JADE、ICAR、FastICA、Infomax	—	ICA算法在BCI系统实现中具有很大的应用潜力；在BCI研究中，合理选择ICA算法和运动相关ICs自动识别具有重要性
Wang等，2012[22]	两类运动想象（左、右手）	32	ICA、CSP	FDA	ICA与CSP各有自身优势；验证了两种脑思维状态下ICA空域模型的等价性
Rejer等，2015[23]	两类运动想象（左、右手）	3	Infomax、FastICA	SVM	在很少导联情况下（三导联），ICA算法也可以改善MI分类识别率

备注：2016年至今，ICA算法主要作为一种消除伪迹的预处理手段应用于MI-BCI系统的相关研究中，但代表性成果很少见到报道。

10.2.3 ICA在传统MI-BCI系统实现中的适用性研究

ICA算法作为一种空域滤波方法，在多导头皮EEG的伪迹消除方面已取得了很多成功的应用，因此研究者也一致看好ICA算法在BCI中的应用潜力[13]。但ICA算法自身的一些不足限制了它在BCI系统实现中的实际应用效果。针对这个问题，我们开展了ICA算法在MI-BCI系统实现中的适用性研究；针对ICA算法在MI-BCI系统应用中存在的问题进行了分析，并提出了改进思路。

10.2.3.1 基于 ICA 的 MI-BCI（ICA-MI-BCI）算法框架

图 10.3 是基于 ICA 的 MI-BCI（ICA-MI-BCI）算法框架，表 10.3 列出了如图 10.3 所示方案中采用的若干物理量符号及相关意义说明。图 10.3 中带方格底纹的内容："ICA 空域滤波器设计""运动相关独立分量（MRICs）及其检测滤波器选择""分类器训练"三部分是决定系统性能的主要模块。其中，"ICA 空域滤波器设计"模块最关键，其中涉及 ICA 算法设计、ICA 有效学习的判断，以及 MI-EEG 训练样本质量评估和选择等问题。

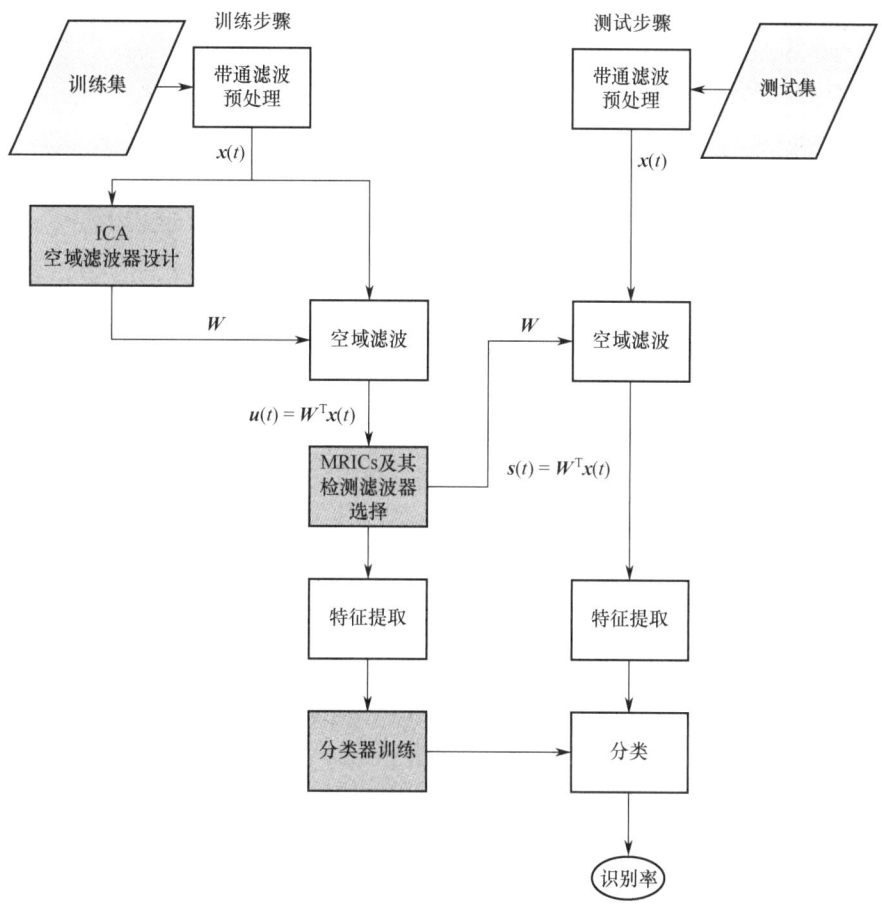

图 10.3 基于 ICA 的 MI-BCI 算法框架

表 10.3 ICA-MI-BCI 算法框架中的变量和符号说明

变 量	符 号 说 明
$x(t)=[x_1(t),\cdots,x_N(t)]^T$	多导联 EEG 信号向量，N 为 EEG 导联数
$W=[w_1,\cdots,w_N]$	ICA 分离矩阵（列向量 w_i 为空域滤波器）
$u(t)=[u_1(t),\cdots,u_N(t)]^T$	ICA 算法获取的独立分量（Independent Components，ICs）
$A=[a_1,\cdots,a_N]$	ICA 混合矩阵（列向量 a_i 为第 i 个 IC 在头皮电极阵列的投影）
MRICs	运动相关独立分量（Motor Related ICs，MRICs）
$w=[w_l, w_r, w_f]$	三类（左手、右手和脚）MRICs 检测滤波器
$s(t)=[s_l(t), s_r(t), s_f(t)]$	用 w 获取的 3 个 MRICs，$s_l(t)=w_l^T x(t)$，$s_r(t)=w_r^T x(t)$，$s_f(t)=w_f^T x(t)$

10.2.3.2 ICA 空域滤波器设计

考虑到在线 MI-BCI 系统设计和实现的需要，我们根据经典 ICA 算法原理及相应的开源软件，重新编写了 ICA 算法代码（MATLAB 和 C++），如简化的 Infomax 算法（文中称为 sInfomax）、峭度极大和负熵极大的 ICA 算法等，并基于如图 10.3 所示的 ICA-MI-BCI 算法框架，对由不同 ICA 算法设计的空域滤波器性能进行了测试和比较。研究结果表明，从稳定性和分类效果来看，Infomax 类算法（sInfomax 算法和标准 Infomax 算法）的性能要明显好于其他类型 ICA 算法的性能。相比而言，sInfomax 算法比标准 Infomax 算法[24]性能更加稳定。此外，sInfomax 算法所得的混合/分离矩阵具有"近似对角占优"特点，为目标独立分量的定位和选择带来很大的方便。因此，本书的 ICA-MI-BCI 研究均采用 sInfomax 算法。

1. sInfomax 算法的初始参数设置

ICA 算法对初始参数的设置和导联选择非常敏感，并且训练样本的数量和质量对 ICA-MI-BCI 算法的性能也有较大的影响。经过大量的测试和分析，我们确定了一组相对最优的初始参数设置和 9 导联实现方案，如表 10.4 所示。

表 10.4　EEG 导联和 ICA 算法的初始参数设置（针对 MI-BCI 系统实现）

1	EEG 导联 （针对不同的被试者，导联往往需要优化，见后续讨论）	9 导联：CH2={FC3, FCz, FC4, C3, Cz, C4, CP3, CPz, CP4} 其中，ICA 对导联分布比较敏感，对不同的被试者最优导联存在一定的差异
2	分离矩阵 W 初始值	$eye(N)/100$，$eye(N)$ 为 $N \times N$ 单位矩阵，N 为 EEG 导联数
3	学习率（lrate）	0.02
4	学习次数（K）	200～300 次
5	ICA 输入样本时长	时长≤100 s 的任意 EEG 信号数据段 （连续 EEG 或者不同时段 EEG 的拼接）
6	MI-EEG 预处理	8～30 Hz 带通滤波+数据标准化处理

表 10.4 中给出的分离矩阵初始值和学习率两个参数在全部测试实验中基本保持不变。ICA 迭代学习次数通常为 200~300 次。但在进行 ICA 空域滤波模的跨数据集的迁移测试时，通常需要对 MI-EEG 样本进行标准化处理（Z-score 或者最大幅度归一化），此时需要适当增加 ICA 迭代学习次数。

EEG 导联选择和 ICA 输入样本时长是 ICA-MI-BCI 系统设计的两项关键设置，在已经发表的 ICA-MI-BCI 相关论文中，很少讨论 EEG 导联的优化选择问题（CSP-MI-BCI 的导联优化问题有较多报道，相关研究结果在 ICA-MI-BCI 系统实现中可以借鉴）。相比 CSP 对样本标签的依赖，ICA 算法是一种无监督算法，因此在给定的头皮电极分布模式下，任意时段的 EEG 样本均可用于 ICA 空域滤波器设计，所获得的 ICA 空域滤波模型能较真实地对应 EEG 源（包括非神经活动伪迹源）和头皮电极阵列间的传播模型。正是这一特点才使得 ICA 算法能从头皮电极检测到的混合信号中分离出不同伪迹干扰和真实神经活动信号，并使得 ICA 空域滤波器具有较好的迁移性能，但其性能与 EEG 导联数及训练样本的数量和质量有密切的关系。从实际应用的角度来看，相关研究采用较少导联和少量训练样本的 ICA-MI-BCI 实现和性能优化方法，最终选用 9 导联 EEG 信号和输入样本时长为 100 s 的 EEG 信号设计 ICA 空域滤波器，取得了较好的效果。

算法 1 是 sInfomax 算法的 MATLAB 代码（代码中变量和符号的定义参考表 10.3 和表 10.4）。代码中，x 为 $N×M$ 的 MI-EEG 数据矩阵；N 为 EEG 导联数；M 为单导联 EEG 时间采样点数；K 和 lrate 分别为迭代次数和学习率；A 和 W 分别是 $N×N$ 的 ICA 混合矩阵和分离矩阵；s 是 sInfomax 算法获取的 $N×M$ 独立分量数据矩阵。它们三者之间的关系是：$s=W^Tx$，$x=As$，$A=(W^T)^{-1}$。可以看到，sInfomax 算法运算复杂度非常低，易于实现。此外，sInfomax 算法有一个非常重要的优点，即所得的混合矩阵 A 和分离矩阵 W 均为近似"对角占优矩阵"，即主对角线元素的绝对值大于其所在行、列全部元素的绝对值，这一特点有利于消除 ICA 算法导致的输出排序模糊问题。

算法 1：sInfomax 算法的 MATLAB 代码

```
function [A, W, s] = sInfomax(x, K, lrate)
[N, M] = size(x);
W = eye(N)/100;
I = eye(N);
s = zeros(N, M);
for i = 1:K
    s = W*x;
    W = W+lrate*(I-sign(s)*s'/M-s*s'/M)*W;
end
A = inv(W);
```

图 10.4 给出了将 sInfomax 算法和 FastICA 算法应用于同一段 9 导联 EEG 所得的混合矩阵可视化热图，直观地展示了 sInfomax 算法所得混合矩阵［见图 10.4（a）］的"近似对角占优"特性。这给目标独立分量的自动定位和选择带来了很大的方便。FastICA 算法（包括其他经典 ICA 算法）所得的混合矩阵［见图 10.4（b）］则不具有这样的特点。

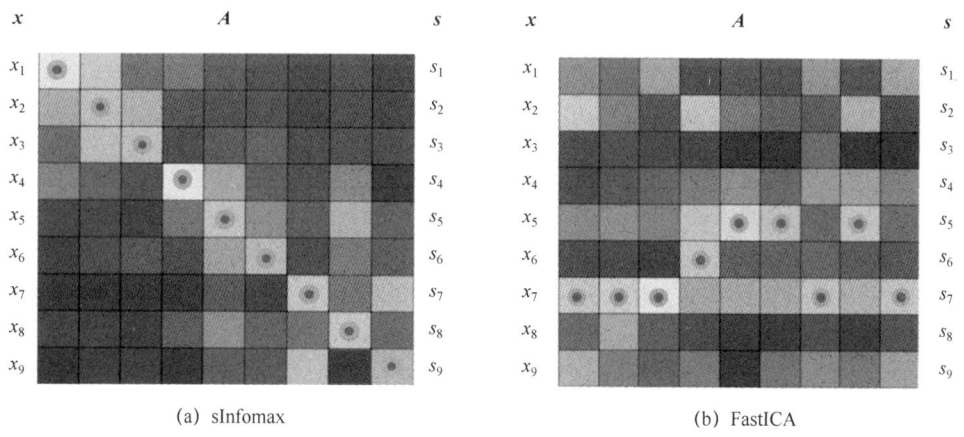

(a) sInfomax　　　　　　　　　　(b) FastICA

图 10.4　用 sInfomax 算法和 FastICA 算法所得的混合矩阵可视化热图

注：本图彩色版见本书最后彩插。

2. 用于训练样本质量评估的"自测试"算法框架

ICA-MI-BCI"自测试"实验的训练集和测试集为同一个 MI-EEG 数据集。如前文所述，虽然 ICA 算法不依赖训练样本的标签信息，但是用于 ICA 空域滤波器设计的训练样本质量和数量对 ICA 空域滤波器的性能有很大影响。如何自动排除低质量 EEG 样本参与 ICA 空域滤波器的设计具有挑战性。本节提出了一种单次训练样本的两轮优选算法，用于实现对训练样本质量的自动评估和筛选，如图 10.5 所示。

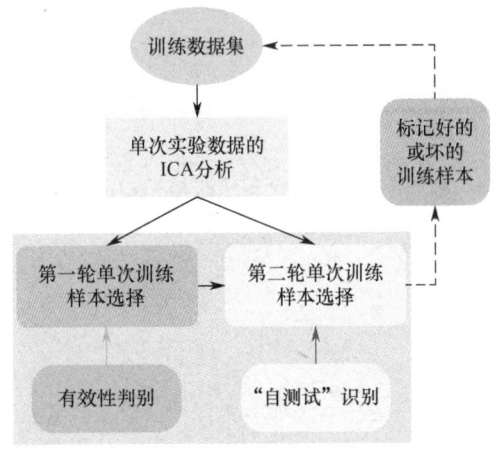

图 10.5　用于 ICA 空域滤波器设计的 EEG 训练样本优选流程

算法的核心部分是单次实验数据的 ICA 分析（Single Trial based ICA Analysis）及其所得 ICA 空域滤波模型的有效性判别（Rule 1），判别结果作为第一轮单次训练样本选择的依据。单次训练样本的第二轮选择需要结合 ICA-MI-BCI 测试平台提供的"自测试"识别（Rule 2），详细过程参见图 10.6。

3. ICA 学习的有效性判断，MRICs 及其检测滤波器选择

在所提 ICA-MI-BCI 实现算法中，需要确定 3 个运动皮层区域的头皮电极（分别对应左手、右手和脚）为"主电极"，其他电极则为"辅助电极"。通常选 C3、Cz、C4 作为主电极（主电极数量等于 MI 类别数）。但是研究发现，可能是因为不同电极帽及被试者头型和脑解剖结构存在差异，不同被试者的"主电极"和"辅助电极"的位置往往会出现偏差，这对 ICA 空域滤波器的性能会产生较大的影响。因此，针对不同被试者，"主电极"和"辅助电极"的位置往往需要进行优化调整。这是我们在 ICA-MI-BCI 研究中遇到的一个比较麻烦但需要解决的关键问题。

ICA 有效学习的判定和 MRICs 选择主要依据主电极最大投影准则。具体过程为：首先，对训练集中每个单次 MI-EEG 数据 x_i（$i = 1, \cdots, I$）进行 ICA 分析；然后，借助混合矩阵 A 的列元素值（表示某一 ICs 在全部检测电极的投影强度），确定在主电极位置（如 C3、Cz 或 C4）具有最大投影的 ICs 作为 MRICs，与其对应的分离矩阵 W 中的列向量可作为 MRICs 检测滤波器。由于 EEG 信号中随机出现的伪迹干扰和电极连接故障等会影响 ICA 算法的有效学习，因此需要对基于单次 MI-EEG 的 ICA 学习的有效性进行判断。判断准则为：如果同时存在 C 个 ICs 具有主电极最大投影特征（C 为 MI 类别数），并且最大投影电极分别为 C 个不同的主电极，那么此次 ICA 学习被认为是有效学习，否则认为该次 ICA 学习是无效学习。上述计算过程可由相应算法模块自动完成。

基于如图 10.6 所示对两例单次 MI-EEG 的 ICA 分析结果，可对有效学习和无效学习进行进一步解释。图 10.6 中不同灰度的方块对应两个 9×9 ICA 混合矩阵 A 中各元素的绝对值大小，图左侧符号表示 ICA 的 9 路输入 x_i（$i = 1, \cdots, 9$）及其电极位置，其中，C3、Cz 和 C4 是主电极；图右侧符号 s_i（$i = 1, \cdots, 9$）为 ICs；图上侧 a_i（$i = 1, \cdots, 9$）表示 A 的 9 个列向量。通过观测混合矩阵元素可以发现，图 10.6（a）中只有两个 MRICs（s_4、s_6）满足主电极最大投影条件（圆圈标识），因此被判定为无效 ICA 学习。图 10.6（b）则包含了 3 个 MRICs（s_4、s_5、s_6），分别在主电极 C3、Cz、C4 上有最大的投影，因此 ICA 学习是有效的。混合矩阵列向量 a_7、a_5、a_2 为 3 个 MRICs 在头皮电极位置的投影，而对应的分离矩阵 W 的 3 个列向量 w_7、w_5、w_2 被选为 3 类 MRICs 检测滤波器 $w = [w_l, w_f, w_r]$。无效学习对应的单次 MI-EEG 样本被标注为"bad"，有效学习对应的单次 MI-EEG 被标注为"good"，所得 MRICs 检测滤波器 $w = [w_l, w_f, w_r]$ 被保存用于后续分析（见图 10.7）。

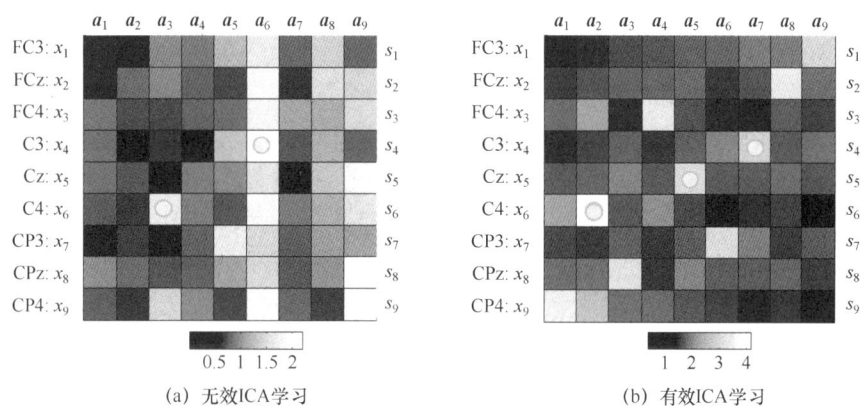

图 10.6　根据混合矩阵对 ICA 学习的有效性判断

图 10.7 和图 10.8 给出了对训练样本质量评估和选择的详细实现步骤。经过如图 10.7 所示的第一轮训练样本选择，将保留 L 个"good"训练样本 $\{x_i, i = 1, \cdots, L\}$，以及对应的 MRICs 空域滤波器 $\{w_i=[w_l, w_f, w_r], i = 1, \cdots, L\}$。然后，根据如图 10.3 所示的 ICA-MI-BCI 实现过程，构建 L 个基于单次 MI-EEG 实验数据设计的 ICA-MI-BCI 子系统（见图 10.8），称为 st-BCI（Single-Trial-Based MI-BCI）。这 L 个 st-BCI 分别对训练数据集中的全部 I 个单次实验样本进行识别率测试，所得识别率 Ac(j)（$j = 1, \cdots, L$）将用于对训练数据集中单次实验的第二轮选择。需要说明的是，st-BCI 系统中采用的是基于 MRICs 方差比较的零训练分类器，其原理是运动想象诱发的 ERD 现象，即当左手/右手运动想象时，肢体对侧皮层（C4/C3 电极位置）的 β 节律会出现幅度抑制，而当脚运动想象时，β 节律抑制现象会出现在运动皮层顶部中央区域（Cz 电极位置）。实验表明，从识别率角度来看，LDA、SVM 等学习分类器的实用效果相比上述零训练分类器，在大部分数据集的自测试实验中没有表现出明显的优势，但是学习分类器的训练会显著增加运算复杂度。不过我们采用零训练分类器主要是为了避免分类器训练过程的随机性对 ICA-MI-BCI 性能评估可能带来的不确定影响，以便更直接地观察、分析和比较基于不同 ICA 算法所设计的空域滤波器在 MRICs 获取方面的真实性能。

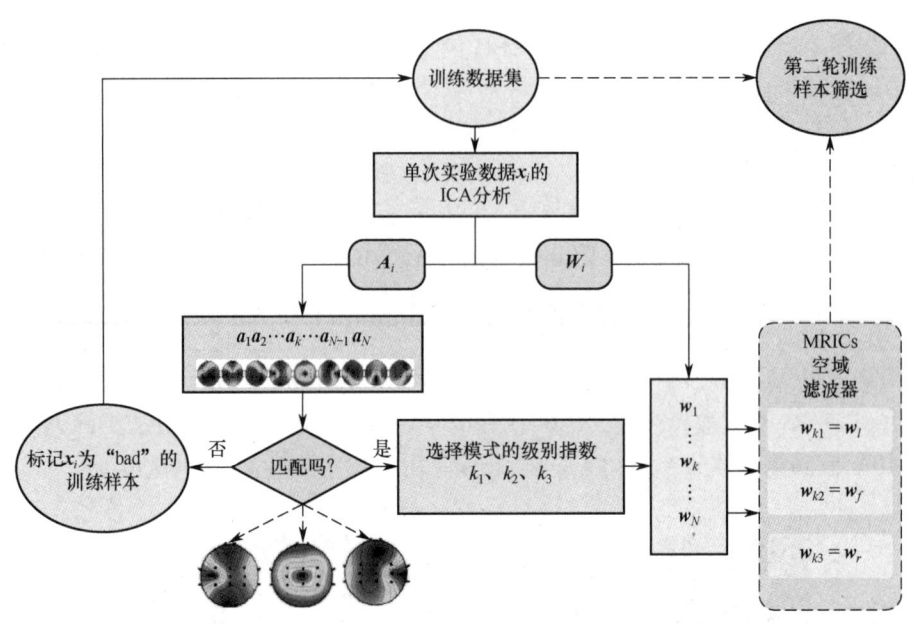

图 10.7 训练样本的第一轮选择过程：基于单次 MI-EEG 训练样本的 ICA 分析，对训练数据集中的单次实验数据进行标注（"good"和"bad"），保存用"good"样本设计的 MRICs 空域滤波器 $w=[w_l, w_f, w_r]$，用于 st-BCI 构建和第二轮训练样本筛选

注：本图彩色版见本书最后彩插。

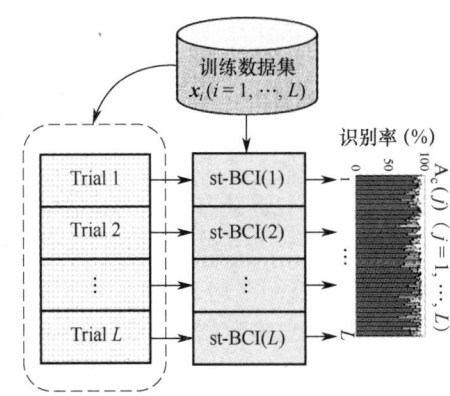

图 10.8 用训练集中 L 个标注为"good"的单次 MI-EEG 实验设计 L 个 st-BCI，对应的识别率 $Ac(j)$（$j=1,\cdots,L$）用于单次 MI-EEG 的第二轮筛选

10.2.3.3 若干典型实验结果及说明

需要强调的是，st-BCI 是基于单次实验设计的，这是本研究提出的一个有特色、有创新意义的方法。根据 st-BCI 对训练数据集的分类识别率结果，不仅可以实现前述第二轮单次训练样本的选择，而且可以观察和分析不同伪迹干扰对 ICA 空域滤波器性能的影响。下面用几个典型的自测试实例对算法思路及性能进行进一步说明，实验数据为 LJL_20131027_cap1_no1、LJL_20131027_cap1_no2、LJL_20131027_cap1_no3_#，它们在同一次 MI 实验中采集，受试者为 LJL。每组数据集中含有 75 个单次实验，每类 MI（左手、右手

和脚)各进行 25 个单次实验。

1. 突发干扰伪迹对 ICA 空域滤波器性能的影响

根据如图 10.7、图 10.8 所示的自测试算法框架,基于每个数据集,可设计 $L \leq 75$ 个 st-BCI(j)($j = 1, \cdots, L$)。该数据集同时作为测试数据集,对每个 st-BCI 进行分类测试,所得自测试识别率 Ac(j)($j = 1, \cdots, L$)如图 10.9 所示。可以看到,sInfomax 算法没有出现无效学习现象,因此得到 75 个有效 st-BCI(说明:如果出现无效学习现象,则对应的识别率设置为 0)。但从图 10.9 可以看到,不同 st-BCI 的输出识别率存在较大差别。由于 st-BCI 中采用的是基于 MRICs 方差比较的零训练分类器,因此其分类准确性主要取决于 ICA 空域滤波器的性能,进而反映了设计 ICA 空域滤波器的单次 MI-EEG 数据的质量。可以看到图 10.9(b)中单次实验 42、45 对应的自测试识别率要明显低于其他识别率。为了说明单次 MI-EEG 数据质量对 ICA 空域滤波器性能的影响,图 10.10 给出了单次实验 42、46 这两个单次 MI-EEG 的信号波形,可以看到单次实验 43 MI-EEG 的每个导联均出现了突发干扰伪迹,单次实验 46 的 C3 导联出现了电极连接故障。从识别率结果来看,这些突发干扰成分对 ICA 算法性能产生了严重影响。

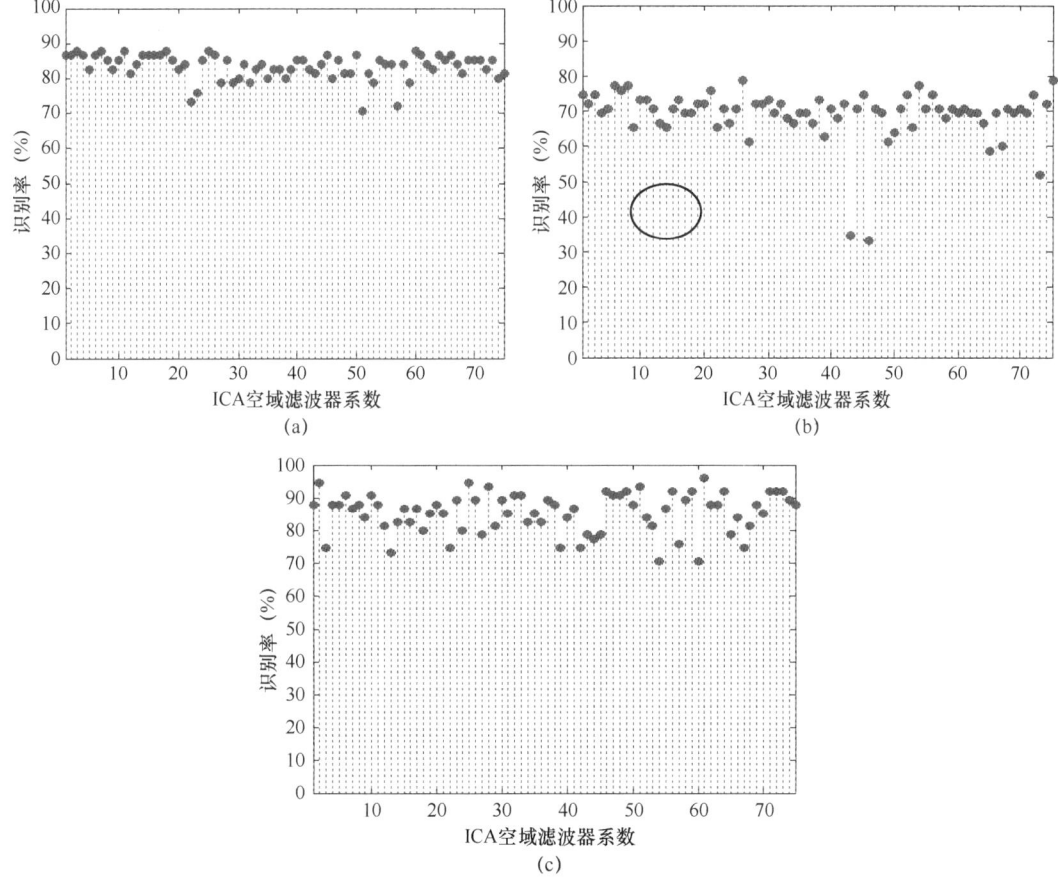

图 10.9 LJL_20131027_cap1_no1、LJL_20131027_cap1_no2、LJL_20131027_cap1_no3_# 这 3 个数据集的自测试识别率

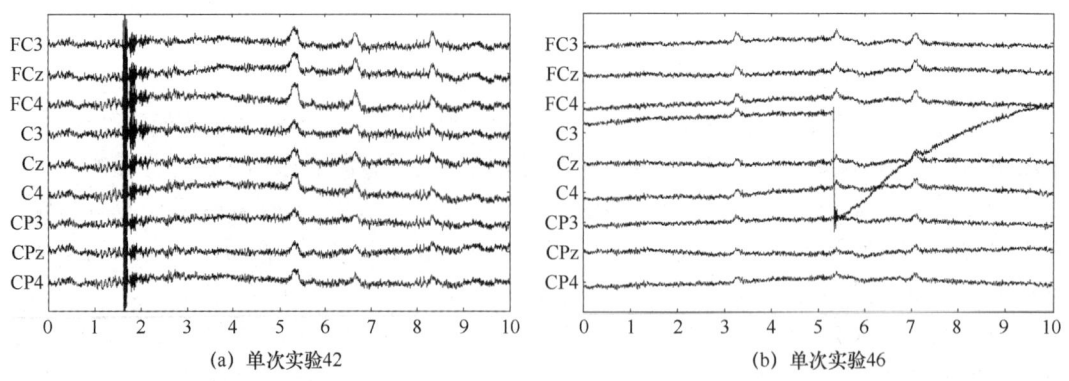

图 10.10 数据集 LJL_20131027_cap1_no2 中单次实验 42、46 的 MI-EEG 信号的时间波形

下面的测试实验可更直观地展示突发伪迹干扰对 ICA 空域滤波器性能的影响。具体步骤为：从数据集 LJL_20131027_cap1_no2 的第 1 个单次实验开始，依次取相邻 10 个单次实验（0~10 s 数据段）拼接成 100 s 时长数据用于 ICA 空域滤波器设计和 MI-BCI 系统构建（见图 10.11），共得 66 个 mt-BCI（Multi-Trials-Based MI-BCI），然后对该数据集的 75 个单次实验进行自测试，识别率结果如图 10.12 所示。可以看到，34~46 共 13 个 mt-BCI 的自测试识别率明显低于其他自测试识别率，原因是这 13 个 mt-BCI 的设计数据中包含了 42、46 这两个低质量单次实验样本（至少包含 1 个）。

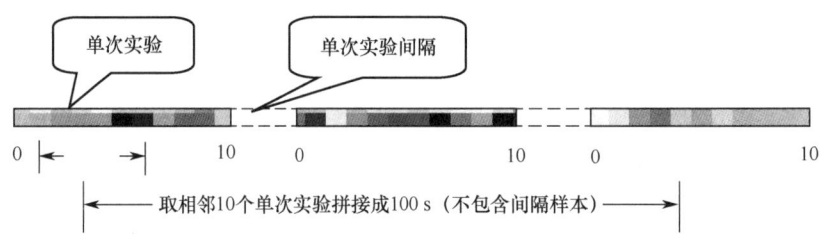

图 10.11 从数据集 LJL_20131027_cap1_no2 中取相邻 10 个单次实验拼接成 100 s（不包含间隔样本），用于设计 ICA 空域滤波器和 mt-BCI 系统，然后对该数据集中的单次实验进行自测试

注：本图彩色版见本书最后彩插。

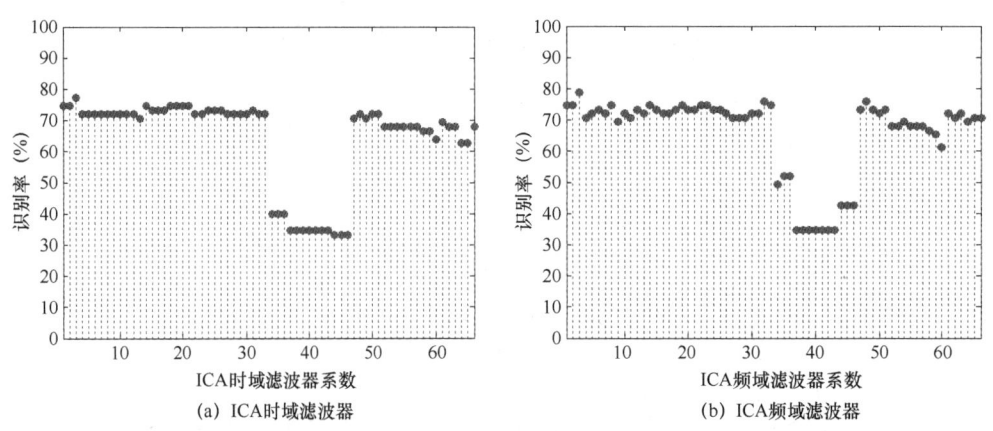

图 10.12 mt-BCI 的自测试识别率，数据集为 LJL_20131027_cap1_no2

在已报道的 ICA-MI-BCI 研究中，一般采用全部单次 MI-EEG 数据拼接成长数据用于 ICA 滤波器的设计。基于这个常规思路，我们将数据集中 75 个单次实验数据拼接成 750 s（750 s×250 Hz=18750 个样本）的长数据，用于 ICA 滤波器设计及 ICA-MI-BCI 系统构建，然后对数据集 LJL_20131027_cap1_no2 的单次实验数据进行分类测试。然而，平均识别率仅为 55.7%和 53.3%，明显低于如图 10.9、图 10.12 所示的 st-BCI 和 mt-BCI 自测试识别率的正常值。这一结果表明，在进行 MI-BCI 系统设计时，极少量被严重干扰的低质量 EEG 样本，也可能会对系统性能产生较严重的负面影响。

2. 识别率矩阵（Accuracy Matrix，AM）——EEG 样本质量的可视化分析

单次样本的自测试实验展示了 ICA 滤波器性能和样本质量之间的关系，例如，突发干扰或电极连接故障所产生的低质量训练样本会影响 ICA 滤波器及其 ICA-MI-BCI 系统的性能。我们知道，EEG 中往往含有非常复杂的伪迹干扰成分，为了更准确地分析和评估训练样本质量及不同伪迹干扰对 ICA-MI-BCI 系统性能的影响，我们设计如图 10.13 所示基于滑动窗设计样本选择的自测试实验，用于检测单次实验中不同时段设计样本与 ICA-MI-BCI 性能的关系，其中测试数据集和训练数据集为同一个数据集。

在图 10.13 中，滑动窗的宽度 T_w = 5 s，滑动步长 T_s=0.5 s，滑动窗移动范围为单次实验的 0~10 s。因此，单次实验的数据分帧数 f_r = 11，滑动窗数据窗口的中心时间位置分别为{2.5，3，3.5，4，4.5，5，5.5，6，6.5，7，7.5}。对于含有 I 个单次实验的数据集，共得到 $f_r×I$ 帧训练数据段，分别用于设计 ICA-MI-BCI 系统和识别性能自测试，所得识别率保存为一个 AM 矩阵，大小为 $f_r×I$。其中，矩阵的每一列为同一单次实验数据中使用 11 个不同数据段所设计的 ICA-MI-BCI 系统的自测试识别率，每一行为全部单次实验中使用相同时间段设计的 ICA-MI-BCI 系统的自测试识别率。图 10.14 给出了基于前述 LJL 的 3 个数据集所得的识别率矩阵的可视化热图，其中，用不同颜色的小方块表示相应 ICA-MI-BCI 系统获得的自测试识别率。

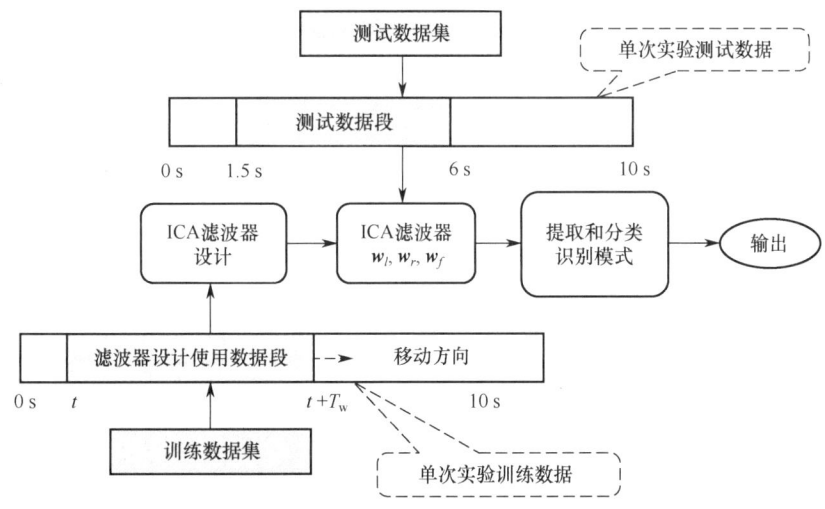

图 10.13 基于滑动窗设计样本选择的自测试实验

从图 10.14 中不仅能观察到质量较差的单次实验，而且能较准确地定位单次实验中突

发干扰出现的具体时段［见图 10.14（b）AM 中的 42、46 列］。因此，基于 AM，可以建立训练样本自动选择算法，以剔除低质量单次实验数据或数据段，进而实现对 ICA 滤波器设计样本的优化。

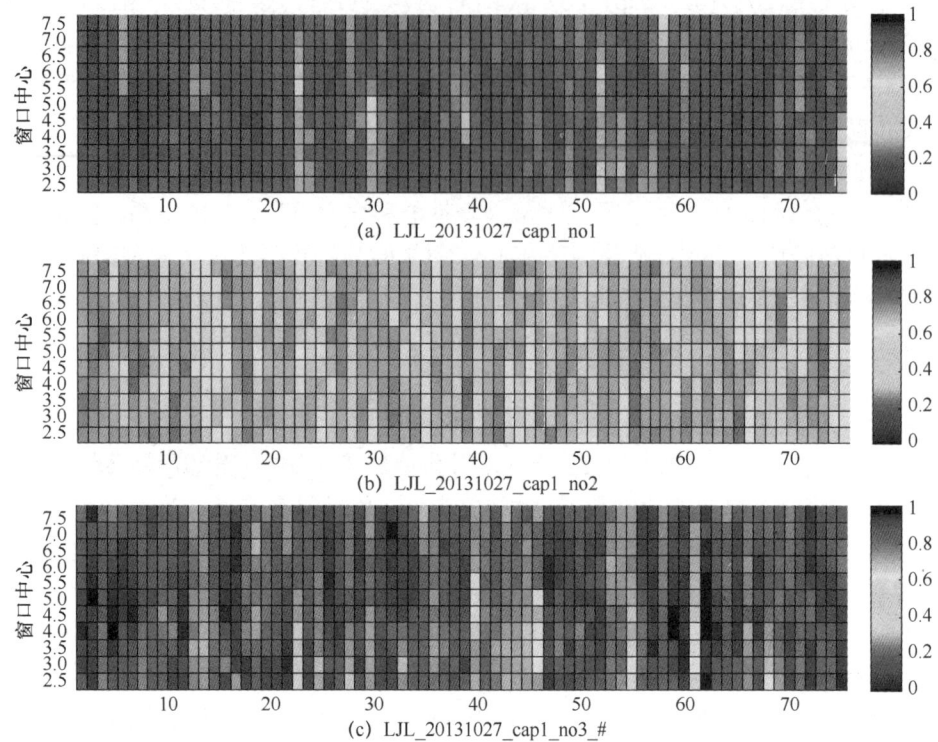

图 10.14　LJL_20131027_cap1_no1、LJL_20131027_cap1_no2、LJL_20131027_cap1_no3_#这 3 个数据集所得的识别率矩阵的可视化热图（其中，ICA-MI-BCI 系统设计样本为单次实验中 5 s 时长的数据段）

注：本图彩色版见本书最后彩插。

另外，在计算 AM 时，也可以利用多个单次实验中相同时段数据的拼接作为 mt-BCI 设计样本。相应的实验结果如图 10.15 所示，根据 AM 所示识别率，随着设计样本数量的增加，mt-BCI 系统的识别性能趋于稳定，但突发干扰的影响并未得到缓解［见图 10.15（b）］。

10.2.3.4　ICA 滤波器的优化设计

虽然 ICA 滤波器具有良好的伪迹干扰分离能力，一些常规的生理伪迹对其影响非常有限，但一些特殊的干扰信号（电极故障等）对 ICA 滤波器性能也会产生较大的负面影响。利用 EEG 样本质量与自测试识别率之间的正相关性，可根据单次样本的自测试识别率矩阵，选择若干高识别率对应的单次实验或 EEG 数据段，拼接成合适长度的 ICA 滤波器设计样本，最终用于 ICA 滤波器设计的 EEG 样本长度不超过 100 s（经大量测试实验所得的经验数据）。需要说明的是，用于 ICA 滤波器学习的训练样本长度与所用 EEG 导联数有关，本章使用的 EEG 导联数为 9 导联。如果希望使用更多导联的 EEG 数据，ICA 滤波器输入样本时长需要有所增加。

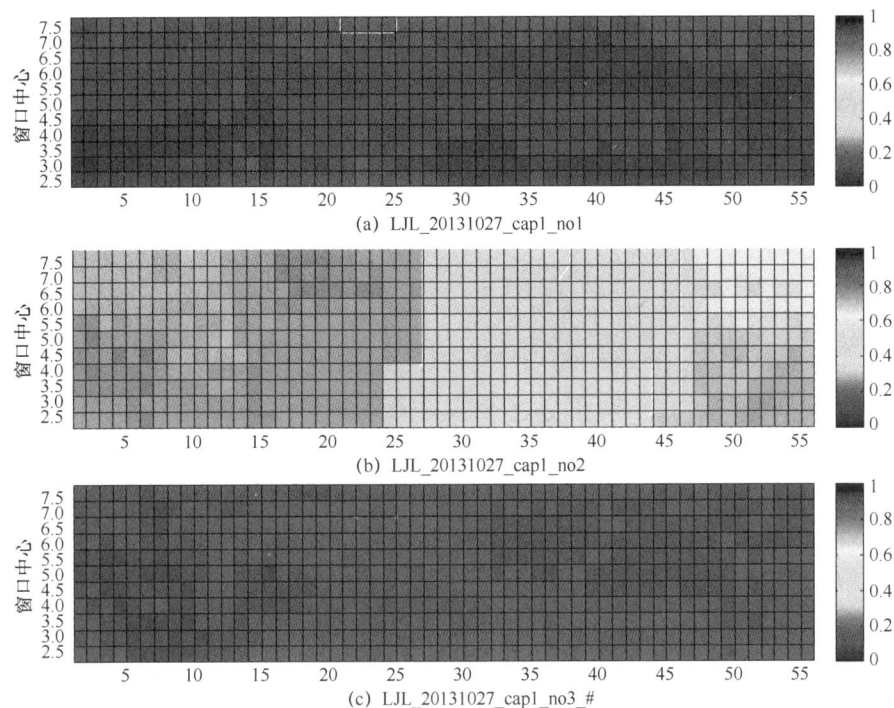

图 10.15　LJL_20131027_cap1_no1、LJL_20131027_cap1_no2、LJL_20131027_cap1_no3_#这 3 个数据集所得的识别率矩阵的可视化热图［ICA-MI-BCI 系统设计样本为相邻 20 个单次实验中相同时段 EEG 样本（5 s 时长）拼接成的 100 s 时长数据］

注：本图彩色版见本书最后彩插。

10.2.3.5　本节讨论

基于单次样本的 st-BCI 系统及自测试是一种有效的训练样本质量检测方法，本节实验结果说明了所提训练样本质量评估方法的有效性，同时验证了前述 ICA-MI-BCI 算法框架及其各模块算法思路的可行性。为了进一步说明这一点，图 10.16 给出了被试者 LJL 共 3 个数据集的 CSP-MI-BCI 交叉验证（Cross Validation）识别率和 st-BCI 识别率的比较，CSP 测试实验基于 BCILAB 提供的 CSP+LDA 模块。可以看到，在 LJL 3 个数据集中，只有第 2 个数据集的自测试识别率低于 CSP 交叉验证识别率，第 1 个数据集和第 3 个数据集的自测试识别率总体要好于 CSP 交叉验证识别率。需要强调的是，在 ICA-MI-BCI 算法框架中，没有采用机器学习分类器，而在 CSP 方法中使用了 LDA 学习分类器。另外，在进行最终 ICA 滤波器设计时，我们可以使用"高质量"的单次实验样本或 EEG 数据段（基于 AM），因此 ICA-MI-BCI 系统的性能还有较大的提升空间。

值得一提的是，在前述 EEG 训练样本质量评估和选择实验中，需要进行几十至几百个 ICA 滤波器的设计和测试，如果在 ICA-MI-BCI 系统中使用 SVM 和 LDA 学习分类器，那么针对每个 ICA 滤波器，都会涉及相应的分类器学习和训练，会导致整个设计和测试过程的运算量巨大，这几乎难以有效完成。本节采用了基于 MRICs 方差比较的零训练分类器替代 SVM、LDA 等学习分类器，不仅能够快速实现训练样本的优化，而且 ICA-MI-BCI 系统的分类性能也没有受到明显的影响。总体来看，我们提出的基于自测试的训练样本质量评估，以及 ICA-MI-BCI 系统实现和测试方法，具有较高的实际应用价值。

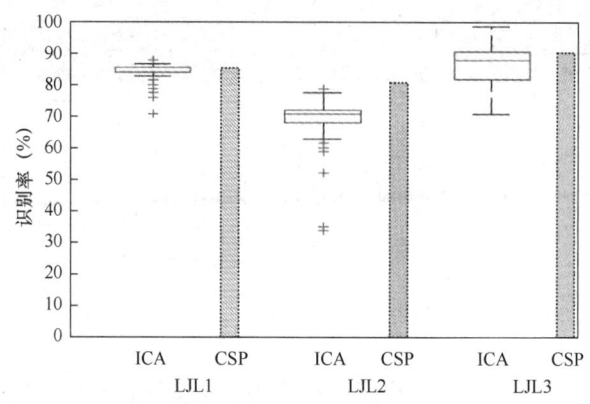

图 10.16　被试者 LJL 3 个数据集的 CSP-MI-BCI 交叉验证识别率和 st-BCI 识别率的比较

10.2.4　ICA/CSP 方法的迁移学习性能和 ICA-MI-BCI 导联优化问题

10.2.4.1　ICA/CSP 空域滤波器跨被试迁移测试和比较

空域滤波器在不同数据集/不同被试者之间的迁移性能是 MI-BCI 系统的一个关键技术指标[25]。目前常用的 CSP 方法虽然具有很强的类识别性能，但是 CSP 空域模型的可迁移性并不理想。截至目前，虽然研究者针对 CSP 空域模型的迁移问题提出了很多改善方法，但依然未能得到有效解决。其原因在于 CSP 方法假设相同类型的 MI 单次实验具有二阶统计平稳性，而这个假设通常是难以满足的，即便是同一个被试者在同一实验中所得的多个单次 MI-EEG 之间也存在较大的差异性，这种非平稳现象在不同被试者的 MI-EEG 数据集中显然会更加明显。ICA 是一种不依赖标签性能的无监督空域滤波方法，基于多导联 EEG 获得的 ICA 空域模型在一定程度上反映了局部皮层神经活动与头皮电极阵列间的真实传播过程。因此，ICA 滤波器应该具有更好的模型迁移性能。我们通过 4 个特殊的 MI-EEG 数据集来说明 ICA 和 CSP 在迁移学习方面的差别（两位受试者的 MI 效果很差，两位受试者的 MI 能力很强）。4 个数据集的基本信息如表 10.5 所示。从每个数据集的连续 EEG 中，随机选择 50 段时长为 100 s 的数据段构造 ICA-MI-BCI 并进行自测试，图 10.17 给出了 4 个数据集的自测试识别率结果，可以看到 HX 和 OYR 数据集的自测试识别率接近 100%，GYJ 和 BBJ 数据集的自测试识别率不到 50%，即所谓的"MI 盲"。

表 10.5　4 个数据集的基本信息

数据集名称	MI 类型/单次实验数	EEG 导联（C3、Cz、C4 为主电极）	MI 能力
GYJ_20140408_cap1_no1	3/75	FC3、FCz、FC4、C3、Cz、C4、CP3、CPz、CP4	差
BBJ_20140916_cap1_no1	3/75	FC3、FCz、FC4、C3、Cz、C4、CP3、CPz、CP4	差
HX_20150618_cap2_no2	3/75	FC3、FCz、FC4、C3、Cz、C4、CP3、CPz、CP4	好
OYR_20141102_cap1_no1	3/75	FC3、FCz、FC4、C3、Cz、C4、CP3、CPz、CP4	好

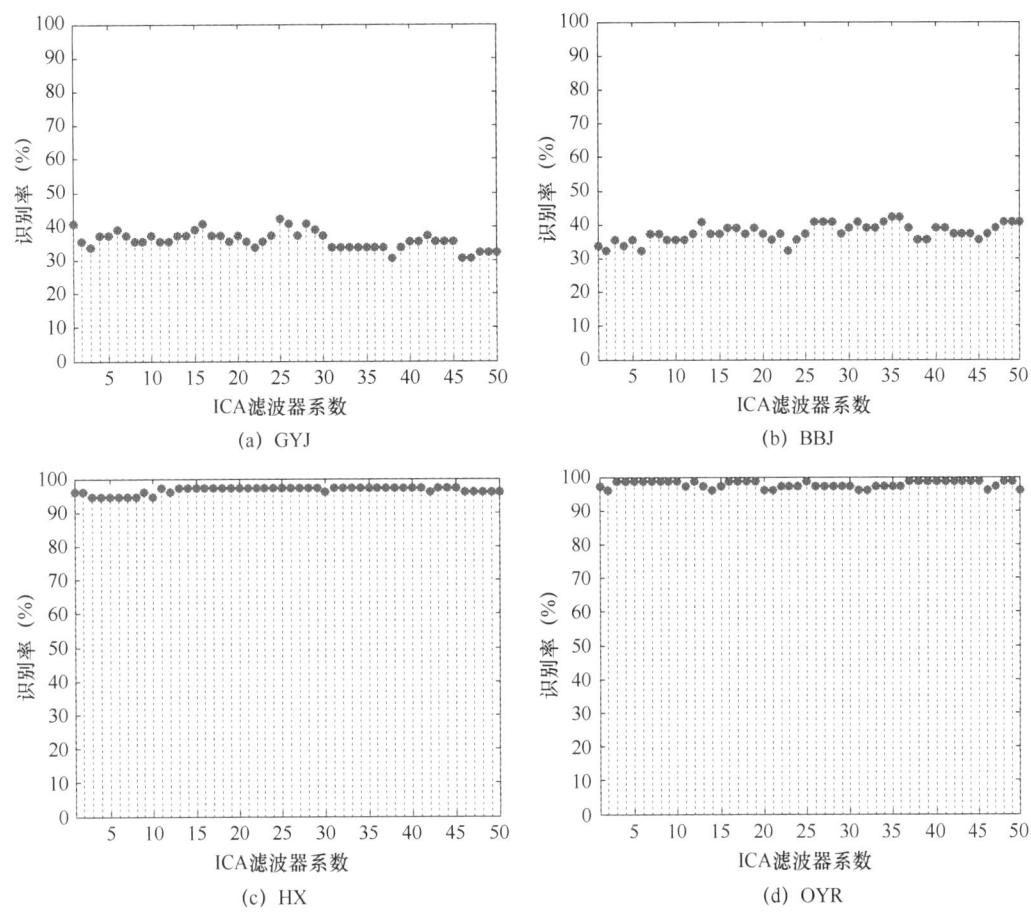

图 10.17 GYJ、BBJ、HX 和 OYR 4 个数据集的自测试识别率（其中，ICA 滤波器设计样本长度为 100 s）

接下来的实验内容是{GYJ，BBJ}与{HX，OYR}之间的跨被试迁移测试。具体为：以 GYJ、BBJ 的数据为训练数据集分别设计 ICA 滤波器、CSP 滤波器，以 HX 和 OYR 的数据为测试数据集。考虑到不同次实验采集的 EEG 信号之间可能存在整体上的幅度差异，因此对 EEG 样本采用了 Z-Score 标准化处理。

图 10.18 给出了 ICA 空域滤波器的迁移测试识别率结果，表 10.6 为 CSP/ICA 空域滤波模型的迁移测试结果比较。可以看到，虽然训练数据集 GYJ 和 BBJ 中包含了较多的低质量单次 MI-EEG 数据（根据自测试结果），但基于它们所设计的 ICA-MI-BCI 系统在应用于测试数据集 HX 和 OYR 时，获得了非常理想的识别效果。相比而言，基于相同训练数据集所设计的 CSP-MI-BCI 系统的迁移测试识别率非常低（见表 10.6）。这一实验结果直观地展示了无监督 ICA 空域滤波模型的特点，以及 ICA 空域模型所具有的良好跨被试迁移性能。实际上，CSP 方法的这一测试结果是可以预料的，因为 GYJ、BBJ 中的低质量训练样本无法提供准确的运动相关神经活动信息，所以不可能设计出性能优良的 CSP 滤波器。

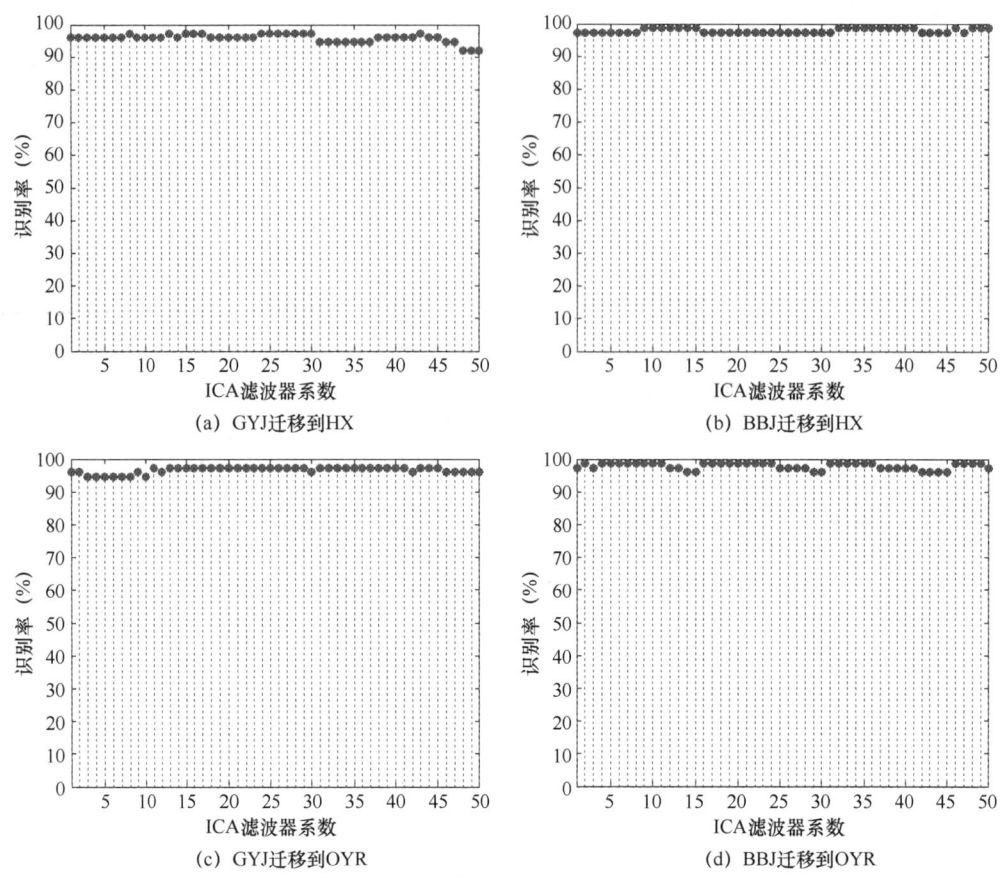

图 10.18 ICA 空域滤波器在不同被试者间的迁移测试（GYJ、BBJ 为训练数据集，HX、OYR 为测试数据集）

表 10.6 CSP/ICA 空域滤波模型的迁移测试识别率比较
（GYJ、BBJ 为训练数据集，HX、OYR 为测试数据集）

	GYJ		BBJ	
	CSP	ICA	CSP	ICA
HX	40.0%	95.8%	64.0%	97.9%
OYR	43.3%	92.9%	32.0%	97.8%

10.2.4.2 不同被试者间 MI-EEG 数据集之间的 ICA 空域模型匹配

上述实验结果充分说明了 ICA 方法在模型迁移方面的潜力，也较好地体现了 ICA 不依赖标签的无监督学习优势。但需要指出的是，由于个体和测试条件的差异（如头部形状、脑解剖结构、电极帽和电极导通性能等），基于不同被试者数据集所得到的 ICA 模型之间可能会出现较严重的失配现象。下面的迁移测试实验可以说明这个现象。两个数据集为 WMS_20160402_cap2_no1、HX_20150618_cap2_no2。其中，WMS 的 MI 效果较差，自测试识别率和 CSP 交叉验证识别率均低于 50%；HX 数据集特性如前述。图 10.19（a）是以 WMS 为训练数据集、以 HX 为测试数据集的迁移测试结果，两个数据集均选用标准 9 导联模式，即 CH2={FC3, FCz, FC4, **C3, Cz, C4**, CP3, CPz, CP4}。从如图 10.19（a）所示迁移测试识别率结果来看，两个数据集的 ICA 空域模型并不匹配。为此，我们通过独立调整训练数据集电极分布模式来改善 ICA 空域模型的匹配效果（有 14 导联 EEG 信号可供选择）。经过测试，当 WMS 训练数据集导联调整为{Fp1, FCz, FC4, **C3, Cz, C4**, O1, CPz, CP4}时（测试数据集导联模式不变），迁移测试识别率得了很大的提高，如图 10.19（b）所示。这表明通过 EEG 导联调整，两个数据集 ICA 空域模型达到了最佳的匹配效果。图 10.19（c）、图 10.19（d）分别是训练数据集和测试数据集的电极分布模式匹配示意图，图中，深灰色为主电极，浅灰色为辅助电极。

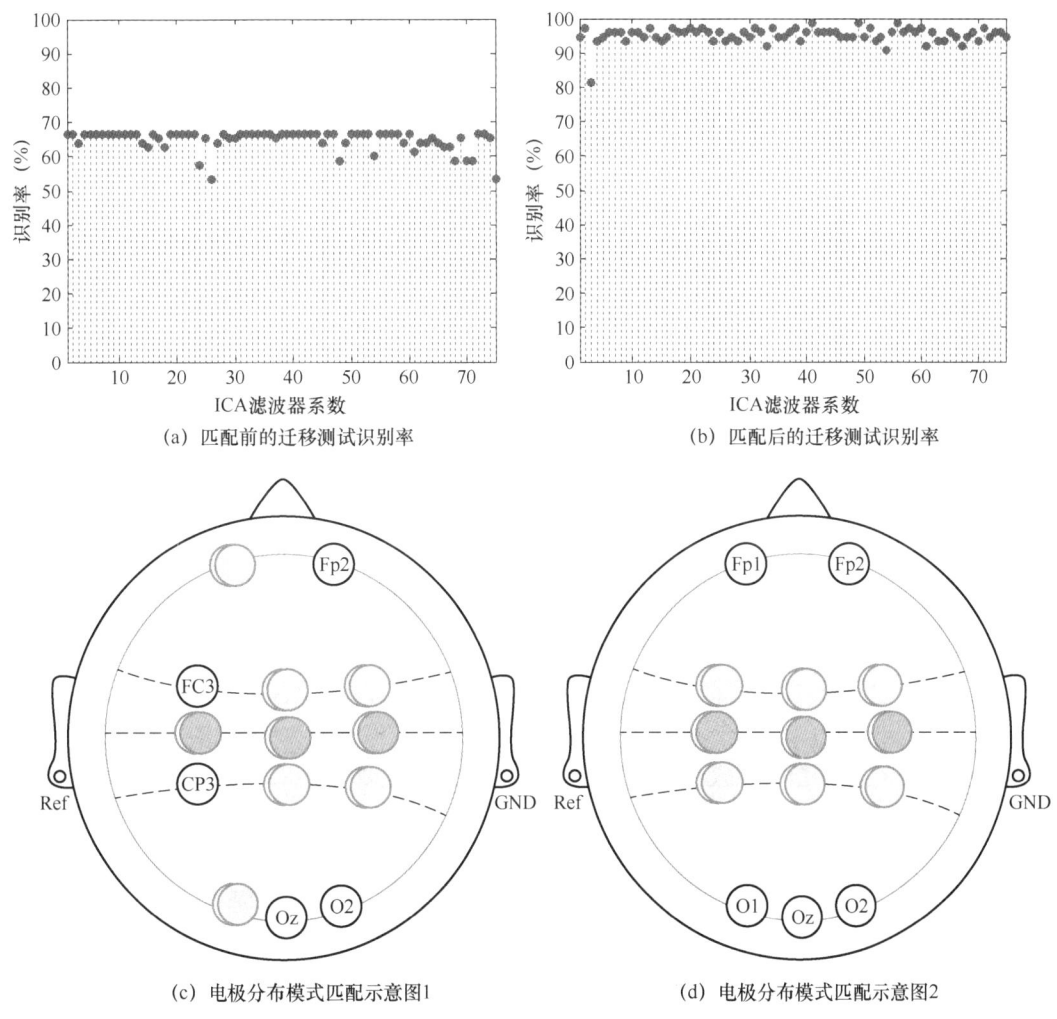

图 10.19 WMS 和 HX 之间的迁移测试识别率

注：本图彩色版见本书最后彩插。

10.2.4.3 基于自测试的导联优化

针对不同被试者，ICA-MI-BCI 的导联优化是与系统性能密切相关的关键问题。研究初期，我们通常选择 9 导联，即 CH2 = {FC3, FCz, FC4, **C3, Cz, C4**, CP3, CPz, CP4}。但后来发现，如果针对不同被试者的 EEG 导联进行优化调整，可以明显改善 MI 识别效果。下面通过 3 个数据集 JX_20150603_cap2_no1、JX_20150603_cap2_no2、JX_20150603_cap2_no3 的自测试实验进行说明。在最初的 JX 数据集自测试实验中，导联模式为标准 9 导联 CH2，但所得自测试识别率比 CSP 方法差很多。这个问题困扰了我们很长时间，后来通过对主电极和辅助电极进行调整，发现识别率得到了明显改善［见图 10.20（c）～图 10.20（h）］。图 10.20（a）、图 10.20（b）是导联调整前后的电极分布，深灰色为主电极，浅灰色为辅助电极。相比图 10.20（a）所示标准 9 导联分布，图 10.20（b）所示非标准导联模式的"主电极"和"辅助电极"位置出现了明显偏移。

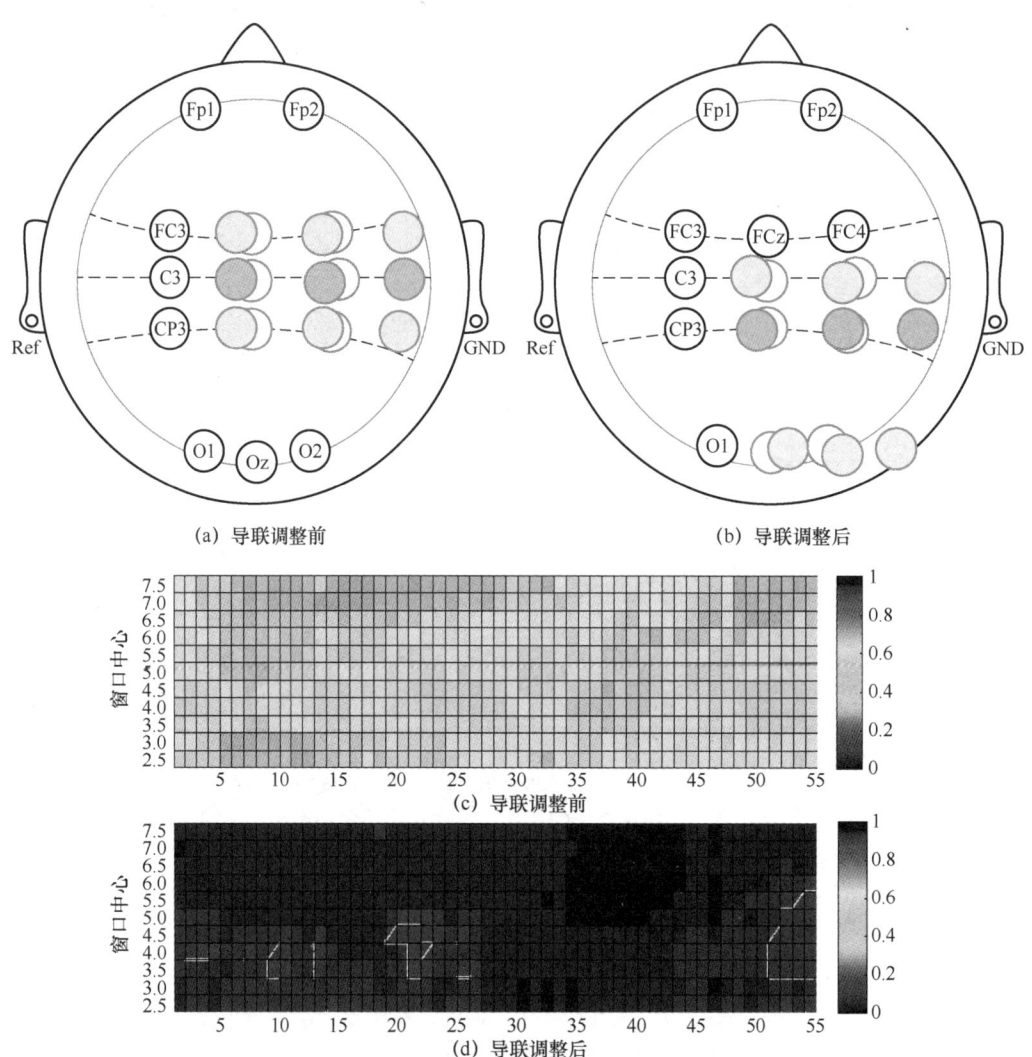

图 10.20　导联调整前后的电极分布和 JX 3 个数据集自测试识别率矩阵的对比［其中 ICA-MI-BCI 系统设计样本为相邻 20 个单次实验中相同时段 EEG 样本（5 s 时长）拼接成的 100 s 时长数据］

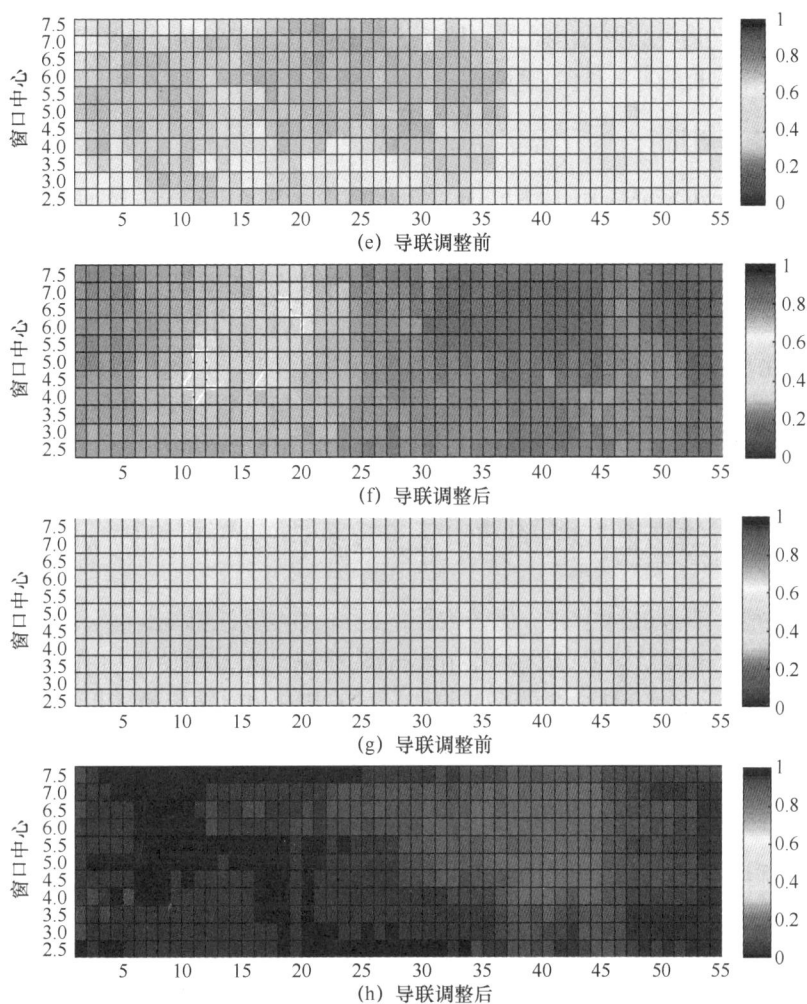

图 10.20 导联调整前后的电极分布和 JX 3 个数据集自测试识别率矩阵的对比［其中 ICA-MI-BCI 系统设计样本为相邻 20 个单次实验中相同时段 EEG 样本（5 s 时长）拼接成的 100 s 时长数据］（续）

注：本图彩色版见本书最后彩插。

从图 10.20 所示的识别率矩阵可以看到，导联模式的调整对自测试识别率的改善是非常明显的（提升了 10.2%～22.3%）。按照图 10.20（b）的导联模式，我们对 JX 的全部数据进行了重新分析，发现大部分数据集的自测试识别率均有较大幅度的改善。基于上述思路，我们再对其他被试者数据进行分析，并在分析过程中引入导联优化策略，结果显示 ICA-MI-BCI 的自测试识别率均得到不同程度的提升。

主电极或（和）辅助电极出现偏移的具体原因比较复杂，如电极帽的佩戴、电极连接阻抗及被试者头部几何形状和脑解剖结构等，这些因素都可能造成因电极偏移而引起的 ICA 空域模型误差，进而导致 ICA-MI-BCI 系统识别性能下降。对大量 MI-EEG 数据进行分析后发现，ICA-MI-BCI 相比 CSP-MI-BCI 对 EEG 导联选择更加敏感，这可能是 ICA 应用于 MI-BCI 系统实现过程中的主要困难之一。因此，针对不同被试者，如何快速实现导联优化是 ICA-MI-BCI 系统实现的一个关键。但在现有的资料中，对 ICA-MI-BCI 导联优化问题的讨论少有报道（CSP-MI-BCI 的导联优化相对有很多报道），本节针对此问题开展了初步的研究工作，取得了一定的进展。

10.2.4.4 本节讨论

在已报道的 ICA/CSP-MI-BCI 研究中，研究者一般采用 MI 效果较好的数据集进行识别率和模型迁移测试，实验结果的说服力往往不强。为了有效展示 ICA 和 CSP 两种空域滤波方法的差别，本节采用了若干"特殊"MI-EEG 数据集（MI 效果"good"和"bad"），进行了两种方法的模型迁移测试和比较，实验结果直观展示了 ICA 在迁移学习中的潜力，同时说明了无监督 ICA 空域滤波方法相比有监督 CSP 方法的优势。基于所提 ICA-MI-BCI 算法框架，本节研究了不同被试者 MI-EEG 的空域模型匹配问题，并指出导联优化是 ICA-MI-BCI 系统设计和实现的关键，相关问题的研究具有一定的难度和挑战性。

10.2.5 不同 ICA 算法在 ICA-MI-BCI 系统实现中的性能比较

目前，业界已有多种 ICA 算法，比较常用的经典 ICA 算法有 Infomax、FastICA、Jade、SOBI 等[24, 26-28]。在 ICA-MI-BCI 研究中，Infomax、FastICA 算法使用频率较高，但是，相对 CSP-MI-BCI 而言，ICA-MI-BCI 的研究报道比较有限。如前文所述，我们在 ICA-MI-BCI 研究中采用的是简化 Infomax 算法（sInfomax），获得了一些有价值的研究成果，验证了所提算法框架的有效性和可行性。同时，我们将 4 种经典 ICA 算法引入 ICA-MI-BCI 算法框架，以便对它们的实际应用性能进行评估。

以表 10.6 中 HX、OYR 两个数据集为例，图 10.21 给出了基于标准 Infomax 算法和 FastICA 算法的自测试识别率结果，测试过程与前述自测试实验步骤完全一致，即从数据集中选择 50 段时长 100 s 的 EEG 数据，分别采用标准 Infomax 算法和 FastICA 算法设计滤波器，并引入 ICA-MI-BCI 算法框架，对其进行自测试，识别率结果如图 10.21（a）、图 10.21（d）所示。可以看到，两种经典 ICA 算法出现了较多的无效 ICA 学习现象。特别是针对 OYR 的自测试，不仅无效学习次数很多，而且有效 ICA 学习所对应的识别率也明显偏低（对比图 10.17 中的 sInfomax 测试结果）。

我们认为，标准 Infomax 算法和 FastICA 算法等经典 ICA 算法对 EEG 训练样本质量可能非常敏感，但在现有的 ICA-MI-BCI 研究资料中，该问题并未得到充分关注和讨论。值得一提的是，我们所用的 sInfomax 算法和标准 Infomax 算法在数学原理上完全一致，但实际应用效果存在较大差别，其中的原因值得深入分析。

基于神经电生理知识，真实 EEG 源之间可能存在一定的弱相关性[29]，而 ICA 分离矩阵的学习以源的"尽可能独立"为基本原则。在经典 ICA 算法中，为了最大限度地保证所获取源之间的独立性，往往采用一些比较严格的评估标准及促进算法快速收敛的数学技巧（如白化预处理等），这有可能导致 ICA 模型的过拟合学习问题。我们认为，目前常用的经典 ICA 算法，如 Infomax、FastICA、SOBI、Jade 等，可能并不适合直接应用于 MI-BCI 系统的实现，需要结合具体应用对标准算法加以适当调整和改进。近年来，相关独立成分分析（Dependent Component Analysis，DCA）和独立向量分析（Independent Vector Analysis，

IVA）在相关源的"盲分离"中取得了一定的进展[30-32]，从 DCA、IVA 的数学原理和应用情况来看，它们可能更适合真实 EEG 源的获取，值得进一步关注和研究。

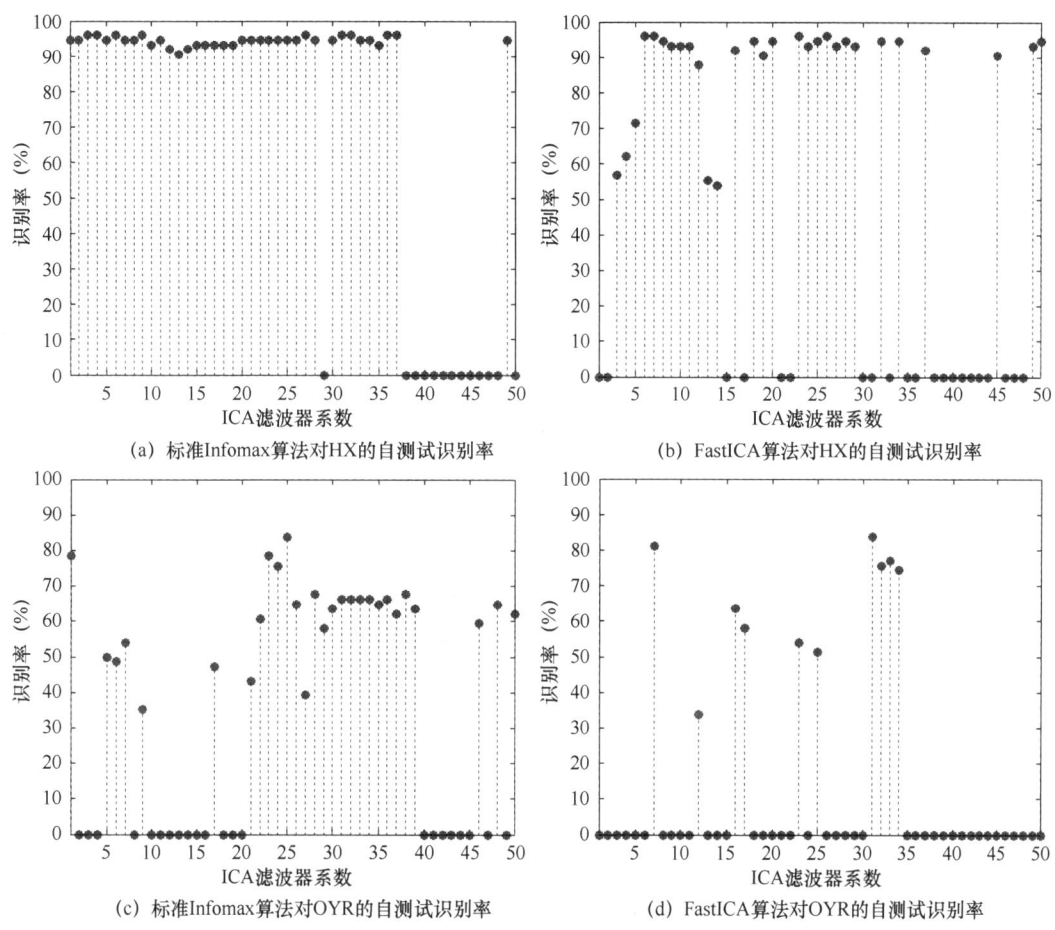

图 10.21 基于标准 Infomax 算法和 FastICA 算法的自测试识别率结果

10.3 DNN 在 MI-BCI 中的应用研究

运动想象脑机接口（Motor Imagery BCI，MI-BCI）是典型的基于 EEG 节律的 BCI 模型。被试者通过想象不同肢体运动，生成包含特定节律模式的运动想象 EEG（MI-EEG），BCI 系统通过对 MI-EEG 进行信息解码和分类，生成相应的控制命令，进而实现大脑对外部设备的直接控制。在过去的 30 年内，有关 MI-BCI 的研究已有很多报道，其中基于共空间模式（Connon Saptial Pattern，CSP）及其改进算法的 MI-BCI 最具代表性，取得了一系列研究成果。但受 MI-EEG 样本在数量和质量方面的限制，CSP 方法的稳定性和模型的可迁移性方面始终存在不足[33, 34]。近年来，深度学习（Deep Learning，DL）和深度神经网络（Deep Neural Network，DNN）被引入 MI-EEG 分类和 BCI 领域[35-40]，其优势在于可以避开传统 MI-BCI 系统中复杂的预处理和特征分析提取过程，直接以端到端的方式实现 MI-EEG 信号的特征提取和分类。此外，为了解决个体神经活动模式差异性引起的 MI-BCI 系统泛化性能不足问题，一些在自然语言处理、图像识别等领域取得较大成功的迁移学习理论和算法被移植到 MI-BCI 领域。然而，DL 的性能依然受到 MI-EEG 样本数量和质量不足等因素的限制。从现有研究资料提供的测试结果来看，DL 虽然在 EEG 分类方面比传统方法有一定的提升，但与实用要求还有较大差距。特别是 BCI 研究中备受关注的模型跨被试迁移问题，新方法的改进效果非常有限。针对当前 MI-EEG 领域所面临的困难，研究者一方面继续对传统方法进行改进，同时尝试将传统方法与 DNN 融合，以建立适合 EEG 分析的神经网络模型，其中，EEGNet 及其改进算法具有代表性[39, 40]，相关工作为 BCI 研究提供了新的方向和思路。

10.3.1 EhythmNet 及其性能仿真

头皮脑电（Electroencephalogram，EEG）节律在脑机接口（Brain Computer Interface，BCI）实现中具有重要的应用价值。EEG 节律源于神经振荡，它是中枢神经系统中神经活动的节律性或重复性模式的宏观表现。尽管人们对神经振荡机理缺乏更深层次的了解和统一表述，但大量实验结果表明，EEG 节律的特征与脑神经信息处理过程密切相关，快速、准确地获取节律的时频特征不仅有利于 BCI 系统的实现，而且在临床医学、脑认知和脑生物特征识别等领域有很高的理论价值与实际意义[41, 42]。头皮脑电 EEG 具有检测方便、毫秒级的时间分辨率等优点，成为当前观察和研究神经振荡现象的一种有效技术手段。在 EEG 中通常可观察到若干典型的节律成分，根据其频率范围的不同，可分为 δ 节律（1~4 Hz）、θ 节律（4~8 Hz）、α 节律（8~13 Hz）、β 节律（14~30 Hz）和 γ 节律（30~60 Hz）等。此外，运动感知和外部视觉、听觉刺激均会诱发相应的 EEG 节律成分，如 Mu 节律和稳态视觉诱发电位（Steady State Visual Evoked Potential，SSVEP）。多年来，研究人员对脑节律的生成机理及其应用价值已取得了很多共识性研究成果。然而，对于不同的个体而言，EEG 节律的频率范围，以及它们在头皮电极位置的空间分布往往存在较大的差异。这种差异甚至出现在同一个体的不同感知和认知阶段。因此，在基于 EEG 节律的 BCI 系统实现中，需要考虑不稳定频–空特性因素的影响，否则会给 BCI 系统分类性能带来隐患。目前，传统的功率谱估计和时–频分析依然是 EEG 节律的频–空特性主要分析方法[3]。但是，由于 EEG 信号的信噪比和空间分辨率都非常低，并且 EEG 特征存在显著的个体差异性，因此传统方法的准确性和效率都不高。

我们提出了一种基于一维卷积神经网络（1D-CNN）的 EEG 节律频域特征的分析方法，具体为：设计了一种具有特定结构的 1D-CNN，取名为 EhythmNet；通过对具有显著节律特征的单通道（或者多通道 EEG 的时域拼接）EEG 样本的学习，EhythmNet 能自动获取 EEG 节律的频域特征。EhythmNet 可应用于 MI-EEG、静息 EEG（rEEG）、稳态视觉诱发电位（SSVEP），以及与思维任务相关的 EEG 节律频域特性的自动分析和获取，进而可应用于 BCI 系统的优化设计和基于 EEG 的身份认证等。

本节介绍融合卷积神经网络（Convolutional Neural Network，CNN）和独立成分分析（Independent Component Analysis，ICA）的 MI-BCI 系统优化设计新方法，具体内容如下。

（1）提出一种适合 EEG 频域特性分析的 1D-CNN，文中命名为 EhythmNet。EhythmNet 由 2 个卷积层和 1 个全连接分类网络组成。第 1 个卷积层含有 1 个长度为 L_1 的一维卷积核，第 2 个卷积层含有 6 个长度为 L_2 的一维卷积核（详细结构信息参见 10.3.1.1 节）。EhythmNet 的输入为一维 EEG 信号，输出为 EEG 的分类结果。

（2）通过对标签样本的学习，EhythmNet 的第 1 卷积层核系数的频谱能精准地表达 EEG 节律的频域特征，即能准确地表达运动相关 Mu/β 节律的个性化频率特征，可用于分析个体间 MI 频带的差异性。

（3）提出基于 EhythmNet 的 MI-BCI 优化思路。所提出的用卷积核系数 h 构造的时域带通滤波器（Kernal Bandpass Filter，KBF），用于替代传统 MI-BCI 系统中的常规带通滤波器（Conventional Bandpass Filter，CBF）。实验结果表明，KBF 可有效提升 MI-BCI 系统的分类准确率和跨被试迁移性能。

10.3.1.1 EhythmNet 结构

如图 10.22 所示是本书提出的用于 EEG 节律分析的 EhythmNet 结构，由 2 个一维卷积层和 1 个全连接（Full Connected，FC）分类器组成。EhythmNet 的输入为一维时间序列，输出为 EEG 的分类结果。EhythmNet 的主要目的是通过对样本的学习，揭示 EEG 节律的频域分布特征。因此，其结构与目前比较流行的 EEG-CNN（如 EEGNet）存在明显的区别：其一是第 1 个卷积层中只包含了一个尺寸为 $1×L_1$ 的卷积核，其功能相当于传统的时域滤波；其二是 EhythmNet 没有包含用于多导联 EEG 同步处理的空域滤波层，因此其输入只能是一维时间信号。另外，EhythmNet 没有采用批标准化（Batch Normalizaon，BN）等促进网络快速收敛的通用技术。

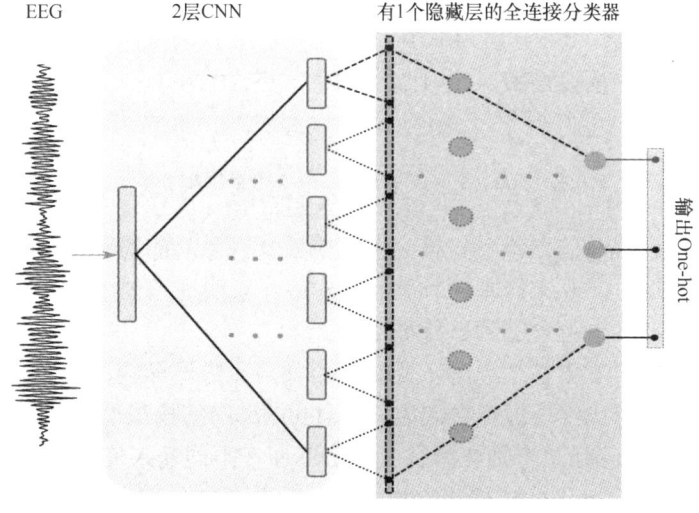

图 10.22　EhythmNet 结构

10.3.1.2 EhythmNet 性能仿真

EEG 中包含了不同频率的节律成分，为了验证 EhythmNet 学习噪声样本中的频率特征的能力，我们用不同频率的正弦信号加一定比例的高斯白噪声构建仿真数据集：$D_s=\{[x^c_m(n), y_m], m=1,\cdots,M; c=1,\cdots,C\}$，其中，$x^c_m(n)$ 如式（10.1）所示，y_m 是按频率分类的样本标签（One-hot 编码）。

$$x^c_m(n) = \sin(2\pi f_c T_s n + \theta) + b_m(n),\ n=0,\cdots,N-1;\ m=1,\cdots,M;\ c=1,\cdots,C \quad (10.1)$$

式中，n 为时间样本序号，M 为全部样本数量，C 为样本类别数；$b_m(n)$ 为高斯白噪声信号；f_c 是正弦信号的频率；T_s 是采样间隔；每个正弦样本的初始相位 θ 在 $[-\pi, \pi]$ 内随机取值。EhythmNet 中第 1 个卷积层核长度 L_1 为 200，第 2 个卷积层核长度 L_2 为 100。仿真实验样本集有 2 个：第 1 个数据集（D_1）含有 5 个频率点，即 $f_c = 7+(c-1)\times 5$ Hz（$c=1,\cdots,5$）；第 2 个数据集（D_2）含有 10 个频率点，即 $f_c = 5+(c-1)\times 5$ Hz（$c=1,\cdots,10$）；每个频率点的样本数量为 100 个，因此两个仿真数据集分别含有的样本总数 M 为 500 个和 1000 个。图 10.23 是两例频率为 5 Hz 的样本，信噪比分别为 10 dB 和 -10 dB，采样频率为 100 Hz，时长为 4 s（400 个采样点），即单个样本为 1×400 的一维向量，两个数据集的信噪比均为 -5 dB。

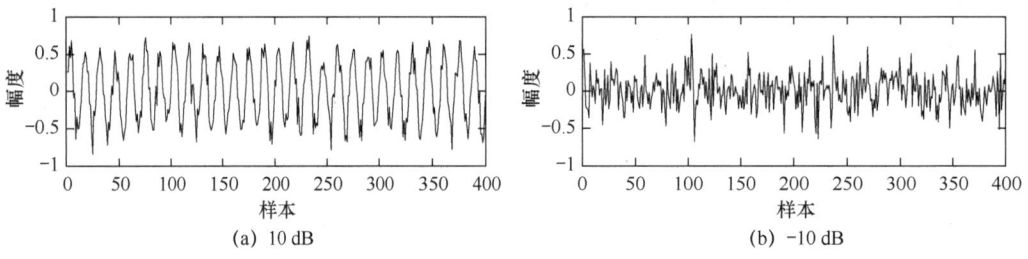

图 10.23　两例样本，频率为 5Hz，信噪比分别为 10 dB 和 -10 dB

测试样本采用与训练样本相同的生成方式生成。考虑到 CNN 初始参数设置的随机性，我们用两个数据集分别对 EhythmNet 重复训练/测试 10 次，所得识别率均接近 100%。图 10.24（a）～图 10.24（d）分别为基于 D_1 和 D_2 的 10 次训练所得的第 1 个卷积层核系数 $\boldsymbol{h}_k$ 及它的傅里叶变换的幅度谱 $|\boldsymbol{H}_k|$（$k=1,2,\cdots,10$）。图 10.24（e）、图 10.24（f）为两组 $|\boldsymbol{H}_k|$ 的平均，即

$$\overline{\boldsymbol{H}} = \frac{1}{10}\sum_{k=1}^{10}|\boldsymbol{H}_k| = \frac{1}{10}\sum_{k=1}^{10}|\text{FFT}(\boldsymbol{h}_k)| \quad (10.2)$$

可以看到，经训练后的一维卷积核的频率响应具有明显的梳状滤波器频率响应特征，且 10 个最大峰值频点与 10 类样本的频率完全对应，表明通过训练 EhythmNet 能像预期的那样准确地学习到样本中包含的频率特征信息。

众所周知，训练样本中往往包含不同类型的噪声和错误标签，它们会导致不同类型机器学习模型的性能下降或出现过拟合现象。EhythmNet 的结构虽然简单，但 EEG 中通常包含多种形式的干扰伪迹，因此有必要测试 EhythmNet 在不同输入信噪比情况下的学习性能。为此，根据式（10.1），分别生成信噪比如 -20～20 dB 的 20 个样本集，频率分布类似 D_1。针对每个数据集，重复训练/测试 10 次，取平均识别率作为评估指标；同时分析和观察低

信噪比对卷积核频域特性的影响。图 10.25（a）给出了不同信噪比情况下的识别率结果，图 10.25（b）是信噪比为-10 dB（上）和-20 dB（下）两种情况下卷积核的幅频特性。可以看到，当输入信噪比大于-5 dB 后，EhythmNet 的分类识别率接近 100%，当信噪比低于-10 dB 时，分类识别率明显降低。但是，从图 10.25（b）中可以看到，即便信噪比为-20 dB，EhythmNet 也能够较准确地学习到样本中的频谱结构信息，这表明 EhythmNet 在 EEG 频率特性获取方面具有很好的稳定性和应用潜力。

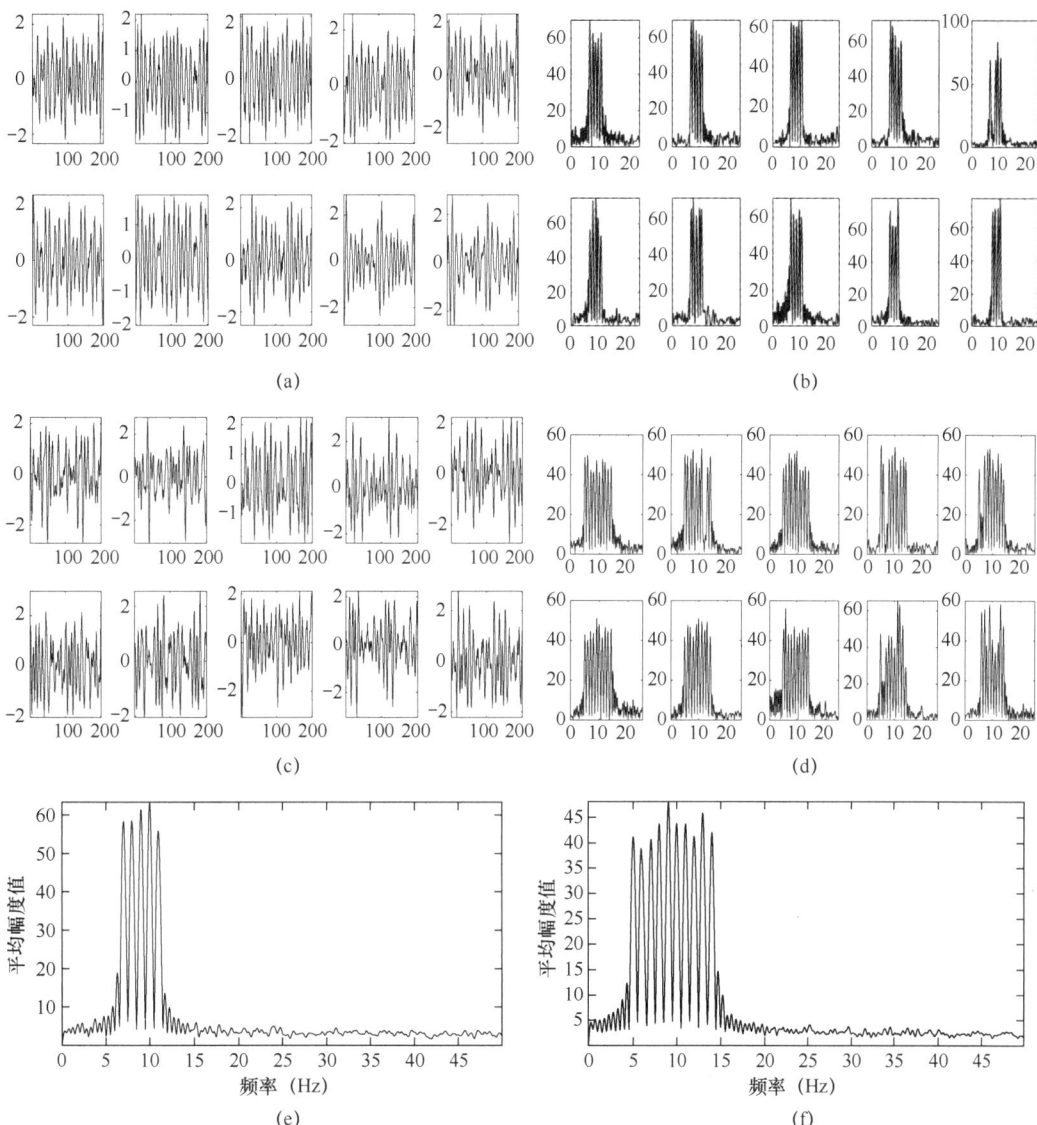

图 10.24 EhythmNet 的仿真实验结果。其中，（a）（b）由数据集 1 训练得到的第 1 个卷积层核系数及其幅度谱；（c）（d）由数据集 2 训练得到的第 1 个卷积层核系数及其幅度谱；（e）（f）分别是如（c）（d）所示的 10 个卷积核幅度谱的平均

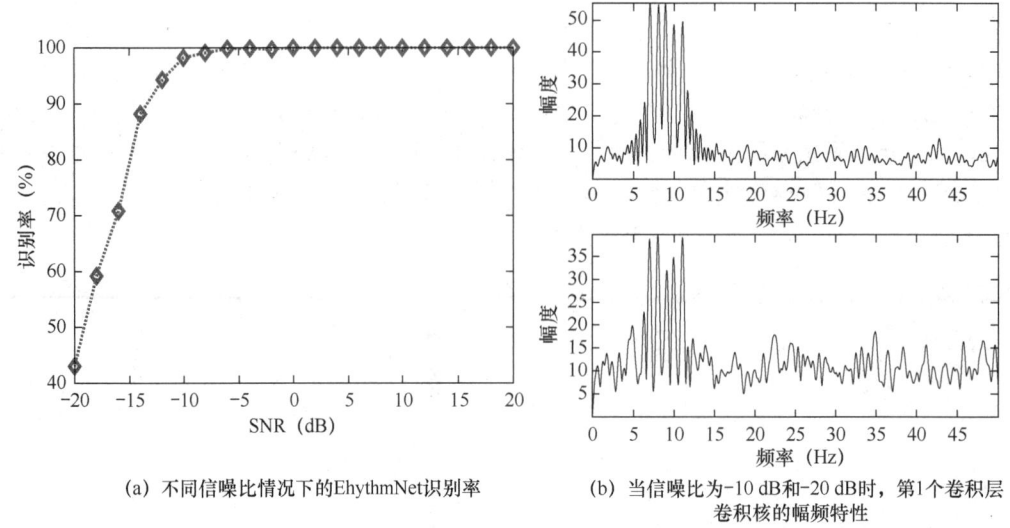

(a) 不同信噪比情况下的EhythmNet识别率

(b) 当信噪比为-10 dB和-20 dB时,第1个卷积层卷积核的幅频特性

图 10.25 不同信噪比情况下的 EhythmNet 性能仿真

10.3.2　EhythmNet 在实测 MI-EEG 分析中的应用

10.3.2.1　传统 MI-BCI 与 EEGNet

图 10.26 是传统 MI-BCI 系统的主要组成模块,其中包括起关键作用的空域滤波器设计、空域滤波器、时域带通滤波和分类器等主要模块。低信噪比和低空间分辨率是 EEG 分析中所面临的主要问题,空域滤波技术能有效缓解上述问题的影响。

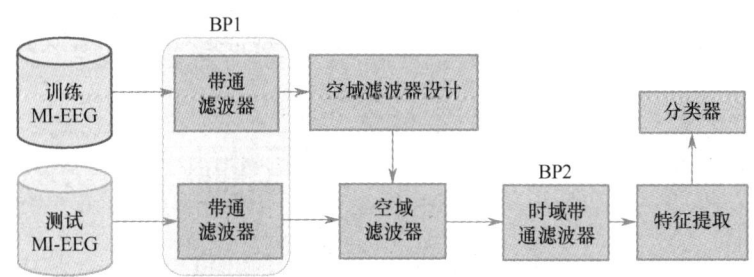

图 10.26　传统 MI-BCI 系统的主要组成模块

ICA 和 CSP 是两种代表性的空域滤波方法,在 MI-BCI 系统实现中得到了广泛的应用。需要指出的是,作为空域滤波的前置预处理带通滤波器,BP1 的频率参数与所采用的空域滤波器有关。对于 ICA 空域滤波器,BP1 需要选择相对较宽的频带范围(如 8～30 Hz),这样有利于 ICA 算法的正确学习[26];而对于 CSP 空域滤波器,BP1 的频率范围需要精准地对应被试者的 MI 特征频率,否则会严重影响 MI-BCI 系统的整体分类性能[16]。无论是采用 ICA 空域滤波方法还是采用 CSP 空域滤波方法,BP2 的频率参数设置都需要和个体 MI 频率范围完全吻合。不难看出,个体 MI 频率特征的准确分析和获取,是保证 MI-BCI 系统性

能的关键因素。MI 频率特征的获取通常采用传统的时频分析方法,但由于 EEG 信噪比很低,且个体差异明显,因此往往需要对样本进行多次分析和测试才能获得较准确的 MI 频率范围。

EEGNet 采用了深度可分离组合结构,如图 10.27 所示,相比常规 DNN 网络,在很大程度上减少了连接参数。更值得一提的是,深度可分离组合结构与如图 10.26 所示的时域带通滤波+空域滤波实现思路非常相似。可以说,EEGNet 融合了深度学习方法和传统 MI-BCI 实现方法的优势,这也许就是它优于其他 EEG-DNN 模型的原因。然而,即便是 EEGNet 这样比较简洁优秀的 CNN 模型,其迁移性特别是跨被试迁移性方面依然存在不足。

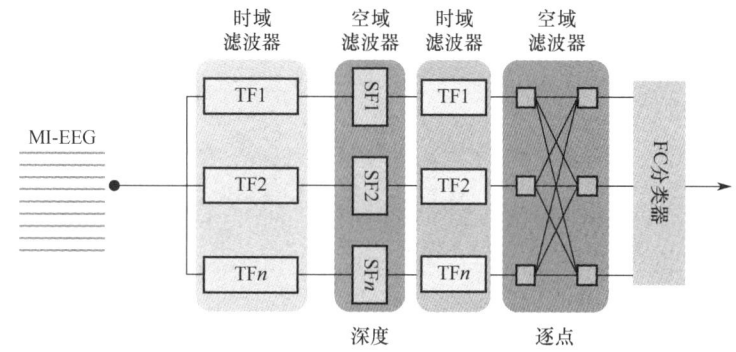

图 10.27 EEGNet 的基本构成(只给出了 EEGNet 的主要模块,省略了一些细节)

10.3.2.2 基于 EhythmNet 的实测 EEG 数据分析

1. 数据集

本研究采用的是 IIP-HCI 实验室公开的 9 位被试者的 MI-EEG 数据集,每位被试者提供的数据集数量如表 10.7 所示,共 290 个数据集。每个数据集分为两组,每组包含 75 个三类单次实验(每类 25 个)。

表 10.7 MI-EEG 数据集(每位被试者提供的数据集数量)

被试者	CB	HX	JX	LJL	LWC	OYR	RJ	YMM	ZQL
数据集序号	50	40	20	20	20	50	50	20	20

2. EhythmNet 的训练/测试样本生成

MI-EEG 中包含运动相关的 Mu/β 节律成分。但受限于低信噪比、强非平稳性和显著的个体差异性,通用 MI-EEG 自动分析和分类算法的设计具有很大的挑战性。根据前文介绍,EhythmNet 能够在较低信噪比条件下学习和区分不同频率的样本,在理论上比较适合 EEG 信号的节律分析。本节将 EhythmNet 应用于实测 MI-EEG 分析,研究其针对不同个体的 MI 特征频率的学习能力。

考虑到 MI-EEG 信噪比较低,本节将测试不同 EEG 预处理方法对 EhythmNet 学习性能的影响,具体包括:①直接利用原始 MI-EEG 数据训练/测试模型;②采用常规带通滤波处理后的 MI-EEG 数据训练/测试模型;③采用结合带通滤波和 ICA 空域滤波获取的 MRICs

训练/测试模型，如图 10.28 所示。在这 3 种情况下，训练样本和测试样本均为一维 EEG 时间序列，它们分别由滤波前、后运动相关电极的 MI-EEG 信号或 MRICs 的时域拼接而成，样本标签对应不同 MI 任务，即左手、右手运动想象及脚运动想象。实验结果可评估 EhythmNet 在真实环境下的抗干扰性能，也有助于提出合理的 EEG 训练样本质量改善和数据清洗方法。

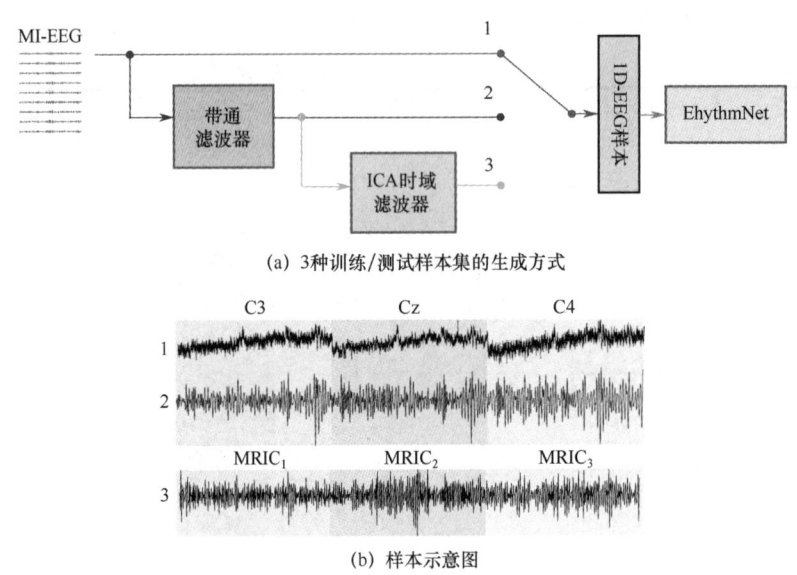

图 10.28 EhythmNet 应用于实测 MI-EEG 时，3 种训练/测试样本集的生成方式和样本示意图
注：本图彩色版见本书最后彩插。

3. 不同噪声水平的训练样本对 EhythmNet 学习性能的影响

参照如图 10.28 所示的 3 种滤波处理方法：①原始 EEG 数据；②带通滤波 EEG 数据；③带通滤波+ICA 算法获取的 MRICs。构建的 1D-EEG 样本用于 EhythmNet 的训练和测试，分析不同预处理方法对 EhythmNet 学习性能的影响。前两种情况的 1D-EEG 样本来自 C3、Cz 和 C4 三导联的原始 EEG 信号和带通滤波（8～30Hz）后的三导联 EEG 信号的时域拼接。第 3 种 MRICs 的获取过程是：采用运动皮层 9 导联（FC3、FCz、FC4、C3、Cz、C4、CP3、CPz、CP4）EEG 作为 ICA 的输入，依据独立成分在运动相关电极（C3、Cz、C4）的最大投影准则，从 ICs 中选择 3 个 MRICs 进行时域拼接；所用 ICA 算法为 sInfomax 算法。

为了展示 EhythmNet 的学习性能，首先选择 OYR、LJL 和 LWC 这 3 位被试者的数据集作为分析对象，每个数据集包含同一次实验采集的两组数据，分别用于模型训练和测试。根据如图 10.7 所示的样本生成方法，分别生成 3 种不同质量的训练/测试样本（D_1、D_2 和 D_3）；然后分别用不同的数据集重复训练 EhythmNet 10 次，保存每次训练/测试的识别率和卷积核系数。计算 10 次测试所得的平均核谱 $\bar{H}_1$、$\bar{H}_2$ 和 $\bar{H}_3$。图 10.29 由上至下分别是对 3 位被试者（OYR、LJL、LWC）数据集的测试结果，其中，左列为平均核谱，右列为对应的识别率箱线图。从如图 10.29 所示的实验结果可以较清晰地看到：结合时域滤波和 ICA 空域滤波的预处理方法能有效改善 EEG 数据的质量，进而使 EhythmNet 能更准确地从样本中学习到 MI-EEG 特征频率，同时改善模型的识别性能。

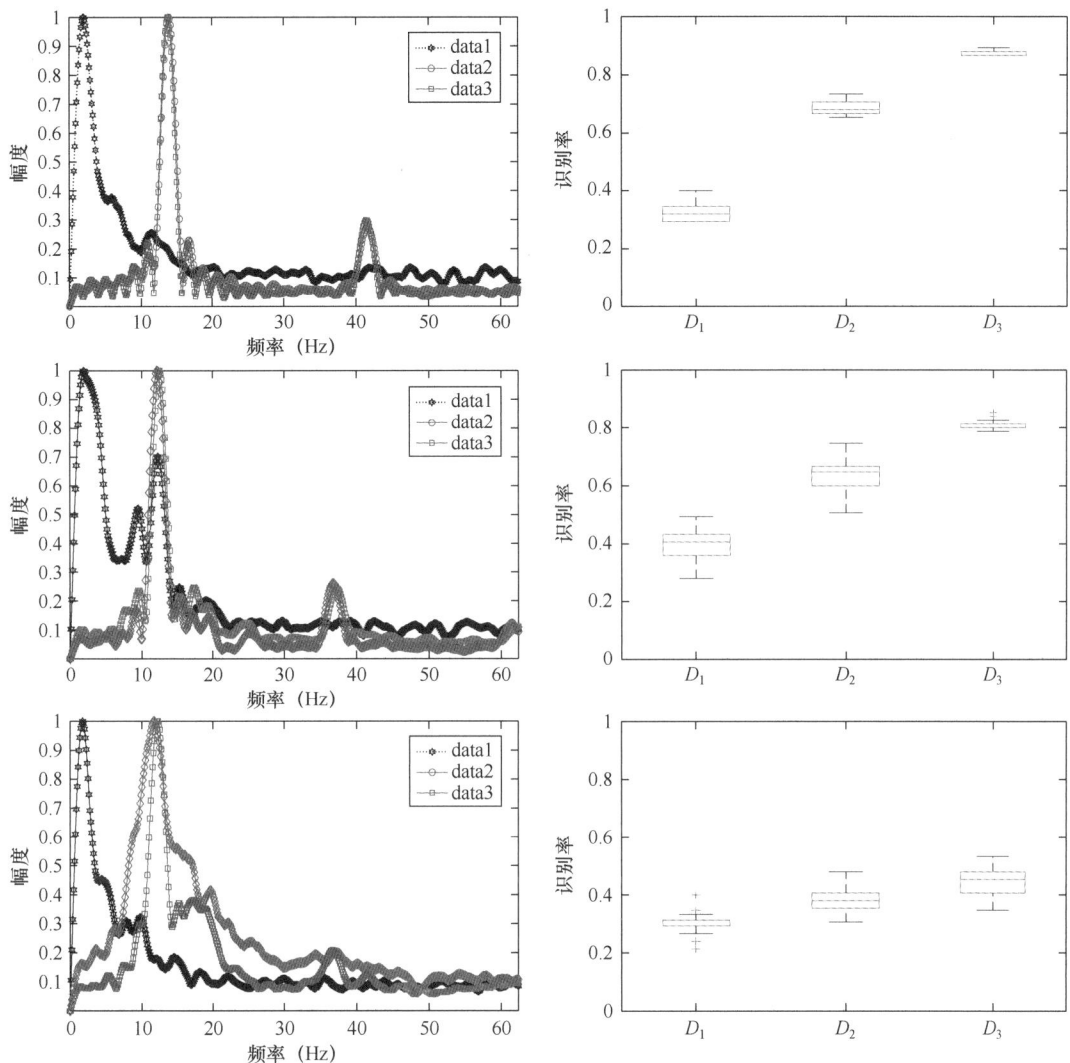

图 10.29 EhythmNet 学习得到的 3 位被试者的数据集（从上至下分别为 OYR、LJL、LWC）的平均核谱（左列）和识别率箱线图（右列）

4. 个体 MI 频率特征的差异分析

MI-EEG 的个体差异性主要表现为不同被试者的运动相关 Mu/β 节律的中心频率和频率范围的差异。因此，在 MI-EEG 分析和分类研究中，需要对不同用户个体 MI 特征频率进行专门分析，以便合理设计预处理带通滤波器，如图 10.26 中的 BP1 和 BP2 所示。

我们选择 3 位被试者（OYR、CB、RJ）的数据集进行分析，他们提供的数据集数量均超过了 50 个，数据采集时间横跨 2014—2020 年。图 10.30 给出将带通滤波和 ICA 空域滤波作为 MI-EEG 预处理方式的 EhythmNet 测试结果，其中，图 10.30（a）分别是基于 3 位被试者提供的 150 个数据集（每位被试者 50 个数据集）学习得到的 Mu 节律频率（13.6 ± 0.26 Hz、12.3 ± 0.22 Hz、10.9 ± 0.33 Hz），图 10.30（b）是对应每个数据集的卷积核幅度谱。

可以看到，3 位被试者的 Mu 节律频率存在明显差异。值得注意的是，个体在不同时期的 Mu 节律频率也存在较大的波动。根据现有资料来看，从婴儿到青少年的发育期，个体 Mu 节律频率会有明显的增长，但成长为成人后，通常认为个体 Mu 节律频率比较稳定。因此，频率的波动源于噪声引起的测量误差还是神经活动的本质特征，有待于进一步研究。我们认为，Mu 节律频率波动可能与被试者参与 MI 实验的关注度有关。

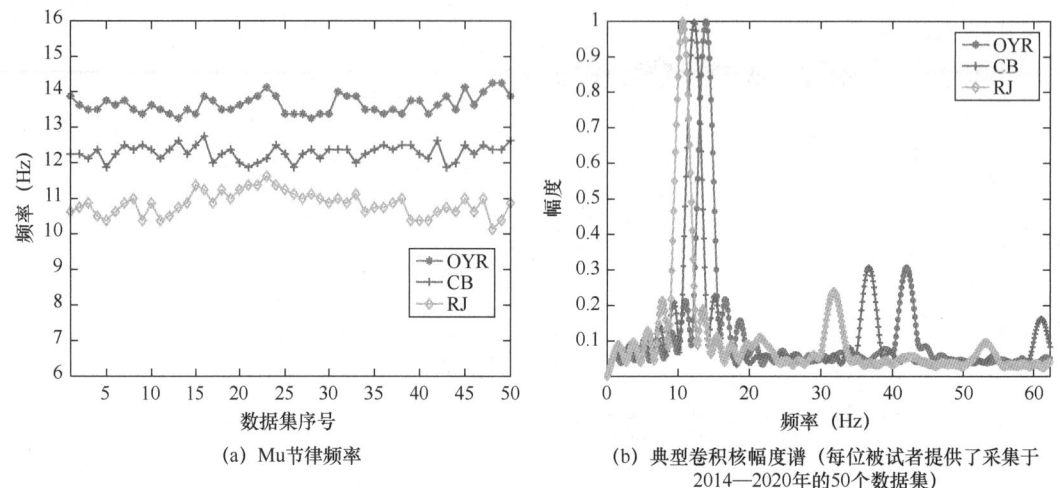

(a) Mu 节律频率 (b) 典型卷积核幅度谱（每位被试者提供了采集于 2014—2020 年的 50 个数据集）

图 10.30　基于 EhythmNet 应用于 3 位被试者数据集的测试结果

由于 Mu 节律频率存在明显的个体差异性，因此在设计 MI-BCI 系统时，需要针对不同个体设计相应的预处理带通滤波器，如图 10.26 中的 BP1 和 BP2 所示，特别是基于 CSP 的 MI-BCI 系统性能对特征频带的准确性非常敏感。为此，研究者提出了很多 CSP 的改进算法，然而该类算法对初始化参数比较敏感，且其特征的优化选择过程也比较复杂。因此，CSP 类算法在大规模数据集的测试及跨被试迁移测试中，稳定性始终不足。其原因是多方面的，其中，不同个体 Mu 节律频率的差异性及低质量训练样本（噪声污染样本和噪声标签）是公认的主要原因之一，然而不同时期同一个体 Mu 节律频率的波动也可能是影响 CSP 稳定性的因素，但相关的研究还少见报道。

10.3.2.3　卷积核滤波器

所谓卷积核带通滤波器（Kernal Bandpass Filter，KBF）是指直接用 EhythmNet 第 1 层卷积核系数构造的具体带通特性的数字滤波器。根据前文分析可以看到，KBF 的带通特性与被试者的 MI 频率特征完全吻合。因此，在传统的 MI-BCI 系统中，是否能用 KBF 替代传统设计方法得到的常规带通滤波器（Conventional Bandpass Filter，CBF；如图 10.26 中的 BP1 和 BP2），以进一步提升传统 MI-BCI 方案的性能。

为此，我们选择被试者 OYR 的数据集（训练集/测试集）进行测试，利用前述方法对 EhythmNet 进行训练（第 1 层卷积核长度 L_1 为 128），图 10.31 给出了 KBF 系数及幅频特性，可得 OYR 的 MI 频段为 12~16 Hz。为了进行比较，图 10.31 同时给出用常规方法设计的截止频率为 12~16 Hz 的 128 阶 FIR 带通滤波器系数及其幅频响应。为了测试 KBF 直接作为传统 MI-BCI 系统（见图 10.26）的带通滤波器的可行性，我们利用 KBF 替代图 10.26 中的 BP2，然后对测试集进行分类。训练和测试过程重复 50 次，得到 50 个分类识别率。为了进行比较，对基于 CBF 的 ICA-MI-BCI 和 EEGNet 进行同样的测试（说明：EEGNet 的输入是经 8～30 Hz 带通滤波后的运动皮层 9 导联 MI-EEG 数据）。从分类结果来看，基于 KBF 的 MI-BCI 的识别率（90.5% ± 2.2%）明显高于 CBF 和 EEGNet 对应的识别率（85.0% ± 6.6%，72.5% ± 7.0%，$p<0.01$）。

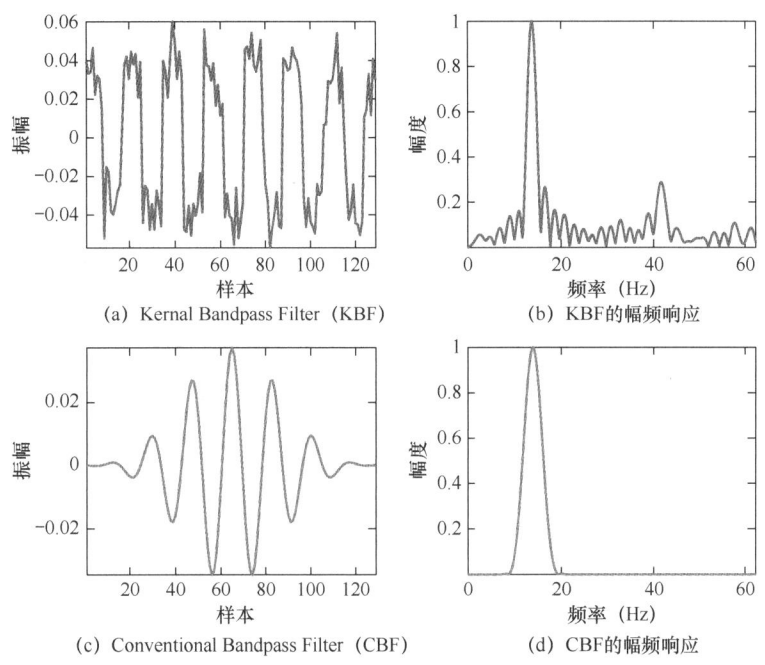

图 10.31　KBF 和 CBF 的系数及其幅频响应

基于相同的实验步骤，我们对全部被试者的数据集（见表 10.7）进行了分析和测试（每个数据集包含两组，分别作为训练集和测试集），识别率结果如表 10.8、图 10.32 所示。可以看到，基于 KBF 的 MI-BCI 相比基于 CBF 的 MI-BCI 和 EEGNet 有较明显的优势。更值得一提的是，KBF 是通过 EhythmNet 对样本的学习自动获取的；而 CBF 的设计需要首先通过时频分析方法确定 MI-EEG 的特征频率范围，然后用传统的数字滤波器设计方法得到 CBF。由于 MI-EEG 信噪比很低，因此往往需要对 EEG 数据进行多次分析和分类效果测试才能最终确定 MI-EEG 的特征频率范围。相比 CBF 的获取过程，KBF 的获取过程明显要简单、方便得多。

表 10.8　基于 KBF/CBF 的 ICA-BCI 识别率和 EEGNet 的识别率（均值 ± 标准差）

方　　法	KBF-ICA	CBF-ICA	EEGNet
分类识别率	78.3% ± 2.7%	72.4% ± 7.5%	74.5% ± 6.3%

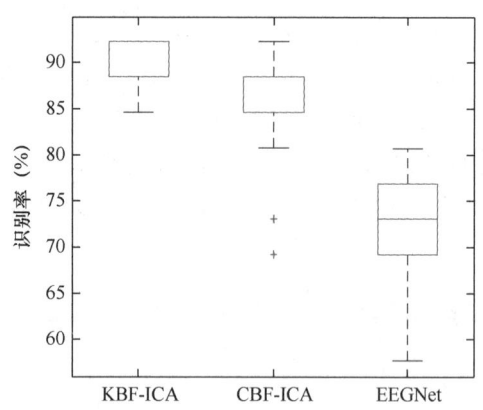

图 10.32 基于 CBF 和 KBF 的 ICA-BCI 识别率比较

10.3.2.4 基于 KBF 的 MI-BCI 跨被试迁移性能

本节主要分析和比较基于 KBF/CBF 的 ICA-MI-BCI 系统的跨被试迁移性能，同时对比两种比较典型的 MI-BCI 模型：CSP-BCI 和 EEGNet 的跨被试迁移性能。

MI-BCI 模型的迁移性能，特别是跨被试迁移性能是决定其能否被广泛推广应用的关键因素之一。无论是以 CSP 空域滤波技术为代表的传统实现方式，还是以 EEGNet 为代表的 DNN 实现方式，MI-BCI 系统的跨被试迁移性能都不理想。近年来，研究者提出了一些新的迁移学习方法和策略用于 BCI 系统性能的改善，如域迁移、规则迁移和特征迁移等[25, 32]，但从现有的报道及我们对现有算法的测试结果来看，实际改进效果非常有限。可以说，跨被试迁移性能依然是 MI-BCI 系统推广应用中难以突破的瓶颈。

基于现有资料及我们前期的研究[1-3]，ICA 空域滤波方法在模型迁移方面比 CSP 要有明显的优势，其原因在于 ICA 空域滤波器的设计不依赖样本标签，因此对噪声标签不敏感；另外，ICA 比 CSP 具有更好的噪声性能和伪迹分离能力，因此人体生理伪迹等常规干扰对 ICA 算法性能的影响较小。相对而言，尽管 CSP 及其改进算法具有最好的分类性能，但对噪声标签和各种伪迹干扰都非常敏感，算法的稳定性较差。

下面的跨被试迁移测试可以说明和验证上述观点。依然以被试者 OYR 的数据为测试集，从如表 10.7 所示的 9 位被试者的数据集中分别选择 1 个数据集作为训练数据集。在基于 ICA/CSP 的 MI-BCI 模型中，分别用了 KBF、CBF 两种时域带通滤波器（CSP-MI-BCI 的 BP1、BP2 必须相同，即全部用 KBF 或 CBF）。同时，基于相同的训练数据集和测试数据集，对 EEGNet 进行测试，每组数据集重复训练、测试 20 次，全部识别率结果如表 10.9 所示。

可以看到，KBF-ICA 组合获得最高的平均跨被试迁移测试识别率（70.8%），随后依次是 CBF-ICA、KBF-CSP、CBF-CSP 和 EEGNet（分别为 61.6%、50.6%、48.3%和 45.1%）。CSP 和 EEGNet 模型的跨被试迁移测试识别率要明显低于 KBF-ICA/CBF-ICA 方法。需要指出的是，在 8 组跨被试迁移测试中，虽然 KBF-ICA 获得了最高的平均跨被试迁移测试识别率，但 8 组跨被试迁移测试识别率间的差别非常大（见表 10.9 的第 1 列），例如，LWC-OYR 的迁移测试识别率达到 91.6% ± 1.5%，甚至超过了 OYR 的组间迁移测试识别率（90.5%），而 HX-OYR 和 JX-OYR 的迁移测试识别率非常低（47.5% ± 3.3%和 55.5% ± 3.8%）。

表 10.9 8 组跨被试迁移测试识别率

跨被试组	识 别 率				
	KBF-ICA	CBF-ICA	KBF-CSP	CBF-CSP	EEGNet
CB-OYR	83.4% ± 4.6%	68.6% ± 2.5%	64.6% ± 9.8%	61.3% ± 10.2%	47.5% ± 6.9%
RJ-OYR	61.4% ± 0.4%	60.0% ± 2.4%	35.0% ± 4.5%	39.0% ± 10.0%	48.2% ± 10.2%
HX-OYR	47.5% ± 3.3%	43.2% ± 5.4%	71.7% ± 7.2%	52.7% ± 4.0%	42.7% ± 8.2%
JX-OYR	55.5% ± 3.8%	51.2% ± 3.6%	44.2% ± 6.4%	56.7% ± 5.4%	61.9% ± 9.2%
LJL-OYR	62.9% ± 4.4%	56.2% ± 5.3%	65.4% ± 6.9%	55.6% ± 6.8%	44.6% ± 12.8%
LWC-OYR	91.6% ± 1.5%	76.6% ± 3.6%	48.5% ± 10.7%	41.2% ± 10.9%	43.1% ± 5.4%
YMM-OYR	78.8% ± 3.7%	61.3% ± 4.8%	28.5% ± 11.5%	25.3% ± 9.3%	32.3% ± 6.8%
ZQL-OYR	85.2% ± 1.3%	75.4% ± 5.2%	46.9% ± 7.7%	54.2% ± 7.9%	40.2% ± 7.1%
平均	70.8%	61.6%	50.6%	48.3%	45.1%

10.3.2.5 本节讨论

1. 基于 EhythmNet 的 MI-BCI 模型优化

根据前述分析和讨论可以看到，结合 ICA 空域滤波器和 KBF 时域滤波器的 MI-BCI 具有优秀的跨被试迁移性能，图 10.33 给出了一个完整的结合 EhythmNet 和 ICA 的 MI-BCI 系统实现方案，其由两部分组成。"模块 A"包括 ICA 空域滤波器的设计和 EhythmNet 的训练，以及 KBF 时域滤波器生成等；"模块 B"为 MI-BCI。需要指出的是，受模型参数初始化的随机性及样本质量和数量的限制，我们往往不能保证 EhythmNet 每次训练都能正确收敛，为此需要对 EhythmNet 进行多次训练，以确保模型训练的有效性。按照如图 10.33（a）所示流程，用 1 个训练数据集对 EhythmNet 重复训练 20 次，图 10.34 分别给出了每次训练所得 EhythmNet 模型的识别率，以及它的第 1 层卷积核系数（KBF 系数）和幅度谱。

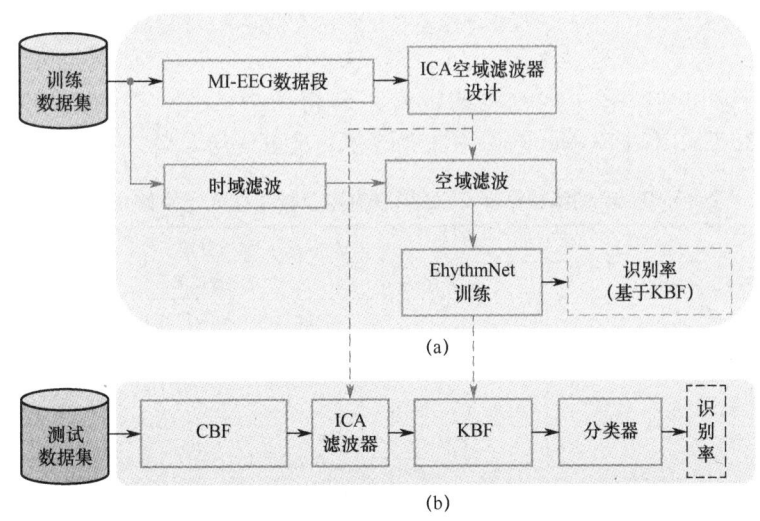

图 10.33 结合 EhythmNet 和 ICA 的 MI-BCI 系统实现方案

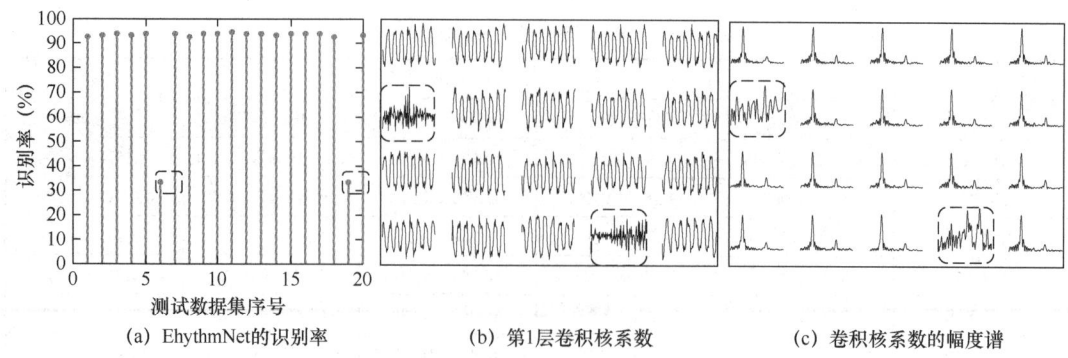

(a) EhythmNet的识别率　　(b) 第1层卷积核系数　　(c) 卷积核系数的幅度谱

图 10.34　1 例 EhythmNet 重复训练 20 次的结果

从图 10.34 中可以清楚地看到，第 6 个和第 19 个模型没有正确收敛，它们对应的识别率也明显低于正常值（虚线方框标识）。因此，第 6 个和第 9 个模型的第 1 层卷积核系数不能用于构造 KBF；而其他 18 个 EhythmNet 模型的识别率差异不大，实测结果表明它们均可以用于构造 KBF。在实际应用中，为简单、安全起见，可选择识别率最高的 EhythmNet 模型构造 KBF。

2. 基于 KBF 的 MI-BCI 系统性能的进一步改善

回顾表 10.9 中 KBF-ICA 模型的跨被试迁移测试结果（表 10.9 的第 2 列），虽然该方法取得了最优的平均识别率，但基于同一个测试集，8 组跨被试迁移测试识别率出现如此大的差距属于不正常现象。基于 10.2.4.2 节中的讨论，这个问题应该是不同被试间 ICA 模型的失配引起的。我们希望通过调整训练数据集的 EEG 导联，重新设计 ICA 空域滤波器，以便更好地匹配测试数据集 MI-EEG 的 ICA 空域滤波模型，实现对基于 KBF 的 MI-BCI 系统性能的进一步改善。为此，我们对表 10.9 中识别率较低的（RJ-OYR、HX-OYR、JX-OYR、LJL-OYR）4 组跨被试迁移测试的训练数据集导联进行调整，重新设计 ICA 空域滤波器，测试数据集的 EEG 导联不变。调整后的 EEG 导联分布及跨被试迁移测试识别率结果如表 10.10 所示。可以看到，无论是 KBF-ICA 还是 CBF-ICA，导联调整后设计的 ICA 空域滤波器均使迁移测试识别率有了大幅度的提升。值得一提的是，类似的导联调整方案对 KBF-CSP、CBF-CSP 和 EEGNet 的识别性能改善并没有任何效果。

表 10.10　对训练数据集 EEG 导联调整及其跨被试迁移测试识别率

	识别率		EEG 导联	EEG 导联
	KBF-ICA	CBF-ICA	训练数据集	测试数据集
RJ-OYR	92.7% ± 2.4%	81.0% ± 7.4%	Fp1, FCz, Fp2, FC3, Cz, FC4, C3, CPz, C4	FC1, FCz, FC2, C3, Cz, C4, CP3, CPz, CP4
HX-OYR	91.4% ± 1.7%	83.9% ± 5.2%	Fp1, FCz, Fp2, FC3, Cz, FC4, C3, CPz, C4	FC1, FCz, FC2, C3, Cz, C4, CP3, CPz, CP4
JX-OYR	90.2% ± 4.5%	76.3% ± 4.2%	Fp1, FCz, Fp2, FC3, Cz, FC4, C3, CPz, C4	FC1, FCz, FC2, C3, Cz, C4, CP3, CPz, CP4
LJL-OYR	92.6% ± 1.1%	85.7% ± 5.8%	Fp1, FCz, Fp2, FC3, Cz, FC4, O1, Oz, O2	FC1, FCz, FC2, C3, Cz, C4, CP3, CPz, CP4
平均	91.8%	81.7%	—	—

总体来看，ICA 空域滤波器具有良好的跨被试迁移性能，说明 ICA 算法确实能够从多导联 EEG 中学习到隐含在数据中的真实大脑生理结构信息。否则，任何导联优化策略也很难得到如表 10.10 所示的跨被试迁移效果。这也许就是 ICA 与其他空域滤波算法的本质差别。还需要强调的是，ICA 算法是一种不依赖样本标签的无监督学习算法，因此 MI-EEG 中普遍存在的噪声标签不会影响 ICA 算法的正常学习，而 CSP 和 EEGNet 等采用有监督学习算法训练的 MI-BCI 模型，其性能严重依赖样本标签的准确性。由于被试者的运动想象能力、专注度和精神状态等因素的存在，MI-EEG 中噪声标签无法避免，这对有监督学习模型的可迁移性和稳定性都会产生无法预测的影响[44]。

10.4 总结

围绕 ICA 空域滤波方法在 MI-BCI 系统中的应用，本章开展了系列研究工作。研究结果表明，ICA 空域滤波器具有良好的跨数据集和跨被试迁移性能。在此基础上，本章进一步研究了基于 ICA 的 MI-EEG 样本质量评估新方法，验证了所提方法的有效性；提出采用 EhythmNet 模型自动获取 MI-EEG 的频率特征，并提出结合卷积核滤波器 KBF 和 ICA 的 MI-BCI 实现方案，实验结果验证了这一思路的可行性。本章还验证了 KBF-ICA/CBF-ICA 具有良好的跨被试迁移潜力，但实际应用效果依赖对训练数据集和测试数据集 ICA 空域滤波模型的准确匹配。虽然模型的匹配过程可以通过调整训练数据集 EEG 导联分布得以实现，但在实际应用中，测试数据集及其空域信息是事先未知的，因此如何合理应用 ICA 空域滤波方法在跨被试迁移方面的潜力是一个值得进一步研究的问题。

需要说明的是，作为一种结构简单的 CNN 模型，EhythmNet 也具有一定的 MI 分类能力，但是面对低质量 MI-EEG 数据，EhythmNet 的分类性能会显著下降，因此不适合直接用于构造 MI-BCI 系统。但是，在学习 MI-EEG 的幅频特性方面，EhythmNet 具有独特的能力，即便是在低信噪比条件下，其也能得到较准确的结果。另外，鉴于 EhythmNet 对样本质量非常敏感，可以考虑将其应用于 MI-EEG 样本质量评估，即在获取 MI-EEG 频率特征的同时，给出数据的质量评估指标，这也是非常有价值的研究课题。

参考文献

[1] Wu X, Zhou B, Lv Z, et al. To explore the potential of independent component analysis in brain-computer interface of motor imagery[J]. IEEE Journal of Biomedical and Health Informatics, 2020, 24(3): 775-787.

[2] Zhou B, Wu X, Lv Z, et al. A fully automated trial selection method for optimization of motor imagery based brain-computer interface[J]. PLOS ONE, 2016, 11(9): e0162657.

[3] 吴小培，周蚌艳，张磊，等. 运动想象脑-机接口中的 ICA 滤波器设计[J]. 生物物理学报, 2014, 30(7):

540-554.

[4] Ouyang R, Jin Z, Tang S, et al. Low-quality training data detection method of EEG signals for motor imagery BCI system[J]. Journal of Neuroscience Methods, 2022, 376: 109607.

[5] Liu L, Li J, Ouyang R, et al. Multimodal brain-controlled system for rehabilitation training: Combining asynchronous online brain-computer interface and exoskeleton[J]. Journal of Neuroscience Methods, 2024, 406: 110132.

[6] Hu S, Zhang Z, Zhang X, et al. ξ-π: a nonparametric model for neural power spectra decomposition[J]. IEEE Journal of Biomedical and Health Informatics, 2024, 28(5): 2624-2635.

[7] Liu L, Shi C, Wu X. Low quality samples detection in motor imagery EEG data by combining independent component analysis and confident learning[C]. 21st International Symposium on Communications and Information Technologies (ISCIT), Xi'an, China, 2022: 269-274.

[8] Shi C, Liu L, Zhang C, et al. To investigate the ability of CNN in learning specific frequency band of motor imagery EEG[C]. 2022 7th International Conference on Signal and Image Processing (ICSIP), Suzhou, China, 2022: 650-654.

[9] Du C, Shi C, Huang H, et al. The motor imagery EEG classification method combining common spatial pattern and ensemble learning[C]. 2021 6th International Conference on Communication, Image and Signal Processing (CCISP), Chengdu, China, 2021: 361-366.

[10] Zhou B, Wu X, Ruan J, et al. How many channels are suitable for independent component analysis in motor imagery brain-computer interface[J]. Biomedical Signal Processing and Control, 2019, 50: 103-120.

[11] 吴小培, 周蚌艳, 张磊, 等. 脑-机接口中空域滤波技术现状与进展[J]. 安徽大学学报（自然科学版）, 2017, 41(2): 14-31.

[12] Gao H, Zhang C, Pei S, et al. Region of Interest Analysis Using Delaunay Triangulation for Facial Video-Based Heart Rate Estimation[J]. IEEE Transactions on Instrumentation and Measurement, 2024, 73: 1-12.

[13] Kachenoura A, Albera L, Senhadji L, et al. ICA: A potential tool for BCI systems[J]. IEEE Signal Processing Magazine, 2008, 25(1): 57-68.

[14] He B, Baxter B, Edelman B, et al. Noninvasive brain-computer interfaces based on sensorimotor rhythms[J]. Proceedings of the IEEE, 2015, 103(6): 907-925.

[15] Kawala-Sterniuk A, Browarska N, Al-Bakri A. Summary of over Fifty Years with Brain-Computer Interfaces—A Review[J]. Brain Sciences, 2021, 11(43): 1-41.

[16] Lotte F, Guan C. Regularizing Common Spatial Patterns to Improve BCI Designs: Unified Theory and New Algorithms[J]. IEEE Transactions on Biomedical Engineering, 2011, 58(2): 355-362.

[17] Qin L, Ding L, He B. Motor imagery classification by means of source analysis for brain-computer interface applications[J]. Journal of Neural Engineering, 2004, 1(3): 135.

[18] Brunner C, Naeem M, Leeb R, et al. Spatial filtering and selection of optimized components in four class motor imagery EEG data using independent components analysis[J]. Pattern Recognition Letters, 2007, 28(6): 957-964.

[19] Naeem M, Brunner C, Leeb R, et al. Separability of four-class motor imagery data using independent components analysis[J]. Journal of Neural Engineering, 2006, 3(3): 208-216.

[20] Hung C, Lee P Y, Wu L, et al. Recognition of motor imagery electroencephalography using independent component analysis and machine classifiers[J]. Annals of Biomedical Engineering, 2005, 33(8): 1053-1070.

[21] Bai O, Lin P, Vorbach S, et al. Exploration of computational methods for classification of movement intention during human voluntary movement from single trial EEG[J]. Clinical Neurophysiology, 2007, 118(12): 2637-2655.

[22] Wang Y, Jung T. Translation of EEG spatial filters from resting to motor imagery using independent component analysis[J]. PLOS ONE, 2012, 7(5): e37665.

[23] Rejer I, Górski P. Benefits of ICA in the case of a few channel EEG[C]//Engineering in Medicine and Biology Society (EMBC 2015), 37th Annual International Conference of the IEEE, 25-29 Aug. 2015, 7434-7437.

[24] Lee T, Girolami M, Sejnowski T. Independent component analysis using an extended infomax algorithm for mixed subgaussian and supergaussiansources[J]. Neural Computation, 2000, 11(2): 417-441.

[25] Wu D, Xu Y, Lu B. Transfer learning for EEG-based brain-computer interfaces: A review of progress made since 2016[J]. IEEE Transactions on Cognitive and Developmental Systems, 2022, 14(1): 4-19.

[26] Lee T W, Lee T W. Independent component analysis[M]. New York: Springer, 1998.

[27] Comon P. Independent component analysis, a new concept?[J]. Signal Processing, 1994, 36(3): 287-314.

[28] Belouchrani A, Abed-Meraim K, Cardoso J F, et al. A blind source separation technique using second-order statistics[J]. IEEE Transactions on Signal Processing, 1997, 45(2): 434-444.

[29] Delorme A, Palmer J, Onton J, et al. Independent EEG sources are dipolar[J]. PLOS ONE, 2012, 7(2): e30135.

[30] Kuruoglu E E, Theis F J. Dependent component analysis[J]. EURASIP Journal on Advances in Signal Processing, 2013: 185.

[31] Emge D K, Vialatte F B, Dreyfus G, et al. Independent vector analysis for SSVEP signal enhancement, detection and topographical mapping[J]. Brain Topography, 2016, 29(1): 1-8.

[32] Moraes C P A, Fantinato D G, Neves A. A novel approach for transfer learning motor imagery classification based on IVA[C]. 2023 31st European Signal Processing Conference (EUSIPCO), Helsinki, Finland, 2023: 1210-1214.

[33] Jayaram V, Barachant A. MOABB: Trustworthy algorithm benchmarking for BCIs[J]. Journal of Neural Engineering, 2018, 15(6): 1-9.

[34] He B, Baxter B, Edelman B, et al. Noninvasive brain-computer interfaces based on sensorimotor rhythms[J]. Proceedings of the IEEE, 2015, 103(6): 907-925.

[35] Craik A, He Y, Contreras-Vidal JL. Deep learning for electroencephalogram (EEG) classification tasks: A review[J]. Journal of Neural Engineering, 2019, 16: 1-28.

[36] Kwak Y, Kong K, Song W-J, et al. Subject-invariant deep neural networks based on baseline correction for EEG motor imagery BCI[J]. IEEE Journal of Biomedical and Health Informatics, 2023, 27(4): 1801-1812.

[37] Liang G, Cao D, Wang J, et al. EISATC-Fusion: Inception self-attention temporal convolutional network fusion for motor imagery EEG decoding[J]. IEEE Transactions on Neural Systems and Rehabilitation Engineering, 2024, 32: 1535-1545.

[38] Gong P, Wang P, Zhou Y, et al. A spiking neural network with adaptive graph convolution and LSTM for EEG-based brain-computer interfaces[J]. IEEE Transactions on Neural Systems and Rehabilitation Engineering, 2023, 31: 1440-1450.

[39] Lawhern V J, Solon A J, Waytowich N R, et al. EEGNet: A compact convolutional neural network for EEG-based brain-computer interfaces[J]. Journal of Neural Engineering, 2018, 15: 056013.

[40] Kllod C M, Adolf A, Iván K, et al. Deep comparisons of neural networks from the EEGNet family[J]. Electronics, 2023, 12: 2743.

[41] Babiloni C, Barry R, Basar E, et al, et al. International Federation of Clinical Neurophysiology (IFCN)-EEG research workgroup: Recommendations on frequency and topographic analysis of resting state EEG rhythms. Part 1: Applications in clinical research studies[J]. Clinical Neurophysiology, 2020, 131(1): 285-307.

[42] Buzsáki G. Rhythms of the brain[M]. Oxford: Oxford University Press, 2006.

[43] Berchicci M, Zhang T, Romero L, et al. Development of mu rhythm in infants and preschool children[J]. Developmental Neuroscience, 2011, 33: 130-143.

[44] Hablani S, O'Higgins C M, Walsh D, et al. Neural-based assessment of mind wandering during a fatigue-inducing motor task: Is task failure due to fatigue or distraction?[C]//Proceedings of the 2019 9th International IEEE/EMBS Conference on Neural Engineering (NER), San Francisco, CA, USA, 2019: 45-48.

第 11 章

运动想象 BCI 及其结合虚拟现实康复研究

进入 21 世纪后,科学技术迅猛发展,人类的研究领域更加宽广,上到广袤无垠的太空,下到深邃的海洋,人类都已经取得丰硕的成果,然而人体的奥秘有待进一步探索。人脑是中枢神经系统最高级的部分,大约包含 1000 亿个神经细胞,这些神经细胞依靠突触建立了不计其数的神经连接[1],大脑通过这些神经连接直接或间接地控制神经和肌肉组织,实现人类与外界的交流。随着"十三五"规划中脑科学计划的提出,脑机接口(Brain-Computer Interface,BCI)技术研究的意义更加明显,很多学者都开始对人体大脑功能进行深入的研究。在过去的 10 年里,脑科学和计算机技术的进步使得 BCI 技术得到快速发展,并使 BCI 成为应用科学的顶级研究领域。BCI 系统的应用主要分为两个方向:一是通过研究大脑活动,进一步研究用于控制外部设备的前馈通路;二是研究神经康复过程中的闭环 BCI 系统,反馈回路在恢复神经可塑性训练或调节大脑活动中发挥着至关重要的作用[2]。

11.1 引言

近年来,脑卒中、神经性肌肉萎缩(Muscular Dystrophy,MD)、肌萎缩性侧索硬化(Amyotrophic Lateral Sclerosis,ALS)、运动神经元病(Motor Neuron Disease,MND)等疾病的发病率在逐年增长。这些疾病会不同程度地破坏患者大脑控制四肢运动的连接,使患者无法正常与外界进行交流。虽然患者的大脑还存在意识,但是无法完成日常生活中基本的抓取和行走动作,失去了独立生活的能力,给家庭和社会带来了沉重的负担。《中国心血管病报告 2020》中的统计数据显示,每年治疗脑卒中疾病的医疗费高达 400 亿元,沉重的精神负担和巨大的经济压力使患者家庭濒临崩溃。目前,传统的进行运动功能康复的疗法主要依靠治疗师与患者进行一对一的康复指导训练,不仅需要消耗较多的人力和物力,而且康复周期长、过程枯燥乏味，最重要的是缺乏控制运动功能的大脑直接参与，因此最终的康复效果并不是很理想。

运动想象疗法是一种针对运动功能康复的辅助方法，在治疗过程中患者只需要在大脑中不断地重复想象某个动作，肢体并不需要实际运动。患者通过不断的运动想象来激活大脑特定区域，达到修复或者重塑大脑与四肢连接的神经"通路"的目的，实现真正的康复。BCI 是基于大脑产生的头皮脑电（Electroencephalogram，EEG）形成的一种实现大脑与外部设备之间进行信息交流的接口[3]，它通过分析采集到的 EEG 来解读人的意图，并将其转化成外部设备可以识别的控制命令，来实现大脑对外部设备的直接控制。

随着科技的发展进步，BCI 技术在近十几年越来越受到科研人员的广泛关注，吸引了上百个研究所和高校投入相关研究。随着 21 世纪世界各科技强国纷纷将"脑计划"研究提上日程，以及埃隆·马斯克、马克·扎克伯格等成功企业家的推广支持，BCI 逐渐进入大众视野并被大众认可。BCI 是一种极其复杂的技术，它的实现涉及多个学科，包括脑科学与认知神经科学、心理学、信号处理与模式识别、通信与控制、电子技术、计算机科学等多学科的交叉，并触及许多前沿技术[4, 5]。BCI 技术的研究具有科学和应用的双重价值，吸引着越来越多的学者投身于相关的研究，其研究过程和关键技术问题的解决能促进所涉及的不同学科领域的进一步发展和交叉，由此所提出的新要求、激发的新思路、探索的新技术可能会开拓新的方向。其中，基于运动想象的脑机交互（MI-BCI）不依赖任何感觉刺激，仅通过运动想象便可产生相应的脑电信号[6]，称其为运动想象脑电信号（Motor Imagery Electroencephalogram，MI-EEG）。基于 MI-BCI 的脑机交互系统最重要的应用领域是运动功能康复，它可以帮助患者更好地进行运动想象，实现更加快速、有效的康复。以康复医疗为背景的 MI-BCI 研究不仅具有科学价值，而且具有极大的社会意义和潜在的医学产业价值。

虚拟现实（Virtual Reality，VR）技术的飞速发展，使得各行各业都积极地融入 VR 技术。MI-BCI 结合 VR 技术的研究受到越来越多学者的重视，并被尝试应用于各大领域。目前，MI-BCI 结合 VR 技术主要应用于以下领域。

1. 康复医学领域

MI-BCI 技术可以通过采集和分析基于运动想象产生的脑电信号来识别人的意图[7]，为由于神经系统或肌肉组织受损而失去基本运动功能的患者带来一种新的康复训练方法。MI-BCI 在提高运动功能障碍患者主动参与康复积极性的同时，可以有效促进患者运动神经通路的重塑。随着 VR 技术的成熟发展，康复医学领域已经引入 VR 技术，而 MI-BCI 和 VR 的结合或许是一种创新且有效的尝试。MI-BCI+VR 可以使患者通过不断地运动想象训练，完成虚拟场景中的任务，从而达到促进重建受损大脑的皮质、修复外部肢体和大脑之间的功能控制连接的目的[8]，实现不同程度的运动康复。MI-BCI 可以通过解码大脑信息，识别大脑意图并将其转化为可被计算机接收的控制指令，使运动功能障碍患者可以直接通过自己的思维来操控机械手、轮椅等外部辅助设备，为患者的日常生活带来便利；VR 技术可以提供身临其境的训练环境，并且可以对每次训练给出实时反馈，可以大大增强患者的沉浸感和提高患者训练的积极性，因此起到了提高患者康复效率、缩短康复周期等作用。

2. 娱乐领域

BCI 技术的问世为娱乐领域注入了新的活力，使得人们用"意念"控制游戏元素有了实现的可能。近年来，市场上已经出现了 Mindflex、Necomimi 等基于 BCI 技术开发的脑电玩具。随着 VR 技术在游戏行业的飞速发展，MI-BCI 与 VR 技术的结合给新兴的 VR 游戏行业带来了新的发展方向，VR 数据手套等游戏设备的出现也将为人们带来更加真实的游戏体验[9]。

3. 智能家居

随着科技的迅猛发展，人们的生活水平得到巨大提升。人们对住宅的要求已经由最初的遮风挡雨发展到如今的舒适安全、方便高效。通过"脑控"技术实现家电系统随着人的"意念"实时调节也成为当前研究的热点。VR 技术能够验证脑控智能家居中 BCI 系统的实用性，是最经济的检验方式[10]。

4. 其他领域

除了上述领域，MI-BCI 与 VR 结合的技术还被应用于军事航天、戒毒人员"脱瘾"鉴定等多种领域。在军事航天领域，人们可以通过脑电控制由 VR 技术搭建的军舰飞机等，实现低成本训练。在戒毒领域，通过采集相关人员在基于 VR 技术形成的虚拟毒品和虚拟吸毒场所中所产生的脑电信号，研究人员可以更加准确地掌握毒瘾人员的脱瘾情况，帮助其实现更加彻底的心理脱瘾。

在以上提到的应用领域中，康复医学是 MI-BCI 技术最重要的应用领域，旨在改善患者独立生活的能力（包括行走、吃饭等），提高脑部病变的恢复能力，减轻患者的残障程度，恢复患者与人交流沟通的能力，降低医疗费用。其中，MI-BCI 与 VR 技术结合的康复原理是：采集患者主动运动想象产生的 EEG，随后对 EEG 进行处理及识别，实现对 EEG 的解码，并将其转化成虚拟康复系统中 3D 虚拟对象的控制命令，实现 VR 反馈。患者根据反馈结果不断调整自己的运动想象过程，最终构成一个闭环的运动想象训练系统。其中，运动想象训练可以促进大脑细胞的重塑[8]，这为有运动障碍的患者带来了新的康复训练方法；VR 技术可以提供"身临其境"的虚拟训练场景，在降低康复训练成本的同时，可以大大提升患者的训练积极性和趣味性，达到提高康复效率的效果。因此，MI-BCI 与 VR 技术的研究在康复医学领域有极高的社会意义和医学价值。

11.2 运动想象脑机接口基本知识

BCI 是人与环境之间的一种特殊交流方式。BCI 系统在不需要肌肉和神经的帮助下，通过记录大脑活动帮助人们实现直接控制外部应用软件和与外界沟通的梦想[11, 12]，并且已在神经康复、辅助医学、航天、军事及生活娱乐等领域被广泛研究。根据脑电信号的特点，现有脑机接口分为以下 3 类。

1. 基于事件相关电位的脑机接口

事件相关电位（Event Related Potential，ERP）也被称为诱发电位（Evoked Potential，EP），是由外部相关事件刺激诱发而产生的脑电活动。通常而言，事件相关电位由多个波峰和波谷组成，这些波峰与波谷被称为事件相关成分。目前，两类主要的事件相关电位信号在脑机接口系统中得到大量的研究和应用。一种是视觉诱发电位，其是由视觉刺激产生的事件相关电位，一般在大脑枕区具有强烈的脑电变化，包括瞬态视觉诱发电位、稳态视觉诱发电位等。另一种是P300电位，它是一种人在小概率的刺激后300 ms左右产生的电位，该电位的波形是一种正相波，主要在大脑的中央区和顶区有强烈的响应。

2. 基于运动想象的脑机接口

所谓运动想象脑电，是指大脑在想象与运动相关动作时，大脑顶区皮层所产生的电信号。在运动想象时，Mu/β节律的事件相关去同步化/同步化（Event-Related Desynchronization/Synchronization，ERD/ERS）对应不同状态（如想象左手运动、右手运动等），并且显示出特有的空间模式。大量研究表明，通过反馈训练人们可以利用想象运动来调节想象运动相关节律的幅度。近年来，基于运动想象的脑机接口在康复领域发展迅速。手功能受损的中风病人通过基于运动想象的脑机接口，不断地在大脑中想象患侧的运动，重塑大脑受损神经，达到康复目标。但是，如何进行想象任务，以及想象怎样的动作能够更有利于康复是关键，本章主要基于此问题进行研究。

3. 混合脑机接口

混合脑机接口系统是将脑电信号与其他的生理或技术信号相结合的系统，其目的是通过整合多个输入信号以提高脑机接口的性能。混合脑机接口中的信号源有两种：一种是脑电信号，另一种是其他模式的信号。根据此信号的模式可以将混合脑机接口分为纯粹混合脑机接口和交叉混合脑机接口。纯粹混合脑机接口通过综合两种脑电模态各自的优势来提高整体系统性能；交叉混合脑机接口则将脑电信号与其他非脑电信号相结合以实现更精确、更可靠的控制。

MI-BCI的康复训练手段包括两个方面：一方面，通过对脑信号进行某种方式的处理和变换将用户的运动或意图转换为指令，控制轮椅、机械手臂等康复辅助装置实现与外界的交互，在一定程度上解决了肌肉或神经末梢受损的患者（如闭锁综合征、肌萎缩侧索硬化）与环境交流的难题；另一方面，通过促进大脑功能重塑实现功能的代偿，最终恢复部分功能以提高生存质量[13]。运动想象相对其他EEG而言拥有速度快、应用灵活等诸多优点，对运动想象的研究是国内外研究的重点和难点。

11.2.1 运动想象脑机接口系统的分类

MI-BCI系统包括用于从人类大脑活动中采集信号和处理有用信息的软件技术和硬件设备，能够为多个通信设备和计算机提供控制输出[14]。信号采集、信号处理、应用界面、反馈这4部分是BCI系统的主要组成部分。通过外部设备采集反映大脑活动的电信号，将其输入放大器，该信号经过放大、去伪迹、去眼电、除噪声等预处理后输送到计算机设备中；接下来是一个复杂且具有挑战性的过程，需要经过实验选择合适的软件、算法处理输入的电信号，提取能表达用户意愿的相关信息特征；这些信息特征经过分类识别被转换成能够控制外部设备的命令，患者使用这些命令控制机械外骨骼、轮椅等。BCI 系统可以设置反馈信息帮助用户学习锻炼，使用户产生的电信号能更好地控制外部设备。BCI 主要测量分析 EEG、功能磁共振成像、功能性近红外光谱、脑磁等大脑信息，并将其用于各个不同的领域[15]。其中，EEG 具有时间分辨率高、操作简单、安全性高等优点，成为目前的研究主流。

BCI 系统没有固定的模式，从不同角度入手有不同的分类，目前主要有以下几种分类方式。

1. 根据信号获取的方式

BCI 系统可以分为侵入式系统、半侵入式系统和非侵入式系统。侵入式系统需要将电极放置于颅内，直接从大脑皮层灰质上提取皮层脑电（Electrocorticogram，ECoG）。半侵入式系统需要将电极置于颅内，从大脑皮层灰质外提取脑电信号。通过侵入式、半侵入式方法得到的脑电信号更为精确，但技术实施困难且会对人体造成创伤。非侵入式系统只需要将电极置于头皮表面采集头皮 EEG，操作简单且不会对人体造成创伤，是目前主流的研究方式。

2. 根据信号产生的方式

BCI 系统可以分为基于诱发 EEG 的 BCI 系统和基于自发 EEG 的 BCI 系统。诱发 EEG 是人为地对人的感官施以一定刺激（光、声或电刺激）时，在大脑皮层上某个局部区块引发的形式比较统一的电位改变，其和特异感觉投射系统的活动相关。同样一个刺激所产生的诱发 EEG 相对而言更具备不变性，其潜伏期也较为恒定，每次检测到的诱发电位大致一样。基于诱发 EEG 的 BCI 系统主要包括 P300[16]和 SSVEPs[17]。目前，针对基于诱发 EEG 的 BCI 系统的研究已经相对成熟，受试者不需要提前训练即可达到接近 100%的识别率，但需要特定设备对受试者进行视觉刺激，即需要结构化的环境。自发 EEG 是没有给定的外部刺激时，神经系统本体自发地生成的节律性电位改变，其和非特异感觉投射系统的活动相关。自发 EEG 可以在大脑的任何部位检测获得，而且无固定模式，两个时刻之间有非常大的差别，是不能预测的。运动想象产生的 EEG 是典型的自发 EEG。基于自发 EEG 的 BCI 系统不依赖结构化环境，只需要受试者通过训练来产生特定模式的 EEG，相比之下更自然、更实用。

3. 根据信号处理的实时性

BCI 系统可以分为在线系统和离线系统。在在线系统中，信号采集、处理、分析、控制、反馈都是实时进行的，与未来落地于实际应用的诉求相一致，对数据处理的速度有很大要求。在离线系统中，信号的采集是实时进行的，但分析、处理是离线进行的，一般用于评估测试和提取特征量。

11.2.2 运动想象脑电信号的特性

EEG 是大脑进行神经活动时,大批神经元同步发生的突触后电位通过累加后得到的。它记录了大脑活动时的电波改变,是脑神经细胞的电生理活动在大脑皮层或头皮表面的整体表现。不同的大脑神经活动对应了不一样的脑波模式,进而生成各种幅度与频率的脑电波,通过对脑电波的分析研究可以识别人们当下的"思维"[18]。脑电信号是大脑进行神经活动时,相关神经元产生的电波变化形成的一种生理电信号,其本身具有时变随机性、信号非常微弱(与运动想象任务相关的 EEG,幅度一般都在 100μV 以下)、非线性、非平稳性、低信噪比(背景噪声大)、节律性等特点[9]。人类在静息态下和想象左手运动时的脑电信号如图 11.1 所示。

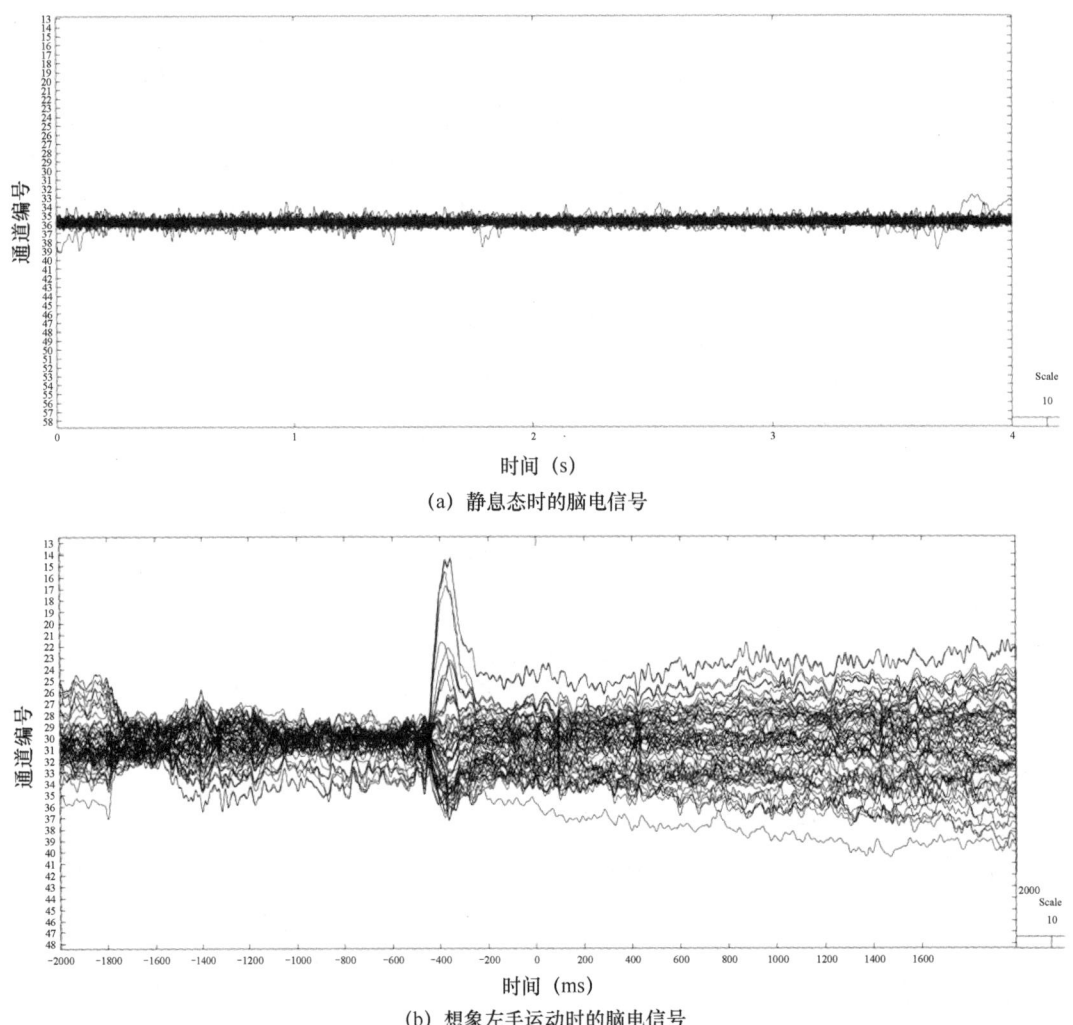

(a) 静息态时的脑电信号

(b) 想象左手运动时的脑电信号

图 11.1 不同状态下的脑电信号

尽管其他一些非侵入式技术可以提供更高的空间分辨率（如功能磁共振成像），但 EEG 的采集设备易携带，便于临床使用，价格与其他采集设备相比更便宜，同时，相对于其他生理电信号，EEG 具有较好的频谱能量稳定特点，不同 EEG 频率分量对应大脑不同的活动状态，因此，长期以来功率谱分析及各种频域处理技术在对 EEG 的分析研究中一直有着不可替代的地位[10]。

EEG 信号具有信息量大、时间分辨率高、设备便于携带、价格低等优点，是临床医学、思维研究、脑机接口等诸多科学研究领域的一种重要工具。EEG 是通过布置在头皮或颅内的电极记录的脑细胞群的自发性、节律性电活动。其信号极其微弱，只有微伏级，是一种典型的时变非平稳信号。EEG 反映了大脑组织的生理电活动及大脑的功能状态，与人的年龄、感觉性刺激和机体生理化学有关，具有以下基本特点[19]。

（1）EEG 非常微弱，而背景噪声很强。在头皮采集到的 EEG 的电位仅为 50 μV 左右，但眼睛眨动、精神紧张、肌肉动作等带来的干扰信号有很强烈的表现[20, 21]。

（2）EEG 是一种随机性很强的非稳态信号。影响 EEG 的因素众多，其具有很强的随机性，相关规律只能从大量统计数据中呈现出来；再加上影响 EEG 的生理因素始终在变化，并且对外界的影响有自适应能力，因此 EEG 是统计特性随时间变化的非稳态信号。

（3）EEG 的频域特征比较突出。EEG 的频率范围是 0.5～100 Hz，而临床上和生理学研究中关注的频率范围一般集中在 0.5～30 Hz，因此 EEG 是低频慢变信号。

（4）EEG 成分非常复杂。目前，人们通过一些分析方法了解到 EEG 中有一些具有明确物理含义的非神经电活动生理干扰源，如心电、肌电、眼电等，以及神经电活动成分，如 α 节律、β 节律等，但还有一些成分目前还不能给出明确的物理含义。EEG 一般是用多电极测得的多导信号，各导联信号之间存在非常重要的互信息。如何有效地揭示这些互信息，突出隐含在多导 EEG 之间的重要特征，是建立和评价 EEG 处理方法的一个重要标准。

应用电生理学方法，在大脑皮层可记录到两种不同形式的 EEG。第一种是诱发 EEG，当人为地对感觉器官施加刺激（光刺激、声刺激或电刺激）时，在皮层上某一局限区域引出的形式较为固定的电位变化，与特异感觉投射系统的活动有关。同一刺激产生的诱发 EEG 具有相对的固定性，其潜伏期也比较固定，每次采集到的诱发电位大致相同。第二种是自发 EEG，在没有特定的外界刺激时，神经系统本身自发地产生的节律性电位变化，与非特异感觉投射系统的活动有关。自发 EEG 可以在大脑的任何部位检测得到，且没有固定的模式，在不同时刻有很大的区别，是不可预测的。

通常，EEG 的频率范围为 0.5～100 Hz，可以根据脑电信号频谱分布将其划分为以下几种节律[22]，如图 11.2 所示。

（1）δ 节律：成人在昏睡、疲劳或大脑器质性病变的情况下会产生 δ 节律，其一般分布在大脑的颞叶和枕叶，频率范围为 0.5～4 Hz，幅度范围为 20～100 μV。成人在清醒状态下没有 δ 节律。

（2）θ 节律：人在中枢神经系统抑制状态下会产生 θ 节律，一般散布于额叶和中央区，有时在颞叶和顶叶也较为明显。其频率范围为 4～8 Hz，幅度范围为 100～150 μV。θ 节律在人的精神状态不正常时即可见到。

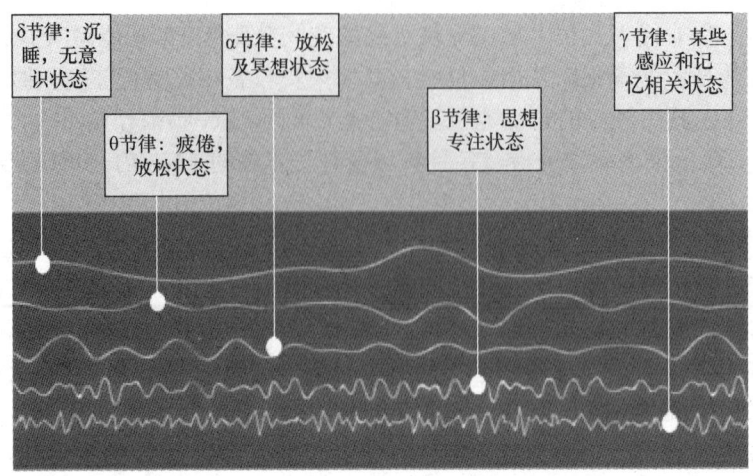

图 11.2 EEG 的基本节律

注：本图彩色版见本书最后彩插。

（3）α 节律：人在大脑保持清醒的状态下闭眼就会产生 α 节律，其在睁眼、进行思考或接受其他刺激后消失，这种现象被称为 α 节律阻断。其主要分布在枕叶及顶叶后部，频率范围为 8～13 Hz，幅度范围为 20～100 μV。

（4）β 节律：人一般会在精神紧张或情绪激动等思想专注状态下产生 β 节律，在额叶、中央区及前中颞比较明显，最容易出现在额叶区。其频率范围为 13～30 Hz，幅度范围为 5～20 μV。

（5）γ 节律：人在快速眼动时会产生 γ 节律。γ 节律也是人类进入深度睡眠时的脑波频率，与记忆有一定的相关性。其一般分布在额叶区和前中央区，频率范围为 30～60 Hz，幅度范围小于 5 μV。

运动想象是指在不进行真实肢体活动的情况下，人主观想象某个部位正在进行某种运动，此时对应的脑区会发生具有特定节律的变化，该变化就反映在实时采集的 EEG 中[23]。通过分析运动想象状态下的 EEG 便可以解析被试者的"意图"，并将其转化成相应的控制命令实现与外部设备的通信，可以帮助有肢体障碍的患者完成一些日常生活的基本动作。

运动想象脑电信号产生的原理是，人在想象身体的任何部位进行运动时，都会在大脑的相应区域引发大量的神经元活动（激活或抑制）。例如，当被试者进行左手的运动想象时，大脑右边的运动皮层就会出现频段幅度降低的现象，称之为事件相关去同步化[24]（Event-Related Desynchronization，ERD），而大脑左边的运动皮层会出现频段幅度增加的现象，称之为事件相关同步化（Event-Related Synchronization，ERS）。所谓运动想象脑电，是大脑在想象与运动相关动作时，大脑顶区皮层所产生的电信号。在运动想象时，Mu/β 节律的 ERD/ERS 对应不同状态（如想象左手运动、右手运动等），并且显示出特有的空间模式。

通过 MI 产生的脑电信号是一种典型的自发 EEG，其与 5 种节律波中的 α 节律、β 节律密切相关[25]。其中，中频段的 α 节律（μ 节律）主要反映身体运动区的 EEG 状态，而中央沟附近的 β 节律又和 μ 节律紧密相关，因此 μ 节律和 β 节律是反映运动想象脑电信号特征的主要频段[26]。在研究 MI-EEG 时，最重要的是关注对应脑区 μ 节律和 β 节律的频谱能量变化情况。图 11.3 与图 11.4 分别展示了运动想象脑电信号的 α 节律和 β 节律。

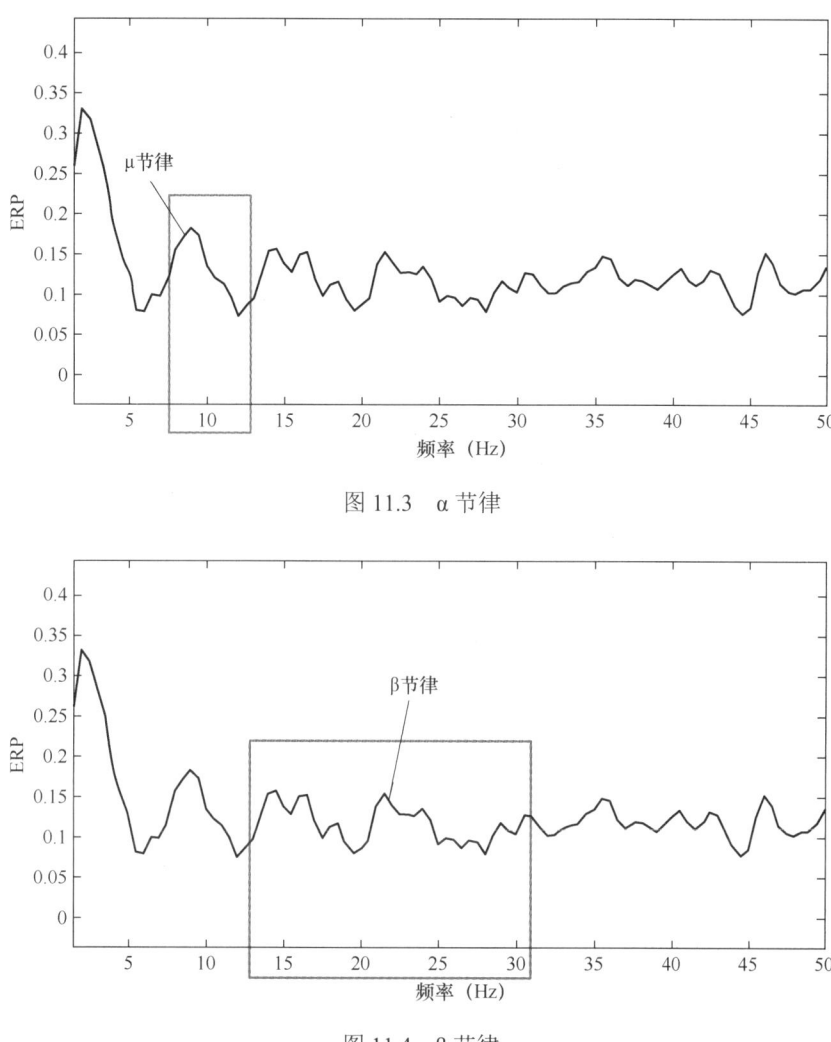

图 11.3 α 节律

图 11.4 β 节律

11.2.3 运动想象脑机接口基本原理

MI-BCI 是 BCI 技术的一个分支，BCI 是脑-计算机接口的简称。MI-BCI 采集与分析的信号是运动想象产生的 EEG，其基本原理是人类在特定的运动想象模式下能够产生特定的 EEG，通过对 MI-EEG 的预处理、特征提取、特征分类等处理，对脑电信号进行解码，解析人类运动想象意图，最后将其转化成相应的控制命令，实现与外部设备的通信，该过程不需要结构化环境。EEG 具有时间分辨率高的特点[27]，无论是用于研究还是用于实际应用开发都有较大的优势。

BCI 系统的基本结构如图 11.5 所示，包括信号采集、信号处理、应用系 3 个部分。

（1）信号采集：通过脑电采集设备（通常为用户头部佩戴的电极帽）采集用户进行不同想象任务时产生的 EEG，通过放大器进行信号的放大、A/D 转换、滤波，转化为数字信号传输至计算机中。

(2) 信号处理：一般包括预处理、特征提取、特征分类 3 个步骤。首先通过预处理对采集到的原始 EEG 去噪，然后通过特征提取从预处理后的 EEG 中提取可以反映受试者主观意图的特征参数，最后根据提取到的特征参数进行特征分类，判断用户真实意图，分类结果即应用系统的输入。

(3) 应用系统：实现分类结果和应用系统的连接，将分类结果转化为控制指令以控制外部设备，最终实现人脑对外部设备的直接控制。同时，应用系统会产生视觉、听觉、触觉等感官信息作为反馈信号，用户根据这些反馈信号及时调整自己的想象方式，以产生更易识别的 EEG。

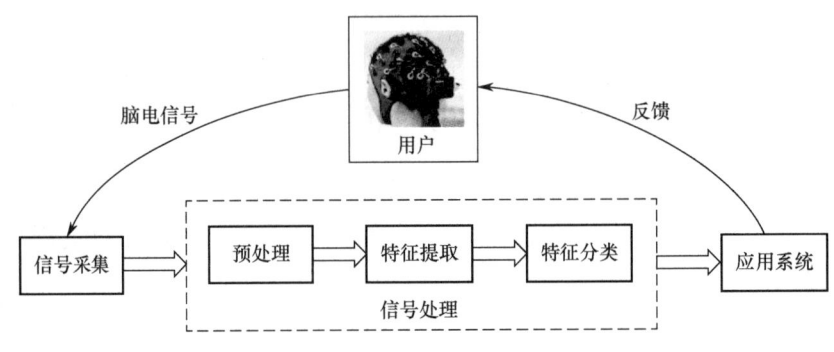

图 11.5 BCI 系统的基本结构

针对不同场合和目的，BCI 系统的核心原理都是一样的，即信号采集和信号处理这两个部分基本不变，但是应用系统会根据具体的应用场合和应用目的的不同而有所不同。

在康复医疗领域，MI-BCI 为运动功能障碍患者的肢体康复带来了新的希望，长期进行 MI 训练可以激活大脑特定区域的神经元细胞的可塑潜力，实现肢体与大脑之间控制功能的重建或修复，在实现"主动式"康复的前提下，达到最终恢复患者肢体运动功能的目的。

11.2.4 国内外脑机接口康复领域研究现状

随着 BCI 理论和技术的不断发展，越来越多的研究者将这一理论技术应用于实践中，其中，脑机接口技术在康复领域的应用引起了广大学者的关注，并且取得了一定的成果。BCI 在康复领域的一些代表性的研究团队如下。

(1) 新加坡南洋理工大学关存太教授研究团队，提出了两种基于 EEG 的中风康复策略，通过对脑电的识别触发反馈训练，以及通过脑电控制机械装置进行类似传统的康复训练。在对 125 名慢性中风病人长达 6 年的观察治疗中，发现与 BCI 结合的治疗方式为中风病人康复提供了新的思路[28, 30]。

(2) 天津大学明东教授带领的神经工程团队于 2014 年研制成功首台适用于全肢体中风康复的人工神经机器人系统——"神工一号"。该系统融合了运动想象 BCI 和物理训练康复疗法，在中风患者体外仿生构筑了一条人工神经通路，经过模拟、解码患者的运动康复意念信息，驱动多级神经肌肉电刺激技术产生对应动作，在运动康复训练的同时，促进患者受损脑区功能恢复,以及体内神经通路的可塑性修复和重建。2015 年,天津大学研制成功的纯意念控制人工神经康复机器人系统"神工二号"在山东省烟台山医院发布并进入临床实用,如图 11.6 所示[31]。

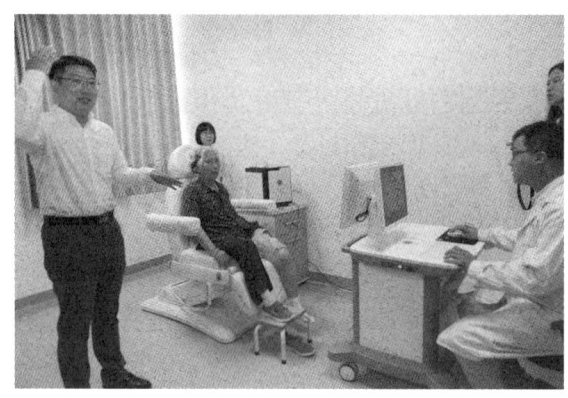

图 11.6 "神工二号"人工神经康复机器人系统

(3)华南理工大学李远清教授针对意识障碍病人(包括昏迷病人、植物状态病人、微意识状态病人和闭锁状态病人)的行为反应严重缺失、临床诊断困难误诊率较高这一难题,提出采用 BCI 直接从脑信号中提取信息,而不是依赖用户的行为。基于此研究,他们建立了两种多模态 BCI 系统:一种是基于 P300 和 SSVEPs 的多模态 BCI 系统;另一种是视听觉 BCI 系统。正常人的实验数据显示,这两种系统较相应的单模态 BCI 系统具有更好的检测性能。将这些系统用于意识障碍病人的意识检测,多名意识障碍病人使用该系统完成了一定的认知任务,显示了命令跟随、注意、数字识别等认知能力,具有了一定程度的意识[32]。

(4)西安交通大学徐光华教授研究组对脑控主被动协同刺激康复训练关键技术进行研究,同时探索解决中风患者在康复训练过程中主动参与程度较低的问题。该研究组提出一种全新的脑控主被动协同刺激康复训练方法,集成了 BCI、稳态运动视觉诱发电位、虚拟现实和下肢康复训练机器人等技术,通过视觉刺激效果和被动训练作用于患者中枢神经,形成信息传递的闭环回路,实现运动神经通道的协同刺激,并搭建了脑控主被动协同刺激的下肢康复训练系统。所有被试者都在该系统的辅助下顺利完成了实验,检测程序在信息传输率为 6.82~16.11 bits/min 时,系统检测的准确度为 76.7%~96.7%,系统识别被者试运动意图的平均时间为 6.01 s,平均识别率为 82.8%。该系统通过脑控主被动协同训练,提高了患者的训练效率和积极主动性,具有良好的应用前景[33, 34]。

(5)上海大学杨帮华教授团队,针对手功能康复提出了基于虚拟现实的 BCI 技术,在传统的手功能康复中借助虚拟现实技术,为患者提供更加沉浸式的体验,在利用 BCI 进行康复训练的同时,给予患者更加真实的视觉、听觉等多感官的反馈刺激,增强了康复的趣味性和患者的积极性;同时,加入功能性电刺激,主动和被动相结合,能最大限度地对患者受损神经的修复起到有效作用。他们与多家医院合作进行了一系列相关临床实验。

(6)罗马尼亚学者 Robert Gabriel Lupu 提出了 BCI 和功能性电刺激相结合的中风康复疗法,将功能性电刺激和 BCI 相结合,综合两者的优势,为中风康复提供便利[35]。

(7)东南大学宋爱国团队,针对脑中风偏瘫患者的康复训练,设计了一种基于 MI-EEG

的上肢康复机器人系统。该系统可以采集患者脑电信号，并对相关信号进行解码分析，从而控制康复机器人进行康复训练[36]。

以上国内外学者分别从不同的角度、不同的方面对 BCI 在康复领域的应用进行了大量的研究，证明了其独特的优势，以及广阔的发展和应用前景。

11.2.5 运动想象脑机接口特征提取方法的研究现状

脑电信号处理主要包括预处理、特征提取、特征分类 3 个步骤，其中，特征提取是最关键的环节，其作用是从经过预处理的 EEG 中提取可以反映特定种类运动意图的参数，并将提取的参数输入分类器中进行分类。经过特征提取得到的特征向量是构建分类模型的重要参数，直接关系到分类器的分类结果，决定了整个 MI-BCI 系统是否能够正确识别用户的"意图"。目前，比较常见的运动想象脑电特征提取方法有短时傅里叶变换、希尔伯特-黄变换、自回归（Auto Regression，AR）模型、小波分析法、多维统计分析法、空间域分析法等，下面分别对其进行简单的介绍。

（1）短时傅里叶变换：一种传统的时频分析方法，它只能从局部体现时间段上的频域信息，对非平稳性信号有较好的分析结果。但是，脑电信号是频率会随着时间变化相应变化的一种信号，因此，短时傅里叶变换对运动想象脑电信号分析的效果并不理想。

（2）希尔伯特-黄变换：1988 年，由 Norden E Huang 等提出的一种经验模态分解方法，目前常用于分析非线性、非平稳的脑电信号的时频特征。在处理 EEG 时，该方法具有完全的自适应性，但是由于该方法构建模型较复杂、运算时间较长，因此在理论方面其仍需要进一步完善。

（3）自回归（Auto Regression，AR）模型：可用于计算 AR 谱或 AR 模型的参数，该模型更加适用于对短数据的处理。运动想象脑电信号单个实验的时长一般在 4 s 以内，因此 AR 模型也常被用来处理 MI-EEG。该模型具有计算量小、速度快、效率高等优点，但是其参数不具有时变性，不能很好地适应 EEG 时变随机性的特点，因此对 MI-EEG 的特征处理结果也不是最理想的。

（4）小波分析法：在处理非平稳性的 MI-EEG 时，小波分析法采用可变的时频窗口能够对多尺度的信号进行逐步细化，并能将 EEG 信号能量强度或密度的变化在时域、频域上同时表现出来。然而，在海森堡测不准原理的限制下，小波分析法不能满足时域分辨率和频域分辨率同时达到最优的要求，并且该类方法不具有对信号的自适应分解能力。

（5）多维统计分析法：该方法的核心思想是用几个具有代表性的综合影响因子来代替数量繁多的 EEG 特征，达到简化信号处理过程的目的。常见的多维统计分析法有主成分分析、因素分析、映射追踪分析、独立成分分析等。使用多维统计分析法分析 EEG 时，导联数量越多越可能得到较好的结果，但是随着导联数量的增多，计算量也会变大。

（6）空间域分析法：对 EEG 进行时-空模式分析，获取脑电信号在空间域上的特征，常见的方法有空间滤波法、共空间模式（Common Spatial Pattern，CSP）等。其中，CSP 已被证明是最有效、使用最多的方法之一，但是其本身是针对二分类任务提出的方法，无法满足多分类任务的需求。

11.3 运动想象脑机接口与虚拟现实技术的康复应用

传统的康复治疗方法仅依靠专业医护人员对患者进行一对一康复训练,不仅消耗大量的人力,而且因患者缺乏主动参与训练的积极性导致大部分运动神经没有被足够刺激和反馈。BCI 不仅可以替代患者的缺失功能,还可以帮助患者完成康复训练。在神经康复训练中,有效的反馈可以对相应的大脑活动进行调整和改善。近几年,将 BCI 和 VR 相结合成为一种新的应用形式。在沉浸式虚拟现实环境下,仿真的感官刺激能对神经元起到更加明显的调节作用,提升患者的康复效果。因此,将运动想象疗法、VR 技术、BCI 结合用于康复治疗具有重要的研究价值。

11.3.1 研究现状

随着 MI-BCI 技术和 VR 技术的发展,近年来,已经有越来越多研究将两者相结合开发应用于康复领域的系统[37-43],国内外比较有影响力的相关研究如下。

(1) 奥地利的 Leeb 等基于 MI-BCI 和 VR 技术设计了一套轮椅控制虚拟系统,通过对采集的 EEG 进行训练,得出一个信号阈值作为分类依据,区分运动想象状态和静息态。两种状态分别对应前进和停止命令,实现与虚拟环境中对象的对话[44]。

(2) 上海大学杨帮华团队,将 MI-BCI 与 VR 技术相结合开发出一套针对脑卒中患者的肢体运动功能康复系统,整个系统融合了 EEG 采集和处理系统、基于 VR 技术的离线训练系统和在线训练系统。其中,在线训练系统包含丰富的虚拟训练场景[8],在康复训练过程中,虚拟场景中的 3D 虚拟对象为用户提供视觉反馈,功能性电刺激仪提供触觉反馈,每次训练还会根据训练效果给出相应的听觉反馈。该系统不仅提供带有视、听、触多模态的虚拟训练环境,而且实现了患者自主康复,为家庭化训练奠定了基础。

(3) 华东理工大学的金晶研究小组,在 MI-BCI 技术、VR 技术和功能性电刺激疗法三重技术的支持下,研发了一套针对脑卒中患者运动功能康复的方案。其中,虚拟环境中的虚拟肢体为训练提供视觉反馈,功能性电刺激提供触觉反馈,给患者带来更好的康复训练体验,并且已经通过实验证明了该系统对脑卒中患者上肢运动功能康复的效果。

除此之外,国内外还有很多高校和科研机构在从事 MI-BCI 和 VR 技术在康复应用方面的研究[45],包括日本岐阜大学的 Ueki 团队、加拿大渥太华大学、中国科学院深圳先进技术研究院、华南理工大学李远清团队、浙江大学吴朝晖课题组等。

11.3.2 面临困难

1. 基于 MI-BCI 在康复应用中脑电信号特征分析存在的问题

第一,在进行运动想象脑电特征分析时,截取脑电信号总是采用一个固定的时间窗,没有考虑个体最佳运动想象时间段。第二，在需要进行参数选择的阶段（如 FBCSP 算法的滤波器设计阶段），没有针对个性化的数据对应选择设计参数，一般都直接采用经验参数，但经验参数对特定 EEG 的适应性不是最佳的，导致不能得到最理想的分类结果。

2. 基于 MI-BCI + VR 技术的康复训练系统存在的问题

第一，搭建的康复训练场景简单且单一，不能给患者提供多元化的选择，不能很好地激发患者进行康复训练的积极性。第二，没有在 VR 技术对脑电信号识别性能的影响进行研究的基础上搭建虚拟训练场景，搭建的场景不一定能很好时地帮助患者产生更加容易识别的脑电信号。第三，缺乏个性化及功能丰富的训练系统，例如，没有结合运动功能康复的不同阶段设计不同难度的康复训练模块，康复训练策略有待完善。

未来的一段时间内，脑卒中、MD、ALS、MND 等相关疾病导致的运动功能障碍的康复依然是康复医学及相关领域关注和研究的重点。基于 MI 疗法发展出的 MI-BCI 作为一门跨多学科的技术，其研究与应用涵盖了脑科学与认知神经科学、心理学、信号处理与模式识别、通信与控制、计算机科学等多个学科，是国内外康复领域最热门的研究之一。其中，MI-BCI 结合 VR 技术在康复领域的应用研究实际上是一个长远的过程。

参考文献

[1] Havaei M, Davy A, Warde-Farley D, et al. Brain tumor segmentation with deep neuralnetworks[J]. Medical Image Analysis, 2017, 35: 18-31.

[2] Lebedev M A, Nicolelis M A L. Brain-machine interfaces: From basic science to neuroprostheses and neurorehabilitation[J]. Physiological Reviews, 2017, 97(2): 767-837.

[3] Lang C E, Bland M D, Bailey R R, et al. Assessment of upper extremity impairment, function, and activity after stroke: Foundations for clinical decision making[J]. Journal of Hand Therapy, 2013, 26(2): 104-115.

[4] 孙瀚，张雄，张玉，等. 基于脑电信号的脑机接口技术[J]. 安徽科技，2015(4)：54-56.

[5] 高上凯. 浅谈脑–机接口的发展现状与挑战[J]. 中国生物医学工程学报，2007，26(6)：4.

[6] Pfurtscheller G, Neuper C. Motor imagery and direct brain-computer communication[J]. Proceedings of the IEEE, 2001, 89(7): 1123-1134.

[7] 龚文青. 面向手部康复训练的虚拟现实平台研究与设计[D]. 北京：北京交通大学，2010.

[8] 张桃，杨帮华，段凯文，等. 基于运动想象脑机接口的手功能康复系统设计[J]. 中国康复理论与实践，2017，23(1)：6.

[9] 高飞. 虚拟现实应用系统设计与开发[M]. 北京：清华大学出版社，2012.

[10] 孔丽文，薛召军，陈龙，等. 基于虚拟现实环境的脑机接口技术研究进展[J]. 电子测量与仪器学报，2015，29(3)：11.

[11] Rak R J, Kołodziej M, Majkowski A. Brain-computer interface as measurement and control system: the review paper[J]. Metrology and Measurement Systems, 2012, 19(3): 427-444.

[12] Wierzgała P, Zapała D, Wojcik G M, et al. Most popular signal processing methods in motor-imagery BCI: a review and meta-analysis[J]. Frontiers in Neuroinformatics, 2018, 12: 78.

[13] 李娟子，唐杰，等. 人工智能发展报告[R]. 北京：清华大学知识智能联合研究中心，2019.
[14] Ramadan R A, Vasilakos A V. Brain computer interface: control signals review[J]. Neurocomputing, 2017, 223: 26-44.
[15] 张丹，李佳蔚. 探索思维的力量：脑机接口研究现状与展望[J]. 科技导报，2017，35(9)：64-69.
[16] Sutter E E. The brain response interface: communication through visually-induced electrical brain responses[J]. Journal of Microcomputer Applications, 1992, 15(1): 31-45.
[17] Middendorf M, McMillan G, Calhoun G, et al. Brain-computer interfaces based on the steady-state visual-evoked response[J]. IEEE Transactions on Rehabilitation Engineering, 2000, 8(2): 211-214.
[18] 闫俊涛，高立，任旭鹏. 脑电控制及检测设备的研究与实现[J]. 数字技术与应用，2013(3)：30-32.
[19] 袁玲. 脑电信号特征提取方法研究及脑机接口系统设计[D]. 上海：上海大学，2010.
[20] 任宇鹏，王广志，程明，等. 基于脑-机接口的康复辅助机械手控制[J]. 中国康复医学杂志，2004，19(5)：4.
[21] 彭云. 基于ICA和EMD的睡眠脑电图预处理算法的研究[D]. 重庆：重庆大学，2012.
[22] Ebrahimi T, Vesin J M, Garcia G. Brain-computer interface in multimedia communication[J]. IEEE Signal Processing Magazine, 2003, 20(1): 14-24.
[23] 马彦臻. 基于运动想象的脑电信号处理方法研究[D]. 天津：天津职业技术师范大学，2012.
[24] Sakhavi S, Guan C, Yan S. Learning temporal information for brain-computer interface using convolutional neural networks[J]. IEEE Transactions on Neural Networks and Learning Systems, 2018, 29(11): 5619-5629.
[25] 廖彩萍，李远清，赵慧. 基于运动想象的脑电信号的分类研究[J]. 自动化与仪表，2008(4)：1-4.
[26] 陈曾，刘光远. 脑电信号在情感识别中的应用[J]. 计算机工程，2010，36(9)：3.
[27] 尧俊瑜，邬长杰. 脑机接口技术研究综述[J]. 现代计算机，2017(18)：5.
[28] Pfurtscheller G, Brunner C, Schlögl A, et al. Mu rhythm (de) synchronization and EEG single-trial classification of different motor imagery tasks[J]. NeuroImage, 2006, 31(1): 153-159.
[29] Ang K K, Guan C. EEG-based strategies to detect motor imagery for control and rehabilitation[J]. IEEE Transactions on Neural Systems and Rehabilitation Engineering, 2017, 25(4): 392-401.
[30] Ang K K, Guan C. Brain-computer interface for neurorehabilitation of upper limb after stroke[J]. Proceedings of the IEEE, 2015, 103(6): 944-953.
[31] Ang K K, Chua K S G, Phua K S, et al. A randomized controlled trial of EEG-based motor imagery brain-computer interface robotic rehabilitation for stroke[J]. Clinical EEG and Neuroscience, 2015, 46(4): 310-320.
[32] 明东，王坤，何峰，等. 想象动作诱发生理信息检测及其应用研究：回顾与展望[J]. 仪器仪表学报，2014，35(9)：11.
[33] 李远清. 脑机接口技术在意识障碍领域应用的前景展望[J/CD]. 中华神经创伤外科电子杂志，2015，1(2)：124-125.
[34] 岳敬伟，葛瑜，周宗潭，胡德文. 脑机接口系统中的交互技术研究[J]. 计算机测量与控制，2008，16(8)：4.
[35] 李敏，徐光华，谢俊，等. 脑卒中意念控制的主被动运动康复技术[J]. 机器人，2017，39(5)：10.
[36] Lupu R G, Irimia D C, Ungureanu F, et al. BCI and FES based therapy for stroke rehabilitation using VR facilities[J]. Wireless Communications and Mobile Computing, 2018: 4798359: 1-8.
[37] 徐宝国，彭思，宋爱国. 基于运动想象脑电的上肢康复机器人[J]. 机器人，2011，33(3)：7.
[38] 邓国军. 浅析三维动画与虚拟现实技术[J]. 计算机产品与流通，2017(12)：1.

[39] 陈迪. 虚拟现实训练模式研究——以警察武力使用训练为视角[D]. 北京：中国人民公安大学，2019.

[40] 张凯. 沉浸式三维虚拟漫游技术研究[J]. 长春理工大学学报（自然科学版），2016，39(1)：3.

[41] Lehto M. A review of "Virtual Reality Technology" by Grigore Burdea and Philippe Coiffet[J]. IIE Transactions, 1996, 28(6): 523-524.

[42] 宣雨松. Unity 3D 游戏开发[M]. 北京：人民邮电出版社，2012：107-108.

[43] 刘瑞儒. 基于 MPC 的桌面虚拟现实技术及其对教育的影响研究[J]. 现代情报，2006(3)：150-153.

[44] Leeb R, Friedman D, Müller-Putz G R, et al. Self-paced (asynchronous) BCI control of a wheelchair in virtual environments: A case study with a tetraplegic[J]. Computational Intelligence and Neuroscience, 2007: 79642.

[45] Qiu Z, Chen S, et al. BCI-based strategies on stroke rehabilitation with avatar and FES feedback[J/OL]. arXiv, 2018(2018-05-14)[2025-06-19].

第 12 章

双向闭环运动想象 BCI 主动康复训练系统的功效评价方法

> 双向闭环运动想象脑机交互（MI-BCI）是一种新型的运动功能障碍主动康复训练系统。已有许多实验室与临床医生合作测试了这种主动康复训练系统的功效。然而，迄今为止这种主动康复训练系统尚没有统一的康复功效评价方法，少有文献对此进行评述。为了促进该类系统转化为临床实际应用，本章首先阐述了这类系统的康复理论/原理与方法、作用和临床研究案例；其次评述了该系统的康复训练周期和康复功效评价方法；再次概述了该系统的可用性、用户满意度和使用情况评价方法；最后讨论了这类系统康复功效评价面临的挑战等。期望本章可促进双向闭环 MI-BCI 主动康复训练系统转化为临床实际应用。

12.1 引言

脑机交互（Brain-Computer Interaction，BCI）系统是一种变革性的人机交互系统[1]。用户在主动执行特定的心理任务或接收特定的外部刺激时，BCI 把脑信号直接转化为与以计算机为核心的机器系统交互的通信和控制命令，并把交互结果在线反馈给用户，以便其主动调节心理活动策略[2]。BCI 具有潜在的医学应用，特别是康复医学应用价值[3]。

在 BCI 类型中，双向闭环运动想象（Motor Imager，MI）BCI 是一类重要的 BCI，可作为运动功能障碍的一种主动康复训练方法，其利用受训者主动的运动想象和感觉反馈促进其神经可塑性。世界卫生组织的调查显示，半数以上脑卒中患者有上下肢运动功能障碍[4]，运动功能障碍成为影响患者独立生活能力的重要因素。已有许多实验室与临床医生合作测试了这种主动康复训练方法的功效[5-7]。Foong 等采用基于头皮脑电（Electroencephalography，EEG）的 MI-BCI 系统，结合视觉反馈，对脑卒中患者上肢功能进行康复治疗，结果表明该系统能有效帮助患者上肢功能的短期恢复[5]。Lin 等采用基于虚拟现实（Virtual

Reality，VR）的 MI-BCI 训练系统，结合肌电（Electromyography，EMG）信号实时反馈，对脑卒中患者进行康复训练，表明 EMG 反馈能在一定程度上量化患者的训练参与度并促进 MI 训练，进而提高患者的康复效果[6]。Lima 等采用 MI-BCI 结合经颅直流电刺激（Transcranial Direct Current Stimulation，tDCS）、VR 和电动踏板组合的方法，对脑卒中后严重下肢功能受损的患者进行康复治疗，结果表明患者的运动功能、协调性、速度及感觉均有所改善[7]。

虽然许多研究表明，双向闭环 MI-BCI 主动康复训练系统对运动功能障碍有疗效，但迄今为止尚没有统一的康复功效评价方法，少有文献对此进行评述，对这类系统需要综合的评价方法，特别是缺少对 MI-BCI 系统的可用性、用户满意度和使用情况的评估。

12.2 双向闭环 MI-BCI 主动康复训练系统的康复理论/原理与方法、主要作用和临床研究案例

12.2.1 双向闭环 MI-BCI 主动康复训练系统

双向闭环 MI-BCI 可以作为一种主动康复训练系统，在该系统中，上肢/下肢功能障碍或身体其他部位障碍（如吞咽障碍、膀胱括约肌障碍等）患者主动执行 MI 或运动尝试/运动意图，由 BCI 探测患者的自主运动意图，通过丰富的感觉反馈实现由中枢—外周—中枢的自上而下和自下而上的双向闭环主动康复训练[8, 9]，如图 12.1 所示。在图 12.1 中，双向闭环运动想象 BCI 主动康复训练系统主要包括内/外事件、脑信号采集模块（可以是单模态或多模态）、脑信号预处理模块、脑信号特征提取融合模块、脑信号解码模块（包括先进的机器学习算法，如深度学习等）和感觉反馈模块[10]。

在如图 12.1 所示的脑信号采集模块中，EEG 为头皮脑电，fNIRS（Functional Near-Infrared Spectroscopy）为功能性近红外光谱，fMRI（Functional Magnetic Resonance Imaging）为功能磁共振成像，ECoG（Electrocorticography）为皮层脑电，MEG（Magnetoencephalography）为脑磁。在脑信号特征提取融合模块中，BP（Bereitschafts Potential）为动作准备电位，RP（Readiness Potential）为准备电位，PMP（Premotor Potential）为运动前电位，MP（Motor Potential）为运动电位，HbO（Oxyhemoglobin）为氧合血红蛋白，HbR（Deoxyhemoglobin）为脱氧血红蛋白，BOLD（Blood Oxygenation Level Dependent）为血氧水平依赖。在脑信号解码模块中，SVM（Support Vector Machine）为支持向量机，LDA（Linear Discriminant Analysis）为线性判别分析，CNN（Convolutional Neural Network）为卷积神经网络，LSTM（Long Short-Term Memory）为长短期记忆网络。

第 12 章 双向闭环运动想象 BCI 主动康复训练系统的功效评价方法

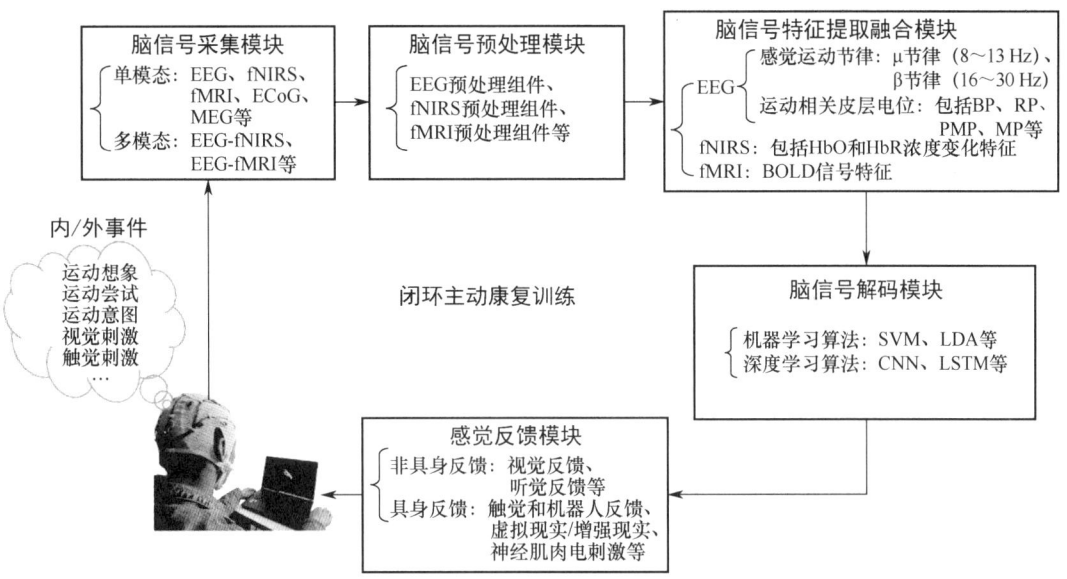

图 12.1 双向闭环 MI-BCI 主动康复训练系统[10]

在图 12.1 中，内/外事件和感觉反馈模块在双向闭环运动想象 BCI 主动康复训练中发挥重要的作用。在内/外事件中，运动尝试指受试者主动尝试执行特定的动作，但不一定能够完成该运动[11]；运动意图指受试者计划、准备和决定执行特定动作的意图[12]。有研究表明，在临床康复实践中，运动尝试可能会取得比运动想象训练更好的效果，主动训练通常比被动训练会取得更好的效果[11]。表 12.1 比较了内/外事件的主要作用和差别。在感觉反馈模块中，非具身反馈[10]中的视觉反馈可通过屏幕显示图形或文本信息，听觉反馈可通过声音提示，如音乐或语音指令；具身反馈[10]中的触觉和机器人反馈通过可穿戴设备提供振动或压力感[13]，如触觉手套、振动或压力感应鞋垫、矫形器、外骨骼和机器人等，虚拟现实/增强现实技术可提供沉浸式体验，模拟真实的身体动作和互动[6, 7]，神经肌肉电刺激可通过提供适当的电刺激促进神经和肌肉的恢复[7]。表 12.2 比较了非具身反馈和具身反馈的主要作用和差别。

表 12.1 闭环 MI-BCI 主动康复训练系统中内/外事件的主要作用和差别比较[11, 12]

内/外事件	主 要 作 用	主 要 差 别
内部事件	(1) 促进神经可塑性； (2) 改善运动技能学习； (3) 提高运动意图和动机； (4) 提升自我效能感	(1) 来源 内部事件源自患者内在的心理和认知活动；外部事件来自环境中的物理刺激和反馈 (2) 焦点 内部事件侧重于患者的内在动机和自主参与；外部事件侧重于提供环境反馈和增加外部激励 (3) 目标 内部事件旨在通过心理和认知过程促进康复；外部事件通过物理刺激和技术手段来增强康复训练的互动性和有效性
外部事件	(1) 提供及时反馈； (2) 增强感觉刺激； (3) 改善动作执行； (4) 提高参与度，增强动机	

表 12.2　闭环 MI-BCI 主动康复训练系统中非具身反馈和具身反馈的主要作用和差别比较[10]

感觉反馈类型	主 要 作 用	主 要 差 别
非具身反馈	(1) 增强躯体感知； (2) 促进神经可塑性； (3) 提高运动控制； (4) 增强动机和提高参与度	(1) 个体化与客观化 具身反馈与患者个体的躯体运动和感觉直接相关；非具身反馈与患者的躯体感觉关系较小 (2) 内在与外在 具身反馈侧重于内在体验；非具身反馈则更多依赖外在环境和任务的提示 (3) 反馈的来源 具身反馈的来源是患者自己的躯体运动和姿态；非具身反馈来源于外部设备或系统提供的任务完成情况
具身反馈	(1) 提供外部参照； (2) 增强认知； (3) 促进运动学习	

12.2.2　双向闭环 MI-BCI 主动康复训练系统的康复理论/原理与方法

12.2.2.1　双向闭环 MI-BCI 主动康复训练系统的康复理论/原理

双向闭环 MI-BCI 主动康复训练系统的康复理论/原理主要包括运动想象 BCI 原理、主动康复训练理论、神经反馈原理和神经可塑性理论，如表 12.3 所示。

表 12.3　双向闭环 MI-BCI 主动康复训练系统的康复理论/原理

理论/原理	主 要 内 容	参考文献
运动想象 BCI 原理	提取患者自主想象躯体特定部位运动相关的脑活动模式（如 μ 节律和 β 节律的 ERD/ERS），并利用机器学习算法将这些模式转换为具体的控制命令，并把控制结果反馈给患者以调节其脑活动，提高 MI-BCI 系统的控制精度和效率	参考文献 [14]
主动康复训练理论	强调患者主动参与康复训练来促进功能的恢复，特别是在中枢神经系统受损后。该理论基于神经可塑性原理，认为主动参与、任务导向的重复训练和及时反馈可以有效地引导神经系统的重组和功能恢复	参考文献 [15]
神经反馈原理	由传感器记录患者中枢神经活动的信号，利用计算机将这些信号转换为视觉、听觉或触觉等反馈信号，通过操作性条件反射，受训者自主学习调节其神经活动	参考文献 [16]
神经可塑性理论	在大脑发育期间和发育完成后，它在与环境相互作用过程中具有修改已有连接或建立新连接的能力，从而改变其结构和功能	参考文献 [17]

在双向闭环 MI-BCI 主动康复训练系统中，基于表 12.3 中的主动康复训练理论，采用以患者主动执行的运动想象任务为导向的重复训练有助于提高其动机和训练失去的功能，其中，重复训练有利于提升运动再学习效果，促进受损神经网络的重建和优化。双向闭环 MI-BCI 主动康复训练系统提供及时的反馈，使患者可以实时监控和调整自身的表现，通过适当的训练刺激和环境安排，激发大脑的自我修复和功能重组能力。

除了表 12.3 中紧密相关的 4 个理论/原理，双向闭环 MI-BCI 主动康复训练系统体现了 Carr 等提出的运动再学习理论[18]、Taub 等提出的强制性运动疗法[19]、贾杰提出的脑卒中后上肢功能（包括手功能）康复的 4 个理论（"中枢—外周—中枢"闭环康复新理念[8]、上下肢一体化理论[20]、左右制衡理论[21]和手脑感知理论[22]）。

12.2.2.2.2　双向闭环 MI-BCI 主动康复训练系统的方法

基于上述理论/原理，双向闭环 MI-BCI 主动康复训练系统的方法主要利用 MI 与外部设备［如康复机器人或功能性电刺激（Functional Electrical Stimulation，FES）等］相结合的方式，以促进运动功能障碍（如脑卒中）的恢复。MI 训练要求患者在脑中模拟或感觉肢体的运动过程，但不发生实际运动。研究表明，MI 训练能够激活类似于实际运动激活的运动相关皮层，促进受损的皮层恢复或重建。MI-BCI 能够把患者的 MI 意图转化为控制外部设备的指令，并提供实时的视觉、听觉和触觉等多感觉反馈以增强 MI 训练的沉浸感和互动性[23]，从而更好地促进神经可塑性并提高运动功能障碍的康复效果。这种双向闭环的康复方法，通过实时的反馈和调整，可以更精确地针对患者的具体需求进行个性化康复，从而提高康复效率和效果。

由上可见，双向闭环 MI-BCI 主动康复训练系统的方法为运动功能障碍康复提供了与传统康复方法不同的、互动的、个性化的康复方式，尤其适合难以应用传统康复方法的重度残疾患者。该方法通常与 FES[24]、VR[6, 7]、游戏化的元素[6, 7]、外骨骼[25]、康复机器人[13]、tDCS[7]和矫形器[26]等相结合，或者与多种具身化的感觉反馈相结合，以进一步提高康复效果，如图 12.1 所示。

12.2.3　双向闭环 MI-BCI 主动康复训练系统的主要作用

双向闭环 MI-BCI 主动康复训练系统在运动功能障碍康复训练中发挥关键作用，通过不断的反馈训练，促进功能恢复。这种主动康复训练系统的主要作用如表 12.4 所示。

表 12.4　双向闭环 MI-BCI 主动康复训练系统的主要作用

主要作用	简要说明
促进神经激活和皮质可塑性	MI-BCI 康复方法要求患者执行运动想象，激活与实际运动相似的神经通路，促进脑区的活动和神经可塑性。该方法在增强上肢/下肢功能和皮质活性方面显示出潜力，尤其是在中风患者中[27]
结合功能性电刺激提高康复效果	一些 MI-BCI 系统与 FES 相结合，由 MI-BCI 驱动 FES 激活肌肉，帮助患者实现被动运动，提供实际的运动反馈，增强大脑的感知与运动神经回路的连接[24]
提供增强康复效果的反馈机制	通过计算机屏幕或虚拟现实技术提供视觉反馈，使患者能够看到想象的动作被"执行"，从而增强运动想象的体验。这种反馈是改善运动功能的关键因素之一[25]
增强患者的动机和提高患者的参与度	MI-BCI 系统通常包括游戏化的元素，通过积极的奖励机制增强患者的动机和提高患者的参与度，从而可能提升康复效果[25]

12.2.4　双向闭环 MI-BCI 主动康复训练系统的临床研究案例

截至目前，双向闭环 MI-BCI 主动康复训练系统在临床研究中取得一定的进展。

Pichiorri 等[28]评估了 MI-BCI 用于脑卒中患者运动功能障碍恢复的效果,采用随机对照实验,将患者随机分为 MI-BCI 组(接受一个月的 MI-BCI 训练)和对照组(接受 MI 训练),在干预前后采用 Fugl-Meyer 评分量表(Fugl-Meyer Assessment,FMA)和基于 EEG 的神经生理学评估。该研究显示,与对照组相比,MI-BCI 组的功能改善更佳,且在执行瘫痪手的 MI 时,EEG 活动中 α 频段、β 频段的去同步化更强烈,表明 MI-BCI 可显著改善患者的运动功能障碍,有助于患者更好地执行和监控康复训练。然而,该研究缺乏常规康复训练(如物理治疗、虚拟现实训练、电刺激疗法和机器人辅助康复训练等)的对照组,可能难以排除取得康复效果的其他因素,需要提供更有效的证据以证明结果的普遍性。

Ang 等[13]评估了基于 EEG 的 MI-BCI 系统与 MIT-Manus 肩肘机器人反馈训练(BCI-Manus)相结合促进慢性脑卒中患者上肢运动功能障碍康复的效果,采用随机对照实验,将患者随机分为 BCI-Manus 组和 Manus 组,在干预第 0、2、4、12 周采用 Fugl-Meyer 运动恢复评估量表(Fugl-Meyer Assessment of Motor Recovery After Stroke,FMMA)和修订后的脑对称性指数(Revised Brain Symmetry Index,rBSI)评估。该研究表明,BCI-Manus 疗法对改善严重脑卒中后的偏瘫是有效且安全的,有助于推动 BCI 和机器人技术在脑卒中康复的应用。然而,该研究存在样本量小、患者之间异质性、两组之间重复训练和缺乏功能神经成像结果等问题,可能不适合急性脑卒中患者。

Frolov 等[29]为证明 MI-BCI 在脑卒中或脊髓损伤后恢复运动功能的可行性,将 MI-BCI 与手部外骨骼相结合,采用随机对照实验,将多中心患者分为 BCI 组(患者利用 MI 控制外骨骼以驱动手部运动)和对照组(由外骨骼直接驱动手部运动),在干预前后采用 FMMA 和上肢运动研究量表(Action Research Arm Test,ARAT)评估。该研究显示,BCI 组在抓握和捏取任务方面有显著改善,而对照组无该效果,证实了 MI-BCI 控制的手部外骨骼可促进脑卒中患者的手部功能恢复。然而,该研究存在两组样本量不平衡(BCI 组 55 人,对照组 19 人)、康复训练时间较少、训练后缺乏后续评估等问题。

Vourvopoulos 等[30]检验了基于 EEG 的 MI-BCI 结合 VR 的系统对脑卒中后上肢康复的效果,以及患者的 MI 能力和脑成像的相关变化。该研究中,一名慢性脑卒中患者采用 MI-BCI-VR 训练,在干预前后及 1 个月的随访中,采用 FMA 和 fMRI 评估康复效果。该研究表明,康复训练后患者上肢评分有显著改善,且 fMRI 测量的大脑激活程度增加。然而,该研究存在样本量小、缺乏对照组等问题。

Chen 等[31]为探究 BCI 结合外骨骼在亚急性卒中康复的有效性,采用随机双盲对照实验,将患者随机分为 BCI 组[利用运动尝试(Motor Attempt,MA)控制外骨骼以驱动手腕伸展运动]和对照组(仅接受 MA 训练),且两组接受相同的基线治疗(包括药物、常规康复治疗),在治疗前、后分别采用 FMA-UE 和基于 EEG 的神经生理学评估。该研究显示,BCI 组的量表评分改善率高于对照组,在感觉运动节律方面,恢复良好的患者的 ERD 随时间变化而增强,表明采用外骨骼作为反馈的 BCI 训练对亚急性卒中患者是可行的。然而,该研究存在样本量小及缺乏与对照组的 EEG 数据比较等问题。

Chen 等[32]为研究 MI-BCI 结合 FES 对脑卒中患者上肢运动功能障碍的康复效果和临床有效性，采用随机对照实验，将患者随机分为 BCI-FES 组（利用 MI 控制 FES 干预）和神经肌肉电刺激（Neuromuscular Electrical Stimulation，NMES）组（接受常规低频 NMES 治疗），在干预前后采用 FMA-UE、Kendall 徒手肌力评定（Kendall Manual Muscle Testing，Kendall MMT）、改良的 Barthel 指数评估（Modified Barthel Index，MBI）量表及基于 EEG 的神经生理学评估。该研究表明，MI-BCI 与 FES 联合治疗比传统治疗更有效，可为脑卒中的临床康复训练提供可选的方法和客观评价指标。然而，该研究在临床测试的康复系统是初级版本，许多模块需要优化。

Sebastian-Romagosa 等[33]为研究 MI-BCI 和 FES 反馈相结合对脑卒中患者下肢运动恢复的作用效果，对所有患者采用 MI-BCI 训练，在干预前 1 个月和前几天采用 10 米步行测试（10 Meter Walking Test，10MWT）和"起立—行走"测试（Timed Up and Go，TUG），在干预后几天、1 个月和 6 个月采用改良的 Ashworth 痉挛评定量表（Modified Ashworth Scale，MAS）和 FMA-UE 等进行评估。该研究显示，MI-BCI 和 FES 反馈相结合的方法能有效促进慢性卒中患者步态速度的长期功能改善。然而，该研究存在缺乏对照组等问题，且患者处于慢性卒中阶段，难以推广至亚急性期的患者。

Ma 等[27]为探讨 MI-BCI 康复方法对慢性偏瘫患者上肢手功能的作用效果，采用随机对照实验，将患者随机划分为 BCI 组（接受 MI-BCI 训练和常规康复治疗）和对照组（仅接受常规康复治疗），在干预前后采用 FMA-UE 评估，同时利用 fMRI 对患者的静息态和任务状态扫描。该研究显示，BCI 组在进行抓握任务时表现出多个脑区（如中央后回区、前额中回区等）的显著激活，与对照组相比，BCI 组在治疗后的想象抓握任务中，显示出更大的脑区激活。该研究表明，MI-BCI 康复方法在改善中风患者上肢功能方面具有有效性和安全性，其对脑功能性和结构性改变的深入理解，为脑卒中后的功能性恢复提供了新的治疗策略。但该研究存在实验组和对照组接受的治疗量不相等、治疗时间有限等问题。

Brunner 等[24]探讨了脑卒中后上肢功能严重受损的患者采用 MI-BCI 结合 FES 的康复训练方法是否比传统方法更有效，以及皮质脊髓束保留完整的患者能否从 MI-BCI 训练中取得更好的效果。该研究采用随机对照实验，将患者随机划分为 BCI 组（接受 MI-BCI 训练和 FES）和对照组（仅接受标准的物理治疗，包括 FES），在干预前后采用经颅磁刺激（Transcranial Magnetic Stimulation，TMS）、ARAT 量表和基于 EEG 的神经生理学评估。该研究显示，两组的改善无显著差异，但皮质脊髓束保留完整的患者经过 MI-BCI 训练康复效果更佳。该研究存在样本量小、康复训练次数较少、TMS 检查时间不一致、患者异质性和选择的局限性等问题，难以推广至轻度受损或脑卒中后晚期的患者。

虽然临床研究在一定程度上证实了双向闭环 MI-BCI 主动康复训练系统的有效性，但其仍然需要改进，以进一步提高康复效果，并提供更多的循证研究。

12.3 双向闭环 MI-BCI 主动康复训练系统的康复训练周期和康复功效评价方法

12.3.1 双向闭环 MI-BCI 主动康复训练系统的康复训练周期

MI-BCI 主动康复训练方案根据具体情况而有所不同。对于训练频率，一些研究建议每周进行 3~5 次训练，以保持连续性和有效性，每次训练的持续时间通常为 0.5~1 h[24, 27]。可根据患者的耐受度和反应来调整训练时长，一个完整的训练疗程通常持续几周到几个月，例如，一些研究建议 8~12 周的训练疗程[5-7]。要取得显著的康复功效，患者可能需要经历多个训练疗程，疗程数取决于患者的具体情况和进展，以及所用 BCI 系统的效率。应根据患者的具体需求、康复目标和潜在条件个性化调整以上训练参数。

值得注意的是，训练应在专业医疗人员的指导下进行，并根据患者的反应和进展适当调整。随着 BCI 技术和应用不断发展，相关的最佳实践和建议也可能随之变化。因此，非常有必要保持对最新研究和临床指南的关注。

12.3.2 双向闭环 MI-BCI 主动康复训练系统的康复功效评价方法

双向闭环 MI-BCI 主动康复训练系统的康复功效评价方法[5-7, 10, 13, 27, 33]如表 12.5 所示。这些评价方法能够从不同角度全面地评估该系统在患者康复过程中的实际效果。表 12.5 中的随机双盲对照实验（Randomized Double-Blind Controlled Trial，RCT）是临床研究中常用的提供治疗或干预方法有效性和安全性证据的金标准，可在一定程度上控制潜在的混杂因素和偏倚[13, 24]。RCT 的随机化可减小选择偏差，以确保各组具有相似的基线特征，其双盲设计可防止观察者偏倚和参与者偏倚，提高结果的客观性；对照组可提供一个基线，用于评估实验组的治疗效果。

表 12.5 双向闭环 MI-BCI 主动康复训练系统的康复功效评价方法

评估方法	说明
随机双盲对照实验	用于评估康复训练方法的有效性和安全性，具体如下。 （1）随机化：将患者随机分配到不同的研究组，通常是实验组和对照组； （2）双盲：确保患者和研究人员都不知道分配情况； （3）对照组：对照组通常接受安慰剂或标准治疗，而实验组接受 MI-BCI 主动康复治疗； （4）结果评估：比较两组在康复训练前后的康复功效
功能性评估	主要关注患者在使用系统后的功能恢复情况，常用的评估方法如下。 （1）FMA：评估运动功能障碍患者的运动恢复，包括肢体运动、平衡、感觉等方面； （2）MBI：评估患者在日常生活中的自理能力；

续表

评估方法	说　　明
功能性评估	（3）10MWT：评估患者的步行速度和步态功能； （4）ARAT 量表：评估患者上肢的精细运动能力
神经生理指标	通过神经生理学检测来评估患者大脑活动的变化，从而反映 MI-BCI 训练的效果，具体如下。 （1）EEG：基于 EEG 分析运动相关脑区的激活和功能连接变化； （2）fMRI：基于 fMRI 计算大脑激活区域的变化，以及神经网络连接的改善
主观评估	主观评估包括患者满意度调查和康复治疗师的评估。 （1）康复治疗师的评估：通过专业人士对患者康复状况的观察和评价； （2）患者满意度调查：通过调查问卷等方式，收集患者对训练过程和结果的感受和满意度
身体机能测试	通过具体的身体测试来评估患者的身体机能恢复程度。 （1）肌力测试：评估患者肌肉的力量恢复情况； （2）灵活性测试：测试患者关节的活动范围

在评价双向闭环 MI-BCI 主动康复训练系统的康复效果时，将患者随机划分为 BCI 组（接受 MI-BCI 训练，或者接受 MI-BCI 与某种常规康复治疗方法相结合的训练）和对照组（仅接受某种常规康复治疗方法），或者两组接受相同的基线治疗（包括药物、常规康复治疗）。在干预前后进行功能性评估，采用 TMS、FMA、ARAT、MBI、MAS、10MWT、TUG 测试、Kendall MMT 等进行评估，同时计算神经生理指标，基于 EEG 或 fMRI 对患者静息态和任务状态成像，计算任务相关脑区是否有显著激活，或者脑网络连接是否有显著改善。

12.3.2.1　功能性评估方法

对于双向闭环 MI-BCI 主动康复训练系统的康复功效评价，可采用相关功能评估量表客观评价，评价时间可设置在康复训练前后和康复期间，通过对比评估治疗是否显著有效；还可在康复训练结束后 1 个月进行随访跟踪，评估治疗效果是否消失或持续。

对于上肢/下肢运动功能评估，可采用 FMA[13, 27, 34]评估运动功能、平衡、感觉和关节功能的改善。FMA 是一种多项目李克特量表，上肢部分共 33 项，下肢部分共 17 项，用于评估中风偏瘫的恢复情况，每个项目按 3 点顺序计分（0 为不能执行，1 为部分执行，2 为完全执行），上肢和下肢累计最高分为 66 分和 34 分，如表 12.6 所示。

采用 FMA 进行功能性评估的步骤如下[12, 27]。①准备，确保有适当的评估环境和设备，患者应穿着舒适的衣服，坐在轮椅或床上；②演示与指导，对每项动作进行示范，确保患者理解所要执行的动作；③评估执行，观察患者执行每项动作，根据患者的表现来评分；④记录与反馈，详细记录每项测试的得分，并及时给予患者反馈。

采用 FMA 评估需要注意以下事项[12, 27]。①患者安全，确保所有测试动作的安全性，特别是对于平衡和运动能力受限的患者；②评估标准化，确保评估过程的标准化，每次测试都应按照相同的方法和标准执行；③避免疲劳，评估过程可能较长，注意观察患者的疲劳程度，有必要时可适当休息。

对于上肢运动功能评估，还可采用 ARAT 量表[24, 35]评估上肢的精细运动能力，如表 12.7 所示。ARAT 量表包含 4 个子量表：抓（6 个项目，0～18 分）、握（4 个项目，0～12 分）、捏（6 个项目，0～18 分）和粗大运动（3 个项目，0～9 分），共 19 个项目，每个项目按 0～

3 分计分（0 为无法执行任务；1 为部分完成任务；2 为完成任务，但动作质量不高；3 为完全独立且正常完成任务），共 57 分。

表 12.6　Fugl-Meyer 运动功能评分量表[13, 27, 34]

上肢（66 分）		下肢（34 分）
（1）肩部回缩	（18）腕关节逆阻力伸展（肘关节成 0°）	（1）髋关节屈曲
（2）肩部抬高	（19）逆阻力伸腕（肘关节成 90°）	（2）髋关节伸展（仰卧）
（3）肩关节外展	（20）腕关节内收	（3）髋关节内收（仰卧）
（4）肩关节外展至 90°	（21）手指屈伸	（4）膝关节屈曲（仰卧）
（5）肩关节内收/内旋	（22）手指伸展	（5）膝关节屈曲（坐姿）
（6）肩关节外旋	（23）伸直 MCP 关节，屈曲 PIPs/DIPs	（6）膝关节屈曲（站立）
（7）肩关节屈曲 0°～90°	（24）拇指内收	（7）膝关节伸展（仰卧）
（8）肩关节屈曲 90°～180°	（25）拇对掌	（8）踝关节外展（仰卧位）
（9）肘关节屈曲	（26）抓圆筒	（9）踝关节背屈（坐姿）
（10）肘关节伸展	（27）抓网球	（10）踝关节背屈（站立）
（11）前臂上伸	（28）指鼻速度	（11）踝关节跖屈（仰卧）
（12）前臂前伸	（29）指鼻振颤	（12）胫跟速度
（13）前臂上举/前屈（肘关节成 0°）	（30）指鼻运动障碍	（13）足跟振颤
（14）前臂上举/前屈（肘关节成 90°、肩关节成 0°）	（31）手指屈曲反射	（14）足跟胫骨运动障碍
（15）手至腰椎	（32）肱二头肌反射	（15）膝反射
（16）腕关节屈/伸（肘关节成 0°）	（33）肱三头肌反射	（16）腘绳肌反射
（17）腕关节屈伸（肘关节成 90°）	—	（17）踝反射

表 12.7　上肢动作研究量表[24, 35]

项 目		项 目	
1. 抓	（1）10 cm³的木块；	3. 捏	（1）用无名指和拇指相对捏起直径 6 mm 的小球；
	（2）2.5 cm³的木块；		（2）用食指和拇指捏起直径 1.5 cm 的弹子；
	（3）5 cm³的木块；		（3）用中指和拇指相对捏起直径 6 mm 的小球；
	（4）7.5 cm³的木块；		（4）用食指和拇指相对捏起直径 6 mm 的小球；
	（5）直径 7.5 cm 的球；		（5）用中指和拇指捏直径 6 mm 的小球；
	（6）10 cm×2.5 cm×1 cm 的石头		（6）用无名指和拇指捏起直径 1.5 cm 的弹子
2. 握	（1）把一个玻璃杯中的水倒入另一个玻璃杯；	4. 粗大运动	（1）把手置于脑后；
	（2）2.25 cm 的管子；		（2）把手放在头顶；
	（3）1 cm×16 cm 的管子；		（3）手碰嘴
	（4）直径 3.5 cm 螺丝钉		

采用 ARAT 量表进行功能性评估的步骤如下[24]：①准备，为每项测试准备相应的物品，并确保测试环境适宜，无干扰；②演示，对每个子测试进行示范，确保患者理解任务要求；③执行，观察并记录患者在每项任务中的表现；④评分，每项任务根据患者完成的质量和独立性评分。

利用 ARAT 量表需要注意以下事项[24]：①患者安全，在进行测试时，确保患者的安全，尤其是在搬运重物或进行可能导致失衡的动作时；②标准化操作，确保每次评估都遵循相同的步骤和标准，以保持评估结果的一致性；③避免疲劳，中风患者可能容易疲劳，注意观察患者的体力情况，适时休息。

对于下肢运动功能评估，还可采用 10MWT[33, 36]测量下肢功能障碍患者的步行速度和行走能力。要求患者用舒适的步行速度和快速步行速度两种方式行走，记录受试者行走 6 m 的总时间，然后将 6 m 除以行走的总时间（以 s 为单位），并以 m/s 为单位进行记录。

采用 10MWT 进行功能性评估的步骤如下[33]。①准备。选择一条至少 14 m 长的平直通道，以确保有足够的加速和减速空间，在通道的起点和终点之间标出 10 m 的主测试区域，且在两端各留 2 m 作为加速区和减速区。②演示与指导。向被测试者清楚地解释测试步骤和要求，确保他们了解如何以舒适或最快速度行走。③测试执行。让被测试者从起点开始，经过加速区进入主测试区，计时员从被测试者的前脚趾穿过 10 m 起点时开始计时，当前脚趾穿过终点时停止计时。④记录时间。记录完成 10 m 距离所需的时间，通常会进行多次测试（如 3 次），并计算平均时间。⑤计算速度。根据时间计算平均步行速度。

利用 10MWT 需要注意以下事项[33]：①安全，确保测试区无障碍物，地面平整，以避免跌倒风险；②疲劳，注意测试者的体力状况，避免因疲劳影响测试结果；③一致性，保持测试环境的一致性，包括测试道路、鞋子和其他可能影响步行速度的因素；④重复性，进行多次测试以提高结果的可靠性。

另外，可采用 MBI 评分量表评估患者在日常生活中的自理能力[32, 37]，如表 12.8 所示。

表 12.8　改良 Barthel 指数（MBI）评分量表[32, 37]

评定项目	1级	2级	3级	4级	5级
大便控制	0	2	5	8	10
小便控制	0	2	5	8	10
进食	0	2	5	8	10
穿衣	0	2	5	8	10
用厕	0	2	5	8	10
个人卫生	0	1	3	4	5
洗澡	0	1	3	4	5
床—椅转移	0	3	8	12	15
行走	0	3	8	12	15
坐轮椅	0	1	3	4	5
上下楼梯	0	2	5	8	10

采用 MBI 评分量表进行功能性评估的步骤如下[38]：①准备，确保评估环境安全舒适，减少干扰；②解释，向被评估者详细解释每项任务的评估标准；③观察与评分，观察被评估者完成每项活动的过程，根据其独立性进行评分；④记录，准确记录每项的得分，最后总结得出总分。

利用 MBI 评分量表评估需要注意以下事项[38]：①个体差异，考虑到每个患者的具体状况和能力，在评估时应有一定的灵活性；②环境一致性，确保评估环境对所有受评者相同，以保证评分的公正性；③隐私尊重，在进行个人护理等敏感性评估时，应尊重患者的隐私。

12.3.2.2 神经生理指标

如上所述，可通过神经生理学检测来评估患者大脑活动的变化，从而反映 MI-BCI 训练的效果。

1. 基于 EEG 分析运动相关脑区的激活和功能连接变化

可利用 MI-BCI 组和对照组训练前后采集的 EEG 数据，由式（12.1）和式（12.2）分别计算 ERD 和偏侧指数（Laterality Index，LI）[11, 39]来反映患者大脑活动的变化。

$$\mathrm{ERD} = \frac{A-R}{R} \times 100\% \tag{12.1}$$

$$\mathrm{LI} = \frac{\mathrm{ERD}_i - \mathrm{ERD}_c}{\mathrm{abs}(\mathrm{ERD}_i) + \mathrm{abs}(\mathrm{ERD}_c)} \tag{12.2}$$

式中，A 为 MI 期间的 μ 节律或 β 节律功率，R 为 MI 前基线期间相应频带功率，ERD_i 为同侧 ERD，ERD_c 为对侧 ERD，abs(•)为计算绝对值的函数。除了计算 LI，还可采用修订的脑对称性指数（Revised Brain Symmetry Index，rBSI）[13]检测半球间不对称性，由式（12.3）和式（12.4）计算，即

$$\mathrm{rBSI}(t) = \frac{1}{nk} \sum_{n=k_1}^{k_2} \left| \frac{R_n^*(t) - L_n^*(t)}{R_n^*(t) + L_n^*(t)} \right| \tag{12.3}$$

$$R_n^*(t) / L_n^*(t) = \frac{1}{n_c} \sum_{c=1}^{n_c} a_n(c,t) \tag{12.4}$$

式中，$R_n^*(t)$ 和 $L_n^*(t)$ 分别为右半球、左半球 n_c 个通道的傅里叶系数的平均值；/表示或的关系；$a_n(c,t)$ 为通道 c 的 n 次谐波在 t 时刻的傅里叶系数，对应持续时间为 T 的特定时间段 $[t-T, t]$，n 为谐波次数。傅里叶系数的谐波系数在$[k_1, k_2]$对应频段 4~40 Hz，且 n_k 是相应频段计算的傅里叶系数的谐波次数。

2. 基于 fMRI 计算大脑激活的变化及神经网络连接性

可基于 MI-BCI 组和对照组训练前后 fMRI 数据分析大脑激活的变化和神经网络连接性来评价康复功效，通常可采用种子点相关性分析（Seed-Based Correlation Analysis，SCA）[40]和独立成分分析（Independent Component Analysis，ICA）[41]。此外，为了评估神经网络连接性的改善程度，可构建功能连接性网络。

1）种子点相关性分析（SCA）

SCA 是指选定脑内某一区域作为种子点，分析该区域与其他脑区之间的功能性连接，其核心计算涉及时间序列相关性，即

$$r_{xy} = \frac{\sum_{t=1}^{T}(x_t - \bar{x})(y_t - \bar{y})}{\sqrt{\sum_{t=1}^{T}(x_t - \bar{x})^2} \sqrt{\sum_{t=1}^{T}(y_t - \bar{y})^2}} \tag{12.5}$$

式中，x_t 和 y_t 分别表示种子点和其他大脑体素在时间点 t 的活动强度，$\bar{x}$ 和 $\bar{y}$ 是对应时间

序列的平均值，T 为测量期间的时间序列长度。

2）独立成分分析（ICA）

ICA 通过分解多变量信号数据来识别统计独立的成分，常用于识别大脑中的独立功能网络，其模型为

$$X = AS \tag{12.6}$$

式中，X 是观测到的脑信号矩阵，A 是混合矩阵，S 是统计独立的源信号矩阵。ICA 旨在估计 S 和 A，使得 S 中的成分尽可能独立。

3）功能连接性网络构建

功能连接性网络构建通常基于皮尔逊相关[42]或互信息[43]等统计方法。由式（12.5）计算皮尔逊相关性，由式（12.7）计算互信息（Mutual Information，MI），其可度量两个变量间的共享信息，即

$$I(X;Y) = \sum_{x \in X} \sum_{y \in Y} p(x,y) \log \frac{p(x,y)}{p(x)p(y)} \tag{12.7}$$

式中，x 和 y 是两个不同大脑区域的信号强度的时间序列数据，$p(x,y)$ 是联合概率密度函数，$p(x)$ 和 $p(y)$ 是边缘概率密度函数。

12.3.2.3 主观评估

康复专业人员基于观察和专业知识对患者的康复进展进行主观评估，内容包括但不限于患者运动能力的改善、日常生活的自理能力增强等方面[44]。在训练前后及训练过程中定期评估，并记录患者的进步和需要改进的方面。采用调查问卷、面谈、电子调查等方式，在训练结束后对训练系统操作的易用性、训练效果的满意度、训练过程的舒适性等进行评估[44]。

采用主观评估需要注意以下事项[44]：①确保反馈的真实性和准确性，确保患者在无压力的环境下提供反馈，康复治疗师应保持中立，避免影响患者的真实想法；②定期和系统的评估，主观评估应与客观的身体机能测试同步进行，以便全面评估康复效果；③个性化评估，考虑到患者的个性化需求和差异，评估的频率和内容应根据患者的具体情况灵活调整；④利用多种评估工具，结合不同类型的评估工具（如标准化调查问卷和定制访谈指南）来增加数据收集的广度和深度。

12.3.2.4 身体机能测试

可采用肌力测试和灵活性测试来评估患者的身体机能。

肌力测试通常采用握力计或肌力计来测量特定肌群的力量，如上肢或下肢肌肉。具体步骤如下[45]：①患者在舒适的姿势下坐或站；②按照标准化的指示操作肌力计；③记录患者能达到的最大力量值。采用肌力测试需要注意以下事项[45]：①确保设备校准正确，以保证测量结果的准确性；②在测试过程中注意患者的舒适度，避免造成伤害。

灵活性测试通常采用关节活动范围测量仪（如量角器）来评估患者关节（如膝关节、肩关节）的活动范围。具体步骤如下[46]：①患者在放松状态下，由治疗师操控关节至最大活动范围；②采用量角器等工具从不同角度测量关节的活动度；③记录每个关节的最大活动范围。采用灵活性测试需要注意以下事项[46]：①在测试前后进行适当的热身和拉伸，以

防止肌肉或关节受伤；②对患者的疼痛和不适进行监测，确保在测试过程中不超过患者的疼痛阈值。

通过身体机能测试，康复治疗师可以详细了解患者的肌肉力量和关节灵活性的恢复情况，从而为后续的康复训练提供科学依据。

以上随机双盲对照实验、功能性评估方法、神经生理指标、主观评估和身体机能测试结果有助于评估双向闭环 MI-BCI 主动康复训练系统的康复效果，以优化和调整治疗方案。

12.4 双向闭环 MI-BCI 主动康复训练系统的可用性、用户满意度和使用情况评价方法

双向闭环 MI-BCI 主动康复训练系统的可用性评价包括有效性评价和效率评价，其中，有效性评价将准确率作为指标，效率评价将信息传输率（Information Transfer Rate，ITR）、效用度量和脑力负荷[3,47,48]作为指标。用户满意度评价包括辅助技术（Assistive Technology，AT）的一般方面、BCI 相关方面、整体满意度和随访[3,47,48]。使用情况评价包括 BCI 系统与用户的匹配性、总体可用性和日常使用[3,47,48]。双向闭环 MI-BCI 主动康复训练系统具体评价指标和评估时间如表 12.9 所示[3,47,49]。

表 12.9 双向闭环 MI-BCI 主动康复训练系统具体评价指标和评估时间[3,47,49]

评价方法	转化到 BCI 系统	指标	评估时间
可用性	有效性：准确率	正确响应的百分比（%）	每个试次
	效率： 信息传输率（ITR）、 效用度量、 脑力负荷	bits/min	每个试次
		bits/min（如果有效性<50%，bits/min=0）	每个试次
		NASA-TLX	每个试次
用户满意度	AT 的一般方面	QUEST 2.0	原型测试结束
	BCI 相关方面	4 项（可靠性、可学习性、速度、美学设计）	原型测试结束
	整体满意度	VAS（0~10）	每个试次
	随访	半结构式、自由的	原型测试结束
使用情况	BCI 系统与 用户的匹配性	ATD-PA（初期）、 消费者分区、专业人员	原型测试结束
	总体可用性	系统可用性量表	原型测试结束
	日常使用情况	单项评价	原型测试结束

注：NASA-TLX—NASA 任务负荷指数；QUEST—魁北克用户对辅助技术的满意度评估；ATD-PA—辅助技术设备倾向性评估；VAS—视觉模拟量表。

第 12 章 双向闭环运动想象 BCI 主动康复训练系统的功效评价方法

12.5 发展趋势展望

12.5.1 双向闭环 MI-BCI 主动康复训练系统运动功能障碍康复效果评价面临的挑战

1. 评价标准的多样性

运动功能康复效果涉及多个方面，包括功能性评估、神经生理指标评估、主观评估和身体机能测试等，如何建立全面、客观的评价标准是一个挑战。

当前评价方法是否能准确、稳定地反映康复效果？可能存在数据波动、误差等问题。评价内容包括运动学参数（速度、加速度）、生理信号（如 EEG）等是否具有足够的灵敏度和特异性，以分析在不同条件下（如不同患者、不同训练阶段）的表现。可引入多种评价指标进行综合评估，如结合功能性评估量表（FMA、Barthel 指数等），提高评价方法的准确性和可靠性[5-7, 13, 27, 33]。

2. 长效性和持续性评价

为了全面评估 MI-BCI 系统在长期康复中的效果，设计长期跟踪机制至关重要，而如何设计是一个挑战。

长期跟踪机制可以通过定期的功能评估和生理监测来实施，以评价患者的功能恢复进度和康复效果的持久性。例如，可以使用标准化的康复评估工具定期测量患者的运动功能和日常生活能力，从而获取 MI-BCI 训练对患者长期康复的具体影响[33]。这种持续的评估不仅有助于监测康复进展，还能够为 MI-BCI 系统的优化提供数据支持。

3. 训练计划的定期调整

基于定期评估的结果，必须适时调整患者的康复训练计划，以确保训练内容与患者的当前康复需求和功能状态相匹配。

调整内容包括调整训练难度、介入的频率和使用的技术等。例如，如果评估结果显示患者在某些功能上有显著改善，则训练计划应相应地增加难度，以继续推动患者的功能提升；相反，如果患者在某些领域的进展停滞或退步，则需要重新评估和调整使用的方法或技术，以确保训练的有效性[33]。

4. 主观和客观评价的结合

除了客观的生理数据，还需要考虑用户的主观感受和满意度，如何综合这些评价标准以得到全面的康复效果评估结果是一个难题。可以通过使用定量的问卷调查及定性的深入访谈来衡量患者的主观体验[3]。此外，利用日志数据分析患者使用 MI-BCI 系统的频率和模式，可以进一步了解患者的行为和 MI-BCI 系统被用户的接受度。

12.5.2　双向闭环 MI-BCI 主动康复训练系统与用户相关的挑战

1. 个体差异

不同患者的康复效果可能存在显著差异，标准化评价方法可能无法适用于所有人。个体差异对评价方法的影响包括年龄、病程、病情严重程度等，应分析如何调整系统和评价方法以适应不同的个体差异。我们应开发个性化的康复方案和评价方法，并根据患者的具体情况进行定制化调整[3, 47]。

此外，不同用户的脑信号（如 EEG）特征差异较大，如何设计个性化的训练方案以适应个体差异是一个挑战。用户的脑信号模式因人而异，这要求 MI-BCI 系统必须具备高度的个性化能力。为了适应这些个体差异，可以采用机器学习和深度学习技术来设计个性化的训练方案。这些技术能够从用户的脑信号中学习并预测其意图和反应，进而调整系统的反馈和训练难度。此外，实时适应算法也可以用来动态调整训练参数，以匹配用户的当前状态和进展。

2. 用户依从性和疲劳度

长时间、高频率的训练可能导致用户疲劳和依从性下降，如何优化训练方案以提高用户的参与度和持久性是一个需要解决的问题。

采用游戏化元素是提高依从性的一种有效方法，将训练任务设计成游戏或挑战，可以增加用户的兴趣和动机[6, 7]。此外，提供直观的反馈和进展追踪可以帮助用户了解自己的康复进展，从而增强其持续参与康复训练的动力。

12.5.3　双向闭环 MI-BCI 主动康复训练系统面临的临床应用挑战

1. 跨学科合作

双向闭环 MI-BCI 主动康复训练系统的开发和应用需要神经科学、康复医学、计算机科学等多个领域的协作，如何实现高效的跨学科合作是一个挑战。

高效的跨学科合作是 BCI 系统成功实施的关键，它要求明确各领域专家的角色和责任，并确保所有团队成员对共同目标有清晰的认识和投入。有效的沟通机制和项目管理策略对于促进不同背景专家之间的理解和协作尤为重要。例如，定期的项目会议、共享的进度更新平台和团队建设活动可以帮助增强团队凝聚力和提高合作效率[1, 3]。

2. 临床实验和推广

如何设计科学、严谨的临床实验以验证系统的有效性，并将其在实际医疗环境中推广应用也是一个重要挑战。

需要探讨实验室研究与临床应用的差距，分析在推广过程中存在的障碍，如成本、培训、设备等。基于临床实验验证该系统的效果，并建立培训机制，以提高临床医生对新技术的接受度和应用能力。

12.5.4 双向闭环 MI-BCI 主动康复训练系统面临的技术挑战

1. 脑信号获取和处理

运动想象诱发的脑信号微弱且易受噪声干扰,如何高效、准确地获取和处理这些信号是一个重要的挑战。

应采用空间滤波器来增强信号源的局部活动,并采用时频分析来捕获信号中的动态变化。此外,机器学习算法,如支持向量机(或深度学习模型),可以用于从这些信号中提取有意义的模式,以实现更准确的用户意图识别[50]。

2. 闭环反馈机制

实现实时、精准的闭环反馈是系统成功的关键,但如何保证反馈的及时性和准确性存在技术难题。

在技术层面,涉及优化算法的响应速度和准确性,以及实时更新用户界面或驱动适当的机器反馈设备[3, 47]。此外,开发具有自适应能力的反馈机制,使其能够根据用户的实时表现和状态动态调整,也是提高系统效果的关键。

3. 数据同步和延迟

双向闭环 MI-BCI 主动康复训练系统通常涉及多个模块(如信号采集、处理、反馈输出等),它们需要同步工作[47]。任何数据传输或处理的延时都可能影响系统的整体性能和用户体验,因此,减小延时并确保各模块间的高效数据同步是重要的技术挑战。这可能需要优化数据处理流程、使用更快的硬件或开发新的数据传输协议。

4. 与其他先进技术融合

双向闭环 MI-BCI 主动康复训练系统与 VR 深度融合[6, 7],与基于深度学习的人工智能融合[50],与 EMG 监测评估与反馈融合[6],与计算机视觉技术等融合[51],有望提升该系统的康复功效。这种多技术集成方法不仅可提高康复训练的互动性和精准度,而且可以通过实时数据分析进一步优化康复方案,从而为患者提供更有效的治疗选择。

12.6 总结

本章聚焦双向闭环 MI-BCI 主动康复训练系统的康复功效评价方法,主要包括康复训练周期、功能性评估方法、神经生理指标、主观评估和身体机能测试,概述了该类系统的可用性、用户满意度和使用情况评价方法,讨论了该类系统康复功效评价面临的挑战,包括评价标准的多样性、长效性和持续性评价、训练计划的定期调整、主观和客观评价的结合等。期望本章内容可以为该类系统的康复功效评价提供更加全面的综合评价方法,以促进该类系统转化为临床实际应用。

参考文献

[1] Bernhard Graimann, et al. 脑-机接口——革命性的人机交互[M]. 伏云发，郭衍龙，张夏冰，等译. 北京：国防工业出版社，2020.

[2] Chen Y, Wang F, et al. Considerations and Discussions on the Clear Definition and Definite Scope of Brain-Computer Interfaces[J]. Frontiers in Human Neuroscience, 2024.

[3] Nick F. Ramsey, José del R. Millán. 脑-计算机接口[M]. 伏云发，王帆，丁鹏，等译. 北京：国防工业出版社，2023.

[4] World Stroke Organization. WSO Global Stroke Fact Sheet 2022[EB/OL]. (2022-01-01)[2025-06-19].

[5] Foong R, Ang K K, Quek C, et al. Assessment of the efficacy of EEG-based MI-BCI with visual feedback and EEG correlates of mental fatigue for upper-limb stroke rehabilitation[J]. IEEE Transactions on Biomedical Engineering, 2019, 67(3): 786-795.

[6] Lin M, Huang J, Fu J, et al. A VR-based motor imagery training system with EMG-based real-time feedback for post-stroke rehabilitation[J]. IEEE Transactions on Neural Systems and Rehabilitation Engineering, 2022, 31: 1-10.

[7] Lima J P S, Silva L A, Delisle-Rodriguez D, et al. Unraveling Transformative Effects after tDCS and BCI Intervention in Chronic Post-Stroke Patient Rehabilitation—An Alternative Treatment Design Study[J]. Sensors, 2023, 23(23): 9302.

[8] 贾杰. "中枢—外周—中枢"闭环康复——脑卒中后手功能康复新理念[J]. 中国康复医学杂志，2016，31(11)：1180-1182.

[9] Jia J. Exploration on neurobiological mechanisms of the central-peripheral-central closed-loop rehabilitation[J]. Frontiers in Cellular Neuroscience, 2022, 16: 982881.

[10] Cervera M A, Soekadar S R, Ushiba J, et al. Brain-computer interfaces for post-stroke motor rehabilitation: A meta-analysis[J]. Annals of Clinical and Translational Neurology, 2018, 5(5): 651-663.

[11] Chen S, Shu X, Wang H, et al. The differences between motor attempt and motor imagery in brain-computer interface accuracy and event-related desynchronization of patients with hemiplegia[J]. Frontiers in Neurorobotics, 2021, 15: 706630.

[12] Quiroga A, del Valle D V, Pilz M, et al. Performance comparison of different classifiers to detect motor intention in EEG-based BCI[C]//Latin American Conference on Biomedical Engineering. Cham: Springer Nature Switzerland, 2022: 90-101.

[13] Ang K K, Chua K S G, Phua K S, et al. A randomized controlled trial of EEG-based motor imagery brain-computer interface robotic rehabilitation for stroke[J]. Clinical EEG and Neuroscience, 2015, 46(4): 310-320.

[14] Pfurtscheller G, Neuper C. Motor imagery and direct brain-computer communication[J]. Proceedings of the IEEE, 2001, 89(7): 1123-1134.

[15] Gao M, Mao J. A novel active rehabilitation model for stroke patients using electroencephalography signals and deep learning technology[J]. Frontiers in Neuroscience, 2021, 15: 780147.

[16] Thomas F. Collura. 神经反馈原理与实践[M]. 伏云发，龚安民，南文雅，等译. 北京：电子工业出版社，2021.

[17] Saway B F, Palmer C, Hughes C, et al. The evolution of neuromodulation for chronic stroke: From neuroplasticity mechanisms to brain-computer interfaces[J]. Neurotherapeutics, 2024, 21(3): e00337.

[18] Carr J, Shepherd R B. A motor relearning programme for stroke[M]. Valencia: Aspen Publishers, 1987.

[19] Taub E, Miller N E, Novack T A, et al. Technique to improve chronic motor deficit after stroke[J]. Archives of Physical Medicine and Rehabilitation, 1993, 74(4): 347-354.

[20] 贾杰."上下肢一体化"整体康复：脑卒中后手功能康复新理念[J]. 中国康复理论与实践，2017，23(1)：1-3.

[21] 贾杰. 脑卒中后左右制衡机制及其对上肢手功能康复的意义[J]. 中国康复理论与实践，2018，24(12)：1365-1370.

[22] 贾杰. 脑卒中上肢康复：手脑感知与手脑运动[J]. 中国康复医学杂志，2020，35(4)：385-389.

[23] Mang J, Xu Z, Qi Y B, et al. Favoring the cognitive-motor process in the closed-loop of BCI mediated post stroke motor function recovery: challenges and approaches[J]. Frontiers in Neurorobotics, 2023, 17: 1271967.

[24] Brunner I, Lundquist C B, Pedersen A R, et al. Brain computer interface training with motor imagery and functional electrical stimulation for patients with severe upper limb paresis after stroke: a randomized controlled pilot trial[J]. Journal of NeuroEngineering and Rehabilitation, 2024, 21(1): 10.

[25] Ferrero L, Quiles V, Ortiz M, et al. Brain-computer interface enhanced by virtual reality training for controlling a lower limb exoskeleton[J]. iScience, 2023, 26(5): 106675.

[26] Tang Z, Wang H, Cui Z, et al. An upper-limb rehabilitation exoskeleton system controlled by MI recognition model with deep emphasized informative features in a VR scene[J]. IEEE Transactions on Neural Systems and Rehabilitation Engineering, 2023, 31.

[27] Ma Z Z, Wu J J, Cao Z, et al. Motor imagery-based brain-computer interface rehabilitation programs enhance upper extremity performance and cortical activation in stroke patients[J]. Journal of NeuroEngineering and Rehabilitation, 2024, 21(1): 91.

[28] Pichiorri F, Morone G, Petti M, et al. Brain-computer interface boosts motor imagery practice during stroke recovery[J]. Annals of Neurology, 2015, 77(5): 851-865.

[29] Frolov A A, Mokienko O, Lyukmanov R, et al. Post-stroke rehabilitation training with a motor-imagery-based brain-computer interface(BCI)-controlled hand exoskeleton: a randomized controlled multicenter trial[J]. Frontiers in Neuroscience, 2017, 11: 400.

[30] Vourvopoulos A, Jorge C, Abreu R, et al. Efficacy and brain imaging correlates of an immersive motor imagery BCI-driven VR system for upper limb motor rehabilitation: A clinical case report[J]. Frontiers in Human Neuroscience, 2019, 13: 244.

[31] Chen S, Cao L, Shu X, et al. Longitudinal electroencephalography analysis in subacute stroke patients during intervention of brain-computer interface with exoskeleton feedback[J]. Frontiers in Neuroscience, 2020, 14: 809.

[32] Chen L, Gu B, Wang Z, et al. EEG-controlled functional electrical stimulation rehabilitation for chronic stroke: system design and clinical application[J]. Frontiers of Medicine, 2021, 15(5): 740-749.

[33] Sebastián-Romagosa M, Cho W, Ortner R, et al. Brain-computer interface treatment for gait rehabilitation in stroke patients[J]. Frontiers in Neuroscience, 2023, 17: 1256077.

[34] Gladstone D J, Danells C J, Black S E. The Fugl-Meyer assessment of motor recovery after stroke: a critical review of its measurement properties[J]. Neurorehabilitation and Neural Repair, 2002, 16(3): 232-240.

[35] Yozbatiran N, Der-Yeghiaian L, Cramer S C. A standardized approach to performing the action research arm test[J]. Neurorehabilitation and Neural Repair, 2008, 22(1): 78-90.

[36] Wade D T. Measurement in neurological rehabilitation[J]. Current Opinion in Neurology, 1992, 5(5): 682-686.

[37] Shah S, Vanclay F, Cooper B. Improving the sensitivity of the Barthel Index for stroke rehabilitation[J]. Journal of Clinical Epidemiology, 1989, 42(8): 703-709.

[38] Wang Y C, Chang P F, Chen Y M, et al. Comparison of responsiveness of the Barthel Index and modified Barthel Index in patients with stroke[J]. Disability and Rehabilitation, 2023, 45(6): 1097-1102.

[39] Pfurtscheller G, Da Silva F H L. Event-related EEG/MEG synchronization and desynchronization: basic principles[J]. Clinical Neurophysiology, 1999, 110(11): 1842-1857.

[40] Boren S B, Savitz S I, Ellmore T M, et al. Longitudinal resting-state functional magnetic resonance imaging study: A seed-based connectivity biomarker in patients with ischemic and intracerebral hemorrhage stroke[J]. Brain Connectivity, 2023, 13(8): 498-507.

[41] Hu J Y, Kirilina E, Nierhaus T, et al. A novel approach for assessing hypoperfusion in stroke using spatial independent component analysis of resting-state fMRI[J]. Human Brain Mapping, 2021, 42(16): 5204-5216.

[42] Ding W, Chen J, Liu J, et al. Development and validation of the Health Education Adherence Scale for Stroke Patients: a cross-sectional study[J]. BMC Neurology, 2022, 22(1): 69.

[43] Sun C, Yang F, Wang C, et al. Mutual information-based brain network analysis in post-stroke patients with different levels of depression[J]. Frontiers in Human Neuroscience, 2018, 12: 285.

[44] Schuber A A, Schmidt S, Hombach S, et al. The effects of exercise therapy feedback on subjective treatment outcome and patient satisfaction: study protocol for a mono-centric, randomized, controlled trial in orthopedic rehabilitation (FeedYou)[J]. BMC Sports Science, Medicine and Rehabilitation, 2023, 15(1): 17.

[45] Zemková E. Strength and power-related measures in assessing core muscle performance in sport and rehabilitation[J]. Frontiers in Physiology, 2022, 13: 861582.

[46] Acar S, Aljumaa H, Şevik K, et al. The Intrarater and Interrater Reliability and Validity of Universal Goniometer, Digital Inclinometer, and Smartphone Application Measuring Range of Motion in Patients with Total Knee Arthroplasty[J]. Indian Journal of Orthopaedics, 2024, 58(6): 732-739.

[47] Pan H, Ding P, Wang F, et al. Comprehensive evaluation methods for translating BCI into practical applications: usability, user satisfaction and usage of online BCI systems[J]. Frontiers in Human Neuroscience, 2024, 18: 1429130.

[48] 人工智能医疗器械创新合作平台. 脑机接口技术在医疗健康领域应用白皮书[R]. 北京：人工智能医疗器械创新合作平台，2023.

[49] Tibrewal N, Leeuwis N, Alimardani M. Classification of motor imagery EEG using deep learning increases performance in inefficient BCI users[J]. PLOS ONE, 2022, 17(7): e0268880.

[50] Jia H, Yu S, Yin S, et al. A model combining multi branch spectral-temporal CNN, Efficient Channel attention, and LightGBM for MI-BCI classification[J]. IEEE Transactions on Neural Systems and Rehabilitation Engineering, 2023, 31: 1311-1320.

[51] 潘鹤，丁鹏，王帆，等. 双向闭环运动想象脑机接口主动康复训练系统的康复功效评价方法[J]. 生物医学工程学杂志，2025, 42(3): 1-7.

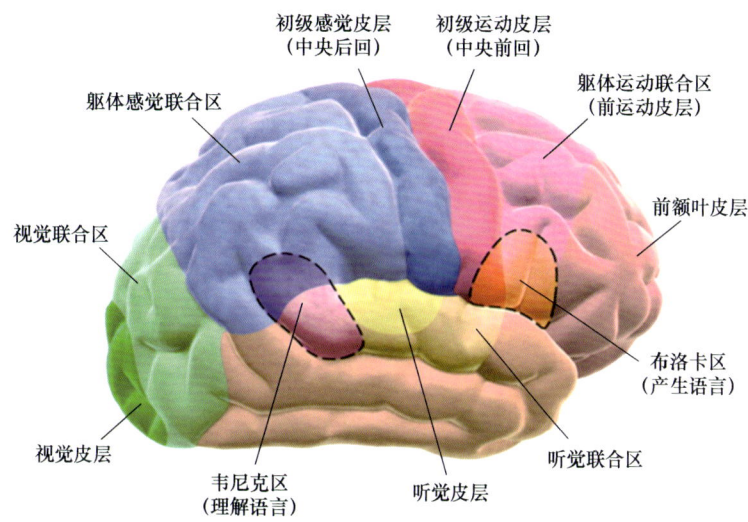

图 1.1　人脑的功能区域（右半球视图），其中，虚线显示的区域通常左半球占优

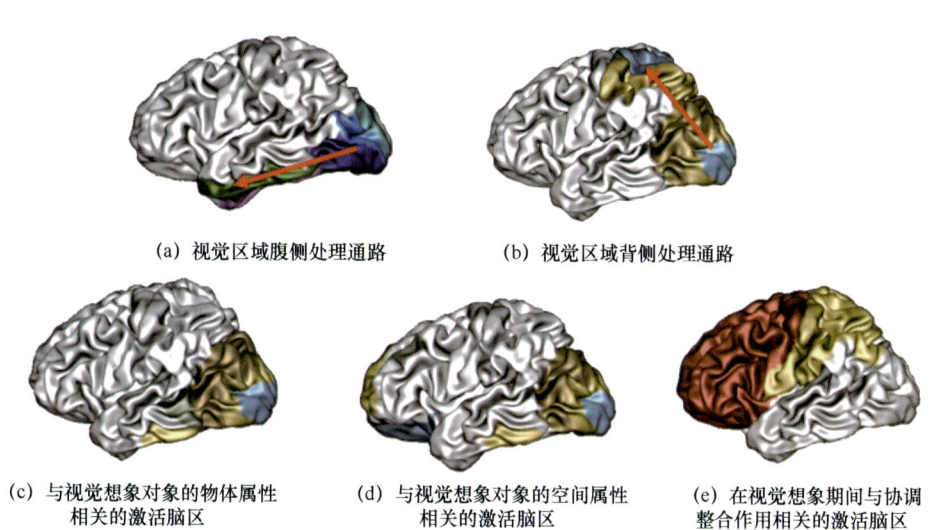

图 6.1　VI 任务相关处理通路与激活脑区示意图。本示意图为大脑左半球侧视图，其中，左边为前额叶，右边为枕叶。（a）中红色箭头表示腹侧处理通路，（b）中红色箭头表示背侧处理通路

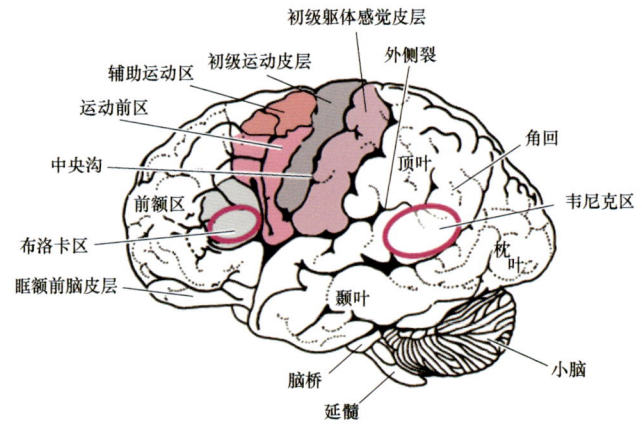

图 7.2　实际运动涉及的主要脑区（此图为大脑的横断面结构）

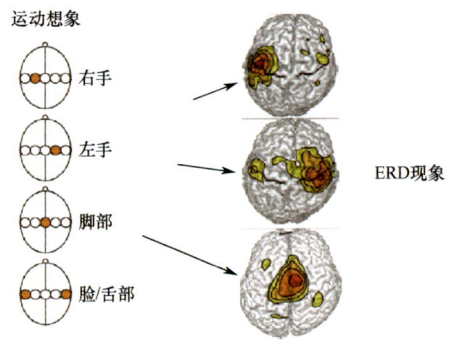

图 7.3　不同运动想象任务（右手、左手、脚部、脸和舌部）所激活的皮层区域

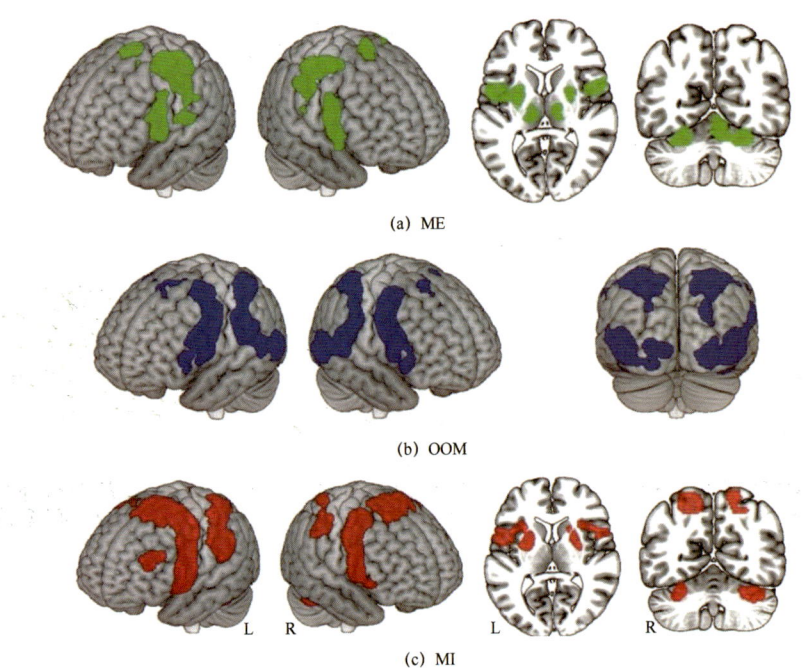

图 8.5　ME、OOM 和 MI 激活脑区的元分析

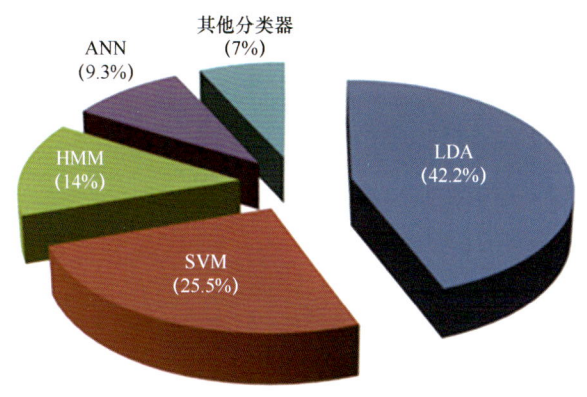

图 9.10 fNIRS-BCI 系统中分类器的类型（2004—2014 年）[225]

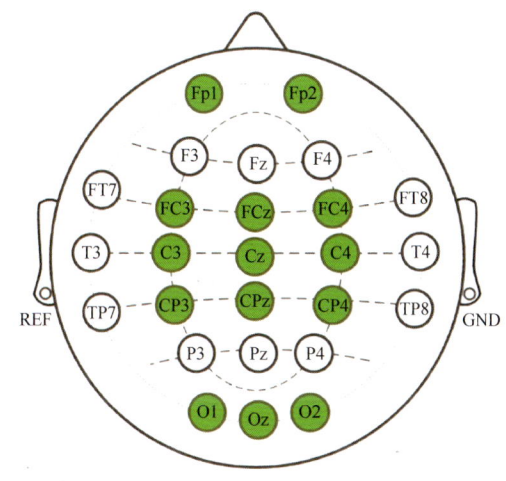

(a) 导联分布

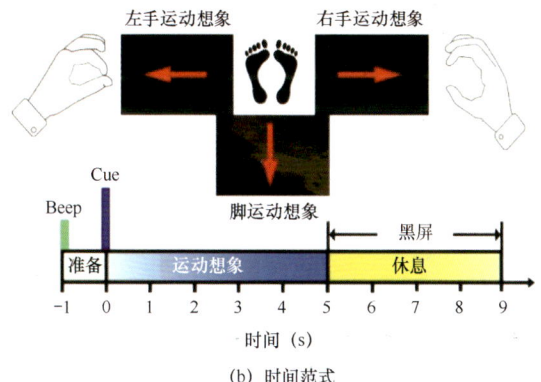

(b) 时间范式

(c) 参与 MI-EEG 采集的部分被试者面部视频图

图 10.1 MI-EEG 采集实验的导联分布、时间范式和参与 MI-EEG 采集的部分被试者面部视频图

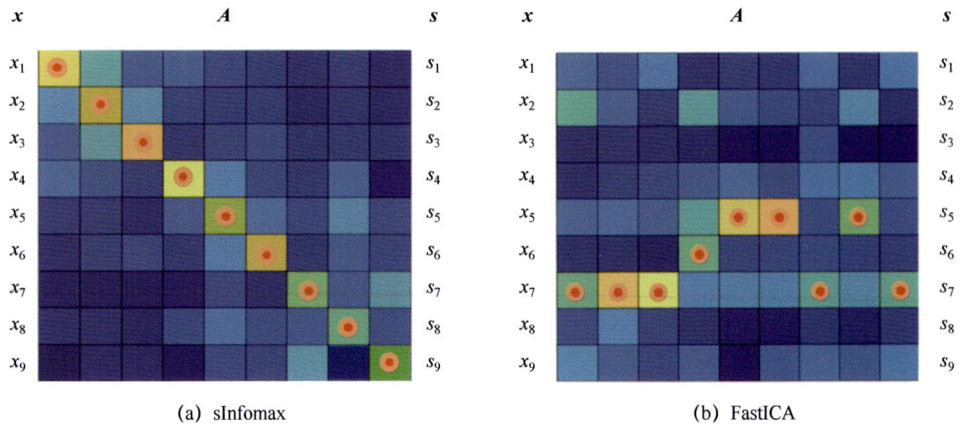

图 10.4　用 sInfomax 算法和 FastICA 算法所得的混合矩阵可视化热图

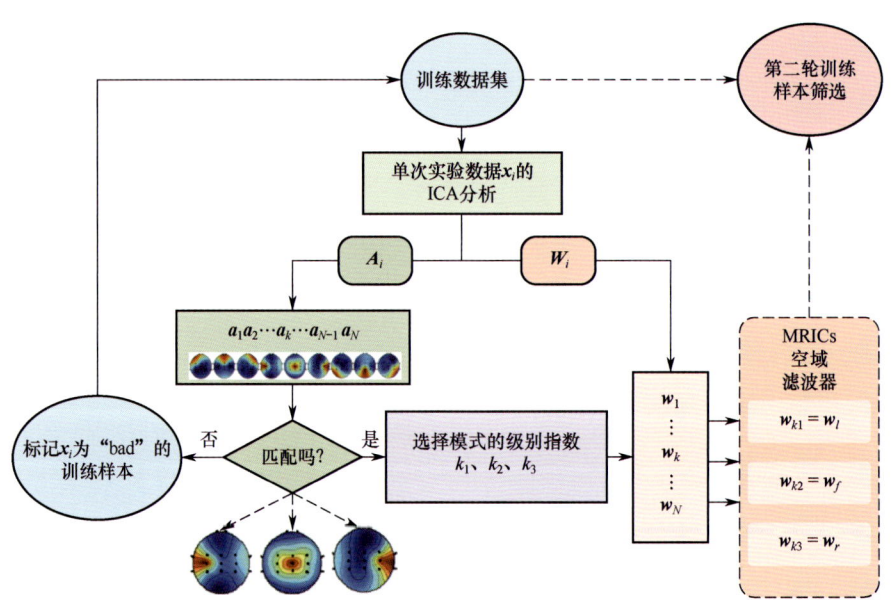

图 10.7　训练样本的第一轮选择过程：基于单次 MI-EEG 训练样本的 ICA 分析，对训练数据集中的单次实验数据进行标注（"good"和"bad"），保存用"good"样本设计的 MRICs 空域滤波器 $w=[w_l, w_f, w_r]$，用于 st-BCI 构建和第二轮训练样本筛选

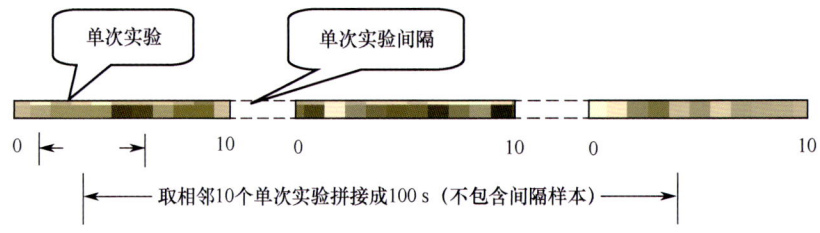

图 10.11　从数据集 LJL_20131027_cap1_no2 中取相邻 10 个单次实验拼接成 100 s（不包含间隔样本），用于设计 ICA 空域滤波器和 mt-BCI 系统，然后对该数据集中的单次实验进行自测试

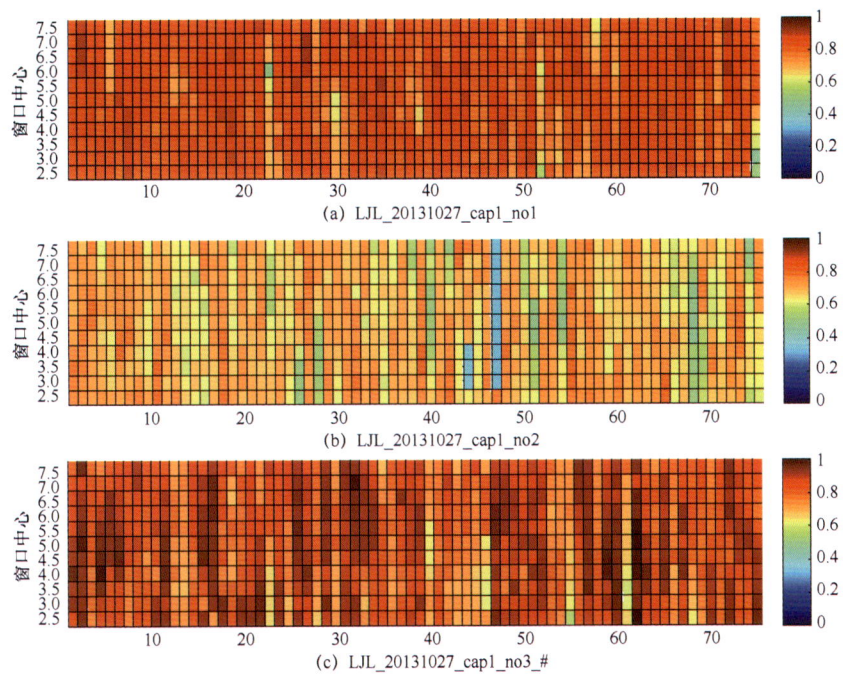

图 10.14　LJL_20131027_cap1_no1、LJL_20131027_cap1_no2、LJL_20131027_cap1_no3_#这 3 个数据集所得的识别率矩阵的可视化热图（其中，ICA-MI-BCI 系统设计样本为单次实验中 5 s 时长的数据段）

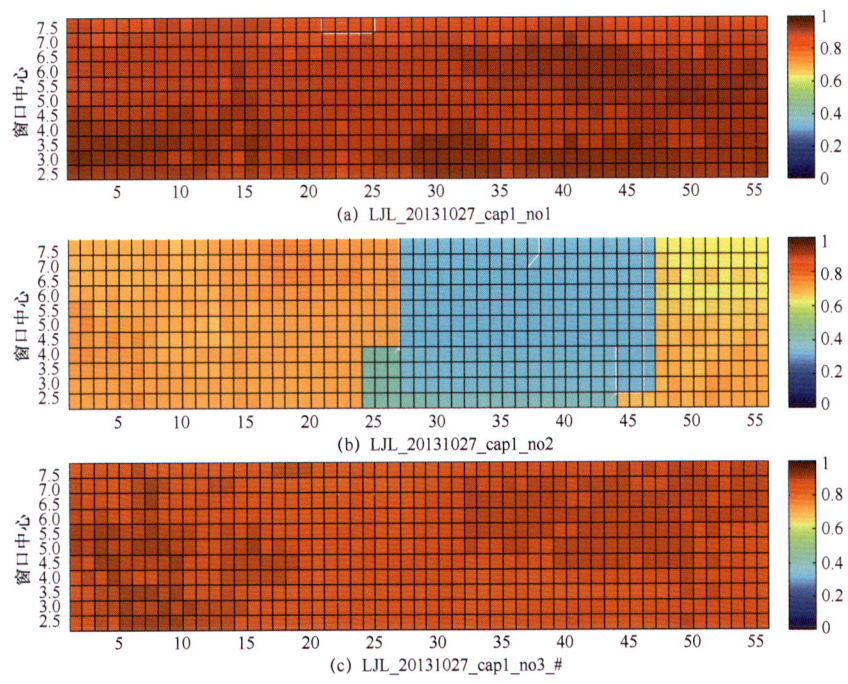

图 10.15　LJL_20131027_cap1_no1、LJL_20131027_cap1_no2、LJL_20131027_cap1_no3_#这 3 个数据集所得的识别率矩阵的可视化热图[ICA-MI-BCI 系统设计样本为相邻 20 个单次实验中相同时段 EEG 样本（5 s 时长）拼接成的 100 s 时长数据]

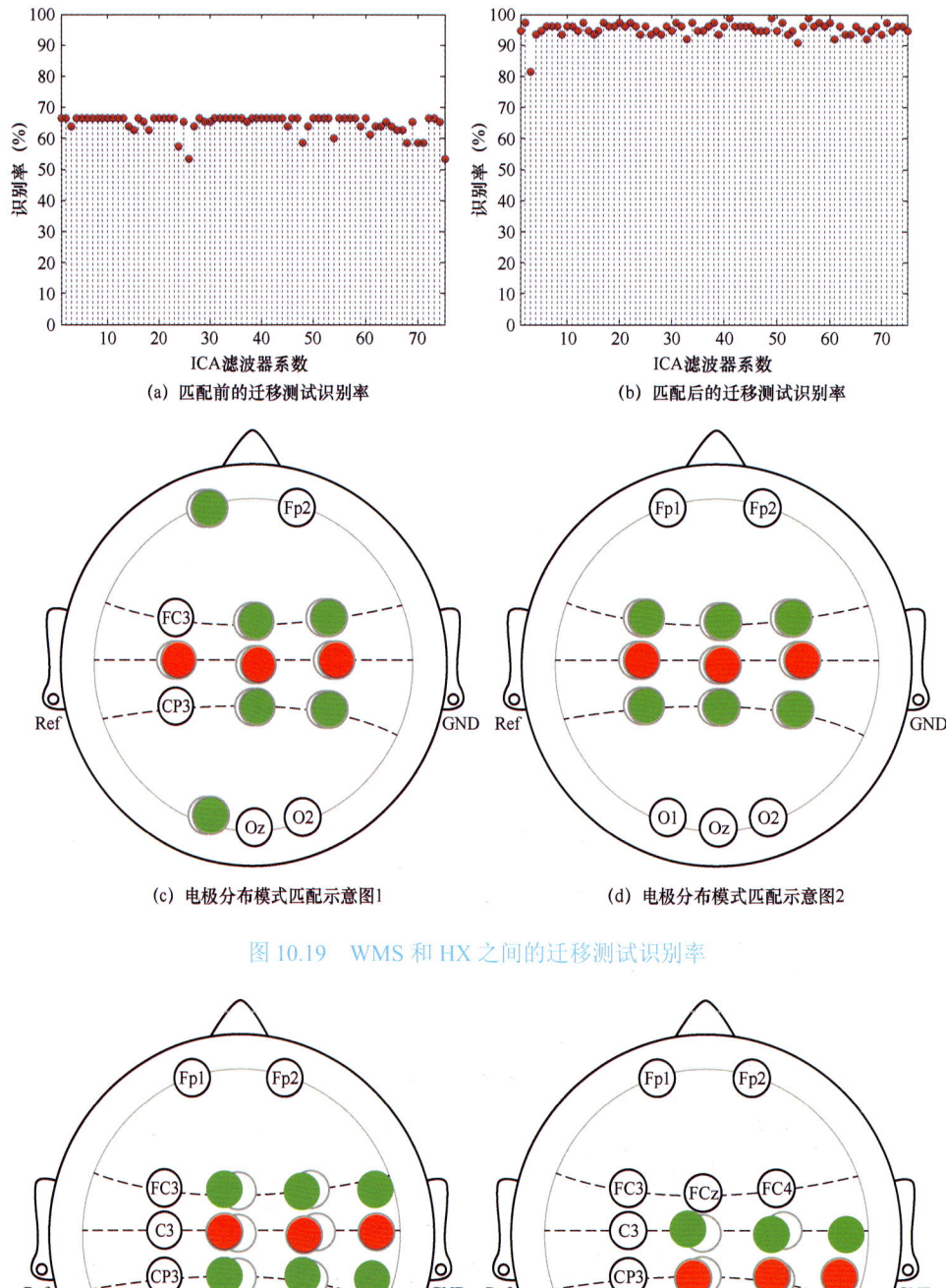

(a) 匹配前的迁移测试识别率
(b) 匹配后的迁移测试识别率
(c) 电极分布模式匹配示意图1
(d) 电极分布模式匹配示意图2

图 10.19　WMS 和 HX 之间的迁移测试识别率

(a) 导联调整前
(b) 导联调整后

图 10.20　导联调整前后的电极分布和 JX 3 个数据集自测试识别率矩阵的对比 [其中 ICA-MI-BCI 系统设计样本为相邻 20 个单次实验中相同时段 EEG 样本（5 s 时长）拼接成的 100 s 时长数据]

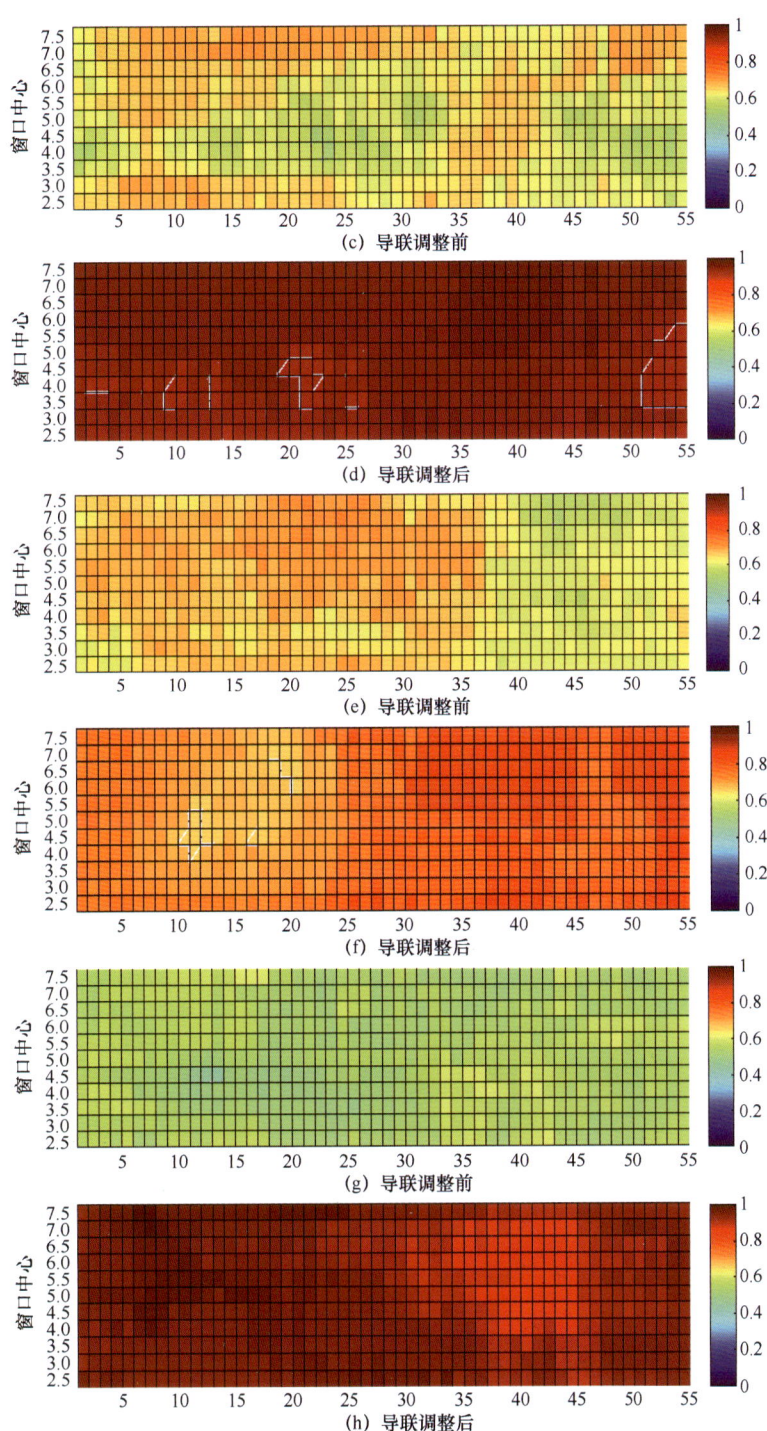

图 10.20 导联调整前后的电极分布和 JX 3 个数据集自测试识别率矩阵的对比 [其中 ICA-MI-BCI 系统设计样本为相邻 20 个单次实验中相同时段 EEG 样本（5 s 时长）拼接成的 100 s 时长数据]（续）

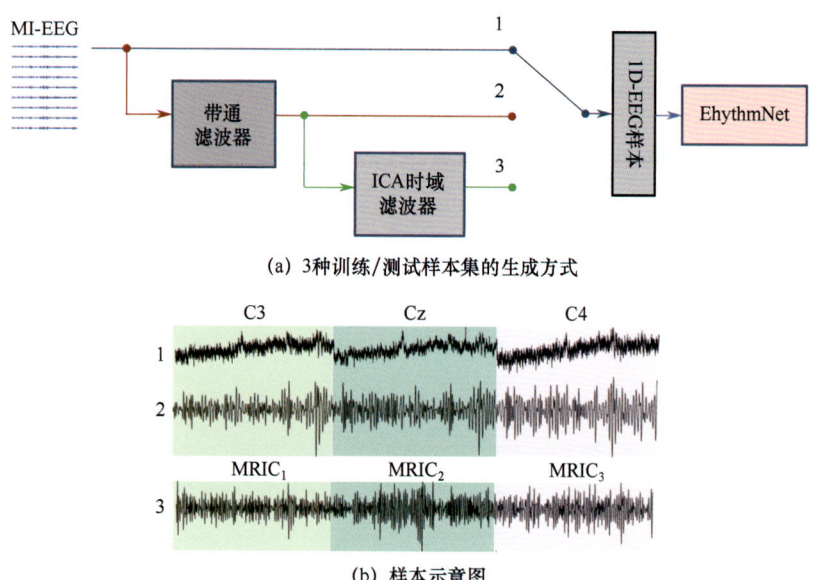

(a) 3种训练/测试样本集的生成方式

(b) 样本示意图

图 10.28　EhythmNet 应用于实测 MI-EEG 时，3 种训练/测试样本集的生成方式和样本示意图

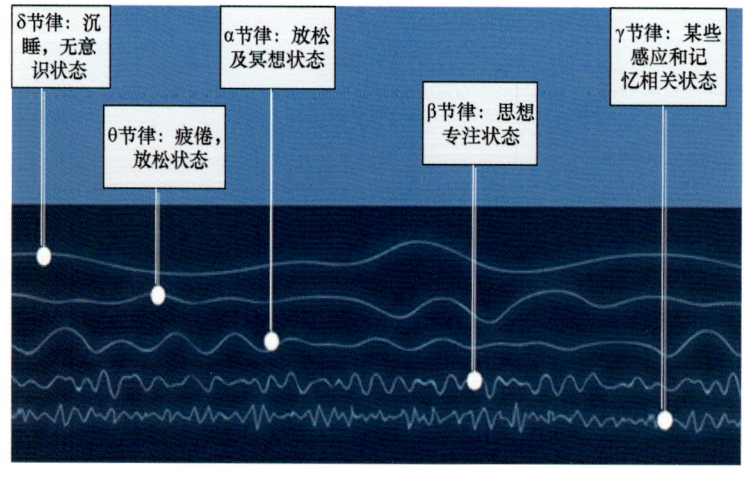

图 11.2　EEG 的基本节律